Springer-Lehrbuch

Mehr Informationen zu dieser Reihe auf http://www.springer.com/series/1183

Beate Karges
Norbert Wagner
Hrsg.

Pädiatrie in 5 Tagen

2., überarbeitete Auflage

Mit 96 Tabellen

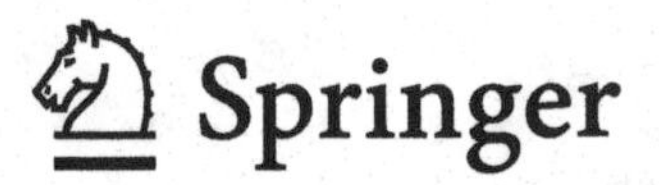

Herausgeber
Beate Karges
Sektion Endokrinologie und Diabetologie
Universitätsklinikum Aachen, RWTH Aachen
Aachen

und

Klinik für Kinder- und Jugendmedizin
BETHLEHEM Gesundheitszentrum
Stolberg, Akadem. Lehrkrankenhaus der
RWTH Aachen
Stolberg
Deutschland

Norbert Wagner
Klinik für Kinder- und Jugendmedizin
Universitätsklinikum Aachen, RWTH Aachen
Aachen
Deutschland

ISBN 978-3-662-52812-9 ISBN 978-3-662-52813-6 (eBook)
DOI 10.1007/978-3-662-52813-6

Die Deutsche Nationalbibliothek verzeichnet diese Publikation in der Deutschen Nationalbibliografie; detaillierte bibliografische Daten sind im Internet über http://dnb.d-nb.de abrufbar.

Umschlaggestaltung: deblik Berlin

Gedruckt auf säurefreiem und chlorfrei gebleichtem Papier

Springer ist Teil von Springer Nature
Die eingetragene Gesellschaft ist Springer-Verlag GmbH Germany
Die Anschrift der Gesellschaft ist: Heidelberger Platz 3, 14197 Berlin, Germany

Vorwort zur 2. Auflage

„Pädiatrie … in 5 Tagen" richtet sich an alle, die das klinische Fach Kinder- und Jugendmedizin in kurzer Zeit systematisch, knapp und trotzdem detailliert wiederholen wollen oder müssen.

Das Buch ermöglicht einen schnellen Überblick über alle klinisch relevanten Bereiche der Pädiatrie, die jeweils von Fachexperten einheitlich zusammengefasst wurden. „Pädiatrie … in 5 Tagen" eignet sich für Medizinstudenten zur Vorbereitung auf das M2 Examen und Studierende im Praktischen Jahr, aber auch für Ärzte in einem pädiatrischen Rotationsjahr während der allgemeinmedizinischen Ausbildung oder alle diejenigen, die ihr Grundwissen nach dem Studium für die tägliche Praxis aktualisieren möchten.

In der zweiten Auflage von „Pädiatrie … in 5 Tagen" wurden alle Kapitel überarbeitet und aktualisiert. Unser Dank gilt allen Autoren, die mit ihrem Engagement und Fachwissen die Neuauflage des Buches ermöglicht haben. Auch die Diskussionen und Anregungen von Seiten der Studierenden haben wesentlich zur Weiterentwicklung dieses Buches beigetragen. Schließlich möchten wir den Mitarbeitern des Springer-Verlages für die gute Zusammenarbeit danken.

Wir wünschen Ihnen eine erfolgreiche Prüfungsvorbereitung.

Aachen, im Sommer 2016
B. Karges und N. Wagner

Die Herausgeber

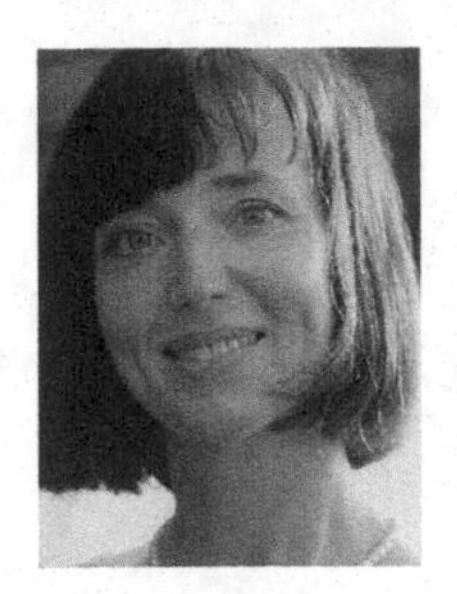

Professor Dr. med. Beate Karges

Studium der Medizin an der RWTH Aachen sowie den Universitäten Wien und Bern. 1990 Promotion an der RWTH Aachen. Pädiatrische Facharztausbildung an der Vestischen Kinderklinik Datteln, seit 1997 Fachärztin für Kinder- und Jugendmedizin. 1999–2001 Forschungsstipendiatin der Europäischen Gesellschaft für Pädiatrische Endokrinologie am INSERM U135 Paris, Frankreich. 2002–2008 Universitätsklinik für Kinder- und Jugendmedizin Ulm, Stipendiatin der Deutschen Gesellschaft für Kinder- und Jugendmedizin, 2004 Habilitation für Pädiatrie, 2007 Ernennung zur außerplanmäßigen Professorin. 2008–2009 Klinik für Kinder- und Jugendmedizin, RWTH Aachen, Lehrprogramme EndoClinic, PJ Mentoring, Repetitorium Pädiatrie. Seit 2009 Oberärztin in der Klinik für Kinder- und Jugendmedizin Bethlehem Krankenhaus Stolberg sowie Projektkoordinatorin im BMBF Kompetenznetz Diabetes, Deutsches Zentrum für Diabetesforschung, Sektion Endokrinologie und Diabetologie, RWTH Aachen. 2006 Dietrich-Knorr-Wissenschaftspreis der Deutschen Gesellschaft für Endokrinologie. 2006 Lehrpreis der Medizinischen Fakultät der Universität Ulm. 2014 Bürger-Büsing-Wissenschaftspreis der Deutschen Diabetes Gesellschaft. Wissenschaftliche Arbeitsgebiete: Pädiatrische Endokrinologie und Diabetologie.

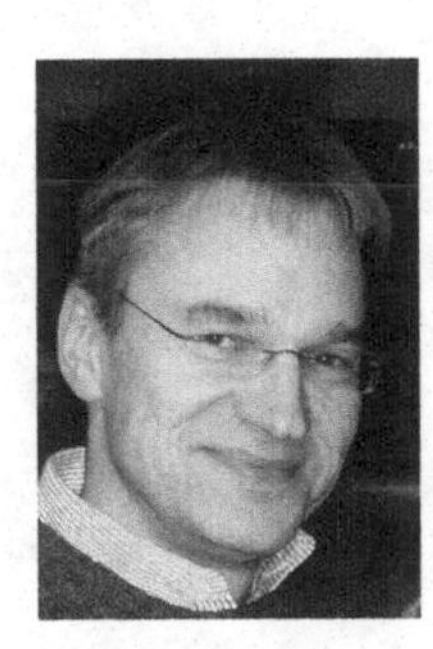

Professor Dr. med. Norbert Wagner

1959 geboren. Studium der Medizin in München, Aachen und Bonn. 1986 Promotion in der Neurophysiologie. 1985–1991 Assistenzarzt an der Universitätskinderklinik Bonn. 1991 Facharzt für Kinder- und Jugendmedizin. 1991–1993 Research Associate am Dana Farber-Cancer Institute, Harvard Medical School, Boston. 1993–1996 Stipendiat des BMBF am Institut für Genetik, Universität zu Köln. 1996 Habilitation. 1996–2000 Oberarzt der Universitätskinderklinik Bonn. 2000–2006 Direktor der Klinik für Kinder- und Jugendmedizin des Klinikum Dortmund. 2002 Apl. Professur Universität Bonn. Zusatzweiterbildungen: Kindergastroenterologie, Kinderrheumatologie, Infektiologie. 2006 Ruf auf die Professur für Allgemeine Pädiatrie der RWTH Aachen. Seit 2007 Direktor der Klinik für Kinder- und Jugendmedizin der RWTH Aachen. 2010–2015 Vizepräsident und Präsident der Deutschen Gesellschaft für Kinder- und Jugendmedizin. 1997 Bennigsen-Foerder-Preis des Landes NRW. Wissenschaftliche Arbeitsgebiete: Migration von Immunzellen, Mukosa assoziierte Immunität.

Inhaltsverzeichnis

Autorenverzeichnis

Prof. Dr. med. Martin Häusler
Sektion Neuropädiatrie und Sozialpädiatrie
Universitätsklinik für Kinder- und Jugendmedizin
Universitätsklinikum Aachen, RWTH Aachen
Pauwelsstr. 30
52074 Aachen

Dr. med. Konrad Heimann
Universitätsklinik für Kinder- und Jugendmedizin
Universitätsklinikum Aachen, RWTH Aachen
Pauwelsstr. 30
52074 Aachen

Prof. Dr. Hedwig Hövels-Gürich
Universitätsklinik für Kinderkardiologie
Universitätsklinikum Aachen, RWTH Aachen
Pauwelsstr. 30
52074 Aachen

Prof. Dr. med. Beate Karges
Sektion Endokrinologie und Diabetologie
Universitätsklinikum Aachen, RWTH Aachen
Pauwelsstr. 30
52074 Aachen

Prof. Dr. med. Udo Kontny
Sektion Pädiatrische Hämatologie, Onkologie und Stammzelltransplantation
Klinik für Kinder- und Jugendmedizin
Universitätsklinikum Aachen, RWTH Aachen
Pauwelsstr. 30
52074 Aachen

Dr. med. Elisabeth Lassay
Sektion Pädiatrische Hämatologie, Onkologie und Stammzelltransplantation
Klinik für Kinder- und Jugendmedizin
Universitätsklinikum Aachen, RWTH Aachen
Pauwelsstr. 30
52074 Aachen

Prof. Dr. med. Rolf Mertens
Sektion Pädiatrische Hämatologie, Onkologie und Stammzelltransplantation
Klinik für Kinder- und Jugendmedizin
Universitätsklinikum Aachen, RWTH Aachen
Pauwelsstr. 30
52074 Aachen

Prof. Dr. med. Eberhard Mühler
Universitätsklinik für Kinderkardiologie
Universitätsklinikum Aachen, RWTH Aachen
Pauwelsstr. 30
52074 Aachen

Prof. Dr. med. Lutz von Müller
Institut für Labormedizin, Mikrobiologie und Hygiene (LMH)
Christophorus-Kliniken GmbH
Südring 41
48653 Coesfeld

Prof. Dr. med. Thorsten Orlikowsky
Universitätsklinik für Kinder- und Jugendmedizin
Sektion Neonatologie
Universitätsklinikum Aachen, RWTH Aachen
Pauwelsstr. 30
52074 Aachen

PD Dr. med. Hagen Ott
Kinder- und Jugend Krankenhaus AUF DER BULT
Abteilung für Pädiatrische Dermatologie und Allergologie
Janusz-Korczak-Allee 12
30173 Hannover

Dr. med. Antonia Reimer
Klinik für Dermatologie und Venerologie
Universitätsklinikum Freiburg
Hauptstraße 7
79104 Freiburg im Breisgau

Dr. med. Claudia Stollbrink-Peschgens
Universitätsklinik für Kinder- und Jugendmedizin
Universitätsklinikum Aachen, RWTH Aachen
Pauwelsstr. 30
52074 Aachen

Prof. Dr. med. Klaus Tenbrock
Universitätsklinik für Kinder- und Jugendmedizin
Universitätsklinikum Aachen, RWTH Aachen
Pauwelsstr. 30
52074 Aachen

Prof. Dr. med. Norbert Wagner
Universitätsklinik für Kinder- und Jugendmedizin
Universitätsklinikum Aachen, RWTH Aachen
Pauwelsstr. 30
52074 Aachen

Prof. Dr. med. Tobias Wenzl
Universitätsklinik für Kinder- und Jugendmedizin
Universitätsklinikum Aachen, RWTH Aachen
Pauwelsstr. 30
52074 Aachen

Tag 1: Wachstum und Entwicklung

B. Karges

B. Karges, N. Wagner (Hrsg.), *Pädiatrie in 5 Tagen*, Springer-Lehrbuch,
DOI 10.1007/978-3-662-52813-6_1

1

1.1 Kriterien der Beurteilung

1.1.1 Perzentilen und Definitionen

- Perzentilenkurven erfassen die interindividuelle Variabilität eines Entwicklungsmerkmals (z. B. für Körperlänge und Gewicht in Abhängigkeit vom Alter):
  - Die Verteilung eines Merkmals in der Normalpopulation wird beschrieben:
    - 50. Perzentile entspricht Median (Durchschnitt)
    - 3. und 97. Perzentile entsprechen zweifacher Standardabweichung (−2 SD bzw. +2 SD)
    - 3. und 97. Perzentile sind als Grenzen des Normalen definiert (nicht zwangsläufig pathologisch, da 6 % der Normalbevölkerung außerhalb dieser Werte)
- alters- und geschlechtsspezifische Perzentilenkurven dienen der Dokumentation, Interpretation und Verlaufsbeurteilung eines Entwicklungs- oder Wachstumsmerkmals:
  - perzentilenparalleler Verlauf (normal) oder Schneiden der Perzentilen nach oben/unten (abnormal)
  - Berechnung des SDS (standard deviation score) erlaubt exakte Definition der (Größen-) Abweichung und Vergleich unabhängig von Alter und Geschlecht
  - SDS = (gemessene Größe minus altersbezogene mittlere Größe)/altersbezogene SD
  - ±2SDS entspricht dem Normbereich (3.–97. Perzentile)
- Standard-Perzentilenkurven existieren z. B. für Körperlänge, -gewicht, Kopfumfang, Body-Mass-Index (BMI, kg/m^2), Wachstumsgeschwindigkeit
- spezifische Perzentilenkurven für Kinder unterschiedlicher ethnischer Abstammung (z. B. türkisch, asiatisch, afrikanisch), sowie für spezielle Erkrankungen (z. B. Turner-Syndrom)

■ **Definitionen**

! Cave Definitionen im Kindes- und Jugendalter unterscheiden sich teilweise von Erwachsenen!

- Kleinwuchs: Körperlänge <3. Perzentile
- Hochwuchs: Körperlänge >97. Perzentile
- Adipositas: Body-Mass-Index (BMI, kg/m^2) >97. Perzentile
- Übergewicht: BMI zwischen 90. und 97. Perzentile
- Untergewicht: BMI <3. Perzentile oder Körpergewicht <3. Perzentile
- Mikrozephalie: Kopfumfang <3. Perzentile
- Makrozephalie: Kopfumfang >97. Perzentile
- arterielle Hypertonie: systolischer und/oder diastolischer arterieller Blutdruck >95. Perzentile

▣ Tabelle 1.1

Tab. 1.1 Normale Gewichts- und Längenentwicklung gesunder Kinder (orientierend)

Alter	Gewicht	Länge
Bei Geburt	ca. 3.400 g	50 cm
4 Monate	(×2) ca. 6.800 g	64 cm
1 Jahr	(×3) ca. 10 kg	75 cm
6 Jahre	(×6) ca. 20 kg	116 cm
12 Jahre	(×12) ca. 40 kg	150 cm

1.1.2 Psychomotorische Entwicklung

- Perzentilen für Meilensteine der Entwicklung geben an, in welchem Alter 25 %, 50 %, 75 %, 90 % der Kinder eine bestimmte Fähigkeit (z. B. freies Gehen) erreicht haben (Tab. 1.2)
- Screening-Instrument (z. B. Denver-Test oder Bayley Scales of Infant Development) überprüft Entwicklungsbereiche Sozialkontakt, Sprache, Fein- und Grobmotorik im Verhältnis zur normalen Variation
- hohe intra- und interindividuelle Variabilität der frühkindlichen Entwicklung, die innerhalb der Teilbereiche stark variieren kann (z. B. Sprache weiter entwickelt als Grobmotorik)

1.2 Ernährung

1.2.1 Säuglingsernährung

- postnataler Gewichtsverlust bis 10 % des Körpergewichts ist bei gutem Allgemeinzustand physiologisch, im Alter von 10 Tagen soll Geburtsgewicht wieder erreicht sein
- mittlere wöchentliche Gewichtszunahme beim gesunden Säugling: 1. Trimenon: 200 g, 2. Trimenon: 150 g, 3. Trimenon: 100 g, 4. Trimenon: 75 g

Tabelle 1.3

- **Muttermilch**
- ideale Ernährungsform für Säuglinge in ersten Lebensmonaten
- Stillen fördert Oxytocinsekretion → schnellere Uterusrückbildung nach Geburt
- Formen der Muttermilch:

> Memo Ausschließliches Stillen ist bis 4.–6. Lebensmonat sinnvoll.

Tab. 1.2 Meilensteine der psychomotorischen Entwicklung (90 % der gesunden Kinder haben zu diesem Zeitpunkt den Entwicklungsschritt erreicht), adaptiert an Denver-Entwicklungsskalen

Sozialer Kontakt	Erwidert Lächeln	1–2 Monate
	Fremdelt	8 Monate
	Trinkt aus Tasse	15 Monate
	Wäscht und trocknet sich die Hände	24 Monate
	Zieht sich unter Anleitung an	3¾ Jahre
	Zieht sich ohne Anleitung an	4¾ Jahre
Feinmotorik	Folgt mit Augen zur Mittellinie	2 Monate
	Greift nach Spielzeug (z. B. Würfel)	6 Monate
	Ergreift kleine Objekte (z. B. Rosinen)	8 Monate
	Baut Turm aus 4 Klötzen	21 Monate
	Baut Turm aus 8 Klötzen	3 Jahre
	Malt Kreis nach	4 Jahre
Sprache	Lacht und „quietscht"	4 Monate
	Imitiert Sprachlaute	13 Monate
	Sagt Papa oder Mama gerichtet	15 Monate
	Kombiniert 2 Wörter sinnvoll	2½ Jahre
Grobmotorik	Hält im Sitzen Kopf gerade	4 Monate
	Sitzt ohne Hilfe	9 Monate
	Läuft allein	16 Monate
	Geht Treppe hinauf	21 Monate
	Fährt Dreirad	3 Jahre
	Hüpft auf einem Bein	4¾ Jahre

  - Kolostrum (bis ca. 4. Lebenstag):
    - hoher Proteingehalt (mindestens 50 % sekretorisches IgA)
    - reich an Makrophagen, Granulozyten, Lymphozyten, hoher Gehalt antiinfektiöser Komponenten (z. B. Lysozym, Laktoferrin) → hochwertige immunologische Funktion
    - niedriger Energiegehalt (56 kcal/100 ml)
  - reife Frauenmilch (ca. ab 3. Woche):
    - höherer Energiegehalt (68 kcal/100 ml)
    - höherer Fett- (3,8 g/100 ml) und Kohlenhydratanteil (7,0 g/100 ml)
    - niedriger Proteingehalt (1,0 g/100 ml)
- Vorteile der Muttermilchernährung:
  - Proteingehalt↓, angepasst an Enzymausstattung des Säuglings, Caseinanteil nur 40 %
  - Kohlenhydratanteil↑, Laktose/Oligosaccharide → Wachstum intestinaler Bifidusbakterien

Tab. 1.3 Empfehlungen für die altersabhängige tägliche Nährstoffzufuhr (Deutsche Gesellschaft für Ernährung)

Alter	Wasser (ml/kg)	Eiweiß (g/kg)	Kcal/kg
Bis 3. Monat	130	2,7/2,0/1,5[a]	92
4.–12. Monat	110	1,2	90
1.–4. Jahr	95	1,0	85
4.–7. Jahr	75	0,9	80
7.–10. Jahr	60	0,9	70
10.–13. Jahr	50	0,9	60
13.–18. Jahr	40	0,9	50

[a] 0–1/1–2/2–4 Monate

  - essenzielle Fettsäuren → wichtig für Entwicklung von ZNS, Retina
  - Lipase verbessert Fettresorption
  - Infektionsschutz u. a. durch Immunglobuline (vermitteln passiven Schutz im Intestinaltrakt)
- Nachteile des Stillens:
  - Vitamin D und K nicht ausreichend → müssen substituiert werden
  - potenziell Infektionsübertragung von Mutter auf Neugeborenes (z. B. Hepatitis, CMV, HIV)
  - potenziell Anreicherung von lipophilen Pestiziden und Industrieschadstoffen
  - Belastung des Kindes bei Medikamenten-, Drogen-, Nikotin-, Alkoholabusus der Mutter
  - bei vegetarischer Ernährung der Mutter → Vitamin B_{12}-, Folsäure-, Eisenmangel beim Kind

- **Industriell hergestellte Säuglingsmilch**
- hochwertige Säuglingsmilchnahrung für nicht gestillte Neugeborene und Säuglinge
- „Pre"-Nahrungen: höchste Anpassung an Muttermilch:
  - Laktose als einziges Kohlenhydrat
  - für Neugeborene und Zufütterung zur Muttermilch
- „1"-Nahrungen: enthält Laktose und Polysaccharide:
  - längere Sättigung durch sämige Beschaffenheit
  - Caseinanteil wie in Kuhmilch (60 %)
  - nicht geeignet für Neugeborene, erst ab 6. Lebenswoche empfohlen
- Folge-„2"-Nahrungen: aus Kuhmilch oder Sojaeiweiß hergestellt:
  - höherer Protein- und Energiegehalt
  - günstige Nährstoffversorgung (Eisen)

! Cave Neigung zu Überfütterung (Gewichtskontrolle!).

  - ab dem 5. Lebensmonat
- Säuglingsnahrung auf Sojabasis: nur bei besonderer Indikation z. B. Galaktosämie
- hypoallergene „H.A."-Nahrungen:
  - allergenreduziert durch Eiweißhydrolysate
  - indiziert bei Kindern mit familiärer Allergiebelastung, wenn Stillen nicht möglich
- hochgradige Eiweißhydrolysat-Nahrungen:
  - indiziert bei Malabsorptionssyndromen, Kuhmilcheiweißallergie
  - nicht zur Allergieprävention gesunder Säuglinge, sehr teuer, schmeckt bitter

Beikost

- ab 5. Lebensmonat, spätestens ab 7. Lebensmonat schrittweise eine Milchmahlzeit ersetzen
- Beginn mit Gemüse-Kartoffel-Fleisch-Brei → führt u. a. Ballaststoffe, Eisen, Zink, Vitamine zu
- ab dem 6. Monat zusätzlich Milch-Getreide Brei → führt Mineralstoffe (v. a. Kalzium) zu
- nach einem weiteren Monat ergänzend Getreide-Obst-Brei (milchfrei, proteinarm)
- gegen Ende des 1. Lebensjahres schrittweiser Übergang auf Familienernährung

1.2.2 Vitamin K und D, Fluorid- und Jodidsubstitution

Vitamin K

- wirkt bei Umwandlung der Gerinnungsproteinvorstufen in aktive Metabolite: Vitamin K abhängige Gerinnungsfaktoren sind Faktoren II, VII, IX, X, Proteine C und S
- wegen geringer Plazentapassage und niedrigem Gehalt in Muttermilch → Gefahr der Vitamin K-Mangelblutung (z. B. Hirnblutung), besonders im Alter von 3–12 Wochen

Tabelle 1.4

Vitamin D

! Cave in Deutschland Sonnenbestrahlung von Oktober bis März zur Vitamin D-Bildung in der Haut ineffektiv.

- biologische Funktionen:
  - Kalziumresorption in Darm und Niere
  - renale Phosphatresorption
  - Osteoidmineralisation durch Erhöhung des Kalzium-Phosphat-Produktes
  - hemmt Freisetzung von Parathormon
  - Immunregulation, Zelldifferenzierung

■ Tab. 1.4 Empfehlung zur Vitamin K-Zufuhr (Deutsche Gesellschaft für Kinder- und Jugendmedizin)

Dosis	Zeitpunkt
2 mg Vitamin K oral (z. B. 2 Tropfen Konakion®)	- 1. Lebenstag (U1) und - 2.–7. Lebenstag (U2) und - 4.–6. Lebenswoche (U3)
Bei Resorptionsrisiko i.m. oder s.c. Gabe (1 mg für Reifgeborene, 0,2 mg/kg für Frühgeborene mit Geburtsgewicht <1.500 g)	

- Tagesbedarf an Vitamin D (Vitamin D_3 und D_2):
  - Säuglinge ca. 400–500 IE
  - ältere Kinder ca. 400–600 IE
  - Frühgeborene ca. 800–1.000 IE
- Vitamin D Quellen:
  - Vitamin D-Gehalt/l: Muttermilch 12–60 IE, industrielle Säuglingsnahrung 400–500 IE
  - Eigensynthese über Sonnenlichtexposition (290–310 nm) in Haut
- Risiko für Vitamin D Mangel-Rachitis:
  - reine Muttermilchernährung
  - vegetarische Ernährung ohne adäquate Kalzium-, Vitamin D und Fettzusätze
  - Kinder im 2. Lebensjahr, die keine Vitamin D-angereicherte Milch mehr erhalten
  - dunkle Hautpigmentierung
  - limitierte Sonnenlichtexposition
  - Tragen besonders bedeckender Kleidung
- generelle Prophylaxe des Vitamin D-Mangels durch zusätzliche Zufuhr von Vitamin D (■ Tab. 1.5)

> Memo Bei chronischen Erkrankungen mit verminderter enteraler Vitamin D-Aufnahme (M. Crohn, zystische Fibrose), gestörter Vitamin D-Synthese (Leber-, Niereninsuffizienz) oder erhöhter Vitamin D-Metabolisierung (Antiepileptika) auf ausreichende Vitamin D-Substitution achten!

> Memo Säuglinge/Kleinkinder in den ersten beiden Lebensjahren erhalten Fluorid 0,25 mg/d gemeinsam mit der Vitamin D-Substitution (z. B. Fluor-Vigantolette®, D-Fluorette®). Ältere Kinder können durch Verwendung fluoridierten Speisesalzes ausreichend Fluorid erhalten.

■ **Fluorid**

- Fluoridsupplemente wirken topisch und systemisch zur Kariesprävention
- fluoridiertes Speisesalz im Haushalt empfohlen
- Verwendung fluoridhaltiger Zahnpasta (erbsgroße Menge) ab 3.Lebensjahr (Zahnpasta nicht verschlucken sondern ausspucken → Vermeiden einer systemischen Fluoridwirkung)
- Kariesprophylaxe generell durch
  - Ernährungslenkung (Reduktion der Zuckerimpulse, keine „Dauer-Nuckelflasche")
  - Mundhygiene (tägliche Plaqueentfernung)
  - Fluoridnutzung nach Fluoridanamnese (Nahrung, Trinkwasser, Supplemente, Zahnpasta)
  - regelmäßige zahnärztliche Untersuchung und Beratung (zahnärztlicher Kinderpass)

! Cave Chronische Fluoridüberdosierung (>0,1 mg/kg/d, besonders im Alter von 2–8 Jahren) führt zur Fluorose der bleibenden Zähne mit Zahnschmelzflecken (Dentalfluorose). Bei Trinkwasserfluorid >0,7 mg/l kein fluoridiertes Speisesalz verwenden!

Tab. 1.5 Empfehlung zur Vitamin D-Zufuhr (Deutsche Gesellschaft für Kinder- und Jugendmedizin)

Vitamin D_3 Dosis pro Tag als Tablette	Zeitpunkt
400–500 IE	1. Lebensjahr (ab Ende 1. Lebenswoche) und Wintermonate des 2. Lebensjahres
	bei unzureichender Sonnenlichtexposition gesamtes Kindes- und Jugendalter, vor allem in Wintermonaten
800–1.000 IE bei Frühgeborenen mit Geburtsgewicht <1.500 g	Bis Geburtstermin, danach wie oben

- **Jodid**
  - Jodaufnahme in Deutschland seit Verwendung von jodiertem Speisesalz deutlich verbessert
  - aktuell noch Jodmangel bei Schulkindern (schwer in 7 %, moderat in 9 %, leicht in 24 %)
  - Jodmangel: Risiko für Hypothyreose, Struma, Schilddrüsenknoten und funktionelle Autonomie

Tabelle 1.6

- Jodsubstitution
  - gestillte Säuglinge → Gabe von 200 µg Jodid/Tag an die Mutter
  - nicht gestillte Säuglinge → adaptierte Milch mit Zusatz von 5 µg Jodid/100 ml
  - ältere Kinder: evtl. 50 µg Jodid/Tag, ab Pubertät evtl. 100 µg Jodid/Tag zusätzlich, wenn ausreichende Versorgung über Nahrung durch Verzehr von Fisch, Milch und Verwendung von Jodsalz nicht möglich

1.3 Krankheitsfrüherkennung und -prävention

1.3.1 Neugeborenen-Screening

! Cave Nichterkennen führt zu vermeidbarer irreversibler Schädigung des Patienten.

- allgemeine Ziele: vollständige, frühzeitige Erkennung therapeutisch relevanter Erkrankungen
  - Testung aller Neugeborener
  - Sicherstellung eines adäquaten Therapiebeginns
  - Folgebehinderungen sollen möglichst gering gehalten werden
- Bestandteil des Leistungskatalogs der gesetzlichen Krankenkassen
- Grundlage der Durchführung der Untersuchungen ist die Richtlinie des gemeinsamen Bundesausschusses (GBA) der Ärzte und Krankenkassen in der aktuell gültigen Fassung

Tab. 1.6 Empfehlungen zur täglichen Jodzufuhr (Deutsche Gesellschaft für Ernährung)

Alter	Dosis (μg/d)
Säuglinge	50–80
Kinder 1–10 Jahre	100–140
Kinder 10–13 Jahre	180
Jugendliche 13–18 Jahre	200
Stillende/Schwangere: 200–250 μg/d	

- **Angeborene Stoffwechselerkrankungen und Endokrinopathien**
- untersuchte Zielerkrankungen
  - Hypothyreose
  - Adrenogenitales Syndrom
  - Galaktosämie
  - Phenylketonurie und Hyperphenylalaninämie
  - Biotinidasemangel
  - Ahornsirupkrankheit
  - Störung der Fettsäureoxidation (MCAD-, LCHAD-, VLCAD-Mangel)
  - Carnitinzyklusdefekte
  - Glutarazidurie Typ 1
  - Isovalerianazidämie
- Durchführung
  - Aufklärung und Einwilligung der Eltern
  - Blutentnahme am 3. Lebenstag (36.–72. Lebensstunde)
  - Auftropfen auf Spezialfilterpapierkarte
  - Versand am Tag der Blutentnahme an Screeninglabor
  - unabhängig vom Lebensalter sollte eine Blutentnahme für das Screening erfolgen
    - vor Entlassung bzw. Verlegung in andere Institution
    - vor Transfusion
    - vor Gabe von Kortikosteroiden oder Dopamin
  - bei Frühgeborenen <32. SSW oder Erstscreening <36. Lebensstunde → Zweitscreening

> Memo Positives Ergebnis im Neugeborenen-Screening bedeutet Verdacht auf Erkrankung → Diagnose umgehend durch unabhängige Methoden überprüfen → bei Bestätigung adäquate Therapie ohne zeitliche Verzögerung beginnen.

- **Angeborene Hörstörungen**
- Häufigkeit: 1–2:1.000 Neugeborene
- ohne Intervention bleibende Entwicklungsstörung (Sprache, Intellekt, sozial, emotional)
- Methoden: transitorisch evozierte otoakustische Emissionen (TEOAE) und/oder akustisch evozierte Hirnstammpotenziale (AABR) an beiden Ohren
- erkennt beidseitige Hörstörungen ab Hörverlust von 35 dB

! Cave Genetisch bedingte Hörstörungen können sich erst später zeigen → bei klinischem Verdacht auf Hörstörung spezifische Diagnostik wiederholen.

- Untersuchung am 2.–3. Lebenstag
  - bei auffälligem Befund → Kontroll-AABR innerhalb von 10 Tagen
  - bei auffälligem Befund in Kontroll-AABR → pädaudiologische Konfirmationsdiagnostik bis 12. Lebenswoche
  - vor Ende des 3. Lebensmonats soll Hörstörung sicher nachgewiesen/ausgeschlossen sein
  - bei permanentem Hörverlust Therapiebeginn vor Ende des 6. Monats

Hüftgelenksdysplasie

- angeborene Dysplasie der Hüfte bei 3 % der Neugeborenen, Mädchen:Jungen = 5:1
- Untersuchung bei U3 (4.–5. Lebenswoche), bei vorhandenen Risikofaktoren (Geburt aus Beckenendlage, positiver Familienanamnese, Fußstellungsanomalie, Abspreizhemmung der Hüfte, Instabilität des Hüftgelenks) bei U2 (3.–10. Lebenstag)
- standardisierte Hüftsonographie nach Graf
  - morphologische Beschreibung von knöchernem Pfannenerker, Hüftgelenkspfanne, knorpeligem Erker und Position des Hüftgelenkkopfes; Bestimmung des Pfannendachwinkels α (normal >60°) auf jeder Gelenkseite und des Knorpeldachwinkels β (normal <55°)
    - Typ I (reif)
    - II a–c (reifungsverzögert)
    - III a–b (subluxiert)
    - IV (luxiert)
- Therapie so früh wie möglich, spätestens in 6. Lebenswoche
  - Spreizhosenbehandlung ab Typ IIc, falls keine Hüftkopfreposition nach 3 Wochen →
  - Overheadextension und Ruhigstellung im Gips, bei Therapieversagen →
  - manuelle oder operative Reposition mit anschließender Gipsbehandlung
  - mögliche Komplikation: Hüftkopfnekrose in 5–10 %
- bei rechtzeitiger Behandlung normale Hüftgelenksentwicklung in >90 % der betroffenen Kinder

1.3.2 Vorsorgeuntersuchungen

- Ziel des Vorsorgeprogramms: Früherkennung von Erkrankungen, die die normale körperliche und geistige Entwicklung des Kindes gefährden
- jede Vorsorgeuntersuchung (U für Kinder/J für Jugendliche) beinhaltet eine ausführliche Anamnese und komplette körperliche Untersuchung des Kindes mit Überprüfung spezifischer Fragestellungen

- Dokumentation im „gelben Heft“: Gewicht, Körperlänge, Kopfumfang und ggf. pathologische Befunde mit Veranlassung diagnostischer und therapeutischer Konsequenzen
- Teil des Leistungskatalogs der gesetzlichen Krankenkassen (Ausnahme: U10, U11, J2 werden noch nicht von allen Krankenkassen übernommen)
- Grundlage der Durchführung der Untersuchungen ist die Richtlinie des gemeinsamen Bundesausschusses (GBA) der Ärzte und Krankenkassen in der aktuell gültigen Fassung

▪ **Empfohlene Vorsorgeuntersuchungen im Kindes- und Jugendalter**

- **U1** Neugeborenen-Erstuntersuchung (direkt nach der Geburt)
  - Anamnese von Schwangerschaft und Geburt
  - Vitalzustand des Kindes beurteilen (APGAR-Schema) und Nabelschnur-pH-Wert bestimmen
  - Reifegrad beurteilen
  - Ausschluss von Geburtsverletzungen, Fehlbildungen, Absaugen von verschlucktem Fruchtwasser überprüft, ob Nase, Ösophagus frei durchgängig
  - Vitamin K 2 mg oral
- **U2** Neugeborenen-Untersuchung (3.–10. Lebenstag)
  - Neugeborenen-Screening bzgl. Stoffwechselerkrankung, Hörstörung, evtl. Hüftsonographie
  - Vitamin K 2 mg oral
  - Vitamin D-, Fluor-, Jodprophylaxe erklären
- **U3** (4.–5. Lebenswoche)
  - Gewichtszunahme mindestens 150 g/Woche, Trinkmenge ca. 15 % des Körpergewichtes
  - lautiert, reagiert auf laute Geräusche, reaktives Lächeln, fixiert/verfolgt Gegenstände
  - hält Kopf einige Sekunden in schwebender Bauchlage, Überprüfung der Primitivreflexe (◘ Tab. 1.7)
  - Vitamin K 2 mg oral
  - Hüftsonographie
- **U4** (3.–4. Lebensmonat)
  - Muskeltonus/Koordination: Hände in Mittellinie zusammenführen, Kopfkontrolle bei Traktion
  - Überprüfen des Sehens (Fixieren von Gegenständen/Personen)
  - Überprüfen des Hörens (Rassel, klatschen), lautiert (juchzt, quietscht und brabbelt)
  - Ernährungsberatung
  - erste Impfungen (Diphtherie, Tetanus, Pertussis (DTaP), Hämophilus influenzae Typ b (Hib), Poliomyelitis (IPV), Hepatitis B, Pneumokokken) empfehlen, Rotavirus Schluckimpfung ab 7. Lebenswoche

Tab. 1.7 Primitivreaktionen im ersten Lebensjahr

Primitivreflex	Ablauf	Normaler Zeitraum
Saugreflex	Berühren der Lippen → Saugen	Bis 3. Lebensmonat
Oraler Suchreflex	Berühren der Wange → Mundöffnen und Kopfhinwendung	Bis 3. Lebensmonat
Handgreifreflex	Bestreichen der Handinnenfläche → Fingerbeugung	Bis 6. Lebensmonat
Fußgreifreflex	Bestreichen der Fußsohle → Zehenbeugung	Bis 11. Lebensmonat
Moro-Reaktion	Erschütterung der Unterlage/rasches Senken des Kindes aus Rückenlage → Streckung + Abduktion dann Beugung + Adduktion der Arme und Spreizen der Finger	Bis 3.–6. Lebensmonat
Galant-Reflex	Bestreichen des Rückens seitlich der Wirbelsäule → konkave Wirbelsäulenflexion	bis 3.–6. Lebensmonat
Asymmetrisch tonischer Nackenreflex	Seitwärtsdrehung des Kopfes → Streckung von Arm und Bein auf Gesichtsseite, Beugung von Arm und Bein auf Hinterkopfseite: Fechterstellung	bis 6. Lebensmonat
Symmetrisch tonischer Nackenreflex	Kopfbeugung → Beugung der Arme, Streckung der Beine; Kopfstreckung → Streckung der Arme, Beugung der Beine	bis 6. Lebensmonat

Beurteilt wird der normale Ablauf, die Symmetrie und das zeitgerechte Persistieren der Primitivreflexe

- **U5** (6.–7. Lebensmonat)
  - psychomotorische Entwicklung beurteilen: Kopfkontrolle vollendet, dreht sich von Rücken auf Bauch, symmetrische Abstützreaktion mit geöffneten Händen, gezieltes Greifen
  - Blickkontakt, Strabismus überprüfen
  - Reaktion auf akustische Reize, stimmhaftes Lachen
  - nach Vitamin D-, Fluor- und Jodprophylaxe fragen, zweite Impfungen (s. o.)
- **U6** (10.–12. Lebensmonat)
  - Körperkoordination: sitzt frei mit geradem Rücken und gestreckten Beinen, kann mit Unterstützung stehen, Pinzettengriff
  - Sinnes- und Sprachentwicklung: Silbenverdopplung, Reaktion auf leise Geräusche, fremdelt
  - Ernährungsberatung, Zahnpflege besprechen
  - bei Strabismus → augenärztliche Untersuchung
  - bei Verdacht auf Hörstörung differenzierte Diagnostik veranlassen
  - Impfstatus überprüfen
- **U7** (21.–24. Lebensmonat)
  - Motorik: freies Vor-/Rückwärtsgehen, schnelles Laufen, Treppensteigen, Aufrichten aus Hocke
  - Skelettdeformitäten erkennen und Zahnstatus erfassen

  - befolgt Aufforderungen, kann auf Körperteile zeigen, spricht Zweiwortsätze, kennt 10 Wörter
  - Frage nach Miktionsstörungen, Verhaltensauffälligkeiten (z. B. Schlafstörung), Fieberkrämpfen
  - Vitamin D-, Fluor- und Jodprophylaxe besprechen, Impfstatus überprüfen
- **U7a** (34.–36. Lebensmonat, 3 Jahre)
  - Frage nach Krampfanfällen, Miktionsstörungen, gehäuften Infektionen
  - Erkennen/Behandeln von allergischen Erkrankungen
  - Erfassen von Sprachentwicklungs-, Verhaltensstörungen
  - Erkennen/Behandeln von Zahn-, Mund-, Kieferanomalien
  - Primärprävention von Unfällen, Gewalt
  - Beratung über Ernährung, Zahnpflege, Impfungen, UV-Schutz
- **U8** (46.–48. Lebensmonat, 4 Jahre)
  - Erfassen von Verhaltensauffälligkeiten (z. B. Enuresis, Enkopresis, Trotzreaktionen, Konzentrationsschwierigkeiten, Schlafstörungen, Aggressivität, Stereotypien)
  - Sprachstörungen (z. B. Stottern, Dyslalie, Dysarthrie, kein Sprechen in „Ich"-Form)
  - Sehprüfung (Testgerät, Tafeln)
  - Hörprüfung (Audiometer, Tympanometrie)
  - neurologische Untersuchung
  - Kindergartenfähigkeit besprechen
  - Urinuntersuchung mit Teststreifen, Blutdruck messen
- **U9** (60.–64. Lebensmonat, 5 Jahre)
  - Frage nach Infektionen, Sprachstörungen, Verhaltensauffälligkeiten oder Ungeschicklichkeit
  - Überprüfung der Motorik: Einbeinhüpfen, Seiltänzergang, grobe Kraft, Körperhaltung, Hand-Augen Koordination, Nachzeichnen von Kreis, Dreieck, Quadrat, Bild malen lassen
  - Sehprüfung (Testgerät, Tafeln) und Benennung von Bildern
  - Hörprüfung
  - Schulreife besprechen
  - Vitamin D-, Fluor-, Jodprophylaxe besprechen, Impfstatus überprüfen
  - Urinuntersuchung (Teststreifen), Blutdruck messen
- **U10** (7–8 Jahre)
  - Erfassen umschriebener Entwicklungsstörungen z. B. Lese-Rechtschreib-Schwäche, Rechenstörung, gestörte motorische Entwicklung, Verhaltensstörung
  - Primärprävention bzgl. Unfälle, Gewalt, Umgang mit Suchtmitteln in der Familie, Bewegungs-/Sportförderung, Allergieprävention, Beratung über Ernährung, Medien, Schule, UV-Schutz

- **U11** (9–10 Jahre)
  - Erkennen/Behandeln von Schulleistungsstörungen, Sozialisations-/Verhaltensstörungen, gesundheitsschädigendem Medienverhalten
  - Zahn-, Mund-, Kieferanomalien
  - Primärprävention ▶ U10
- **J1** (12–14 Jahre)
  - chronische Erkrankungen u. a. Hautprobleme, orthopädische Erkrankungen
  - psychischen Belastungen u. a. Schule, Familie
  - Essstörungen z. B. Magersucht, Übergewicht
  - Beurteilung der Pubertätsentwicklung
  - Urinuntersuchung, Cholesterinbestimmung im Serum, Blutdruckmessung
  - Impfstatus überprüfen
  - sexualhygienische Fragen besprechen
  - Umgang mit Suchtmitteln (Drogen, Rauchen) besprechen
- **J2** (16–17 Jahre)
  - Erkennen von Pubertäts-, Sexualitäts-, Sozialisations-, Verhaltensstörungen
  - Struma
  - Diabetesrisiko
  - Haltungsstörungen
  - Primärprävention ▶ U10
  - Sexualität (Antikonzeption, HIV)
  - Berufsberatung

Tag 1: Neonatologie

T. Orlikowsky

B. Karges, N. Wagner (Hrsg.), *Pädiatrie in 5 Tagen*, Springer-Lehrbuch,
DOI 10.1007/978-3-662-52813-6_2

2.1 Definitionen

Maßeinheit Zeit (▪ Tab. 2.1) und Maßeinheit Gewicht (▪ Tab. 2.2).

2.2 Versorgung des Neugeborenen

2.2.1 Postnatale Adaptation

- **Kardiorespiration**
- pränatal
  - Gasaustausch transplazentar; Alveolen flüssigkeitsgefüllt, Sättigung ca 65 %, flache Atmung ohne relevanten Flüssigkeitstransport
  - Parallelschaltung rechter und linker Kreislauf: Foramen ovale (sauerstoffreich, v. a. zerebrale Durchblutung) + Ductus arteriosus → 90 % rechtsventrikuläres Schlagvolumen in den linken Kreislauf
- postnatal
  - Serienschaltung rechter und linker Kreislauf: Kräftige Atmung (Chemorezeptoren) + Sympathikusaktivität (Kälte, Stimulation, Licht, Schwerkraft)
  - Druckanstieg im linken Kreislauf → verringerter Shunt über Foramen ovale + Shunt-Umkehr im Duktus → Anstieg Sauerstoffpartialdruck → Absinken pulmonaler Gefäßwiderstand
  - funktioneller Duktusverschluss (beim gesunden Termingeborenen nach den ersten Atemzügen)
- normale Atemfrequenz 40–60/min; Herzfrequenz ca. 120/min

- **Temperaturregulation**
- pränatal keine eigene Wärmeproduktion
- postnatal Wärmeverlust durch Strahlung, Konvektion, Verdunstung
  - Ziel: thermoneutrale Zone → geringster Energieaufwand, um Kerntemperatur aufrechtzuerhalten
  - umgekehrt proportional zu Gestationsalter und Gewicht

> Memo Neugeborene frieren zitterfrei.

- **Energiebedarf**
- pränatal Energieversorgung kontinuierlich über Plazenta
- nach Durchtrennung Nabelschnur → Deckung durch Glykogen (kleine Speicher) und braunes Fettgewebe (mitochondrienreich)

- **Verdauung und Ausscheidung**
- pränatale Urinproduktion wichtig für Lungenreifung, insbesondere Alveolarisierung
- postnatal spätestens nach 24 h
  - anfangs eingeschränkte renale Konzentrations- und Filtrationsleistung

! Cave reduzierte Kompensation bei respiratorischer Azidose, bei Anurie rasche Hyperkaliämie mit Rhythmusstörungen.

2

Tab. 2.1 Maßeinheit Zeit

Gestationsalter	Schwangerschaftsdauer vom 1. Tag der letzten Menstruation
Reifes Neugeborenes	37 0/7–42 0/7 SSW (260–293 Tage)
Frühgeborenes	<37 0/7 SSW (<260 Tage)
Übertragenes Neugeborenes	>42 0/7 SSW (>293 Tage)
Neonatalperiode	Erste 28 Lebenstage

Tab. 2.2 Maßeinheit Gewicht

Normalgewichtiges (eutrophes) Neugeborenes („appropriate for gestational age", AGA)	10. Perzentile ≤ Gewicht ≤ 90. Perzentile
Untergewichtiges (hypotrophes) Neugeborenes („small for gestational age", SGA)	Gewicht <10. Perzentile
Übergewichtiges (hypertrophes) Neugeborenes („large for gestational age", LGA)	Gewicht >90. Perzentile
Sehr kleines Frühgeborenes („very low birth weight", VLBW)	Geburtsgewicht <1.500 g
Extrem kleines Frühgeborenes („extremely low birth weight", ELBW)	Geburtsgewicht <1.000 g

! Cave Mekoniumaspirationssyndrom, MAS.

- Mekonium = „Kindspech": Epithelien + Lanugo + Darmsekret + eingedickte Galle
  - Absetzen nicht pränatal
  - postnatal spätestens nach 48 h
  - nach einigen Tagen „Übergangs-Muttermilchstühle": rasche Besiedelung des Dickdarmes (Bifidusbakterien, E. coli, Kommensalen)
  - optimale Zusammensetzung: Muttermilch: langsame Steigerung, bis koordinierte Peristaltik entwickelt

Erythropoese

- intrauterin ab 8. Embryonalwoche: fetales Hämoglobin
  - erhöhte Sauerstoffaffinität, Halbwertszeit ca. 80 Tage, wird abgebaut und postnatal adultes Hämoglobin (Halbwertszeit ca. 120 Tage) gebildet
  - Trimenonreduktion: physiologisch mit Nadir im 3. Lebensmonat
  - beim Frühgeborenen/kranken Neugeborenen → Anämie

> Memo bei Neugeborenen nur „intelligente" Blutentnahmen mit minimalen Volumina.

Tab. 2.3 Perinatale Kenngrößen

Perinatale Kenngrößen	Störung	Mögliche Ursachen
Fruchtwassermenge	Oligo-/Anhydramnion	Blasensprung, Pottersequenz, Plazentainsuffizienz
	Polyhydramnion	Ösophagusatresie, Darmstenosen, Akinesie
Farbe/Beschaffenheit	Grün	Mekoniumaspiration, intrauterine Stresssituation
	Blutig	Plazentalösung
	Übelriechend	Amnioninfektionssyndrom
CTG	Tachykardie	Amnioninfektionssyndrom
	Bradykardie	Notfall mit Sauerstoffschuld
Nabelarterien-pH	Azidose	Nabelschnurumschlingung, Asphyxie
Geburtsgewicht	Hypotrophie	Plazentainsuffizienz, HELLP-Syndrom, Virusinfektion, Drogen-/Nikotinabusus, Syndrome
	Hypertrophie	Maternaler Typ I /Gestationsdiabetes
Kopfumfang	Makrozephalie	Familiär, Hydrozephalus, Hirnfehlbildung
	Mikrozephalie	Pränatale Infektionen, Syndrome, maternale Phenylkenonurie

2.2.2 Erstversorgung

- **Anamnese (Mutter und Schwangerschaft)**
  - Grunderkrankungen (u. a. Lupus erythematodes: Rhythmusstörungen, AV-Block)
  - frühere Schwangerschaften (u. a. Fehl- Frühgeburten, Infektionen)
  - aktuelle Diabetes-, Infektionsanamnese (Vorsorgeheft, Hepatitis-/TORCH-Serologie)
  - Blutgruppe (kindliches Risiko AB0-, Rh-Inkompatibilität)
  - Medikamenten-/Drogenkonsum (kindliche Überwachung, Stillen, Entzug)
  - Probleme (Blutungen, HELLP-Syndrom, Mehrlinge, Daten pränatale Sonographie) (Tab. 2.3)
  - Apgar-Score (1952 Anästhesistin Virginia Apgar): Punkteschema zur standardisierten Beurteilung (1, 5, 10 min) klinischer Zustand und Effekt von Reanimationsmaßnahmen bei (v. a. reifen) Neugeborenen (Tab. 2.4)
  - höchster prädiktiver Wert hinsichtlich Spätschäden nach 5 min
  - 7–10 Punkte = normal, <7 immer verdächtig → Einleitung entsprechender Maßnahmen bzw. Überwachung

- **Untersuchung**
  - gute Bedingungen
  - Licht (Beurteilung Hautkolorit)

2

Tab. 2.4 APGAR-Schema

Kriterium	0 Punkte	1 Punkt	2 Punkte
Herzfrequenz	Kein Herzschlag	<100/min	≥100/min
Atemantrieb	Kein	Unregelmäßig	Regelmäßig
Reflexe	Keine	Grimassieren	Kräftiges Schreien
Muskeltonus	Schlaff	Leichte Beugung	Aktive Bewegung
Hautfarbe	Blau, blass	Stamm rosig, Extremitäten blau	Gesamter Körper rosig

- Wärme (thermoneutral)
- Neugeborenes satt (gestillt) und unbekleidet
- Zeitpunkt
- obligat U1 ≤ 24 Lebensstunden
- U2 3.–10. Lebenstag
- U3 am Ende der Neonatalperiode (4.–6. Woche) → Früherkennung + Prävention
- Ablauf: Funduskopie/Auskultation (angewärmtes Stethoskop) zuerst, danach komplette körperliche Untersuchung und neurologische Einschätzung in Anwesenheit der Eltern (Tab. 2.5)
- Nomogramm: Größe, Gewicht, frontookzipitaler Kopfumfang (Stahlband frontookzipital anlegen und bis zum größten Wert schieben)
- Screening: behandelbare Stoffwechselerkrankungen (Trockenblutkarte: Massentandemspektroskopie), Hüftsonographie (Dysplasie), Hörscreening (Otoakustische Emissionen: Innenohrschwerhörigkeit 1–2:1.000)
- neurologische Beurteilung: Muskeltonus (leichte Beugung), Spontanmotorik (symmetrisch), Reflexmuster (Auswahl): Saug-, Einstellreflex, Greifreflexe, Schreitreflex, asymmetrisch-tonischer Nackenreflex, Recoil (Arme federn in Beugehaltung zurück), Moro-Reflex (2 Phasen) (Tab. 2.6)
- weitere somatische Reifezeichen: Verteilung und Stärke Lanugobehaarung, Haltung der Extremitäten, Fusion der Augenlider, Finger-/Fußnagelwachstum
- reife Kinder gründlich abtrocknen, in neues Handtuch, Hautkontakt mit Mutter, zudecken und auf die Wöchnerinnenstation

! Cave Somatische Reifezeichen versagen vor der 26. SSW.

2.2.3 Reanimation des Risikokindes

- Voraussetzungen
  - Identifikation ideal vor Geburt; intrauterine Verlegung in ein Perinatalzentrum
  - ausreichend vorhandenes und qualifiziertes Personal; regelmäßiges Teambriefing

Tab. 2.5 Einige Kriterien der körperlichen Untersuchung

Kriterium	Wichtige Befunde
Hautfarbe	Rosig: Physiologisch Blau: persistierende pulmonale Hypertonie des Neugeborenen (PPHN), Vitium cordis, Asphyxie, Azidose, Schock Weiß: Anämie, Azidose, Schock Rot: Polyglobulie, Hyperviskositätssyndrom, Zustand nach. Geschrei Gelb: Icterus praecox, gravis, prolongatus Grün: Mekoniumaspiration Marmoriert: Infektion, „da stimmt was nicht" Petechien: Stauung (Geburt); Thrombozytopenie, Sepsis
Hautbeschaffenheit	Übertragungszeichen (Waschfrauenhände), Turgor, Hautfältelung, Unterhautdicke
Lokale Hautbefunde	Milien (harmlos), Hämangiome (Dermatolog. Konsil, meist Spontanremission; „wait and see"), Exanthema toxicum neonatorum (harmlos, Besiedelung obere Hautschichten mit Bakterien), Naevus flammeus, Staphylodermie (Staphylococcus aureus, gefährlich)
Schädel	Mikro-/Makrozephalus (Perzentilen) Fontanellengröße/-spannung, Kopfform, Symmetrie
Augen	Pupillenweite, Fundusreflexe (Katarakt)
Nabel	Anzahl Nabelgefäße, Omphalitis (Eintrittspforte)
Genitale	Hydrozele, Hodendeszension, Hypospadie Hymenalatresie, Vaginalpolypen
Wirbelsäule	Durchgängigkeit der Wirbelkörper (Spina bifida), Steißgrübchen

Tab. 2.6 Somatische Reifezeichen (Petrussa-Index): Gestationsalter (in Wochen) = 30 SSW + erreichte Punkte

Petrussa-Index	0	1	2
Ohrknorpel und -form	Weich, ohne Form	Helix oben umgeschlagen	Fest, Helix völlig umgeschlagen
Haut	Rot, dünn, ohne subcutanes fett, ödematös	Rot oder ödematös	Rosig
Brustwarze	Punktförmig	Areola <5 mm	Areola ≥5 mm
Testes	Inguinal	Oberes Skrotalfach	Im Skrotum
Labia maiora	<Labia minora	=Labia minora	>Labia minora

  - funktionierendes Equipment
  - richtige Maßnahmen: gute Vorbereitung, wenig Spontanimprovisation
- Equipment: Reanimationsplatz mit Wärmelampe, Sauerstoffflasche, funktionierender elektrischer Absaugpumpe mit Sogbegrenzung, Sauerstoffsättigungs-Monitoring, Beatmungsbeutel mit Masken verschiedener Größen, Intubationsbesteck, Tubus, ausgewählte Medikamente, ggf. Notfall-Blutkonserve (Blutgruppe Null, Rhesus-negativ, bestrahlt)

- Wärmezufuhr: Strahler anschalten, Abtrocknen, neues Handtuch, Zudecken, Warmhalten, Durchzug vermeiden, Zeit notieren. Danach falls indiziert ABCD:
  - **A**temwege freimachen: Absaugen (Mund vor Nase, zügig, kein „Stochern"), **A**uskultation: Belüftung, Herzfrequenz >100/min, keine Ateminsuffizienz → **A**ufhören
  - **B**eatmen: bei Ateminsuffizienz Blähbeatmung mit Maske. „Luft muss in die Lunge", der Brustkorb muss sich heben. Oft initial CPAP mit 21 % O_2 beginnen; wenn unter CPAP Bradykardie <100/min und keine suffiziente Eigenatmung → Intubation
  - **C**irkulation: Herzdruckmassage (bei Herzfrequenz <60/min); Verhältnis Herzdruckmassage:Beatmungen = 3:1; unter Beatmung; keine Pause
  - **D**rugs: Suprarenin, Volumengaben evtl. über Nabelgefäß, Schnellpufferung vermeiden (osmotisch induzierte Hirnblutung)
- Ziel: Stabilisierung von drei Säulen:
  - Respiration (rasch Atemhilfe; nicht automatisch Sauerstoff)
  - Zirkulation (Messung von Blutdruck, ggf. Gabe von Volumen)
  - Metabolismus (Messung von Blutzucker, Basenexzess)

2.2.4 Geburtstraumata

- kindliche Schädigungen aufgrund mechanischer Einwirkungen.
  - Risikofaktoren: traumatische Geburt, Missverhältnis mütterliches Becken/kindliche Größe, Mehrlinge, Makrosomie, Lageanomalie, vorangegangene Schulterdystokie, operative Entbindung (Vakuumextraktion, Zangenentbindung)
  - Prävention: rechtzeitiges Erkennen, schonende geburtshilfliche Entwicklungsverfahren; gute Dokumentation; bei Verdacht Nachbeobachtung durch Neonatologen (Forensik)

! Cave Kombinationen!

- Schädel
  - Caput succedaneum (Geburtsgeschwulst)
    - ödematös, teigig, weich, eindrückbar, nicht auf Schädelnähte begrenzte Schwellung des vorangehenden Kopfteils (meist Os parietale), überschreitet Mittellinie
    - Rückgang meist innerhalb einiger Tage
    - harmlos, keine Therapie
  - Kephalhämatom
    - Scherblutung zwischen Knochen und Periost
    - 3 % aller Neugeborenen
    - prallelastische, fluktuierende Schwellung (meist ebenfalls Os parietale), auf Knochennähte beschränkt
    - Resorption in Wochen
    - meist keine Therapie

! Cave Superinfektion, Verknöcherung, Icterus praecox.

- subgaleale Blutung
  - zwischen Galea und Kalotte
  - selten
  - ausgedehnt, aber mit großem Blutverlust (Schockzeichen)
  - Überprüfung des Gerinnungsstatus
- Nerven
  - obere Plexuslähmung (Typ Erb-Duchenne)
    - Wurzel C5 und C6 durch Zerrung/Druck bei Schulterentwicklung mit typischer Haltung: herabhängender Arm + Adduktion + Innenrotation („waiter's tip position"), dabei Fingerbeweglichkeit, Greifreflex intakt
    - Plexus sonographisch darstellen
    - Therapie: Lagerung (Dessault- oder Gilchrist-Verband), später Krankengymnastik, bei Ausrissen mikrochirurgisch (selten)
  - untere Plexuslähmung (Typ Klumpke)
    - Schädigung von C7, C8 (und Th1), schlaffe Lähmung der kleinen Handmuskeln, typische Schonhaltung des Armes, Greifreflex nicht vorhanden
    - ggf. operative Korrektur

! Cave Horner-Syndrom.

  - Fazialisparese
    - periphere Lähmung durch Zerrung des N. facialis
    - häufigste Lähmung (0,5 %)
    - unvollständiger Lidschluss auf betroffener Seite, hängender Mundwinkel, „Schreigesicht"
    - gute Prognose, meist schnelle Rückbildung
    - Differenzialdiagnose Kernaplasie (Kernspintomographie)
- Knochen
  - Klavikulafraktur
    - Schwellung, Schonhaltung (abgeschwächter Moro-Reflex), Krepitation über (meist distaler) Klavikula
    - Diagnose meist bei Kallusbildung
    - Röntgen nicht notwendig, keine spezifische Therapie
  - seltenere Traumata
  - Impressionsfrakturen (Ping-Pong-Fraktur) → neurochirurgische Intervention
    - epidurale Blutung (A. meningea media, Sinusvenen) → Hirndruckzeichen, Notfall-CT, neurochirurgische Intervention.
    - Epiphysiolysis humeri
    - Schaftfrakturen

2.2.5 Asphyxie (Pulslosigkeit)

- Kreislaufversagen und Atemdepression bis -stillstand mit Hypoxie von lebensnotwendigen Organen und Hyperkapnie. Folge: Gemischte, (metabolische + respiratorische) Azidose

- Schäden initial durch Ischämie, Zusammenbruch des zellulären Energiestoffwechsels, O_2-Radikale, toxische Metabolite. Reperfusionsphase → inflammatorische Hyperstimulation
- drei Kategorien von Ursachen:
  - vor Schwangerschaft: präexistente mütterliche Erkrankungen
  - in Schwangerschaft: EPH-Gestose, Diabetes, Infektionen, Blutgruppenunverträglichkeit
  - peripartal: Uterusruptur, -lösung, Nabelschnurvorfall, -abriss
- Formen
  - Asphyxia livida: Zyanose, Schnappatmung
  - Asphyxia pallida („weißer Scheintod"): prognostisch ungünstig, hohe Wahrscheinlichkeit der neurologischen Beeinträchtigung

■ **Klinik**

- APGAR-Werte <4, Apnoe, Bradykardie, Hypotonie, Bewegungslosigkeit
- blaues/weißes Kolorit
- betroffene Organsysteme:
  - Niere (Anurie)
  - ZNS (hypoxisch-ischämische Enzephalopathie, HIE)
  - Herz (Myokardischämie)
  - Lunge (PPHN)
  - Leber (Enzymerhöhung, Gerinnungsstörung)

■ **Therapie**

- Reanimation mit erfahrenem Team, bei Blutverlust sofortige Transfusion mit Notfallkonserve
- reifes Neugeborenes: kontrollierte Hypothermie (33 °C) durch Kühlmatratze (Versuch Eingrenzung Reperfusionsschaden)
- Überwachung (u. a. EEG), antikonvulsive Therapie bei Krämpfen, Intensivstation
- intensive langfristige Anbindung an Spezialambulanz und Frühförderung

2.3 Erkrankungen des Frühgeborenen

- Frühgeburten (ca. 7 % aller Geburten) in Deutschland eher zunehmend:
  - Überlebenswahrscheinlichkeit liegt ≥24. SSW ca. bei 60 % und steigt mit Gestationsalter. Vor allem antenatale Lungenreife für akutes Überleben entscheidend
  - Hauptursachen: vorzeitige Wehen, Amnioninfektion, EPH-Gestose, HELLP-Syndrom, Drogen-/Nikotinabusus, höheres mütterliches Alter, In-vitro-Fertilisation, Plazentalösung, Zervixinsuffizienz; neonatale Sterblichkeit wesentlich durch Mortalität der Frühgeborenen determiniert

! Cave Jungen, Mehrlinge und Frühgeborene mit zusätzlicher Bürde (Hypotrophie, Infektion etc.) besonders gefährdet!

Tab. 2.7 Zusammenstellung wesentlicher Krankheitsbilder von Frühgeborenen

Organsystem	Schädigung
Lunge	Atemnotsyndrom (RDS, akut), bronchopulmonale Dysplasie (BPD, chronisch)
Herz/Gefäße	Persistierende pulmonale Hypertension (PPHN), persistierender Duktus (PDA)
Gehirn	Hirnblutungen, periventrikuläre Leukmalazie (PVL)
Atmung	Apnoe-Bradykardie-Syndrom
Magen-Darm	Mekoniumileus, nekrotisierende Enterokolitis (NEC)
Immunsystem	Bakterielle Infektionen (u. a. nosokomial), Pilzinfektionen
Augen	Retinopathia praematurorum (ROP)
Blutbildung	Anämie
Stoffwechsel	Hypoglykämie, Elektrolytimbalancen (Hyper-/Hyponatriämie)
Verhalten	Psychomotorische Retardierung, Teilleistungsschwächen

- Maßnahmen bei drohender Frühgeburt:
  - frühzeitige Überweisung der Schwangeren in ein Perinatalzentrum (In-utero-Verlegung), dort interdisziplinäre Einschätzung (Sonographie, Pränataldiagnostik, CTG-Überwachung, ggf. andere Disziplinen)
  - oberste Priorität. Vermeidung extremer Frühgeburtlichkeit (ggf. Tokolyse, Bettruhe)
  - Lungenreifung: antenatale Gabe von Glukokortikoiden (Betamethason) über die Mutter 24 h antenatal → Anregung fetale Surfactant-Bildung, deutliche Reduktion von Atemnotsyndrom, bronchopulmonale Dysplasie, IVH
  - konsequente antibiotische Therapie der Mutter bei Infektionsverdacht
  - Planung von Entbindungstermin/-modalität mit Neonatologen (Tab. 2.7)

2.3.1 Atemnotsyndrom („respiratory distress syndrome", RDS)

- bei ca. 60 % <30 SSW durch fehlende Surfactant-Bildung
- bei Frühgeburten eine der häufigsten Todesursachen
- 35. SSW oder nach 48 Lebensstunden: Surfactant-Bildung ausreichend
- Surfactant = „surface active agent"
  - Verschiedene Phospholipide (u. a. Lecithin = Dipalmitoylphosphatidylcholin) + Apoproteine (u. a. immunologisch wirksam); Surfactant-Produktion durch Typ II Pneumozyten ab 24. SSW

2

- verhindert Alveolenkollaps, erleichtert Atemarbeit, stabilisiert Alveolarsystem durch Reduktion Oberflächenspannung
- RDS bei Fehlen (Frühgeborene), gehemmter Produktion (Asphyxie, mütterlicher Diabetes) und/oder sekundäre Inaktivierung (Pneumonie, Mekoniumaspirationssyndrom, Blutaspiration)
- RDS → Oberflächenspannung hoch → exspiratorischer Alveolenkollaps + stark beeinträchtigter Gasaustausch → diffuse Atelektasen + pulmonale Vasokonstriktion + alveoläre Minderbelüftung → Azidose
- RDS → Triggerung inflammatorischer Prozesse → Umbauvorgänge (Fibrose) + Gefäß-Remodelling; langfristig → hyaline Membranen (Mukopolysacharide und Glykoproteine)

Klinik

- Tachypnoe (Atemfrequenz >60/min)
- Dyspnoe/Einsatz von Atemhilfsmuskulatur: Einziehungen (sternal, jugulär, interkostal), Nasenflügeln, „Kopfwackel-Zeichen" (Kopf bewegt sich atemsynchron)
- körpereigene Kompensationsmechanismen, um Alveolen offenzuhalten (Auto-PEEP): exspiratorisches Stöhnen, Stridor, „Knorksen"
- systemische Zeichen: Hypothermie, abgeschwächtes Atemgeräusch, blass-graues Hautkolorit, Zyanose

Diagnostik

- Klinik + Röntgenbild (Tab. 2.8)

! Cave Klinischer und radiologischer Schweregrad können divergieren; u. U. schwerkrankes Frühgeborenes mit relativ geringen radiologischen Veränderungen.

Differenzialdiagnose

Tabelle 2.9

Therapie

- kontrollierte O_2-Gabe
- „continuous positive airway pressure" (CPAP) mit positiv endexspiratorischem Druck (PEEP): „open up the lung and keep it open")
- frühzeitige Surfactant-Gabe(n) bereits im Kreißsaal, rasche Extubation, lungenschonende Beatmungsverfahren

! Cave Retinopathia praematurorum, ROP.

! Cave akute Komplikationen: Emphysem, Pneumothorax, Pneumomediastinum, Hirnblutung, chronische Komplikationen: bronchopulmonale Dsyplasie, Cor pulmonale.

2.3.2 Persistierender Ductus arteriosus (PDA)

- postnatal fehlender anatomischer/funktioneller Verschluss des Ductus arteriosus Botalli
  - Ursache: vasodilatatorischer Effekt erhöhter Prostaglandin-E2-Spiegel:

Tab. 2.8 Radiologische Einteilung des Atemnotsyndroms

Radiologisches Stadium	Beschreibung
I	Feingranuläres Lungenmuster
II	I + über die Herzkonturen hinausreichendes Aerobronchogramm
III	II + partielle Auslöschung Herz- und Zwerchfellkontur
IV	Komplettverschattung („weiße Lunge"), keine Abgrenzung von Herz-/Zwerchfell möglich

Tab. 2.9 Differenzialdiagnosen des Atemnotsyndroms

Störung	Patienten	Charakteristika	Häufigkeit
Surfactant-Mangel	Frühgeborene	s. o.	Je unreifer, desto häufiger
Aspiration	(Früh-)/Termingeborene	Oft rasche Besserung	Seltener
Flüssigkeitslunge	Termingeborene, Sectio am wehenlosen Uterus	Besserung nach CPAP, uncharakteristische radiologische Veränderungen	Häufig
Pneumonie	Früh-/Termingeborene	Infektionszeichen	Häufig
Pneumothorax	Früh-/Termingeborene	Bradykardie trotz Reanimation	Selten bei Termingeborenen, bei Frühgeborenen häufiger

- bei pulmonaler Hypertension zunächst Rechts-links-Shunt (hoher pulmonaler Gefäßwiderstand), bei Abfall → Shunt-Umkehr
- hämodynamische Wirksamkeit: Links-rechts-Shunt so ausgeprägt, dass Kreislauf- und/oder Lungenfunktion beeinträchtigt
- bei reifen Neugeborenen <1 %, bei Frühgeborenen <26. SSW >50 %

- **Klinik**
- Herzgeräusch: systolisch Crescendo + diastolisch Decrescendo, p.m. 2. ICR links
- hyperaktives Präkordium (Volumenbelastung, systolische Hypotension)
- hohe Puls-/Blutdruckamplitude bei niedrigem diastolischem Druck (Pulsus celer et altus)

! Cave Fehlendes Geräusch schließt PDA nicht aus!

Tab. 2.10 Sonographische Einteilung der intrazerebralen Blutungen nach Burstein/Papile

Stadium	Beschreibung	Neurologische Folgen
I	Germinale Matrix	Sehr häufig folgenlos
II	I + intraventrikulär ohne Ventrikeldilatation	Häufig folgenlos
III	II + Ventrikeldiilatation/Ventrikulitis	Spätschäden wahrscheinlich
IV	III + Parenchymbeteiligung	Häufig Spätschäden

- zunehmender O_2-Bedarf (Lungenüberflutung), ggf. Lungenblutung (hämorrhagisches Lungenödem)
- Oligo-, Anurie (Steal-Phänomen)
- Azidose, Herzinsuffizienz (Tachykardie, Hepatomegalie, Ödeme)
- Spätfolgen: nekrotisierende Enterokolitis, periventrikuläre Leukomalazie (Steal-Phänomene)

Diagnostik

- Röntgen: Herzvergrößerung, verstärkte Lungengefäßzeichnung
- Echokardiographie
- Vergrößerung linker Vorhof und Ventrikel, Beurteilung von PDA: Durchmesser, Shunt-Volumen, Flussmuster
- Dopplersonographie: diastolische Steal-Phänomene in Zerebral- (A. cerebri anterior) und Abdominalarterien (Truncus coeliacus)

Therapie

- Vermeidung Flüssigkeitsüberladung, ggf. akut Diuretika
- medikamentöser Verschluss mit Prostaglandinsynthesehemmer (Indomethacin, Ibuprofen)
- chirurgischer Verschluss (Clip)

2.3.3 Hirnblutungen (intrazerebrale Hämorrhagien, ICH)

- Auftreten häufig ≤10 Lebenstag und umgekehrt proportional Gestationsalter: Risiko für höhergradige Blutung (s. u.) ca. 6 % <32 SSW, ca. 25 % <26 SSW
- Lokalisation: germinale Matrix (subventrikuläre Zone über Kopf des Nucleus caudatus)
  - Grenzgebiet der arteriellen Versorgung, äußerst fragile zerebrovaskuläre Architektur → Gefäßeinriss → sekundäre Schäden durch venöse Stase bei Verlegung drainierender Venen → Parenchymuntergang
  - günstige Prognose bei Grad-1- und Grad-2-Blutungen; ab Grad 3 höhere Wahrscheinlichkeit der (motorischen) Behinderung, bei unilateraler Ausprägung oft spastische Hemiparese (Tab. 2.10)

- Komplikationen: posthämorrhagischer Hydrocephalus occlusus (ggf. Shunt-Bedürftigkeit), bei Parenchymschwund Hydrocephalus e vacuo

- **Klinik**
- Apnoe, Unruhe, Hypoglykämie, Schock
- „verfallendes Kind“ blass-graues Kolorit
- Krampfanfall, gespannte Fontanelle, muskuläre Hypotonie

! Cave Eine Frühaussage zur neurologischen Prognose aufgrund des Sonographiebefundes ist bei fortgeschrittenen Blutungen nicht möglich.

- **Diagnostik**
- Schädelsonographie: Ausdehnung, Flussprofil der Gefäße, Ventrikelweite, Ventrikulitis
- Kopfumfang nach Blutung: Beurteilung Größenzunahme (biparietal + frontookzipital)

- **Therapie**
- symptomatisch
- Prophylaxe durch Vermeidung/Therapie bekannter Risikofaktoren:
  - zerebrale Hypo- und Hyperperfusion, Chorioamnionitis
  - insuffiziente Erstversorgung, Ischämie, Hypothermie
  - Azidose

! Cave rasche Bikarbonatgaben, Surfactant-Mangel, Pneumothorax.

2.3.4 Periventrikuläre Leukomalazie (PVL)

- ischämisch-/entzündliche Schädigung der weißen Substanz (ca. 3–5 % <1.500 g):
  - histologisch fokale Nekrosen mit zystischer Umwandlung lateral der Seitenventrikel in Grenzgebieten der vaskulären Versorgung der Aa. cerebri (Vulnerabilität der Gefäßarchitektur)
  - häufig symmetrisch („Wasserscheideninfarkte“)
  - teils bereits pränatal entstanden (z. B. bei Amnioninfektionssyndrom)
  - multifaktorielle Genese mit prä-/peri-/postnatalen Faktoren
  - Risikofaktoren „Die üblichen Verdächtigen“: Blutungen, Chorioamnionitis, Mehrlinge, geburtshilfliche Komplikationen, persistierender Ductus arteriosus, Apnoen, Sepsis

- **Klinik**
- typisch: stummes Intervall mit Symptomlosigkeit in den ersten Wochen bis Monaten
- oft beinbetonte Hypotonie, später beinbetonte spastische Diplegie
  - mediale Fasern des Tractus corticospinalis → Innervation der Beinmuskeln
- Ausprägung unterschiedlich, ggf. Beeinträchtigung der kognitiven Funktionen
- Epilepsie (z. B. West-Syndrom)

2

■ **Tab. 2.11** Typische Hirnschädigungen bei Früh- und Termingeborenen

	Hirnblutung (ICH)	**Periventrikuläre Leukomalazie (PVL)**	**Hypoxisch-ischämische Enzephalopathie (HIE)**
Patienten	Frühgeborene	Frühgeborene	Termingeborene
Risikofaktoren	Vulnerabilität Gefäße	Hypoxie + Inflammation	Ischämie, Hypoxie, Asphyxie + Reperfusion
Läsion	Periventrikuläres Keimlager	Zystische Nekrose Marklager	Zelluntergang Stammganglien Kortexatrophie
Langzeitfolge	Krampfleiden Hydrozephalus	Retardierung Spastische Zerebralparese Taub-/Blindheit	Krampfleiden Retardierung

- **Diagnostik**
  - Sonographie: perlschnurartige zystische Auflösung periventrikulär (ca. 3 Wochen nach Noxe sichtbar), später oft Anschluss ans Ventrikelsystem
  - NMR: sensitive Darstellung der Defekte
  - entwicklungsneurologische Meilensteine

- **Therapie**
  - Frühförderung, Krankengymnastik
  - spezielle Nachsorgeambulanz (■ Tab. 2.11)

2.3.5 Apnoen

- Unreife der zentralen Atemsteuerung (auch bei Fehlen sonstiger Erkrankungen) + Obstruktion → Apnoe (Atempause >20 s) + Bradykardie (Herzfrequenz <100/min) bzw. Kombinationen → Hypoxämie (Sauerstoffsättigung <80 %). Wie häufig oder ausgeprägt diese sein können, um zerebrale Ischämien oder ROP zu verursachen, ist nicht genau bekannt.

- **Klinik**
  - Apnoe → Bradykardie oder Bradykardie → Apnoe oder beides synchron

- **Diagnostik**
  - Aufzeichnung thorakale + nasale Atmung, O_2-Sättigung, Herzfrequenz: Differenzierung von zentraler, obstruktiver oder gemischter Apnoe (am häufigsten)

- **Therapie**
  - pflegerische Maßnahmen: Erleichterung Atemarbeit (Bauch-/Stufenlagerung, orale Magensonde)

- Atemanaleptika: Methylxanthine (Koffein), Doxapram
- Atemhilfen: binasaler CPAP, geringe O_2-Zufuhr
- Ultima ratio (Re-)Intubation und Beatmung

> Memo Immer symptomatische Apnoen rasch ausschließen (u. a. Infektion, Krampfanfall, Hirnblutung, metabolische Entgleisung)!

2.3.6 Retinopathia praematurorum (ROP)

- Netzhauterkrankung des Frühgeborenen
  - multifaktorielle Auslöser: erhöhte Empfindlichkeit der unreifen Netzhaut gegen Noxen, v. a. O_2.
  - zunächst proliferieren maximal konstringierte Netzhautgefäße, durch Wachstumsfaktoren (vEGF) angeregt, unkontrolliert (Neovaskularisierung) → Blutungen, Ödem → narbige Kontraktionen, Netzhautablösung → Erblindung
  - Risikofaktoren (prophylaktische Maßnahmen setzen an der Vermeidung/Überwachung/Therapie an!):
    - Hyperoxie (wird unterschätzt)
    - Sauerstoffsättigungsschwankungen
    - Hypokapnie, Hyperkapnie, Hypotension, Apnoe
    - schwere Infektionen, persistierender Ductus arteriosus

▪ **Klinik**
- keine Frühzeichen
- spät: fehlender Fundusreflex, Rindenblindheit (zu spät)

▪ **Diagnostik**
- regelmäßige Kontrollen des mydriatischen Fundus durch geschulte Augenärzte
- landkartenartige Einteilung (Zonen), Ausbreitung (Sektoren) und Schweregrad (I–V)

> Memo Regelmäßige augenärztliche Kontrollen, da vermehrt Komplikationen (Refraktionsanomalien, Kurzsichtigkeit).

▪ **Therapie**
- Laserkoagulation
- Kryotherapie (ggf. Vitamin E prophylaktisch)

2.3.7 Bronchopulmonale Dysplasie (BPD)

- chronische Lungenerkrankung von Früh- (selten Termin-) geborenen mit Sauerstoffabhängigkeit nach korrigiert 36. vollendeten SSW und charakteristischen radiologischen Veränderungen
  - Risikofaktor für spätere Erkrankungen (Pneumonien, Asthma bronchiale)
  - je unreiferer und kränker, desto häufiger: ca. 20–30 % <1.000 g, >32. SSW selten
  - Ätiologie multifaktoriell: Unreife/Vulnerabilität der Lunge + Wassereinlagerung (verlängerte Diffusionsstrecken)

+ Inflammation (Umbau, Fibrose, Remodelling) + Sauerstofftoxizität (Radikalbildung) + Beatmungstrauma (v. a. Volutrauma)
- erschwerend: Bakterielle Infektionen
- histologisch Gefäßrarefizierung, fibrotischer Umbau, Überblähung
- Stadien:
  - mild: mit 36 SSW kein persistierend erhöhter O_2-Bedarf
  - moderat (≤30 % O_2-Bedarf)
  - schwer (>30 % und/oder Beatmung bzw. Atemunterstützung)

▪ **Klinik**
- persistierender Sauerstoffbedarf, Tachy-/Dyspnoe
- grau-blasses Kolorit, mangelnde Gewichtszunahme
- später: Rechtsherzbelastung, Cor pulmonale

▪ **Diagnostik**
- Röntgen:
  - diffuse Überblähungsbezirke neben unzureichend belüfteten Arealen (Dys-/Atelektasen)
  - Herzvergrößerung
- EKG, Echokardiographie: Rechtsherzbelastungszeichen

▪ **Therapie**
- restriktive Beatmungsindikation, schonende Beatmungsverfahren
- Physiotherapie (Atemgymnastik), früh binasaler CPAP
- Bronchodilatatoren, inhalative Steroide (sparen systemische Steroide)
- Diuretika, systemische Steroide (cave; frühe postnatale Gabe → schwere neurologische Schäden)
- hochkalorische Ernährung (ca. 130 kcal/kg KG)
- dosiert überwachte O_2-Gabe nach Sättigungsgrenzen

> Memo schwerer Verlauf bei pulmonalen Infektionen im Kindesalter → konsequente Impfung vor Entlassung und Sicherstellung des weiteren Impfverlaufes (Pneumokokken, Haemophilus, RSV).

2.3.8 Psychomotorische Retardierung

- je unreifer ein Frühgeborenes, desto höher Risiko für gesundheitliche Beeinträchtigung (z. B. Asthma), Retardierung, kognitive Beeinträchtigung, psychische Störung (Angststörung), Teilleistungsstörung (Lese-/Rechtschreibschwäche) oder ADHS

▪ **Klinik**
- oft erst im Schulalter (ADHS, kognitive Defekte) oder Pubertät (metabolisches Syndrom)

- **Diagnostik**
  - auf (ehemalige) Frühgeborene spezialisierte Ambulanzen (interdisziplinärer Kontakt)

- **Therapie**
  - Frühförderung (neuromuskuläre Stimulation, Elternintegration, Krankengymnastik, Ergotherapie, psychosoziale Hilfestellungen)

2.4 Neonatale Lungenerkrankungen

2.4.1 Mekoniumaspirationssyndrom (MAS)

- symptomatische Aspiration von Mekonium
  - fetale Stresssituation (Hypoxie, Ischämie) → Hyperperistaltik des Darmes + Analsphinktererschlaffung → Mekoniumabgang ins Fruchtwasser → Aspiration ins bronchioalveoläre System ante-/peripartal → Verlegung Atemwege (Hypoxie) + Überblähung einzelner Lungenabschnitte (Emphysem, Gefahr Pneumothorax) + herabgesetzte Compliance + sekundäre Surfactant-Inaktivierung (Atemnotsyndrom) + chemische Pneumonie (Inflammation)
  - mekoniumhaltiges Fruchtwasser häufig (10 % aller Neugeborenen); nur 5 % davon entwickeln MAS
  - Risikofaktoren: protrahierter Geburtsverlauf, Infektion, Plazentainsuffizienz, Übertragung, mütterliche Erkrankungen (Diabetes mellitus, Hypertonie), Wachstumsretardierung

- **Klinik**
  - Zeichen der Asphyxie, Tachy-/Dyspnoe oder hypotones, schlaffes apnoeisches Kind
  - gelb-grün bis erbsbreiartiger Farbton (Haut, Fingernägel, Nabelschnur)
  - grobblasige Rasselgeräusche, Hypoperfusion, Schock

- **Therapie**
  - Intubation und Trachealavage, Surfactant-Gabe bei sekundärer Inaktivierung, Verlegung auf Intensivstation
  - schonende Beatmung, Sedierung, Maßnahmen zur Verringerung der pulmonalen Hypertension (inhalative Stickstoff-Monoxid-Beatmung); unter diesen Maßnahmen: Prognose deutlich verbessert
  - ggf. Antibiotika
  - in schweren Fällen extrakorporale Membranoxygenierung (ECMO)

2.4.2 Transitorische Tachypnoe

- verzögerte Resorption von Fruchtwasser (Synonym: Flüssigkeitslunge)
  - Risikofaktoren: (Wunsch-)Sectio am wehenlosen Uterus, mütterlicher Diabetes, mütterliche Analgesie

Klinik

- vorübergehende (maximal 72 h andauernde) Tachydyspnoe, Stridor
- geringer, nicht stark progredienter O_2-Bedarf

Diagnostik

- Ausschluss neonatale Pneumonie, ggf. Vitium cordis, Fehlbildung
- Röntgen: zentrale Verdichtung/Überblähung in der Lungenperipherie

Therapie

- O_2-Gabe, bei Tachypnoe CPAP (Abpressen der Flüssigkeit), Sondieren statt Anlegen (Aspirationsgefahr)

2.4.3 Pneumothorax

! Cave Beim atem-/kreislaufinsuffizienten Neugeborenen unter Reanimation an Pneumothorax denken, häufiger akuter Notfall auf Intensivstation!

- breites Spektrum, vom asymptomatischen Mantel- zum Spannungspneumothorax
  - hoher PEEP → alveoläre Überblähung + Dystelektasen → Einreißen der Alveolarmembran → druckwirksame Ansammlung im Pleuraspalt → Spannungspneumothorax.
  - Risikofaktoren: MAS, Atemnotsyndrom, Zwerchfellhernie, Pneumonie, Fehlbildungen

Klinik

- rasch progrediente Tachydyspnoe, CO_2-Retention, O_2-Bedürftigkeit
- rasche Bradykardie, Schock

Diagnostik

- Diaphanoskopie (Transillumination mit Kaltlichtlampe)
- falls genügend Zeit: Röntgen: fehlende Lungenzeichnung, Mediastinalverlagerung
- unsicher: Herztonverlagerung, abgeschwächtes Atemgeräusch

Therapie

- sofortige Pleurapunktion, spätere Pleuradrainage

2.4.4 Lungenhypoplasie

- gestörte Organanlage und/oder Reifungsstörung
  - nach Ahydramnion bei Blasensprung <21. SSW
  - Vorkommen bei Nierenagenesie (Potter-Sequenz), neuromuskulären Erkrankungen (Myasthenia gravis), Akinesiesyndromen, Hirnfehlbildungen, Skeletterkrankungen
  - pränatale Entwicklung oft ungehindert
  - postnatal bei Gefäßrarefizierung rasche Entwicklung einer persistierenden pulmonalen Hypertension (PPHN), oft infauste Prognose

- **Klinik**
- pränatal unerkannt → progrediente kardiorespiratorische Insuffizienz
- meist im Kreißsaal bereits beidseits Pneumothoraces
- Aspekt: schmaler, glockenförmiger Thorax

- **Diagnostik**
- pränatale Sonographie: Fruchtwassermenge, Lungenwachstumskoeffizienten

- **Therapie**
- Entbindung in Perinatalzentrum, differenzierte Beatmungsstrategien
- ggf. Behandlung von Grundkrankheit und PPHN

2.4.5 Zwerchfellhernie

- gestörte Zwerchfellentwicklung mit Lücke ohne Bruchsack
- Beginn 8. SSW → Bauchorganverlagerung in Thorax → Lungenhypoplasie unterschiedlicher Ausprägung. Pränatale Gesamtentwicklung häufig unbeeinträchtigt
- 4/10.000 Geburten; 90 % linksseitig, Wiederholungsrisiko 2 %
- Lücke rechts (schlechtere Prognose): Herniation von Leber und Darm
- Lücke links: Herniation von Magen, Darm, Milz
- Überlebensrate je nach Zentrum zwischen 50 und 85 %

- **Klinik**
- bei fehlender Pränataldiagnostik: Differenzialdiagnose atem-/kreislaufinsuffizientes Neugeborenes
- Verlagerung der Herztöne, Auskultation von Darmgeräuschen thorakal (unsicher)
- eingesunkenes Abdomen

- **Diagnostik**
- pränatale Sonographie und NMR-Untersuchung zur Risikoabschätzung („Head-to-lung"-Ratio) → Pränatalzentrum (mit Kinderchirurgie und ggf. mit ECMO) zur geplanten Entbindung
- Röntgen postnatal: fehlendes Zwerchfell, Enterothorax

- **Therapie**
- drei Phasen:
  - I. präoperative Stabilisierung
    - elektive Sectio, primäre Intubation (intrathorakaler Darm soll sich nicht mit Luft füllen)
    - lungenschonende Beatmungsverfahren, Verringerung PPHN
    - Ausschluss weitere Fehlbildungen
    - ggf. ECMO (extrakorporale Membranoxygenierung)
  - II. Korrekturoperation
    - Rückverlagerung Abdominalorgane, Verschluss (direkt oder mit Muskel-, Dacronpatch)bei großer Lücke mehrere Operationen, bei kleiner Lücke ggf. minimalinvasiv
  - III. postoperative Rekonvaleszenz (Schwerpunkt Therapie PPHN)

2.4.6 Persistierende pulmonale Hypertension des Neugeborenen (PPHN)

- fehlendes/verzögertes Absinken des Widerstandes im Lungengefäßsystem → reversible PPHN, Inzidenz ca. 3:1.000 Lebendgeburten, Mortalität bis 20 %
  - Risikofaktoren:
    - rarefizierte Gefäßarchitektur: Lungenhypoplasie, -fehlbildungen, Zwerchfellhernie
    - pulmonale Vasokonstriktion: Asphyxie, Azidose, Hypothermie, Infektion, Mekoniumaspirationssyndrom
- Prognose abhängig Grundkrankheit

- **Klinik**
- graublaues Hautkolorit, deprimiertes Kind
- Schock, arterielle Hypotension
- Endstrecke vieler neonatologischer Notfallsituationen

- **Diagnostik**
- transkutane Sauerstoffmessung: Sättigungsdifferenz prä- und postduktale Sonde (Rechts-links-Shunt über offenen Duktus)
- Echokardiographie: Bestimmung Shunt-Volumina, Druckmessung/-quotienten, Vorhofgröße

- **Therapie**
- Behandlung Grundkrankheit (Antibiotika, Transfusion, ggf. Pufferung)
- Senken pulmonaler Widerstand (Sauerstoff, Stickstoffmonoxid-beatmung, ggf. Sildenafil)
- Optimierung Lungenperfusion (Katecholamine, Volumengaben)

2.4.7 Neonatale Pneumonie

- bakterielle/(virale) Infektion des Neugeborenen, häufigste Form der Frühinfektion (s. u.)
  - intrauterine, sub- oder postpartale Ansteckung
  - Risikofaktoren: vorzeitiger Blasensprung, Beatmung, Frühgeborene, Hypotrophie

- **Klinik und Diagnostik**

► Abschn. 2.8

2.5 Neonatale Bluterkrankungen

2.5.1 Hyperbilirubinämie

- Besonderheiten des Bilirubinstoffwechsels beim Neugeborenen:
  - erhöhter Abbau: Höhere Hämoglobinkonzentration und Erythrozytenzahl + kürzere – überlebenszeit des HbF (70–90 Tage)
  - verstärkte Rückresorption durch enterohepatischen Kreislauf (verzögerte Darmpassage + fehlende Darmflora)
  - verminderte Aktivität von Transportern + Konjugation (Glukuronyltransferase)
  - verminderte Bindung unkonjugiertes Bilirubin an Albumin
  - inaktivierende Substanzen der Glukuronyltransferase in Muttermilch
- zusätzliche Risikofaktoren:
  - Erkrankungen, die die Blut-Liquor-Schranke erniedrigen → Gefahr Bilirubinenzephalopathie
  - Hypothermie, Hypalbuminämie, Azidose, Frühgeburtlichkeit (◘ Tab. 2.12)

! Cave Gesamtbeurteilung der therapiepflichtigen Hyperbilirubinämie nicht durch starre Grenzen, sondern durch Dynamik, Alter, Gewicht und Komorbiditäten, welche Blut-Liquor-Schranke beeinflussen.

- **Klinik**
- Haut- und Sklerenikterus:
  - Prima vista: strohgelb = Hämolyse, prähepatisch, goldgelb = intrahepatisch, physiologisch, braungelb = Gallensäuren, posthepatisch

Tab. 2.12 Formen der Hyperbilirubinämie

Form	Charakteristika	Typisch
Physiologischer Ikterus	Unkonjugiertes Bilirubin ca. 15 mg/dl mit Zenit 3.–6. Lebenstag, danach Rückgang	60 % aller Neugeborenen, kraniokaudales Fortschreiten der Gelbsucht
Icterus praecox	Beginn 1. Lebenstag, immer pathologisch	Differenzialdiagnose Hämolyse
Icterus gravis	Anstieg > ca. 15 mg/dl beim Termingeborenen	Differenzialdiagnose Unreife
Icterus prolongatus	Dauer >14 Tage	Differenzialdiagnose Stoffwechsel

- Bilirubinenzephalopathie (Kernikterus): irreversible Schädigung von Basalganglien, Nucleus caudatus, Hypothalamus, Hirnnervenkernen und Großhirnrinde durch lipophiles, unkonjugiertes Bilirubin → Schädigung des neuronalen Stoffwechsels, bei gestörter Blut-Hirn-Schranke tritt auch ans Albumin gebundenes Bilirubin über:
  - Frühsymptome: Apathie, Hypotonie, Trinkschwäche, Erbrechen, abgeschwächte Reflexe
  - intermediär: schrilles Schreien, vorgewölbte Fontanelle, Opisthotonus, zerebrale Krampfanfälle
  - Spätfolgen: Taubheit, choreoathetoide Bewegungsmuster, mentale Retardierung

Diagnostik

- Abklärung Ausmaß und individuelle Interventionsgrenzen (Dokumentation in Nomogramm)
  - leichte Verläufe: Serielle transkutane (unblutige) Messung
  - Bestimmung Bilirubinfraktionen: unkonjugiert, konjugiert
- Abklärung Hämolyse
  - Ausschluss Blutgruppeninkompatibilität: Mütterliche (+ggf. kindliche) Blutgruppe
  - Hämatokrit (Anämie), Laktatdehydrogenase (Zellzerfall), Retikulozyten, Erythroblasten (Kompensationsmechanismen; Differenzialblutbild)
- Abklärung hepatotrope Organismen: TORCH (Mutterpass), Leberenzyme, spezifische Diagnostik
- Abklärung Stoffwechseldefekte: Neugeborenenscreening (Glukose-6-Phosphatdehydrogenase, Pyruvatkinase, Hypothyreose)
- ggf. Abklärung Membrandefekte, Hämoglobinopathien jenseits der Neonatalperiode (wenn HbF → HbA)
- bei konjugierter Hyperbilirubinämie (häufig Icterus prolongatus): intra-/extrahepatische Gallengangsatresie (-hypoplasie), Galaktosämie, Tyrosinämie, α1-Antitrypsinmangel, zystische Fibrose, Folge parenteraler Ernährung (Tab. 2.13)

Tab. 2.13 Diagnostische Einteilung Hyperbilirubinämie

Entstehung	Konjugiertes Bilirubin	Unkonjugiertes Bilirubin	Keine Hämolyse	Hämolyse
Prähepatisch	Normal	Stark erhöht	Physiologisch Muttermilchikterus Criggler-Najjar-Syndrom M. Meulengracht Hypothyreose Polyglobulie Geburtstraumata Membran-/Enzymdefekte	Blutgruppeninkompatibilität (Rhesus-, AB0-System u. a.) Sepsis
Intrahepatisch	Erhöht	Erhöht	Infektion durch hepatotrope Organismen: Hepatitis, CMV, EBV, HIV, TORCH Parenterale Ernährung	
Posthepatisch	Stark erhöht	Leicht erhöht	Cholestase (intra-/extrahepatisch)	

- **Therapie**
  - Flüssigkeit (enteral vor parenteral)
  - Abführen (Unterbrechung enterohepatischer Kreislauf)
  - Phototherapie: blaues Licht, Wellenlänge 445 nm → Isomerisierung → ohne Glukuronidierung Ausscheidung über Galle und Urin (Nebenwirkungen Diarrhö, Temperaturinstabilität und Dehydratation, deshalb Monitoring), geringer Lampenabstand, ggf. mehrere Lampen, bei erhöhtem konjugierten Bilirubin nicht indiziert
  - Ultima ratio: Austauschtransfusion

2.5.2 Morbus haemolyticus neonatorum

- Hämolyse kindlicher Erythrozyten durch diaplazentar übertretende mütterliche Antikörper (IgG) nach mütterlicher Sensibilisierung gegen Erythrozytenantigene (Rhesus, AB0, Kell, Duffy etc.)
- Inkompatibilität Rhesus-System (CDE)
  - häufig Mutter Rh d^-, Vater Rh D^+, Kind Rh D^+; durch mütterliche Anti-D-IgG-Prophylaxe (28. SSW und <72 h nach Geburt) → 95 % vermeidbar
  - Sensibilisierung durch Schwangerschaft, Abort, Abruptio → Boosterung in der nächsten Schwangerschaft mit T-Zellhilfe

- Inkompatibilität AB0-System
  - häufig Mutter 0, Kind A oder B; Differenzierung von A- und B-Eigenschaften im späten III. Trimenon → Frühgeborene wenig betroffen, Hämolyse geringer, kann bereits beim 1. Kind auftreten

▪ **Klinik**

- Hyperbilirubinämiefolgen:
  - Icterus praecox → strohgelb, in Ausprägung oft unterschätzt (Anämie + Hyperbilirubinämie) → Kernikterus
- Anämiefolgen:
  - extramedulläre Blutbildung (Leber, Milz, Röhrenknochen) → Hepatosplenomegalie, aufgetriebene Knochen, Erythroblastose → Knochenmarkinsuffizienz, Leberversagen
  - Anämie → niedriger onkotischer Druck → Hypoxie, Azidose → Mehrhöhlenergüsse, Hypotonie → Hydrops congenitus („Wasserklops")

▪ **Diagnostik**

- Pränatal:
  - indirekter Coombs-Test (Schwangerschaftsvorsorge): Fähigkeit mütterlicher Antikörper, Schafserythrozyten zu lysieren
  - fetale Ultraschalldiagnostik: Anämiezeichen (Dopplersonographie)
  - Nabelschnurpunktion: fetale Hämoglobinbestimmung
- Postnatal:
  - direkter Coombs-Test (Kind): direkter Nachweis von inkompletten mütterlichen Antikörpern auf kindlichen Erythrozyten
  - Anämie-/Hyperbilirubinämiediagnostik (► Abschn. 2.5.1)

▪ **Therapie**

- pränatal: ab 24. SSW (nach Induktion Lungenreife) mehrmals intrauterine Transfusion über Nabelschnur in Sectio-Bereitschaft (geringe Gefahr: Frühgeburtsinduktion); erhebliche Verbesserung der Prognose durch diese Maßnahme
- postnatal: intensivierte Phototherapie, ggf. Austauschtransfusion; Vollbild des (pränatal nicht bekannten) Hydrops fetalis ist neonatologischer Notfall → Intubation, Pleuradrainagen, Austauschtransfusion; schlechte Prognose

2.5.3 Anämie

> Memo Hauptursache der Frühgeborenenanämie ist die iatrogene Blutentnahme, oft in Kombination mit zu hohen Entnahmevolumina → „intelligente Blutentnahme".

- Absinken des Hämatokrits (HK) unter Referenzwert (1. Lebenstag HK <40 %)
  - Ätiologie
    - gestörte Bildung (virale/bakterielle Infektionen)
    - verzögerte Reifung (Blackfan-Diamond)

  - gesteigerte Hämolyse (Inkompatibilitäten, Sepsis)
  - Blutverlust (vorzeitige Plazentalösung, Nabelschnurabriss)
- frühes Auftreten: Fetale Blutung bei Gefäßabrissen, fetomaternale/fetofetale Transfusionssyndrome, fetale Hämolyse bei Inkompatibilitäten, Glukose-6-Phosphatdehydrogenase-Mangel
- spätes Auftreten: Blutentnahmen, Blutentnahmen, Blutentnahmen, chronische Blutungen, Trimenonreduktion

Klinik
- akut: Tachypnoe, fadenförmiger Puls, Schnappatmung, Schockzeichen
- chronisch: Blässe, fehlendes Gedeihen, schwaches Trinkverhalten, niedrige Körpertemperatur, Zeichen extramedullärer Blutbildung (Hepato-/Splenomegalie, Bürstenschädel)

! Cave Kolorit kann noch rosig sein → Hämatokrit vor Dilution noch „normal".

Diagnostik
- venöser Hämatokrit, MCV (mittleres korpuskuläres Volumen), Retikulozyten (Produktion), Laktatdehydrogenase (Hämolyse), Blutgruppe + Coombs-Test (Mutter)
- nächste Schritte (da seltener): Suche nach Hämoglobinopathien

Therapie
- akuter Verlust: sofortige Transfusion aus Notfallkonserve (bestrahlt, Blutgruppe 0, Rh-negativ)
- chronischer Verlust: späteres Abnabeln von Frühgeborenen, frühzeitige Eisensubstitution, in Einzelfällen Erythropoetin
  - strenge Indikation: Transfusion (Erythrozytenkonzentrat, bestrahlt, blutgruppenidentisch CMV-negativ)

2.5.4 Polyglobulie

- Ansteigen des Hämatokrits über Referenzwert (Hämatokrit >65 %):
  - Überschreiten des rheologischen Optimums → Stase, Mikrothromben → Hyperviskositätssyndrom mit Zirkulationsstörungen, Hypoperfusion, Ischämie
  - gefährdet „letzte Wiesen": germinale Matrix und mesenteriale Venenendstrecken
- Ätiologie:
  - erhöhte intrauterine Blutbildung: fetale Hypoxie, Wachstumsretardierung, maternaler Diabetes, Trisomie 21
  - Transfusion: fetofetales Transfusionssyndrom Akzeptor, verspätete Abnabelung
  - erhöhter Flüssigkeitsverlust: Übertragung, Hyperthermie, fehlende Flüssigkeitszufuhr

! Cave oft übersehen (da Kind „gute Hautfarbe" hat) und unterschätzt.

- **Klinik**
  - rotes, plethorisches Kolorit, gleichzeitig verzögertes kapilläres Refill
  - Belastungszyanose, Lethargie, Hypotonie, Organkomplikationen (Krampfanfälle, nekrotisierende Enterokolitis)
  - Thrombozytopenie, Hypokalzämie, Hypoglykämie

- **Diagnostik**
  - Blutbild (venöser Hämatokrit am sensitivsten)
  - Bilirubin (Icterus gravis)
  - Elektrolyte, Blutzucker

- **Therapie**
  - Flüssigkeit (enteral/parenteral)
  - symptomatisches Hyperviskositätssyndrom oder Hämatokrit >75 %: „Aderlass" (Hämodilution; modifizierte partielle Austauschtransfusion)

2.5.5 Morbus haemorrhagicus neonatorum

- Blutungsneigung in den ersten Lebenstagen (Gipfel 3.–7. Lebenstag) bzw. -wochen aufgrund Vitamin K-Mangels
  - niedrige Vitamin K-Spiegel in Muttermilch + erniedrigte Leberenzymaktivität + kaum vorhandene Darmflora → Vitamin K-Mangel
- Lokalisation: Haut-, Schleimhäute, Nebennieren, Hirn
- betroffen: gesunde, gestillte Neugeborene; potenziell lebensbedrohlich (1:200 Neugeborene ohne Prophylaxe), durch Prophylaxe vermeidbar

! Cave besonders bei Phenobarbital, Salizylate.

- **Klinik**
  - Hämatemesis, Meläna (Differenzialdiagnose verschlucktes mütterliches Blut)
  - Hämorrhagien, Nabelschnurblutungen

- **Diagnostik**
  - klinische Organkomplikationen
  - verlängertes Nachbluten bei Blutentnahme
  - Verlängerung von partieller Thromboblastinzeit, Thrombin-, Blutungszeit
  - Erniedrigung der Faktoren II, VII, IX und X

- **Therapie**
  - – akute Blutung: Substitution von „fresh frozen plasma", Blutprodukten und Vitamin K i.v.
  - – Prophylaxe: Vitamin K s.c., i.m. oder p.o. postnatal, am 5. und 28. Lebenstag

2.5.6 Thrombozytopenie

- Absinken der Blutplättchen unter Referenzwert (<150.000/µl)
- häufigste Störung des neonatalen Blutbildes; häufigste Gerinnungsstörung
  - mütterliche Ursachen
    - immun-thrombozytopenische Purpura
    - (oft nicht bekannter) Lupus erythematodes
    - Alloimmunthrombozytopenie (fetomaternale Thrombozytenunverträglichkeit in Analogie zur Rh-Inkompatibilität); 1:3.000
    - plazentare Insuffizienz
  - kindliche Ursachen
    - herabgesetzte Produktion: Hypotrophie
    - erhöhter Verbrauch: Hämangiome, Kasabach-Merritt-Syndrom, nekrotisierende Enterokolitis
    - Sequestration: Infektion; Kombination („Late-onset"-Sepsis)
    - gestörter Aufbau (Wiskott-Aldrich-Syndrom; männliche Neugeborene)

Klinik

- trotz niedriger Thrombozytenzahlen oft symptomlos → Zufallsbefund
- Petechien, Purpura, Schleimhaut-, Nebennieren-, Hirnblutungen

Diagnostik

- Ausschluss Infektionen, Systemerkrankungen
- Bestimmung Thrombozytenzahl, -volumen (reduziert bei Wiskott-Aldrich-Syndrom), Megakaryozyten
- Nachweis spezifischer Thrombozytenmerkmale und Antikörper bei Eltern und Kind

Therapie

- Beurteilung Verlauf (Plazentainsuffizienz: Nadir 5. Lebenstag)
- Blutung und Thrombozytenzahl <50.000/µl sofortiges (plasmareduziertes) Thrombozytenkonzentrat
- „minimal handling"
- Alloimmunthrombozytopenie: mütterlicher Einzelspender + Immunglobuline

2.6 Neonatale Erkrankungen des Gastrointestinaltrakts

2.6.1 Gastroschisis

- Bauchwanddefekt, in 95 % rechts des Nabels

- **Klinik**
- mediane Bauchspalte, fehlender Bruchsack, offener Vorfall von Darmanteilen

- **Diagnostik**
- Sonographie Pränataldiagnostik
- postnataler Aspekt:
  - freiliegendes, meist distendiertes, mit Fibrin belegtes Darmschlingenkonvolut
  - kleine Bruchpforte → Durchblutungsstörung mit atretischen, hypoperistaltischen Arealen, teils kombiniert mit Mal-/Nonrotation

- **Therapie**
- Entbindung in Perinatalzentrum mit kinderchirurgischer Expertise
- Planung des Entbindungszeitpunktes via primäre Sectio caesarea:
  - „maximale Reife" versus „minimale Organschädigung"; abhängig Volumenentwicklung der Darmschlingen und Verkleinerung der Bruchpforte intrauterin
- postnatal Stabilisierung: Abdeckung der Darmschlingen mit feuchten Kompressen, steriler Verband, offene Magenablaufsonde
- Operation innerhalb der ersten 24 Lebensstunden:
  - schrittweiser Verschluss oder einzeitige Rückverlagerung
  - postoperativ langsamer Kostaufbau, da häufig Motilitäts-/Passagestörungen

2.6.2 Omphalozele

- Nabelschnurhernie, Bruchsack aus Nabelgefäßen und Bauchorganen (Leber, Darm, Magen):
  - 1:5.000 Geburten; kein bekannter Erbgang
  - Assoziationen: Herzfehler, Cantrell-, Pätau- (Trisomie 13), Edwards-Syndrom (Trisomie 18), Triploidie
  - Prognose: abhängig von Größe und Begleitfehlbildungen, Kostaufbau oft schwierig

- **Klinik**
- Nabelschnurhernie mit medianer Bruchsackvorwölbung, enthält amnionüberhäutete Abdominalorgane

- **Diagnostik**
- pränatale Sonographie
- postnataler Aspekt: Bruchsack variabler Größe

- **Therapie**
- ► Abschnitt 2.6.1. Gastroschisis
- chirurgischer Verschluss nicht zwingend sofort (außer Ruptur)

Tab. 2.14 Vergleich Gastroschisis und Omphalozele

Kriterium	Gastroschisis	Omphalozele
Situs	Darm frei außerhalb der Bauchhöhle im Fruchtwasser Bauchhöhle offen, Peritonitisgefahr	Geschlossener Bruchsack (Amnion und Peritoneum)
Gestationsalter	50–70 % FG	10 % FG
Geschlecht	m < w	m = w
Ätiologie	Gefäßfehlbildung der Bauchwand?	Mittelliniendefekt, fehlende (physiologische) Rückbildung Nabelschleife
Prolabierte Organe	Alle Abdominalorgane	Meist Leber- und Darmanteile
Begleitfehlbildungen (bestimmen Prognose)	Selten	Häufig (40 % Vitien, Trisomien)
Hypothermiegefahr	Hoch	Gering
Darmentwicklung	Ab 34. SSW Darm ödematös, verdickt, fibrinüberzogen, livide, verklebt (Pannus), ggf. assoziierte Mal-/Nonrotationen	Normal bei intakter Zele

- Direktverschluss wird angestrebt, bei größeren Defekten Interponate (hoher intraabdomineller Druck) (Tab. 2.14)

2.6.3 Nekrotisierende Enterokolitis (NEC)

- transmurale nekrotisierende Entzündung
- häufigster gastrointestinaler Notfall bei Neu- und Frühgeborenen: ca. 5–10 % <1.500 g; Mortalität 10–50 %
- Zeitpunkt des Auftretens: je früher Gestationsalter, desto später Manifestation
- Hauptursache für Kurzdarmsyndrom im Kindesalter
  - Ausbreitung disseminiert fleckförmig bis kontinuierlich, assoziiert mit aeroben, anaeroben Bakterien und Viren (Rota)
  - Ungleichgewicht von protektiven und schädigenden Substanzen, vier pathogene Elemente: Darmwandhypoxie + potenziell pathogene Bakterien + Substrat (enterale Ernährung) + intestinale Vasokonstriktion
- Folge: Ischämie, Nekrose, Durchwanderungsperitonitis → septischer Schock
  - Risikofaktoren: arterielle Hypotension, Atemnotsyndrom, Hypothermie, Katheter, fehlende oder zu rasch gesteigerte orale Nahrungszufuhr, Sepsis, persistierender Ductus arteriosus

Klinik

- unspezifische Symptome:
  - Lethargie, Apnoen/Bradykardie
  - marmoriertes Kolorit, Temperaturinstabilität, verlängertes Refill

- gastrointestinale Symptome:
  - geblähtes Abdomen, zunehmender Bauchumfang
  - nahrungsunabhängiges Erbrechen, Magenreste
  - Blut im Stuhl; blutiger Mageninhalt
  - angezogene Beine, glänzende/gerötet, stehende Darmschlingen
  - Flankenrötung, fehlende Darmgeräusche
- Infektionszeichen: Granulozytopenie (besonders nach Perforation), CRP-/IL-6 Anstieg

▪ **Diagnostik**

- Röntgen/Sonographie
  - stadienhafte Einteilung (nach Bell) mit verdickten Darmwänden, Pneumatosis intestinalis, Aeroportogramm
  - bei Perforation Pneumoperitoneum („football sign") oder Luft zwischen Leberrand und Peritoneum (Linksseitenlage)
- Differenzialdiagnose: Mekoniumileus, angeborene Fehlbildungen spontane intestinale Perforationen

▪ **Therapie**

- konservativ: Nahrungspause, Magenablaufsonde, parenterale Ernährung, Antibiotika, supportive Therapie (Intensivstation)
- chirurgisch: Nach Perforation (Enterostoma) nachfolgend Umfüllen der Nahrung
- Prophylaxe: Muttermilch, standardisierter Kostaufbau, Risikoreduktion (s. o.), ggf. Probiotika

2.6.4 Mekoniumileus

- mechanischer Darmverschluss des distalen Ileums bei Verstopfung mit Mekonium
  - in 90 % Erstsymptom der zystischen Fibrose: Ausfall Chloridkanal + fehlende Pankreasenzyme → Verlegung Lumen → Ileus

! Cave Neugeborene mit Mekoniumileus auf zystische Fibrose testen. Aber: Nur 10 % der Patienten mit zystische Fibrose haben Mekoniumileus.

▪ **Klinik**

- Entwicklung über Tage:
  - fehlender Mekoniumabgang, distendiertes Abdomen, ggf. NEC-Zeichen
  - galliges Erbrechen, mechanischer Ileus, Ikterus

▪ **Diagnostik**

- Palpation (perlschurartige Mekoniumballen)
- Röntgen nativ + Kontrastmittel: proximal erweiterte Darmschlingen, distal Mikrokolon, bei intrauteriner Perforation: Verkalkungen

- **Therapie**
  - konservativ (osmotisch abführende Maßnahmen)
  - chirurgisch (bei Perforation): Anus-praeter-Anlage, vorsichtiger Kostaufbau, ggf. Pankreasenzyme
  - Differenzialdiagnose: Ileus anderer Genese (Duodenalstenose-/atresie, „double bubble"), Volvolus, Malrotationen

2.7 Metabolische Störungen in der Neonatalzeit

2.7.1 Hypoglykämie

- Blutzuckerspiegel <35 mg/dl am 1. Lebenstag und <45 mg/dl ab 2. Lebenstag
- häufigste metabolische Störung (20 % hypotrophe Neugeborene, 50 % Kinder diabetischer Mütter)
- Ätiologie:
  - verminderte Glykogenspeicher (Hypotrophie, Mehrlinge, Frühgeborene)
  - anaerobe Glykolyse (Hypoxie, Asphyxie, Schock, Sepsis, Polyglobulie)
  - Hyperinsulinismus (Fetopathia diabetica, Nesidioblastose, Glukose-Bolusgaben)
  - hormonelle Störung (Nebenniereninsuffizienz, -blutung)
  - Defekte Glukoneogenese (Galaktosämie)
  - Insulinresistenz (Hypotrophie und mangelndes Gedeihen)

! Cave Gehäufte, schwere Hypoglykämien können zu Anfallsleiden, neurologischen Störungen und Mikrozephalie führen; empirisch geprüfte Grenzwerte existieren nicht. Aggressive Behandlung von Hypoglykämien kann diese Schäden verhindern.

- **Klinik**
  - ca. 30 % symptomlos
  - Apnoe, Zittrigkeit, Hyperexzitabilität, Krampfanfälle, Hypotonie, Trinkschwäche, Apathie, Koma

- **Diagnostik**
  - Blutzuckerbestimmung bei Risikokindern (s. o.): regelmäßige Intervalle (z. B. Kinder diabetischer Mütter in den ersten 72 Lebensstunden)

- **Therapie**
  - Behandlung von Schwangeren mit Diabetes in Zentren, Entbindung in Kliniken mit Neonatologie
  - Frühfütterung (ggf. Formula, 12 Mahlzeiten/Tag)
  - ausgeprägte Hypoglykämien: Glukose-Bolusgabe mit anschließender Glukose-DTI
    - Besonderheit: Fetopathia diabetica (Hypertrophie, Organomegalie, Septumhypertrophie, Hyperinsulinismus, Atemnotsyndrom, Fehlbildungen, kaudale Regression)

2.7.2 Hypokalzämie

- Serumkalzium <1,8 mmol/l
  - ausbleibende hohe intrauterine Kalziumzufuhr + passagerer Hypoparathyreoidismus oder erhöhter Kalzitoninspiegel → Hypokalzämie
  - Auslöser: Asphyxie, Frühgeburtlichkeit, Hypotrophie, Polyglobulie, Hypomagnesiämie
  - Frühform: Gipfel 1.–3. Lebenstag

Klinik

- oft asymptomatisch
- Tremor, Hyperexzitabilität, Kloni (selten Chvostek-Zeichen)

Diagnostik

- Bestimmung Gesamtkalzium, ionisiertes Kalzium, Magnesium, ggf. Parathormon
- Persistenz: Ausschluss DiGeorge-Syndrom (T-Zellmangel, Hypoparathyreoidismus, Herzfehler)
- EKG-Kontrolle (QRS-Verbreiterung)

Therapie

- Substitution (ggf. auch Mg)

2.7.3 Neonatale Krampfanfälle

- hypersynchrone Aktivität zerebraler Neurone → abnorme motorische oder vegetative Aktivität → Steigerung intrazellulärer Energieumsatz, Glukoseverbrauch, Durchblutung
- Lokalisation meist subkortikal, unabhängig vom Fokus meist generalisiert klonischer Ablauf
- idiopathisch (Ausschlussdiagnose, ca. 25 %) versus symptomatisch (sekundärer Störungen, s. u.)

Klinik

- Kloni, Tonuserhöhung im Wachzustand
- Bulbusbewegungen, starrer Blick, Blinzeln, orale Automatismen, Kauen, Schmatzen, Gähnen
- Extremitäten: Rudern, Treten
- autonome Reaktion: Blutdruckanstieg, Tachykardie
- Apnoe (im Gegensatz zu Apnoe-Bradykardie oft Tachykardie)

Diagnostik

- Beschreibung des Ereignisses, Ausschluss benigner Myoklonien (durchbrechbar nach Änderung der Schlaftiefe)
- Ausschluss sekundäre Störungen: Blutentnahme, Lumbalpunktion, EEG

  - Metabolismus: Hypoglykämie, Hypokalzämie, -magnesiämie, -natriämie
  - Infektion: Meningoenzephalitis (bakteriell, viral): Liquor IL-6, Zellzahl, Herpes-PCR
  - intrakranielle Blutung: Sonographie
  - hypoxisch-ischämische Enzephalopathie (HIE): Anamnese, NMR
  - Hirninfarkt (meist A. cerebri media), Sinusvenenthrombose: NMR
  - angeborene Stoffwechseldefekte (Neugeborenenscreening, Ammoniak, Laktat, Blutzucker, pH, Basenexzess)
  - Fehlbildungen (meist Migrationsstörungen), Trauma
  - Vitamin B_6-Mangel
- EEG (früh postiktal)
- NMR mit Diffusionswichtung (Ischämie, Infarkt)
- Differenzialdiagnose benigne Myoklonien

! Cave nicht alle Neugeborenenkrämpfe im EEG detektierbar.

- **Therapie**
- nach Ausschluss Hypoglykämie/Hypokalzämie Antikonvulsiva (Phenobarbital, Vitamin B_6)
- bis Ausschluss infektiöser Ursachen: Antibiotika (Meningitisdosis)/Aciclovir

> Memo Diagnostik zum Ausschluss sekundärer neonataler Krampfanfälle innerhalb von einer Stunde.

2.8 Neonatale Infektionen

2.8.1 Bakterielle Infektionen

- systemische, fulminante Entzündungsreaktion (SIRS), pränatal FIRS („fetal inflammatory response syndrome“) mit rascher Progression zum septischen Schock
  - neonatales Immunsystem: humorale + zelluläre Komponenten + Interaktion aus Sicht der extrauterinen Welt kompromittiert → intrauterin optimale Austragung der Schwangerschaft (semiallogener Fetus) → postnatal erhöhte Infektionsbereitschaft (besonders Frühgeborene)
  - maternofetaler Antikörpertransport (Leihimmunität) ab ca. 30. SSW → <30. SSW Fehlen dieses „Nestschutzes“
  - Geburt = „milde Inflammationsreaktion“ → diagnostische Parameter (Leukozytenzahl, Linksverschiebung) nur eingeschränkt nutzbar
- verzögerte Diagnose/Therapie → hohes Risiko von Meningitis, Spätschäden
- Formen
  - EOBI („early onset bacterial infection“) ≤72 Lebensstunden: Vaginalkeime (*E. coli*, Streptokokken Gruppe B) → vaginale Aszension ins Fruchtwasser (z. B. bei vorzeitigem Blasensprung, Amnioninfektionssyndrom) → Aspiration durch Fetus → neonatale Pneumonie

> Memo Infektion häufigste Ursache und Hauptkomplikation der Frühgeburtlichkeit.

! Cave „Late-onset"-Form bei Streptokokken Gruppe B.

   - LOBI („late onset bacterial infection") >72 Lebensstunden: häufig nosokomiale Keime
- Fremdmaterialien (Tubus, Katheter, i.v. Zugänge) → hämatogene Aussaat → Sepsis/Meningitis

Klinik
- Kinderkrankenschwester: „Dieses Kind gefällt mir nicht", sehr diskrete Zeichen
- grau-blasses Hautkolorit, Tachy-/Dyspnoe, juguläre, interkostale Einziehungen
- verlängertes kapilläres Refill >2 s, Apnoe (Meningitis)
- Zunahme (Frequenz/Intensität) Apnoe-Bradykardie-Syndrom
- Hypotonie, Temperaturinstabilität (Fieber nicht obligat), Schockzeichen

Diagnostik
- klinischer Verdacht → Blutentnahme (IL-6 + CRP + Blutbild + Blutkultur)
- ggf. Lumbalpunktion (Liquor IL-6, Bakteriologische Untersuchung, Zellzahl)
- Konstellation Laborwerte:
   - initial („Stunde Null"): IL-6 erhöht, CRP noch nicht erhöht, Leukozytose oder -penie (gramnegative Erreger)
   - 24–48 h nach Infektionsverdacht: Bestätigung durch CRP-Erhöhung
   - Sensitivität Blutkultur gering, dennoch Abnahme

Therapie
- klinischer Verdacht → Sofortige Verlegung in Neonatologie und kalkulierte kombinierte Antibiotikatherapie, ggf. spezifische Therapie nach Ergebnis Blutkultur
- Prognose hinsichtlich Spätschäden umso besser, je früher Therapie
- Therapieerfolg: Klinik + CRP-Normalisierung
- Behandlungsdauer: <1 Woche bei blandem Verlauf, 10–14 Tage bei Sepsis, >14 Tage bei Meningitis, Osteomyelitis

Prävention
- EOBI
   - Schwangerschaftsvorsorge: frühzeitige Diagnose eines Amnioninfektionssyndroms ggf. antibiotische Therapie, CTG-Kontrollen
   - Vaginalabstriche (z. B. Streptokokken Gruppe B)
- LOBI
   - Hygiene Stationspersonal (Keine Ringe, Uhren, Händedesinfektion)
   - restriktive Antibiotikagaben, keine -prophylaxe

  - so wenig und kurz als möglich „Plastik" ins Kind
  - früher enteraler Kostaufbau (Vermeiden von Lipidemulsionen)

2.8.2 Virale Infektionen

- Abklärung bei Verdacht postnatal: Nachweis von (nicht-plazentagängigem und damit kindlichem) IgM
- prä-/konnatal erworben:
  - Röteln: Rötelnembryopathie (Katarakt, Innenohrschwerhörigkeit,Herzfehler)
  - Herpes simplex: lokal (gruppierte Bläschen), Enzephalitis (35 %), systemisch
  - Varizella Zoster: Embryopathie (Enzephalitis, hypoplastische Gliedmaßen, dermatombezogene Narben), neonatale Varizellen mit hoher Letalität
  - CMV: häufigste konnatale Infektion, 90 % asymptomatisch, ansonsten Hepato-/Splenomegalie, intrazerebrale Verkalkungen, Thrombozytopenie, Retardierung
  - HIV: oft asymptomatisch, Gedeihstörung, persistierende Infektionen mit atypischen Erregern
  - Hepatitis B: perinatal erworben, Hepatomegalie, Ikterus
  - Parvovirus B19: Intrauterine Anämie bis zum fetalen Hydrops
- postnatal erworben:
  - CMV: endogene Reaktivierung einer CMV-positiven Mutter → laktogen übertragene CMV-Infektion, für Frühgeborene potenziell gefährlich („Sepsis-like"-Syndrom, evtl. Spätschäden) →Therapie: Pasteurisierung der Muttermilch
  - Rotavirus: für Frühgeborene potenzieller Auslöser einer nekrotisierenden Enterokolitis

> Memo Neben spezifischen Organkomplikationen (teratogene Periode) ist „kleinstes gemeinsames Vielfaches": Frühgeburt (Spätabort) + Hypotrophie + Mikrozephalie.

! Cave Meningoenzephalitis bei Herpes simplex fulminant → bei anamnestisch/klinischen Hinweisen auf Infektion bis zum Ausschluss (negative Herpes-PCR im Liquor) → Aciclovir.

2.8.3 Pilzinfektionen

- lokale Form (Mund-, Analsoor): häufig Candidaspezies, Behandlung (Nystatin) lokal
- systemische Form: Vollbild einer Candidasepsis mit Organmanifestationen (Pneumonie, Glomerulonephritis mit „fungus balls", Nieren)
  - Risikokollektiv: unreife Frühgeborene bei langem/unkritischem Einsatz von Antibiotika

▪ Klinik

- oft nicht von LOBI zu unterscheiden
- Verschlechterung klinischer Zustand + Entzündungszeichen trotz antibiotischer Behandlung

Diagnostik

- Blutkulturen, spezielle Abstrichmedien

Therapie

- fungistatische Langzeittherapie (z. B. Fluconazol, Amphotericin B; Spiegelkontrollen)

2.9 Embryofetopathien nichtinfektiöser Genese

2.9.1 Fetales Alkoholsyndrom (FAS)

- Synonym: Alkoholembryopathie
- Alkohol = Zellgift (u. a. Mitosehemmer); Schädigung auch durch Alkoholabbauprodukte
- Embryo kann plazentagängigen Alkohol nicht abbauen
- ca. 20–30 % aller Kinder mit mütterlichem Alkoholabusus (30–80 g/d)
- Häufigkeit 1:500–1:800

Klinik

- Hypotrophie, Minderwuchs, mangelndes Unterhautgewebe
- mentale Retardierung, kognitive Behinderung, Mikrozephalie
- Verhaltensauffälligkeiten: Hyperaktivität
- Dysmorphiezeichen:
  - Epikanthus
  - antimongoloide Lidachsenstellung, kurze Lidspalten
  - schmales Lippenrot, hypoplastisches Philtrum
  - kleines Kinn
  - hoher Gaumen, Lippen-Kiefer-Gaumenspalten
- Skelettanomalien (Klinodaktylie)
- Organfehlbildungen (z. B. Herzfehler)

Diagnostik

- Alkoholkonsum der Mutter gesichert
- zwei von drei FAS-Kriterien vorliegend:
  - vor-/nachgeburtliche Wachstumsstörungen
  - Störungen des Zentralnervensystems
  - Gesichtsveränderungen

Therapie

- kausal nicht möglich
- Frühförderung für Entwicklung entscheidend

Tab. 2.15 Art und Häufigkeit typischer Entzugsymptome

76–100 %	25–75 %	<25 %
Zittrigkeit Irritabilität Hyperaktivität Muskuläre Hypertonie Kurze Schlafphasen Schrilles Schreien Übermäßiges Saugen	Trinkschwierigkeiten Erbrechen Durchfälle Niesen Tachypnoe Schwitzen	Fieber Krämpfe

2.9.2 Drogenentzug

- gute Aufnahme und Verteilung von Morphinderivaten im fetalen Gewebe; Abhängigkeit des Neugeborenen durch mütterlichen Drogenabusus während der Schwangerschaft
- teratogene Schädigung durch Drogenkonsum möglich (insbesondere Kokain)
- Gefährdung:
  - Kind: intrauterine Abhängigkeitsentwicklung; fetaler Entzug
  - Mutter: Entzugskomplikationen, Konsum weiterer Drogen, Mangelernährung, unzureichende medizinische Betreuung, erhöhte Inzidenz viraler Infektionen, „sexually transmitted diseases"
- 70–90 % der Kinder heroinabhängiger Mütter (auch nach Methadonsubstitution) behandlungsbedürftige Entzugssymptomatik
- Symptome 40–60 h (Heroin), 72 h bis zu 2 Wochen (Methadon)

Klinik

Tabelle 2.15

- postnatale Atemdepression, Asphyxie
  - Frühgeburtlichkeit, SGA
  - Mikrozephalus
  - transitorischer Pendelnystagmus
  - Infektionen (HIV, Hepatitis u. a.)
  - erhöhtes Risiko für plötzlichen Kindstod (Kokain 15/100, Heroin 6/1.000, Methadon 10/1.000)

Diagnostik

- Ausschluss von Hypoglykämie, -kalzämie, -magnesiämie, Meningitis, Sepsis, Gastroenteritis
- Drogennachweis im mütterlichen Urin und fetalem Urin oder Mekonium

- Hepatitisserologie, HIV-Status
- Finnegan-Score regelmäßig (Quantifizierung Entzugssymptome)

Therapie

- supportive Therapie:
  - Monitoring von EKG, Atmung während des Entzugs
  - orale Ernährung, viele kleine Mahlzeiten
  - Abschirmung vor exogenen Reizen
  - Hepatitisimpfung
- medikamentöse Therapie: Phenobarbital, Tinctura opii, Morphinhydrochlorid p.o.
- Einschaltung von Sozialdienst, Jugendamt, Pflegefamilien

Tag 1: Genetische und metabolische Erkrankungen

B. Karges

B. Karges, N. Wagner (Hrsg.), *Pädiatrie in 5 Tagen*, Springer-Lehrbuch,
DOI 10.1007/978-3-662-52813-6_3

3.1 Chromosomale Störungen

- Häufigkeit numerischer oder struktureller Aberrationen ca. 1:150 Lebendgeburten
- Indikation zur Durchführung einer Chromosomenanalyse
  - angeborene komplexe Fehlbildungen
  - mentale Retardierung
  - multiple Fehlgeburten/Totgeburten
  - Störung der Geschlechtsentwicklung (z. B. atypisches Genitale, fehlende Pubertät)
  - positive Familienanamnese für chromosomale Erkrankung
- Mortalität von Trisomie 18 und 13 im ersten Lebensjahr >90 %

3.1.1 Trisomie 21 (Down-Syndrom)

- häufigstes chromosomales Syndrom durch überzähliges Chromosom 21
- 1:700 Lebendgeborene, Inzidenz steigt mit mütterlichem Alter
- in 95 % freie Trisomie 21, in 5 % Translokation, selten partielle Trisomie
- „contiguous gene syndrome", d. h. die dreifache Dosis mehrerer Gene einer bestimmten Chromosomenregion verursacht typische Merkmalskombination

Klinik

- kraniofaziale Dysmorphie: mongoloide Lidachsen (80 %), Epikanthus (60 %), Brachyzephalie (75 %), flache Nasenwurzel (70 %), kurzer Hals, Makroglossie, hoher Gaumen, Dysodontie
- Augenfehlbildungen: Brushfield-spots der Iris, Katarakt, Myopie, Glaukom
- Skelettsystem: hypoplastisches breites Becken, kurze breite Hände, Vierfingerfurche, Sandalenlücke, Skoliose, Kleinwuchs
- Organfehlbildungen: Herz (40 %, meist AV-Kanal), Magen-Darmtrakt (2–10 %), Niere
- mentale Retardierung
- muskuläre Hypotonie
- verzögerte motorische und sprachliche Entwicklung
- Hörstörungen
- erhöhte Infektanfälligkeit
- obstruktive Schlafapnoe
- erhöhtes Risiko für Autoimmunerkrankungen (Hashimoto-Thyreoiditis, Typ 1 Diabetes, Zöliakie, juvenile idiopathische Arthritis)
- erhöhte Leukämieinzidenz (14- bis 20-fach erhöht)
- Hypogonadismus, Infertilität bei Männern, reduzierte Fertilität bei Frauen

- **Diagnostik**
  - Chromosomenanalyse und genetische Beratung
  - Echokardiographie, Abdomensonographie (Begleitfehlbildungen)
  - Augenärztliche Untersuchung, HNO-ärztliche Untersuchung inklusive Hörtest, ggf. Polysomnographie, zahnärztliche und orthopädische Untersuchung
  - Schilddrüsenfunktion (fT4, TSH) jährlich kontrollieren

- **Therapie**
  - je nach begleitenden Fehlbildungen und Komplikationen
  - Physiotherapie, Logopädie, Ergotherapie, Heilpädagogik
  - soziale und psychische Unterstützung der Familie

3.1.2 Ullrich-Turner-Syndrom

- numerische oder strukturelle Aberration des X-Chromosoms, in 50 % Monosomie 45,X0, sonst Mosaike (z. B. 45,X0/46,XX) oder 46,X,i (Xq) mit primärer Ovarialinsuffizienz
- Häufigkeit 1:2.000 Mädchen

- **Klinik**
  - Kleinwuchs
  - typische klinische Stigmata (u. a. Pterygium colli, Trichterbrust, Lymphödeme)
  - häufig Organfehlbildungen: z. B. Herz (meist Aortenisthmusstenose, bikuspide Aortenklappe), Niere
  - fehlende Pubertät und primäre Amenorrhö, Infertilität
  - sekundäre Osteoporose (falls längere Zeit unbehandelt)

> Memo Wachstumsprognose liegt unterhalb der familiären Zielgröße.

- **Diagnostik**
  - Chromosomenanalyse
  - Röntgen linke Hand zur Bestimmung von Knochenalter und Wachstumsprognose
  - Gonadotropine LH, FSH ↑ (wegen primärer Gonadeninsuffizienz)
  - Nierensonographie, Echokardiographie (Begleitfehlbildungen, -erkrankungen)
  - HNO-ärztliche Untersuchung incl. Audiometrie (Schalleitungs-, Innenohrschwerhörigkeit)
  - augenärztliche Untersuchung (z. B. Myopie)
  - erhöhtes Risiko für Autoimmunerkrankungen (u. a. Thyreoiditis, Zöliakie, Diabetes, Hepatitis)

- **Therapie**
  - Östrogensubstitution zur Induktion der Pubertät, dann zyklische Östrogen/Gestagentherapie

- Wachstumshormon s.c. zur Steigerung des Längenwachstums (führt bei frühem Beginn bis ca. 8. Lebensjahr zu einer Verbesserung der Endgröße um 8–10 cm)
- Gonadektomie bei Nachweis eines Y-Chromosoms wegen Gonadoblastom-Risiko (12 %)
- psychologische Unterstützung der Patientin und ihrer Familie (u. a. wegen Infertilität)
- lebensbegleitend medizinische Kontrolluntersuchungen (u. a. erhöhte kardiale Morbidität)

3.1.3 Klinefelter-Syndrom

- numerische Chromosomenaberration bei Männern, Karyotyp 47,XXY in 80 %, sonst Mosaike, höhergradige X-chromosomale Aneuploidien oder zusätzliche Y-Chromosomen
- Häufigkeit 1:500 Jungen
- hypergonadotroper Hypogonadismus mit typischen Folgeerkrankungen (z. B. Osteoporose)

Klinik

- verzögerte Pubertät, aber Diagnosestellung oft im Erwachsenenalter
- Androgenmangel mit verminderter Libido, erektiler Dysfunktion, spärliche virile Behaarung (Hypogonadismus)
- Hochwuchs mit langen Beinen (wegen anhaltendem Längenwachstum)
- häufig Gynäkomastie
- sprachliche Fähigkeiten unterdurchschnittlich
- seltener Lern- und Verhaltensstörungen
- sekundäre Osteoporose (falls längere Zeit unbehandelt)

> Memo Leitbefund sind kleine, feste Hoden (<10 ml) mit Azoospermie (Infertilität).

Diagnostik

- Testosteron ↓, LH und FSH ↑ (primäre Gonadeninsuffizienz)
- Chromosomenanalyse
- Röntgen linke Hand zur Bestimmung von Knochenalter und Wachstumsprognose
- ggf. Osteoporosediagnostik
- erhöhtes Risiko für kardiovaskuläre Erkrankungen, Mammakarzinom, Diabetes, Hypothyreose

Therapie

- Testosteron Substitution (z. B. Depot i.m., transdermal), Ziel: komplette Virilisierung und Prävention der Osteoporose
- bei ausgeprägter Gynäkomastie ggf. chirurgische Resektion
- ggf. Logopädie, Therapie der Lern- und Verhaltensstörungen

- bei manifester Osteoporose: Therapie mit Vitamin D, Kalzium und ggf. Bisphosphonat
- meist Infertilität, in Einzelfällen erfolgreiche assistierte Reproduktion z. B. durch intrazytoplasmatische Spermieninjektion (ICSI) nach testikulärer Spermienextraktion (TESE), Fertilitätsrate am höchsten bei Mosaik 46,XY/47,XXY

3.1.4 Syndrom des fragilen X-Chromosoms

- mentale Retardierung assoziiert mit instabilem DNA-Fragment bei Xq27.3
- Synonym: Martin-Bell-Syndrom
- Häufigkeit Jungen 1:4.000 (ca. 3 % der männlichen geistigen Behinderung), Mädchen 1:6.000
- Ursache: Mutation im FMR1-Gen („fragile site mental retardation 1"), Tandemamplifikation von CCG-Trinukleotid (Kopienzahl: Gesunde 0–50, Prämutation 55–200, Betroffene (Vollmutation)>200–2.000), zunehmende Verlängerung der Nukeotidsequenz in Generationenfolge (instabile Mutation) → Antizipationseffekt
- Individuen mit Prämutation haben erhöhtes Risiko für spätmanifestierende neurodegenerative Störung mit Tremor und Ataxie, bei Frauen häufiger primäre Ovarialinsuffizienz

▪ **Klinik**

- Lernschwierigkeiten bis schwere geistige Behinderung (IQ < 60)
- verzögerte Sprachentwicklung, Autismus
- psychiatrische Symptome: Hyperaktivität, Impulsivität, Depression, Aggressivität
- prominente Ohren, langes Gesicht, großer Kopf, Prognathie
- vergrößerte Hoden bei Jungen ab Pubertät
- Hochwuchs (als Kind), überstreckbare Gelenke, teigige Hände

▪ **Diagnostik**

- DNA-Analyse mit Nachweis der CCG-Amplifikation im FMR1-Gen (CCG-Kopienzahl)
- bei Bestätigung der Diagnose Familienuntersuchung
- Echokardiographie (Aortenbogendilatation, Mitralklappenprolaps)
- Röntgen linke Hand mit Bestimmung des Knochenalters und der Wachstumsprognose

▪ **Therapie**

- symptomatisch, Logopädie, Ergotherapie, Heilpädagogik
- soziale und psychische Unterstützung der Familie

3.1.5 Mikrodeletionssyndrome

- Erkrankungen mit Verlust sehr kleiner Chromosomenbruchstücke, die durch FISH- oder DNA Untersuchungen erkannt werden (◘ Tab. 3.1)
- Häufigkeit 1:4.000 (Mikrodeletion 22q11.2) bis 1:15.000
- „contiguous gene syndrome", falls mehrere benachbarte Gene von der Deletion betroffen sind
- uniparentale Disomie: beide homologe Chromosomen werden vom gleichen Elternteil geerbt → kann zu Erkrankungen führen, wenn dadurch monoallelisch exprimierte Gene fehlen, die grundsätzlich nur auf einem elterlichen Allel (nur mütterlich/väterlich) aktiv sind (genomic imprinting), typische Beispiele sind Prader-Willi-Syndrom und Angelman-Syndrom
- Eltern betroffener Kinder können Träger einer balanzierten Strukturaberration sein
- Therapie: symptomatisch

3.2 Störungen des Aminosäurestoffwechsels

- Enzymdefekte in Umwandlung und Abbau von Aminosäuren verursachen Anstau toxischer Metabolite, die zu Organschäden (u. a. Gehirn, Leber, Niere) führen
- akute Symptome werden durch katabole Stoffwechsellage ausgelöst (Abbau endogener Proteine, Freisetzung von Aminosäuren z. B. bei Fasten, Infektion, Operation), abhängig von
  - spezifischer Toxizität der Metabolite bzw. Mangel an Produkt
  - Ausmaß/Dauer der Proteinzufuhr oder des endogenen Proteinabbaus bei Katabolie
- chronisch neurologische Schäden ohne akute Entgleisung möglich
- unterschieden werden
  - Aminoazidopathien: betreffen zytosolische Enzyme → Aminosäuren in Plasma (und Urin) ↑
  - Organoazidurien: Defekt mitochondrialer Enzyme, betrifft Abbau kleiner CoA-aktivierter Carbonsäuren → Analyse über Ausscheidung organischer Säuren im Urin
- Manifestation in jedem Alter möglich, häufig in Neugeborenenperiode, Säuglingsalter durch
  - akutes Koma, Ataxie, Enzephalopathie
  - akute Verschlechterung oder ungewöhnlich lange Dauer eines unspezifischen Infektes
  - progrediente neurologische Symptomatik
  - Multisystemerkrankung
  - Ketonurie, Azidose, Hypoglykämie, Hyperammonämie
- Therapie mit speziellen Diäten
  - Proteinrestriktion (Zufuhr nicht abbaubarer/toxischer Aminosäuren reduzieren)

Tab. 3.1 Mikrodeletionssyndrome

Syndrom	Chromosomale Lokalisation	Klinik
CATCH 22 DiGeorge (DGS) Velokardiofaziales (Shprintzen, VCFS)	22q11.2	Cardial → Herzfehler Abnormes Gesicht Thymushypoplasie → Immundefekt Cleft Palate → Gaumenanomalien Hypokalzämie → Hypoparathyreoidismus Lernbehinderung
Williams-Beuren	7q11.23	Supravalvuläre Aortenstenose Hyperkalzämie Lernbehindert, expressive Sprache gut, distanzlos Charakteristisches Gesicht
Prader-Willi[1]	15q11.2	Muskuläre Hypotonie, Hyporeflexie Zunächst Gedeihstörung dann Adipositas Kleinwuchs Entwicklungsverzögerung, verhaltensauffällig Hypogonadismus, Skrotal-, Labienhypoplasie
Angelman[2]	15q11.2	Schwere geistige Behinderung, Ataxie Epilepsie, Lachanfälle

DGS: Entwicklungsdefekt der 3./4. Schlundtasche, phänotypisch Überlappung mit VCFS (→ Gaumenanomalie), breites Phänotypspektrum → FISH-Analyse (22q11.2) bei einem „CATCH"-Symptom erwägen
[1]Paternale Deletion in 70 %, maternale uniparentale Disomie in 25 %, Imprinting Mutation in 1 % (→ Fehlen väterlicher Allele)
[2]Maternale Deletion in 70 %, paternale uniparentale Disomie in 3 %, Imprinting Mutation in 3 % (→ Fehlen mütterlicher Allele)

- Supplementation der normal verstoffwechselten Aminosäuren (Mangel vermeiden)
- konsequente und zuverlässige Notfalltherapie im Frühstadium der Entgleisung
  - Vermeidung/Umkehr einer Katabolie durch Flüssigkeits-, Energiezufuhr (Glukose, Fett)
  - konsequente Fortführung der Einnahme von Medikamenten (Kofaktoren, Vitamine)
  - spezielle Detoxifizierung

! Cave Spezielle Behandlung und Notfallmaßnahmen sind nicht auf Kindesalter beschränkt und müssen lebensbegleitend angewandt werden! → Schulung der Familie und Notfallausweis für jeden Patienten.

3.2.1 Phenylketonurie

- erhöhte Phenylalaninkonzentration >120 µmol/l im Plasma, Phenylalanin:Tyrosin-Ratio >3
- entsteht in 98 % durch Funktionseinschränkung der Phenylalaninhydroxylase (PAH), seltener (2 %) gestörte Biosynthese oder Regeneration des PAH Kofaktors Tetrahydrobiopterin (BH_4)

Tab. 3.2 Klinische Klassifikation der Phenylketonurie (PKU) und Hyperphenylalaninämie*

	Klassische PKU	Milde PKU	Milde Hyperphenylalaninämie (MHP)#
Enzymaktivität (PAH)	<1 %	1–3 %	3–10 %
Phenylalanin (Phe) im Plasma vor Therapie (µmol/l)	>1.200	600–1.200	120–600

* Variante „BH_4-responsive PKU": Abfall der Phe-Spiegel nach BH_4 Gabe → immer überprüfen!
# bei Phe Konzentrationen <600 µmol/l unter normaler Ernährung keine Therapie erforderlich, Prävalenz der MHP 1:7.000
In ca. 2 % Fehlen des Kofaktors BH_4 → Mangel der Neurotransmitter Dopamin, Serotonin, Akkumulation von Pterinen

- PAH-Defekt durch autosomal-rezessive Mutationen im PAH-Gen
- bei PAH-Defekt Abbau von Phenylalanin (Phe) in Phenylketone → Phenylketonurie (PKU)
- Prävalenz der PKU 1:10.000
- führt unbehandelt zu schwerer psychomotorischer Retardierung (Störung der Myelinisierung und kognitiver Funktionen), bei adäquater Behandlung altersentsprechende Entwicklung

Tabelle 3.2

Klinik

! Cave Neugeborene mit klassischer PKU sind unauffällig!

- unbehandelte Kleinkinder mit PKU
  - blonde Haare, helle Haut, blaue Augen, ekzematöse Hautveränderungen
  - progredienter mentaler Entwicklungsrückstand, zerebrale Krampfanfälle, Pyramidenbahnzeichen, Muskeleigenreflexe gesteigert, Muskeltonus ↑, Hyperkinesie, verhaltensauffällig
  - Uringeruch von Phenylessigsäure (Pferdestall)
- bei BH_4-Mangel (atypische PKU)
  - neurologische Symptome in ersten Lebenstagen: infantiler Parkinsonismus mit Hypokinesie, Hypomimie, Stammhypotonie, Extremitätenhypertonie, Schluckbeschwerden mit Hypersalivation, Myoklonien, Choreoathetose, psychomotorischer Entwicklungsrückstand, Mikrozephalie

Diagnostik

- Neugeborenen-Screening am 3. Lebenstag (quantitative Phenylalanin (Phe)-Bestimmung)
- Diagnosebestätigung durch
  - Aminosäuren (Plasma): Phe ↑, Tyrosin normal/↓
  - Ausschluss sekundärer Ursachen (z. B. Leber-, Niereninsuffizienz, Tyrosinämie)

  - BH_4-Test: BH_4 20 mg/kg p.o. → Abfall von Phe um mindestens 30 % nach 4–24 h
- Mutationsanalyse (PAH-Gen) → Genotyp-Phänotyp-Korrelation, Pränataldiagnostik
- Pterinmetabolite im Urin ↑, → BH_4-Mangel
- Aktivitätsbestimmung der Dihydropterin-Reduktase im Trockenblut ↓ → BH_4-Mangel

Therapie

- PAH-Defekt ohne BH_4-Sensitivität
  - phenylalaninfreie Säuglingsnahrung (z. B. PKU-Mix®, P-AM Analog®)
  - nach Abfall von Phe < 360 µmol/l → phenylalaninarme Diät
    - wenig Muttermilch oder Säuglingsnahrung im Wechsel mit phenylalaninfreier Milch
    - vegetarische Diät (Meiden von Fleisch, Fisch, Milchprodukten)
  - Eiweißsubstitution mit phenylalaninfreiem Aminosäuregemisch (z. B. PKU®, P-AM®, angereichert mit Tyrosin, Vitaminen, Mineralstoffen, Spurenelementen)
- PAH-Defekt mit BH_4 Sensitivität: BH_4 10–15 mg/kg/d
- Ziele: Plasmaphenylalanin (aus Kapillarblut, zunächst täglich, dann wöchentlich/monatlich)
  - 1.–10. Lebensjahr: 40–240 µmol/l
  - 11.–16. Lebensjahr: 40–900 µmol/l
  - >16 Jahre: <1.200 µmol/l
  - Schwangerschaft: 120–360 µmol/l
  - Therapiebeginn innerhalb der ersten 2 Lebenswochen (so früh wie möglich)
  - möglichst strenge Einhaltung der lebensbegleitenden Therapie
  - bei maternaler PKU: strenge Diäteinstellung vor und während der Schwangerschaft
- bei BH4-Mangel
  - zusätzlich Neurotransmittervorstufen L-Dopa, Carbidopa, 5-OH Tryptophan substituieren
  - bei Dihydropterinreduktasemangel ist BH_4 wirkungslos → Therapie mit phenlyalaninarmer Diät, Neurotransmittervorstufen, Folinsäure → Kontrolle über Neurotransmitter im Liquor

! Cave BH4-Stoffwechselstörung vor Therapiebeginn ausschließen, da sonst trotz diätetischer PKU Behandlung schwere neurologische Störungen auftreten.

3.2.2 Tyrosinämien

Transitorische Tyrosinämie des Neugeborenen

- betrifft 0,2–10 % der Neugeborenen, häufig Frühgeborene
- vorübergehender Tyrosin-Anstieg im Plasma durch Unreife von Leberenzymen
- wird begünstigt durch proteinreiche Ernährung (>3 g/kg/d)

- meist asymptomatisch, gelegentlich Trinkschwäche, Spontanmotorik ↓, Lethargie
- Phenylalanin (positives Neugeborenen-Screening!) und Tyrosin (Plasma) ↑
- Therapie: Verminderung der Proteinzufuhr, Vitamin C 200–400 mg/d (Enzyminduktion)
- Spontanheilung meist innerhalb eines Monats

Tyrosinämie Typ I

- Defekt der Fumarylazetoazetathydrolase (FAH), autosomal-rezessiv erblich
- Häufigkeit 1:100.000, häufiger in Bevölkerung französischen Ursprungs in Quebec (1:1.900)
- Akkumulation hepatotoxischer Metabolite, erhöhte Ausscheidung von 5-Aminolävulinsäure

Klinik

- akute oder chronische Lebererkrankung (Erbrechen, Ikterus, Hepatomegalie, Ödeme, Aszites, Hypoglykämie, Gerinnungsstörung) → Leberzirrhose, terminales Leberversagen
- Gedeihstörung, Wachstumsrückstand, Rachitis (renal-tubuläre Funktionsstörung)
- periphere Neuropathie und neurologische Krisen (porphyrieähnlich)

Diagnostik

- Aminosäuren (Plasma): Tyrosin ↑, Methionin ↑
- organische Säuren (Urin, Plasma): Sukzinylazeton ↑
- Phorphyrine (Urin): 5-Aminolävulinsäure ↑ (Hemmung der Porphobilinogensynthese)
- Leberfunktionsstörung: Transaminasen ↑, Gerinnungsstörung, Protein ↓, BZ ↓, Bilirubin ↑
- α-Fetoprotein ↑ (hepatozelluläres Karzinom im Kleinkind-, Schulalter)
- Hyperaminoazidurie, Glukosurie, Hyperphosphaturie (Fanconi-Syndrom)
- Enzymaktivität (Leber, Fibroblasten)
- Mutationsanalyse (FAH-Gen)
- Pränataldiagnostik möglich (Chorionzottenbiopsie, Fruchtwasseranalyse, Genetik)

Therapie

> Memo Lebertransplantation seit Einführung der NTBC Therapie meist nicht notwendig.

- NTBC [2-(2-Nitro-4-Trifluoro-Methylbenzoyl)-1,3-Cyclohaxandion], ein Herbizid, hemmt die 4-Hydroxyphenylpyruvat-Dioxygenase und verhindert so die Bildung der toxischen Metabolite
- Diät: tyrosinarm, phenylalaninarm, methioninarm (NTBC führt zur Hypertyrosinämie)

Tyrosinämie Typ II (okulokutane Tyrosinose)

- seltener autosomal-rezessiver Defekt der Zytosol-Tyrosinaminotransferase (TAT) in Leber
- Akkumulation von Tyrosin in Plasma und Liquor

> Memo Manifestation an Haut und Augen, Korneälläsion durch kristalline Tyrosinablagerung.

▪ **Klinik**
- Haut: palmare und plantare, schmerzhafte, nicht juckende Hyperkeratosen (in 80 %)
- Augen: korneale, herpetiforme Erosionen und Ulzerationen → Photophobie, Tränen, Rötung
- als neurologische Komplikation evtl. mentale Retardierung

▪ **Diagnostik**
- Aminosäuren (Plasma): Tyrosin ↑↑ >1.200 µmol/l
- organische Säuren (Urin): 4-Hydroxyphenylpyruvat, -laktat und -azetat ↑
- Enzymaktivität (Lebergewebe)
- Mutationsanalyse (TAT-Gen)

▪ **Therapie**
- Diät: tyrosin- und phenylalaninarm → Abheilen der kornealen und kutanen Läsionen
- früher Therapiebeginn (Ziel: Tyrosin < 600 µmol/l) kann mentale Retardierung verhindern

Alkaptonurie

- Defekt der Homogentisinsäureoxidase, autosomal-rezessiv erblich
- Homogentisinsäure entsteht im Stoffwechsel von Phenylalanin und Tyrosin
- typische Trias: Homogentisinurie (→ braunrote Verfärbung des Urins), Ochronose, Arthritis

▪ **Klinik**
- Nachdunkeln des Urins bei alkalischem pH (Oxidation, Polymere der Homogentisinsäure)
- Ochronose: Dunkelfärbung von Cerumen, Knorpel, Skleren, Kornea, Konjunktiven
- Arthitis (erst im Erwachsenenalter, durch Ablagerung toxischer Metabolite)
- Herzklappendefekte

▪ **Diagnostik**
- organische Säuren (Urin): Homogentisinsäure ↑

▪ **Therapie**
- proteinarme Diät

3.2.3 Störungen im Stoffwechsel verzweigtkettiger Aminosäuren und verwandte Organoazidurien

Ahornsirupkrankheit

- Synonyme: Leuzinose, „maple sirup urine disease“ (MSUD)
- Defekte im Dehydrogenase-Enzymkomplex der verzweigtkettigen 2-Oxosäuren, werden autosomal-rezessiv vererbt
- Störung der oxidativen Decarboxylierung führt zur Akkumulation der verzweigtkettigen 2-Oxosäuren und der Aminosäuren Leucin, Isoleucin, Alloisoleucin und Valin in allen Organen und Körperflüssigkeiten
- ausgeprägte neurologische Symptome bei Neugeborenen (Leucin und 2-Oxo-Isocapronsäure sind neurotoxisch)
- Häufigkeit 1:160.000

> Memo Uringeruch wie Ahornsirup oder Maggi.

Klinik

Tabelle 3.3

Diagnostik

- Neugeborenen-Screening am 3. Lebenstag (Leucin ↑, Isoleucin ↑, Alloisoleucin ↑)
- schwere metabolische (Keto-)Azidose, Hypoglykämie
- Aminosäuren (Plasma, Urin): Leucin ↑, Isoleucin ↑, Valin ↑; Alloisoleucin ↑ (spezifisch)
- organische Säuren (Urin): 2-Oxosäuren der verzweigtkettigen Aminosäuren ↑

Therapie

- akute Krise
  - Proteinzufuhr stoppen, hochdosierte Glukoseinfusion mit Insulin
  - Entfernung toxischer Metabolite durch forcierte Diurese und/oder Hämofiltration
  - Therapieversuch mit Thiamin 10 mg/d
- Dauertherapie
  - eiweißarme Diät, Substitution leucin-, isoleucin-, valinfreier Aminosäuremischungen
  - bei Thiaminsensitivität Thiamin 10–800 mg/d
- Prognose gut bei Therapiebeginn vor 5. Lebenstag und konsequenter Therapie

! Cave bei katabolen Situationen (z. B. Infekt, Operation) Gefahr von Ketoazidose und Hirnödem.

Klassische Organoazidurien

- autosomal-rezessiv erbliche Störungen im intramitochondrialen Abbau von Leucin, Isoleucin, Valin betrifft
  - Methylmalonyl-CoA-Mutase → Methylmalonazidurie (MMA)

Tab. 3.3 Klinische Symptome der Ahornsiruperkrankung

Formen	Symptome
Klassisch	In erster Lebenswoche rasch progrediente neurologische Symptome mit Trinkschwäche, Erbrechen, Somnolenz, muskuläre Hyper-/Hypotonie, Krampfanfälle Süßlich-würziger Geruch von Urin, Schweiß, Zerumen Schwere Ketoazidose
Mild/intermediär*	Rezidivierendes Erbrechen, Gedeihstörung Progrediente psychomotorische Retardierung, Ataxie Meist keine Ketoazidose
Intermittierend*	Episodenhafte metabolische Entgleisung bei Katabolie (Infekt, Operation) oder nach proteinreichen Mahlzeiten → in Krise wie klassische Form Meist unauffällige psychomotorische Entwicklung **Wird im Neugeborenen Screening nicht immer erkannt!**

*„Thiamine-responsive" Variante: Thiamingabe führt zu klinischer und biochemischer Besserung

  - Propionyl-CoA-Carboxylase → Propioanazidurie (PA)
  - Isovaleryl-CoA-Dehydrogenase → Isovalerianazidurie (IVA) mit „Schweißfußgeruch"
- kumulative Häufigkeit der Enzymdefekte 1:10.000
- Akkumulation organischer Säuren
  - hemmt Pyruvatdehydrogenase (→ Laktatazidose)
  - führt zu Veresterung mit Carnitin (→ Aycl- bzw Isovaleryl-Carnitin ↑, → sekundärer Carnitinmangel)
  - verhindert Glukoneogenese durch Hemmung der Pyruvatcarboxylase (→ Hypoglykämie)
  - hemmt Harnstoffzyklus über Acetylglutamatsynthetase (→ Hyperammonämie → Hirnödem)

Klinik

Tabelle 3.4

Diagnostik

- Neugeborenen-Screening am 3. Lebenstag (Azylcarnitine ↑ bzw. Isovaleryl-Carnitin ↑)
- metabolische (Laktat-)Azidose, Hypoglykämie, Hyperammonämie, Ketonurie
- organische Säuren (Urin): spezifische Metabolite
- Aminosäuren (Plasma): Glycin ↑, Alanin ↑
- Carnitinstatus (Plasma): Azylcarnitine ↑ bzw. Isovalerylcarnitin ↑, freies Carnitin ↓
- Blutbild: Anämie, Neutropenie, Thrombopenie
- Enzymaktivität (Fibroblasten) fakultativ

Tab. 3.4 Klinische Einteilung der Methylmalonazidurie*,+, Propionazidurie+ und Isovalerianazidurie#

Manifestationsformen	Symptome
Neonatal, akut	In ersten Lebenstagen Trinkschwäche, Erbrechen, Hepathopathie, muskuläre Hypotonie, Somnolenz, Koma, Multiorganversagen
Chronisch-intermittierend	bei katabolem Stoffwechsel (z. B. Infektion, Operation) metabolische Krisen mit Azidose, Hyperammonämie, im Intervall asymptomatisch
Chronisch-progredient	Gedeihstörung, muskuläre Hypotonie, psychomotorische Entwicklungsretardierung, rezidivierende Infekte

* „Vitamin B_{12}-responsive" Varianten beachten!
+ **Auch bei optimaler Therapie kann bei metabolischem Stress eine Ketoazidose auftreten! Extrapyramidale Bewegungsstörungen und Krampfanfälle häufig trotz sorgfältiger Therapie!**
# IVA in 50 % akute Manifestation, sonst intermittierender Verlauf.

- Mutationsanalyse fakultativ
- Komplikation: tubulointerstitielle Nephritis → chronisches Nierenversagen

Therapie

- Akuttherapie
  - Proteinzufuhr stoppen, hochdosierte Glukosezufuhr mit Insulin
  - Toxinentfernung: forcierte Diurese, Carnitin i.v., Glycin (bei IVA) i.v., ggf. Hämofiltration
- Dauertherapie
  - eiweißarme Diät, leucinfrei bei IVA, Substitution nicht betroffener Aminosäuren
  - Carnitin 100 mg/kg/d. **Bei Infekten, Durchfall, Erbrechen Dosis verdoppeln!**
  - Glycin bei Isovalerianazidurie
  - Hydroxycobalamin bei Vitamin B_{12}-abhängiger Methylmalonazidurie

> Memo Prognose abhängig von Schwere und Häufigkeit der Hyperammonämie → frühzeitige Diagnose und Therapie senken Mortalität und Inzidenz neurologischer Symptome.

Glutarazidurie Typ 1

- Störung im Abbau von Lysin, Hydroxylysin, Tryptophan, autosomal-rezessiv erblich
- Defekt der Glutaryl-CoA-Dehydrogenase (GCDH)
- führt zu schwerer enzephalopathischer Krise, irreversible Schädigung des Striatums
- Inzidenz 1:120.000
- Akkumulation von Glutarsäure, 3-Hydroxyglutarsäure (renale Ausscheidung) ist neurotoxisch

- sekundärer Carnitinmangel durch Veresterung von Glutaryl-CoA zu Glutarylcarnitin

- **Klinik**

- Makrozephalie (progredientes Schneiden der Perzentilen nach oben)
- frontotemporale Hirnatrophie mit subduraler Flüssigkeitsansammlung (Hygrome) und Hämatomen
- zunächst normale Entwicklung, teilweise neurologische Auffälligkeiten wie Muskelhypotonie, Irritabilität, Erbrechen, bei Katabolie (z. B. Infekt, Fasten) im 3.–36. Lebensmonat:
  - akute enzephalopathische Krise mit irreversiblem Verlust statomotorischer Fähigkeiten, extrapyramidalen Bewegungsstörungen

! Cave wichtige Differenzialdiagnose bei Verdacht auf Kindesmisshandlung.

! Cave kaum metabolische Symptome/Befunde.

- **Diagnostik**

- Neugeborenen-Screening am 3. Lebenstag (Glutarylcarnitin ↑)
- organische Säuren (Urin): Glutarsäure, 3-Hydroxyglutarsäure, Glutaconsäure ↑
- Carnitinstatus (Plasma): freies Carnitin ↓, Glutarylcarnitin ↑
- Sonographie, MRT des Schädels: frontotemporale Hirnatrophie, Kleinhirnatrophie, gestörte Myelinisierung, Hypodensität der Basalganglien, subdurale Hygrome
- Mutationsanalyse (GCDH-Gen) → Standardverfahren zur Diagnosesicherung
- Enzymaktivitätsmessung (Leukozyten, Fibroblasten), falls Mutationsnachweis nicht eindeutig

- **Therapie**

- Notfalltherapie und präventiv z. B. bei Infekt, Operation
  - Proteinzufuhr stoppen, hochdosierte Glukoseinfusion mit Insulin
  - L-Carnitin i.v. (entfernt toxische Metabolite)
- Dauertherapie
  - lysinarme Diät (vegetarisch)
  - Substitution lysinfreier, tryptophanarmer Aminosäuremischung
  - L-Carnitin p.o.

> Memo frühe Therapie kann enzephalopathische Krise und schwere Behinderung verhindern!

Biotinidasemangel

- autosomal-rezessiv erblicher Defekt verhindert im intermediären Stoffwechsel die Verfügbarkeit des Vitamins Biotin → fehlende Aktivität multipler Carboxylasen im Abbau organischer Säuren
- Unterscheidung in:
  - Biotinidasemangel (fehlende Wiedergewinnung von freiem Biotin), Häufigkeit 1:23.000
    - Manifestation im späten Säuglings-, Kleinkindalter („late onset")

   - Biotinzufuhr in Nahrung (Hefe, Sojamehl, Hafer, Reiskleie, Eigelb) verzögert Symptome
- Holocarboxylasemangel (fehlende Biotinylierung der Carboxylasen)
   - Manifestation im frühen Säuglingsalter („early onset")

Klinik
- akut: muskuläre Hypotonie, Krampfanfälle, Koma
- chronischer Verlauf mit progredienter psychomotorischer Entwicklungsverzögerung
- Hautveränderungen (Ekzeme, Alopezie)
- Optikusatrophie, Keratokonjunktivitis
- Innenohrschwerhörigkeit

Diagnostik
- Neugeborenen-Screening am 3. Lebenstag (Biotinidaseaktivität ↓)
- akut: metabolische (Laktat-)Azidose, NH_3 ↑
- Diagnosebestätigung durch Messung der Enzymaktivität (Plasma, Fibroblasten)
- organische Säuren (Urin): spezifische Metabolite ↑

Therapie
- Biotin Tabletten 5–20 mg/d

3.2.4 Andere Erkrankungen des Aminosäurestoffwechsels

Störungen des Glycinstoffwechsels
- autosomal-rezessiver Defekt im Glycin spaltenden Enzymkomplex in Leber und ZNS, Akkumulation von Glycin in Plasma, Liquor (nicht-ketotische Hyperglycinämie)
- sekundär bei anderen Stoffwechseldefekten z. B. Organazidurie (ketotische Hyperglycinämie)

Klinik

■ Tabelle 3.5

Diagnostik
- Aminosäuren (Plasma, Urin, Liquor): Glycin ↑, Ratio Liquor/Plasma-Glycin ↑↑ (>0,08)
- organische Säuren (Urin): Ausschluss ketotische Hyperglycinämie
- EEG: „Burst-suppression"-Muster
- Enzymaktivität (Lymphozyten, Leber)
- Mutationsanalyse (Multienzymkomplex besteht aus 4 Proteinen, kodiert durch 4 Gene)

Tab. 3.5 Klinische Symptome der nicht-ketotischen Hyperglycinämie

Manifestationsform	Symptome
Neonatal (80 %)	Am 2. Lebenstag schwerste epileptische Enzephalopathie mit Reflexverlust Progrediente neurologische Erkrankung, mentale Retardierung, Mikrozephalie
Late-onset-Form (20 %)	Neurologische Symptome im Kleinkind-, oder Jugendalter

- **Therapie**

- experimentell Dextromethorphan 5–20 mg/kg/d, Natriumbenzoat 250–750 mg/kg/d (Ziel: Normalisierung des Plasma-Glycins), Folinsäure 15 mg/d
- bei neonataler Form schlechte Prognose trotz Therapie

Homozystinurie

- Defekt der Zystathionin-β-synthetase (CBS), autosomal-rezessiv erblich
- Kollagenstörung durch Akkumulation von Homozystein → Bindegewebsläsionen, Thrombozytenadhäsivität ↑
- Häufigkeit 1:200.000

- **Klinik**

- bei Geburt unauffällig, progrediente charakteristische Symptome oft erst ab Schulalter (Tab. 3.6)

- **Diagnostik**

- Aminosäuren (Plasma): Gesamthomozystein ↑, Methionin ↑, Zystin ↓; Homozystein (Urin) ↑
- Enzymaktivität (Fibroblasten)
- Mutationsanalyse (CBS-Gen)
- Pränataldiagnostik aus Amnionzellen oder Chorionzotten (Enzymaktivität, Mutationsanalyse)

Tab. 3.6 Charakteristische klinische Zeichen der Homozystinurie

Organ	Symptome und Befunde
Auge	Linsenluxation, Glaukom, Myopie
Skelett	Osteoporose, Hochwuchs (marfanähnlich), Arachnodaktylie, Skoliose
Gefäße	frühzeitig Arteriosklerose, Thromboembolien
ZNS	Psychomotorische Entwicklungsverzögerung, psychiatrische Auffälligkeiten, Epilepsie

- **Therapie**
  - Ziel: Normalisierung des Gesamthomozysteins (Plasma)
  - Pyridoxin (Vitamin B_6): in ca. 50 % gutes Ansprechen auf hohe Dosis 50–1.000 mg/d und Folsäure 10 mg/d
  - methioninarme Diät, Betain (remethyliert Homozystein in Methionin) 100 mg/kg/d, Hydroxycobalamin (Vitamin B_{12}) 1 mg/d oral ab 5. Lebensjahr, Vitamin C 100 mg/d

Zystinurie

- renal-tubuläre (und duodenale) Transportstörung der dibasischen Aminosäuren Ornithin, Arginin, Lysin, Zystin, autosomal-rezessiv erblich
- gestörte Rückresorption der Aminosäuren im proximalen Tubulus → Ausscheidung im Urin
- Zystin ist schlecht wasserlöslich (Löslichkeitsgrenze 1.250 µmol/l bei pH 7,5) → Kristallisation im sauren Milieu, Nephrolithiasis
- Häufigkeit ca. 1:7.000

- **Klinik**
  - Nierensteine im Kleinkindalter, akute Nierenkolik, Hämaturie, Pyurie

- **Diagnostik**
  - Aminosäuren (Urin): Zystin, Ornithin, Arginin, Lysin ↑
  - Sonographie der Nieren und ableitenden Harnwege
  - Mutationsanalyse SLC3A1 oder SLC7A9 Gen

- **Therapie**
  - hohe Flüssigkeitszufuhr auch nachts, Urinalkalisierung (Zitrat, Bikarbonat) → Ziel: Senkung der Zystinkonzentration bzw. Erhöhung der Löslichkeit zur Verhinderung der Nephrolithiasis
  - D-Penicillamin oder Mercaptopropionylglycin → bildet besser lösliches Disulfid mit Zystin
  - Nierensteine → Lithotripsie oder operative Entfernung

Zystinose

- Störung des lysosomalen Zystintransports
- autosomal-rezessiv erblich, Cystinosin-(CTNS-)Genmutation
- Häufigkeit 1:50.000 bis 1:100.000
- intrazelluläre Zystinakkumulation → Niereninsuffizienz (nephropathische Zystinose)
- Speicherung von Zystin im retikuloendothelialen System zahlreicher Gewebe
- infantile, late-onset und adulte (benigne) Formen je nach Manifestationsalter

- **Klinik**
  - im 1. Lebensjahr Gedeihstörung mit Appetitlosigkeit, Erbrechen, Fieber, Polyurie, Polydipsie
  - Vitamin D-refraktäre Rachitis, Wachstumsverzögerung
  - Photophobie, Zystinkristalle in Kornea und Konjunktiven (Spaltlampenuntersuchung)
  - Dehydratation und Hypokaliämie können bei Infekten zu schweren Stoffwechselkrisen führen
  - terminale Niereninsuffizienz innerhalb der ersten 10 Lebensjahre
  - spätere Organmanifestationen: Hypothyreose, Diabetes mellitus, Hypogonadismus
  - progressive distale Myopathie (ab 30. Lebensjahr, beginnt mit Atrophie der Handmuskulatur)
  - selten neurologische Defizite (Verlust des Kurzzeitgedächtnisses, Psychosen)

- **Diagnostik**
  - bei klinischem Verdacht (Wachstumsstörung, Polydipsie) → Urinuntersuchung: Glukosurie
  - Hypokaliämie, Hyponatriämie, Hypophosphatämie, Hyperurikämie, metabolische Azidose
  - renales Fanconi-Syndrom: Hyperaminoazidurie, Glukosurie, Phosphaturie, Bicarbonatverlust mit renaler Azidose, zusätzlich Hyperkalziurie, Proteinurie, Hyperkaliurie bei Polyurie
  - augenärztliche Untersuchung: Spaltlampe (Zystinkristalle), Funduskopie (Pigmentstörung)
  - Zystinkonzentration in Leukozyten ↑↑ (spezifisch)
  - Mutationsanalyse (Cystinosin-(CTNS-)Gen)
  - Pränataldiagnose. Zystingehalt in Chorionzotten oder Mutationsanalyse

- **Differenzialdiagnose**
  - renales Fanconi-Syndrom (proximal tubuläre Dysfunktion) durch hereditäre Stoffwechselstörungen:
    - Zystinose
    - Galaktosämie
    - hereditäre Fruktoseintoleranz
    - Tyrosinämie Typ 1
    - Glykogenose
    - Lowe-Syndrom (okulo-zerebro-renales Syndrom, X-chromosomal vererbt)
    - Mitochondriopathie
    - M. Wilson

- **Therapie**
  - symptomatische Behandlung der tubulären Dysfunktion
    - freier Zugang zu Getränken (oft >6 l/d)
    - hohe Vitamin D Dosen notwendig
    - keine Kalziumsubstitution wegen Hyperkalziurie

- Cysteamin (10)–50 mg/kg/d → bindet Zystin, verhindert terminales Nierenversagen
- bei Niereninsuffizienz Hämodialyse und Nierentransplantation
- Sonnengläser und 0,5 %-ige Cysteamin Augentropfen 4-mal täglich vermindern Photophobie

3.2.5 Störungen des Harnstoffzyklus

- verschiedene Enzymdefekte → Hyperammonämie, lebensbedrohlich im Neugeborenenalter
  - Carbamylphosphat Synthetase (CPS)
  - Ornithin Transcarbamylase (OTC)
  - Argininsukzinat Synthetase (ASS) → Citrullinämie
  - Argininosukzinat Lyase (ASL) → Argininbernsteinsäurekrankheit
  - Arginase → Argininämie
  - N-AzetylglutamatSynthetase (NAGS)
- Harnstoffzyklus wichtig für Elimination von Stickstoff, metabolisiert Ammoniak zu Harnstoff
- Glutamin ↑ bei unzureichender Harnstoffsynthese → Astrozytenschwellung, Hirnödem
- Häufigkeit 1:8.000, autosomal-rezessiv erblich (nur OTC-Defekt X-chromosomal rezessiv)

Klinik

Tabelle 3.7

Diagnostik

- Hyperammonämie (1.–5. Tag ≥150 µmol/l, 1. Monat ≥100 µmol/l, danach ≥50 µmol/l)

Tab. 3.7 Klinische Symptome des Harnstoffzyklusdefektes

Manifestationsalter	Symptome
Neugeborene	Ab 2. Lebenstag Enzephalopathie mit Trinkschwäche, Erbrechen, Somnolenz, Irritabilität, Tachypnoe, Krampfanfälle, Koma (oft Fehldiagnose Sepsis!)
Säuglinge/Kleinkinder	Bei erhöhter exogener Proteinzufuhr oder Katabolie (z. B. Infekt, Operation): Nahrungsverweigerung, Erbrechen; Entwicklungsverzögerung, Ataxie
Jugendliche	Bei hoher Proteinzufuhr oder Katabolie: akute Enzephalopathie Chronische neurologische oder psychiatrische Symptome

bei ausbleibender Therapie → Koma, Hirnödem
im Intervall meist keine Symptome, häufig mentale Retardierung
bei Arginasedefekt: spastische Diplegie (Differenzialdiagnose zur infantilen Zerebralparese)

- Aminosäuren (Plasma, Urin): Glutamin ↑, spezifisches Muster für jeweiligen Enzymdefekt
- organische Säuren (Urin): Orotsäure ↑, spezifische Metabolite
- Enzymaktivität (Lebergewebe)
- Mutationsanalyse

■ **Differenzialdiagnose**
- organische Azidurie (z. B. Propionazidurie, Methylmalonazidurie)
- Hyperinsulinismus-Hyperammonämie-Syndrom
- Störung im Transport oder Oxidation von Fettsäuren
- Leberfunktionsstörung

■ **Therapie**
- Notfalltherapie: bei NH_3 >200 μmol/l
- Prinzip
  - Proteinzufuhr stoppen, hochdosierte Glukoseinfusion (10 mg/kg/min) ggf. mit Insulin
  - medikamentöse Entgiftung des Ammoniaks mit Natriumbenzoat (eliminiert Glycin), Phenylbutyrat (bindet Glutamin)
  - Substitution von L-Arginin (nicht bei Arginasemangel)
  - L-Carnitin (Substitution und Ausscheidung pathologischer Acetylcarnitine)
  - forcierte Diurese, ggf. Hämodialyse (falls NH_3 >400 μmol/l)
- Dauertherapie: Ziel → Anabolie aufrechterhalten
  - eiweißarme Diät, Substitution essenzieller Aminosäuren, L-Arginin, L-Citrullin
  - Natriumbenzoat und/oder Phenylbutyrat
  - Kontrollparameter: NH_3 < 80 μmol/l, Arginin (Plasma) 80–150 μmol/l, Glutamin < 800 μmol/l

! Cave hohe Neurotoxizität von Ammoniak → bei hyperammonämischem Koma schwere irreversible Gehirnschäden, bei rechtzeitiger Therapie (z. B. Geschwister) bessere Prognose.

3.3 Störungen des Kohlenhydratstoffwechsels

3.3.1 Kongenitaler Hyperinsulinismus

- häufigste Ursache persistierender Hypoglykämien im frühen Kindesalter
- während Hypoglykämie Insulin (Plasma)↑, freie Fettsäuren ↓, Ketonkörper ↓
- transitorisch bei mütterlichem Diabetes mellitus, Medikamenteneinnahme der Mutter in der Schwangerschaft (z. B. Tokolytika) oder bei Beckwith-Wiedemann Syndrom
- Ursachen eines persistierenden Hyperinsulinismus
  - diffuse β-Zell Hyperplasie (in 60 %) infolge autosomal-rezessiv vererbter inaktivierender Mutation im Sulfonylharnstoff

Rezeptor (SUR1) Gen oder KIR6.2 Gen (ATP-sensitiver Kaliumkanal)
  - seltener fokal adenomatöse Pankreashyperplasie (somatische Mutation, Verlust der maternalen 11p15 Region)
  - milder Hyperinsulinismus bei heterozygoter aktivierender Mutation im Glukokinase- oder Glutamatdehydrogenase (GLDH)-Gen (Hyperinsulinismus-Hyperammonämie-Syndrom)

Klinik

- Hypoglykämie: zerebraler Krampfanfall, Apnoen, Zittrigkeit, Trinkschwäche, Somnolenz
- bei neonataler Form: Makrosomie

Diagnostik

- Hypoglykämie < 45–50 mg/dl (<2,5–3 mmol/l)
- Insulin (Plasma) >2 μU/ml bei Glukose (Plasma) <50 mg/dl (fehlende Suppression der Insulinsekretion durch Hypoglykämie)
- extrem gesteigerter Glukosebedarf >10 mg/kg/min für Blutzucker 45–55 mg/dl (2,5–3,0 mmol/l)
- β-Hydroxybutyrat (Plasma) ↓, freie Fettsäuren (Plasma) ↓ (→ Insulin hemmt Lipolyse!)
- Glukagontest (30–100 μg/kg i.m., maximal 1 mg): Plasmaglukose steigt um >30 mg/dl (>1,5 mmol/l)
- C-Peptid (↑ bei endogenem Hyperinsulinismus, supprimiert bei exogener Insulinzufuhr)
- (18)F-DOPA-PET-CT (Pankreas): unterscheidet fokale oder diffuse Adenomatose

Differenzialdiagnose

- Wachstumshormonmangel: IgF-1 ↓
- Kortisolmangel: Kortisol ↓, ACTH ↑/↓
- Aminosäurestoffwechselstörung: organische Säuren (Urin), Acylcarnitin (Plasma)
- Defekte der Glukoneogenese: Laktat ↑
- Fettsäureoxidationsstörung: freie Fettsäuren ↑ und β-Hydroxybutyrat ↓
- Glutamatdehydrogenase-Aktivierung: Ammoniak ↑

Therapie

! Cave kindliches Gehirn ist durch Hypoglykämie besonders gefährdet → irreversible psychomotorische Retardierung.

- Ziel: Vermeidung hypoketotischer Hypoglykämien
- Glukosezufuhr
  - hochdosierte altersabhängige intravenöse Glukosezufuhr (zentraler Zugang)
  - orale Glukosezufuhr: häufige, kleine Mahlzeiten, Dauersondierung von Oligosacchariden (Maltodextrin®), Glukosepolymer (Dextroneonat®), ungekochter Maisstärke (Mondamin®)

- medikamentös
  - Glukagon 5–10 μg/kg/h iv (1–4 mg/d), alternativ: subkutane Glukagoninfusion (Pumpe)
  - Diazoxid 5–15 mg/kg/d per os (bei gesichertem Hyperinsulinismus)
  - bei Nichtansprechen auf Diazoxid: Octreotid s.c. (Somatostatin Analogon) oder Nifedipin
- chirurgisch
  - Pankreatektomie ([sub-]/total) bei diffuser β-Zell Hyperplasie ohne Euglykämie (6 h Fasten)
  - Enukleation bei fokaler Adenomatose
- Kontrolle von Wachstum und psychomotorischer Entwicklung
- ggf. Therapie des Diabetes mellitus

3.3.2 Glykogenspeicherkrankheiten

- synonym: Glykogenose, „glycogen storage disease", GSD
- Enzymdefekte oder Störung der Transportproteine des Glykogen- und Glukosestoffwechsels
- zytoplasmatische und/oder lysosomale Ablagerung von Glykogen
- Unterteilung in Leber- und Muskelglykogenosen (insgesamt 12 verschiedene Formen)
  - Leberglykogenose GSD-I-, -II-, -III-,- IV-, -VI-, IX-Varianten) charakterisiert durch
    - Hepatopathie
    - Hypoglykämie
    - sekundäre Veränderungen im Lipid- und Harnsäurestoffwechsel
  - Muskelglykogenosen (GSD II, III, V, VII, IX-Varianten) mit
    - Symptomen der Skelett- und/oder Herzmuskulatur
- Prävalenz aller Formen ca. 1:20.000, autosomal-rezessiv erblich, Ausnahme: Phosphorylasekinase Mangel (GSD IX) wird X-chromosomal vererbt
- bekannte Gene der betroffenen Enzym- und Transportproteine → Mutationsanalyse möglich
- häufigste Enzymdefekte
  - in Kindheit: GSD Ia (Glukose-6-Phosphatase), GSD II (α-Glukosidase), GSD III (Glykogen-debranching-Enzym), GSD IX (Leber-Phosphorylasekinase)
  - bei Jugendlichen und Erwachsenen: GSD V (Myophosphorylase)

Klinik

- vorgewölbtes Abdomen infolge ausgeprägter Hepatomegalie im Alter von 4–18 Monaten
- Hypoglykämie (geringste Nüchterntoleranz bei GSD I, 2 h postprandial), evtl. Krampfanfall

- „Puppengesicht" (durch vermehrtes subkutanes Fettgewebe)
- Myopathie, Hypotrophie der Muskulatur und Muskelschwäche, schnelle Ermüdbarkeit
- ausgeprägte Kardiomegalie im Säuglingsalter (infantile Form GSD II)
- Wachstumsverzögerung, Osteopenie (infolge chronischen Energiemangels und Myopathie)
- polyzystische Ovarien (in 60 % der Mädchen mit GSD I)
- GSD I-non-a: rezidivierende bakterielle Infektionen infolge Neutropenie und Granulozyten-/Monozyten-Funktionsstörung, chronisch-entzündliche Darmerkrankung

Diagnostik

- Blutzucker ↓, Dauer der Nüchterntoleranz
  - geringe Nüchterntoleranz (2–4 h), fehlende Ketose, Hyperventilation bei Laktatazidose, vergrößerte Nieren → Verdacht auf GSD I (Glykogenolyse und Glukoneogenese gestört)
  - Hypoglykämie erst nach längeren Nüchternphasen, Nüchternketose (Fötor, Ketostix++), Myopathie (CK ↑) → Verdacht auf GSD III, VI, IX (Störung der Glykogenolyse)
  - keine Hypoglykämien, Leberfunktionsstörung mit progredienter Leberzirrhose → Verdacht auf GSD IV (Störung der Glykogensynthese mit abnormem Glykogen)
- Laktat ↑, Harnsäure ↑, Transaminasen ↑, Triglyzeride ↑
- Nierenfunktionsstörung (Proteinurie, Hypertonus) durch fokal-segmentale Glomerulosklerose
- Lebersonographie (erhöhte Echogenität, Adenome, selten hepatozelluläres Karzinom)
- EKG und Echokardiographie (ventrikuläre Hypertrophie, Dilatation, Endokardfibroelastose)
- molekulargenetische Untersuchung → wichtigster diagnostischer Schritt zur Klassifikation
- Enzymaktivität (Leukozyten, Fibroblasten, Leber-, Muskelgewebe)

Therapie

- Ziele: Vermeidung von Hypoglykämien und chronischen Organkomplikationen
- Notfalltherapie bei Inappetenz, Erbrechen, operativen Eingriffen mit Hypoglykämierisiko:
  - intravenöse Glukosezufuhr (altersabhängiger Glukosebedarf: Säuglinge 7–9 mg/kg/min, Kleinkinder 6–8 mg/kg/min, Schulkinder 4–6 mg/kg/min, Erwachsene 3–4 mg/kg/min)
- Dauertherapie bei GSD Ia → nächtlicher Blutzucker soll >70 mg/dl
  - Ernährung
    - kontinuierliche Mageninfusion (PEG-Sonde): Glukose-Polymer Lösung (Maltodextrin®)

  - regelmäßige Mahlzeiten im 2–3, später 3–4 h Intervall
  - laktose- und saccharosefreie Nahrung, angereichert mit Maltodextrin® oder Stärke
  - kalziumhaltige Milchersatzprodukte auf Sojabasis
  - fruktosearme Ernährung
  - Supplementierung von Spurenelementen, Salzen, Vitaminen
- Therapiekontrolle: BZ-Werte im Tagesprofil >80 mg/dl
  - Aufholwachstum
  - Blutlaktat vor der Mahlzeit normal oder leicht erhöht (<4 mmol/l)
  - Harnsäure (Allopurinol bei Hyperurikämie), normale Leberwerte und Triglyzeride
  - Nierenfunktion
  - Sonographie von Leber und Ovarien

! Cave Notfallausweis und Elternschulung (vitale Bedeutung von kontinuierlicher Ernährung, Gefahr der Sondendiskonnexion → Warnsystem installieren z. B. Klingelmatte).

- GSD Ib (I-non-a): antibiotische Dauertherapie, bei Neutropenie evtl. G-CSF
- GSD III: keine Einschränkung für Fruktose, Saccharose; (Kardio-) Myopathie progredient
- GSD IV: Lebertransplantation möglich
- GSD II: Enzymersatztherapie mit humaner rekombinanter α-Glukosidase (verbessert muskuläre Hypotonie und kardiale Funktion), Physiotherapie, proteinreiche Ernährung mit Supplementierung von Alanin und Leucin

3.3.3 Störungen des Galaktosestoffwechsels

■ Tabelle 3.8
- Anreicherung der Galaktosemetabolite schädigt u. a. Leber, Niere, Gehirn, Linse, Ovar
- Neugeborenen-Screening bestimmt Galaktose (Gal), Galaktose-1-Phosphat und GalT-Aktivität
- klassische Galaktosämie: Enzymaktivität < 1 %, Prävalenz 1:68.000
- milde (Duarte-) Variante: Enzymaktivität >25 %, 10 mal häufiger, keine Symptome
- Galaktose-1-Phosphat hemmt Phosphoglukomutase → Hypoglykämie
- Diagnosebestätigung: Enzymaktivität (Erythrozyten), Metabolitquantifizierung (Blut, Urin)
- therapeutisch Galaktosezufuhr einschränken (Muttermilch/Säuglingsmilch enthalten Laktose!)
- endogene Galaktose Synthese ca. 1–2 g/d (→ Synthese von Galaktolipiden, Glykoproteinen)
- Pränataldiagnose möglich (Enzymaktivität, Mutationsanalyse)

> Memo galaktosearme Diät kann akut toxische Schädigungen verhindern.

Tab. 3.8 Autosomal-rezessiv erbliche Enzymdefekte des Galaktosestoffwechsels

Enzymdefekt	Besonderheiten
Galaktose-1-Phosphat-Uridyltransferase (GalT)	Klassische Galaktosämie, nach Milchfütterung Trinkschwäche, Leber- und Nierenfunktionsstörung, Katarakt; Gal ↑, Gal-1-P ↑, GalT ↓ → laktosefreie Diät
Galaktokinase (GalK)	Rasch progredienter beidseitiger Katarakt, Gal ↑, Gal-1-P ↓, bei früher laktosefreier Ernährung Rückbildung der Katarakte möglich
Uridin-Diphosphat-Galaktose-4-Epimerase (GalE)	Selten, bei Enzymaktivität < 10 % wie klassische Galaktosämie Bei partiellem Enzymdefekt asymptomatisch, laktosefreie Nahrung bis Gal-1-Phosphat in Erythrozyten normalisiert

Klassische Galaktosämie

> Memo typische Trias: Leberzirrhose, Katarakt und geistige Behinderung.

- **Klinik**
  - akute progrediente Symptomatik (sepsisähnlich) nach Beginn der Milchfütterung mit Trinkschwäche, Erbrechen, Durchfall, muskuläre Hypotonie
  - Leberfunktionsstörung: Hepatomegalie, Ödeme, Aszites, Blutgerinnungsstörung, Ikterus
  - häufig Sepsis durch gramnegative Keime (E. coli)
  - Katarakt innerhalb von Tagen oder Wochen irreversibel (Linsenschädigung durch Galaktit)

- **Diagnostik**
  - Galaktose-1-Phosphat (Gal-1-P) ↑, Galaktose (Gal) ↑ (Serum, Erythrozyten)
  - GalT Aktivität (Erythrozyten) ↓
  - Leberfunktionsstörung: Hyperbilirubinämie (direktes Bilirubin ↑), Hypalbuminämie, Gerinnungsstörung (Quick ↓, PTT ↑), Transaminasen ↑, Hypoglykämie
  - renal-tubuläres Fanconi-Syndrom mit Glukosurie, Hyperaminoazidurie, Hyperphosphaturie, tubuläre Azidose und Albuminurie
  - reduzierende Substanzen im Urin positiv: Galaktose, Galaktit und Galaktonat ↑
  - Molekulargenetik (GALT-Gen: typische Mutationen für klassische oder milde Duarte Variante)
  - hypergonadotroper Hypogonadismus bei 54 % der Mädchen (Ovarialfibrose)
  - neurologisch: Sprachstörungen, Rechenschwäche, Intentionstremor, Mikrozephalie, Ataxie, IQ < 85 in 83 % der über 12-jährigen Patienten

- **Therapie**
  - Zufuhr von Muttermilch oder Säuglingsmilch auf Kuhmilchbasis sofort stoppen

- bei schwerer Gerinnungsstörung: Vitamin K und Fresh Frozen Plasma i.v.
- Antibiotikatherapie großzügig, da hohes Risiko für gramnegative Sepsis
- Dauertherapie: Ziel Gal-1-P (Erythrozyten) 2–4 mg/dl
  - galaktosefreie Säuglingsnahrung auf Sojabasis (z. B. Humana SL, Aptamil Soja)
  - Galaktosequellen in Beikost (Milchprodukte, Obst, Gemüse) und Medikamenten beachten
  - Zufuhr von Kalzium, Fluor, Jod, Zink, Vitamin D
- Hypogonadismus bei Mädchen: Hormonsubstitution (Östrogen/Gestagen) ab 12. Lebensjahr
- Prognose bei frühzeitiger galaktosefreier Diät
  - Rückbildung von Ikterus, Gerinnungsstörung, Katarakt, keine Progression in Leberzirrhose
  - Ovardysfunktion und neurologische Symptome trotz Diät

! Cave D-Fluoretten enthalten Galaktose.

Andere Störungen im Glukose- und Galaktosestoffwechsel

- kongenitale Glukose-Galaktose-Malabsorption (Na-Glukose-Kotransporter SGLT1-Defekt)
  - Glukose wird in luminaler Zellmembran der Mukosazelle nicht resorbiert
  - bei Neugeborenen osmotische, lebensbedrohliche Diarrhoe
  - Symptombesserung 1 h nach Entfernen von Glukose und Galaktose aus der Nahrung
  - Diagnose: reduzierende Substanzen im Stuhl, Mutationsnachweis (SGLT1-Gen)
  - Therapie: kohlenhydratfreie Milch angereichert mit 1–5 % Fruktose (Transport über GLUT5)
- Glukose-Transporterprotein-Syndrom (GLUT1-Defekt)
  - intrazerebraler Glukosemangel mit zerebralen Krampfanfällen, psychomotorischer Entwicklungsretardierung, Mikrozephalie, muskuläre Hypotonie, Ataxie
  - diagnostisch Liquorglukose ↓ bei normaler Plasmaglukose und normalem Liquorlaktat
  - Mutationsnachweis (GLUT1-Gen)
  - therapeutisch ketogene Diät mit 90 % Fettanteil (alternative energiereiche Substrate)
  - Vitamin- und Mineralstoffsubstitution

! Cave vor ketogener Diät Fettsäurestoffwechselstörung ausschließen → metabolische Krise. Kontraindiziert sind Barbiturate (hemmen GLUT1-Transport).

- Fanconi-Bickel-Syndrom (Defekt des Glukosetransporters GLUT2, GSD XI)
  - Glukose/Galaktose-Utilisation gestört → Glykogenspeicherung (Leber), renale Tubulopathie
  - Leitsymptome: Fastenhypoglykämie ohne Ansprechen auf Glukagon, Hepatomegalie, Gedeihstörung, Kleinwuchs, Rachitis, Osteopenie

- Diagnose durch Mutationsnachweis (GLUT2-Gen)
- therapeutisch: Galaktosezufuhr ↓, häufige Mahlzeiten, langsam resorbierbare Kohlenhydrate, Substitution tubulärer Verluste

3.3.4 Störungen des Fruktosestoffwechsels

Hereditäre Fruktoseintoleranz

- Defekt der Fruktose-1-Phosphat-Aldolase, autosomal-rezessiv erblich
- Häufigkeit 1:20.000
- toxische Akkumulation von Fruktose-1-Phosphat in Leber, Niere, Darm
- Fruktose-1-Phosphat hemmt Glykogenolyse und Glukoneogenese → Hypoglykämie

Klinik

- bei fruktosefreier Ernährung (Muttermilch, Säuglings-„Pre"-Nahrung) keine Symptome
- nach Fruktosezufuhr Erbrechen, Durchfall, postprandiale Hypoglykämie, Somnolenz, Krampfanfall, schwere Leberfunktionsstörung mit Hepatomegalie, Ikterus, Gerinnungsstörung
- ältere Kinder haben Abneigung gegenüber fruktose- und saccharosehaltigen Nahrungsmitteln (Honig, Obst, Süßigkeiten) → kariesfreie Zähne

Diagnostik

- Ernährungsanamnese
- postprandiale Hypoglykämie
- renale Tubulopathie: metabolische Azidose, Hypophosphatämie, Hyperaminoazidurie
- Leberfunktionsstörung: Transaminasen ↑, gestörte Blutgerinnung, Protein ↓, Bilirubin ↑
- Enzymaktivität (Leber- oder Dünndarmschleimhautgewebe)
- Mutationsanalyse (Standardverfahren zur Diagnosesicherung)
  - drei häufige Mutationen im ALDOB-Gen (A150P, A175D, N335K) bei 94 % der Patienten
- rasche Besserung der klinischen Befunde unter Glukoseinfusion und fruktosefreier Ernährung

Differenzialdiagnose

- essenzielle Fruktosurie
  - autosomal-rezessiv erblicher Defekt der Fruktokinase,1:50.000, gutartiger Verlauf
  - Fruktose wird nicht phosphoryliert → Hyperfruktosämie und Fruktosurie
  - keine klinischen Symptome, Therapie nicht erforderlich

- Fruktose-1,6-Bisphosphatase-Mangel
  - seltener autosomal-rezessiv erblicher Defekt, beeinträchtigt Glukoneogenese
  - nach 12–15 h Fasten oder Fruktosezufuhr → Hypoglykämie, Ketose, Laktatazidose

- **Therapie**
- akut: Glukose i.v. (8–10 mg/kg/min)
- Dauertherapie der hereditären Fruktoseintoleranz
  - fruktosefreie bzw. -arme Diät (Übelkeit nach Fruktose schützt vor Fruktoseintoxikation)
  - nach Rückbildung der Lebervergrößerung ist 0,5–1 g Fruktose/d erlaubt
  - Vitaminsubstitution mit Multivitaminpräparaten
- bei Fruktose-1,6-Bisphosphatase-Mangel
  - fruktose-/galaktosefreie Ernährung, nächtliche Glukosezufuhr, häufige Mahlzeiten, fettarme (20 %), proteinarme (10 %) Diät, angereichert mit Kohlenhydraten (Stärke)
- Notfallausweis → soll vor intravenöser Fruktosezufuhr schützen
- bei frühzeitiger Diagnose und Therapie sehr gute Prognose, Leberfunktion normalisiert

! Cave Fruktosehaltige Infusionslösungen führen bei angeborenen Störungen im Fruktosestoffwechsel zu akuter Lebensgefahr → Fruktose-, Sorbitol-, Invertzuckerhaltige Infusionen sind obsolet!

3.4 Störungen des Fettstoffwechsels

3.4.1 Störungen im Fettsäuremetabolismus

- genetische Defekte im Transport oder Oxidation von Fettsäuren, kumulative Inzidenz 1:8.000
- unbehandelt hohe Morbidität und Mortalität, präsymptomatisch sehr gut behandelbar
- Nachweis im Neugeborenen-Screening am 3. Lebenstag (Azylcarnitine)
- autosomal-rezessive Vererbung verschiedener Enzymdefekte u. a.
  - MCAD-Defekt: Acyl-CoA-dehydrogenasedefekt mittelkettiger Fettsäuren (häufigste Störung)
  - LCHAD/mTFP-Mangel: Aktivitätsminderung des mitochondrialen trifunktionalen Proteins (mTFP) führt zu gestörter Oxidation langkettiger Fettsäuren (LCHAD)
  - VLCAD-Defekt: Acyl-CoA-dehydrogenasedefekt (über) langkettiger Fettsäuren
  - sehr selten Carnitinzyklus- und Carnitintransporterdefekt (Muskel) → intrazellulärer Carnitinmangel, gestörter Transport und Oxidation langkettiger Fettsäuren
- während Katabolie (Fasten, Operation, Infektion) fehlende Ketonkörperproduktion und Hemmung der Glukoneogenese → hypoketotisch-hypoglykämisches Koma
- Veresterung der Fettsäuren mit Carnitin zu Azylcarnitin (→ Laktatazidose, Carnitinmangel)

! Cave bei ausreichenden Glykogen- und Glukosereserven wird Defekt nicht bemerkt.

- (Kardio-)Myopathie, muskuläre Hypotonie, Rhabdomyolyse (Carnitinstoffwechselstörung)
- Leberfunktionsstörung, NH3↑ (Acetyl-CoA-Mangel → Acetylglutamatsynthese ↓)

■ **Klinik**
- im Säuglings-/Kleinkindalter nach 8–16 h Fasten oder Katabolie (z. B. Infekt, Operation): Übelkeit, Erbrechen, Somnolenz, Koma innerhalb von 1–2 h, Hepatomegalie
- Hypoglykämie (hypoketotisch) mit zerebralen Krampfanfällen
- Herz- und Atemstillstand, erste Krise letal in bis 25 % der Fälle mit MCAD-Defekt
- progrediente hypertrophe Kardiomyopathie
- muskuläre Hypotonie, reduzierte Muskelkraft, Rhabdomyolyse

■ **Diagnostik**
- Blutzucker ↓, Transaminasen ↑, NH_3 ↑, (Laktat)Azidose, CK, Myoglobin, Harnsäure
- freie Fettsäuren (Plasma) ↑, Ketonkörper (3-Hydroxybutyrat) (Plasma)↓
- Carnitinstatus (Serum): Gesamt-, freies-, Azylcarnitin, ggf. Carnitintransport (Fibroblasten)
- organische Säuren (Urin): spezifische Metabolite
- Mutationsanalyse zur Diagnosebestätigung und Familienuntersuchung

■ **Therapie**
- hochdosierte Glukoseinfusion (7–12 mg/kg/min) ist lebensrettend
- Dauertherapie: Vermeiden protrahierter Fastenperioden → gute Prognose
  - Carnitintransporterdefekt: Carnitin 100 mg/kg/d → normalisiert kardiale/muskuläre Funktion
  - LCHAD/mTP, VLCAD-Defekt, Carnitinzyklusdefekte: Zufuhr mittelkettiger Triglyzeride und essenzieller Fettsäuren, Reduktion langkettiger Fettsäuren

3.4.2 Lipoproteinstoffwechselstörungen

Hyperlipoproteinämien

> Memo Hyperlipidämien (genetisch oder sekundär) sind Risikofaktor für frühzeitige Arteriosklerose → Therapie schon im Kindesalter notwendig!

- Plasmalipide >altersentsprechende 95. Perzentile
- altersabhängige Richtwerte sind bei Kindern und Jugendlichen niedriger als bei Erwachsenen
- pathologische Grenzwerte für LDL-Cholesterin (LDL-C) ≥130 mg/dl, Triglyzeride ≥100 mg/dl (<9 Jahre) und ≥130 mg/dl (10–18 Jahre), HDL-C < 35 mg/dl

Tab. 3.9 Familiäre autosomal-dominant erbliche Hyperlipidämien#

	Häufigkeit	Typische Laborbefunde (Serum)
Hypercholesterinämie – LDL-Rezeptor-Defizienz – Apolipoprotein-B-Defekt	– 1:500 (heterozygot) – 1:200–1:700	Gesamtcholesterin (Chol) 2- bis 10-fach ↑, LDL-C ↑, HDL-C ↓, Triglyzeride normal
Hypertriglyzeridämie	1:500	Triglyzeride ↑ (250–1.000 mg/dl), VLDL ↑
Kombinierte Hyperlipidämie	1:250	Chol ↑ und Triglyzeride ↑, VLDL ↑, LDL-C ↑, HDL-C ↓

Polygen vererbte Formen manifestieren sich oft erst bei Erwachsenen.

- Gefäßläsionen korrelieren mit Höhe des LDL-Cholesterins (LDL-C) bzw. LDL/HDL-C-Ratio

Tabelle 3.9

Klinik

- asymptomatisch im Kindesalter, frühzeitige Arteriosklerose und kardiovaskuläre Erkrankung im (jungen) Erwachsenenalter
- homozygote LDL-Rezeptor-Defizienz: Xanthome, Koronargefäßerkrankung im Kindesalter
- bei Hypertriglyzeridämie häufig Adipositas, Insulinresistenz, Harnsäure ↑, arterielle Hypertonie

Diagnostik

- Familien-, Medikamentenanamnese (Hyperlipidämie, frühe kardiovaskuläre Erkrankung)
  - bei positiver Anamnese: Lipidbestimmung (Cholesterin/Triglyzeride) ab 3. Lebensjahr
- Gesamtcholesterin (Serum) einmalig bei jedem Kind, Vorsorgeuntersuchung U9 oder U10
- bei Hypercholesterinämie vollständiger Lipidstatus nüchtern:
  - Gesamt-, LDL-, HDL-Cholesterin, Triglyzeride, Lipoprotein A (Lp(a)), Gesamthomozystein
- hochauflösender Ultraschall der A. carotis, Aorta abdominalis (erhöhte Intima-Media-Dicke)
- Mutationsanalyse: LDL-Rezeptor-Gen (>700 bekannte Mutationen) oder ApoB3500-Gen
- bei homozygoter Hypercholesterinämie: Echokardiographie und Belastungs-EKG jährlich

Differenzialdiagnose

- sekundäre Hyperlipidämie
  - Endokrinopathie: z. B. Hypothyreose, Diabetes mellitus, M. Cushing

  - Lebererkrankungen z. B. Cholestase, Hepatitis, Glykogenose Typ 1, biliäre Zirrhose
  - Nierenfunktionsstörung z. B. nephrotisches Syndrom, Niereninsuffizienz
  - Medikamente z. B. Kortikosteroide, Thiazide, β-Blocker, Östrogene
  - andere: z. B. Anorexia nervosa, Adipositas, Pankreatitis, akute intermittierende Porphyrie

▪ Therapie

- Diät (ab Alter von 3 Jahren) → senkt LDL-Cholesterin um 7–15 %
  - fettarm (<30 % der Energiezufuhr) und cholesterinarm (<150 mg/d)
  - wenig gesättigte Fettsäuren (tierische Fette), Zufuhr mehrfach ungesättigter Fettsäuren (Olivenöl) und komplexer Kohlenhydrate (mediterrane, ballaststoffreiche Kost)
- Änderung des Lebensstils: Gewichtsreduktion, körperliche Aktivität ↑ (1 h/d), kein Nikotin
- medikamentöse Therapie ab 8. Lebensjahr, wenn Diättherapie nicht ausreichend
  - Cholesterinsynthesehemmer (Statine) hemmen HMG-CoA-Reduktase
    - senken LDL-Cholesterin um 20–60 %
    - Pravastatin für Kinder ab 8 Jahre zugelassen
    - mögliche Nebenwirkungen: Transaminasen ↑, Myopathie, Rhabdomyolyse (CK ↑)
  - Ezetimib (Sterintransporterinhibitor) hemmt Cholesterinaufnahme im Darm
    - senkt LDL-Cholesterin um 15–20 %, Triglyzeride um 10–15 %
    - Zulassung für Kinder >10 Jahre, kann mit Pravastatin kombiniert werden
  - Anionenaustauscherharze (Colestyramin, Colestipol) weniger gut wirksam, belastender
  - Fibrate (Bezafibrat, Fenofibrat) steigern Lipoproteinlipaseaktivität, Apolipoprotein C III ↓
    - indiziert bei schwerer Hypertriglyzeridämie und kombinierter Hyperlipidämie
- bei homozygoter LDL-Rezeptor-Defizienz: regelmäßige extrakorporale LDL-Apherese zur Elimination des LDL-Cholesterins, in schwersten Fällen Lebertransplantation

▫ Tabelle 3.10

▪ Differenzialdiagnose

- familiäre Hyperchylomikronämie
  - seltener autosomal-rezessiv vererbter Defekt der Lipoproteinlipase oder Apolipoprotein CII

Tab. 3.10 Indikation zur medikamentösen Therapie bei Kindern/Jugendlichen mit Hyperlipoproteinämie nach adäquater Diät und Lebensstilmodifikation über mehrere Monate

LDL-Cholesterin ≥190 mg/dl oder	
LDL-Cholesterin ≥160 mg/dl und ein weiteres der nebenstehenden 4 Kriterien	– Positive Familienanamnese (mindestens 2 betroffene Verwandte 1. oder 2. Grades < 55 Jahre (männlich), <65 Jahre (weiblich)) für vorzeitige koronare Herzerkrankung oder – ≥1 hochgradige Risikofaktoren (arterielle Hypertonie, Rauchen, BMI >97. P., Lp(a) >30 mg/dl)/Risikokonditionen (Diabetes mellitus, chronische Nierenerkrankung, Kawasaki Syndrom mit Aneurysma) oder – ≥2 mäßiggradige Risikofaktoren (BMI ≥ 85. P.-97. P., HDL-C < 40 mg/dl)/Risikokonditionen (u. a. chronisch-entzündliche Erkrankung) oder – Übergewicht, Adipositas oder Insulinresistenz
LDL-Cholesterin ≥130–159 mg/dl und eines der nebenstehenden 2 Kriterien	– ≥2 hochgradige Risikofaktoren/Risikokonditionen oder – 1 hochgradiger + 2 mäßiggradige Risikofaktoren/Risikoindikationen

  - führt zu Hyperchylomikronämie und exzessiver Hypertriglyzeridämie
  - klinisch: Xanthome, Hepatomegalie und Pankreatitisrisiko
  - Therapie: Reduktion langkettiger Fette, Zufuhr mittelkettiger Triglyzeride
- Phytosterinämie
  - seltene autosomal-rezessiv erbliche Erkrankung, Konzentration pflanzlicher Sterine ↑ durch vermehrte Absorption/verminderte Ausscheidung (ABCD5-/ABCD8-Genmutation)
  - schwere frühmanifeste Arteriosklerose, Xanthome, Myokardrisiko im Kindesalter
  - Therapie: phytosterinarme Diät

Hypolipoproteinämien

- sehr seltene genetische Erkrankungen, gestörter Lipidstoffwechsel ohne Hyperlipidämie!
  - Hypoalphalipoproteinämie: autosomal-rezessiv vererbter Defekt der ApoA-I-Synthese
    - klinisch gelbe Tonsillen, Hepatosplenomegalie, periphere Neuropathie, Kornealinfiltrate
    - Cholesterin ↓, Mangel an protektivem HDL → erhöhtes Atheroskleroserisiko
  - Abetalipoproteinämie: autosomal-rezessiv, abnorme Synthese von ApoB-Lipoproteinen
    - klinisch Fettmalabsorption (Durchfall), Retinopathie, Ataxie
    - Serum wasserklar, Cholesterin ↓, Triglyzeride ↓, Chylomikronen, LDL und VLDL fehlen

- Therapie: fettarme Diät, Substitution fettlöslicher Vitamine und essenzieller Fettsäuren
- Smith-Lemli-Opitz-Syndrom: autosomal-rezessiv vererbtes Fehlbildungssyndrom
  - 7-Dehydrocholesterol-Reduktase Mangel → gestörte endogene Cholesterinsynthese
  - sekundärer Mangel an Gallensäuren, Steroidhormonen und Signalproteinen
  - klinisch kraniofaziale Dysmorphie, Organfehlbildungen, Gedeihstörung, Kleinwuchs
  - diagnostisch 7- und 8-Dehydrocholesterol im Plasma ↑, Mutation im DHCR7-Gen
  - Therapie: exogene Cholesterinzufuhr (Pulver, Eigelb) oder Simvastatin

> Memo Auch erniedrigte Konzentrationen der Serumlipide können zu Symptomen führen!

3.5 Andere Stoffwechselerkrankungen

3.5.1 Lysosomale Speicherkrankheiten

Mukopolyscharidosen (MPS)

- lysosomale Enzymdefekte mit Speicherung von Glykosaminoglykanen (GAGs)
- Klassifikation nach Enzymdefekt und klinischen Symptomen in 7 verschiedene Untergruppen
- autosomal-rezessive Vererbung, Ausnahme: MPS II Hunter (X-chromosomal rezessiv)
- Häufigkeit 1:25.000

Klinik

- progrediente Bindegewebsveränderungen und Skelettdeformitäten mit vergröberter Fazies, Knochendysplasien, Kontrakturen, Wachstumshemmung
- Hepatosplenomegalie, Hernien
- abhängig vom Typ progressive mentale Retardierung mit Verlust psychomotorischer Fähigkeiten (MPS I Hurler) oder normale Intelligenz (MPS I Scheie)
- Kornealtrübung
- Taubheit
- Atemwegsobstruktion, rezidivierende Atemwegsinfektionen
- Herzklappenfehlfunktion
- Hydrozephalus

Diagnostik

- GAGs (Urin) ↑ → Quantifizierung, Differenzierung
- Oligosaccharide (Urin) (zur Differenzialdiagnose)
- Lymphozytenvakuolen im Blutausstrich

- Enzymaktivität (z. B. α-L-Iduronidase bei MPS I) (Leukozyten, Fibroblasten)
- Mutationsanalyse und Pränataldiagnostik möglich
- EKG, Echokardiographie
- CT bei Verdacht auf Hydrozephalus, MRT zervikale Wirbelsäule bei Verdacht auf Rückenmarkkompression
- ophthalmologische Untersuchung (Hornhauttrübung, Glaukom, Retinadegeneration)

▪ **Therapie**

- kausal
  - Transplantation von Knochenmark oder hämatopoetischen Stammzellen vor 24. Lebensmonat schützt ZNS, wenig Einfluss auf Skelett (Nutzen vor allem bei MPS I)
- symptomatisch
  - Hydrozephalus → ventrikuloperitonealer Shunt
  - Hornhautrübung → Kornealtransplantation
  - Hörstörung → Paukendrainage, Hörhilfen
  - Gelenksteifheit → Physiotherapie
  - Karpaltunnelsyndrom → Elektromyographie, chirurgische Dekompression
  - obstruktive Apnoen → Tonsillektomie, Adenotomie, CPAP nachts, Tracheostomie
  - bei Narkosen: atlantoaxiale Subluxation vermeiden, kleine endotracheale Tuben
  - Mitralinsuffizienz oder Aortenklappenerkrankung → Klappenersatz, Endokarditisprophylaxe
  - Rückenmarkkompression → chirurgische Stabilisierung

> Memo Therapie mit rekombinanten lysosomalen Enzymen bei MPS I, II, VI (beeinflusst ZNS-Schädigung nicht, weil Enzym Blut-Hirn Schranke nicht passiert) bessert Hepatosplenomegalie, Gelenkbeweglichkeit, Wachstum.

▪ **Differenzialdiagnose**

- Oligosaccharidosen
  - lysosomale Enzymdefekte der Glykoproteine (Mannosidose, Fukosidose, Sialidose)
  - Klinik ähnlich wie MPS
  - Diagnose: pathologische Oligosaccharide im Urin, Bestätigung durch Enzymanalyse
  - Therapie symptomatisch, bei Mannosidose hämatopoetische Stammzelltransplantation
- Mukolipidosen
  - lysosomale Enzymdefekte im komplexen Kohlenhydratstoffwechsel
  - Typ II (I-Cell Disease) imponiert klinisch wie MPS I

Sphingolipidosen

- lysosomale Enzymdefekte mit Speicherung von Glykolipiden
- autosomal-rezessive Vererbung, Ausnahme: M. Fabry wird X-chromosomal-rezessiv vererbt

> Memo Enzymersatztherapie möglich für M. Gaucher, M. Fabry.

- vorwiegend neurodegenerative Symptome (Differenzialdiagnose: psychiatrische Erkrankung), Hepatosplenomegalie, Skelettveränderungen, ophthalmologische Symptome
- Diagnose durch spezifische Enzymaktivitätsmessung in Fibroblasten, Mutationsanalyse

M. Gaucher

- häufigste lysosomale Speicherkrankheit, Defekt der β-Glukozerebrosidase
- Zerebrosidspeicherung im RES (Lymphknoten, Milz, Leber, Knochenmark: Gaucher-Zellen)
- Häufigkeit 1:40.000 (nicht neuronopathisch), 1:1.000 bei Juden osteuropäischer Abstammung

Klinik

Tabelle 3.11

Diagnostik

- Blutbild: Anämie, Thrombozytopenie, „Gaucher-Zellen" im Knochenmark
- Ferritin ↑, Angio-Converting-Enzym ↑, saure Phosphatase ↑ (Serum)
- Chitotriosidase (Plasma) 100- bis 1.000-fach ↑
- Aktivität der β-Glukozerebrosidase (Leukozyten, Fibroblasten) ↓ (Standardverfahren)
- Mutationsanalyse des GBA-Gens (fakultativ)
- augenärztliche Untersuchung (kirschroter Makulafleck)

Therapie

- Enzymersatztherapie (Cerezyme®, VPRIV®) bei viszeraler Form alle 2 Wochen i.v. → verbessert Leistungsfähigkeit, hämatologische Parameter, Wachstum
- Enzyminhibitor (Miglustat, Zevesca®) hemmt Synthese von Glukozerebrosid (Speichersubstanz), für Patienten >18 Jahre, falls Enzymersatztherapie nicht möglich
- symptomatisch: orthopädische Maßnahmen bei Knochenschmerzen

Andere Sphingolipidosen

- Niemann-Pick-Krankheit: Defekt der Sphingomyelinase
  - Speicherung von Sphingomyelin in Knochenmark, Leber, Milz, Gehirn
  - akute infantile neuronopathische (Typ A) und chronisch-viszerale Form (Typ B)
  - klinisch: Hepatosplenomegalie, krischroter Makulafleck (in 50 %), progrediente neurologische Verschlechterung (Typ A), Lungenbeteiligung (interstitiell) (Typ B)
  - diagnostisch: Enzymaktivität (Fibroblasten), Mutationsanalyse

Tab. 3.11 Manifestationsformen des M. Gaucher

Formen	Symptome
Viszerale, nicht-neuronopathische Form (99 %)	Hepatosplenomegalie → Hypersplenismus, Panzytopenie Knochenschmerzen, Fieber (Differenzialdiagnose: Osteomyelitis), aseptische Knochennekrosen, pathologische Frakturen Kleinwuchs, Dystrophie
Neuronopathische Form mit akutem oder chronischem Verlauf	Gedeihstörung, Atemwegsinfekte, Dysphagie Augenmuskellähmungen, kirschroter Makulafleck Opisthotonus, Tetraspastik, Verhaltensänderungen, Choreoathetose, Krampfanfälle

- G_{M2}-Gangliosidose (M. Tay-Sachs, infanile amaurotische Idiotie)
  - Defekt der Hexosaminidase; häufig bei Juden osteuropäischer Abstammung
  - klinisch mit 6 Monaten Verlust von statomotorischen Fähigkeiten, myoklonische Schreckbewegungen auf Geräusche, Spastik, Erblindung, kirschroter Makulafleck, Makrozephalie
  - diagnostisch: Enzymaktivität, Mutationsanalyse
- Morbus Fabry: X-chromosomal-rezessiver Defekt der α-Galaktosidase
  - Ceramidtrihexosid im Endothel von Gefässen, Epithelien (Niere) und glatter Muskulatur
  - klinisch: bei Jungen (Schulalter) schmerzhafte Akroparästhesien, gestörte Schweißbildung, Angiokeratome, Hornhauttrübung, Katarakt, Herzklappen-, Niereninsuffizienz
  - auch heterozygote Frauen haben häufig klinische Symptome!
  - diagnostisch: doppelbrechende Substanzen (Urin), Enzymaktivität, Mutationsanalyse

> Memo Enzymersatz (rekombinante α-Galaktosidase) bessert Schmerzen, Herz-, Nierenfunktion.

- Morbus Krabbe: Defekt der β-Galaktozerebrosidase
  - toxisches Galaktosylsphingosin zerstört Oligodendrozyten → Demyelinisierung
  - klinisch mit 3–6 Monaten Irritabilität, Taub-, Blindheit, Opisthotonus, Spastik, Krampfanfälle
  - Diagnose: Liquoreiweiß ↑, Nervenleitgeschwindigkeit ↓, Demyelinisierung (MRT), Enzymaktivitätsmessung in Fibroblasten, Mutationsanalyse
- metachromatische Leukodystrophie: Defekt der Zerebrosidsulfatase (Arylsulfatase A)
  - Sulfatidakkumulation → Demyelinisierung
  - infantile und juvenile Formen: Verlust erworbener Fähigkeiten, spastische Tetraparese, Bulbärparalyse, Optikusatrophie, im Schulalter zuerst Verhaltensstörungen
  - diagnostisch: Nervenleitgeschwindigkeit ↓, MRT Schädel: Demyelinisierung, Enzymaktivitätsmessung in Fibroblasten, Mutationsanalyse

- neuronale Zeroidlipofuszinose: verschiedene Enzym- oder Membranproteindefekte
  - intrazelluläre Speicherung von Zeroidlipofuszin
  - gehört zu häufigsten neurodegenerativen Erkrankungen im Kindes- und Jugendalter
  - erste klinische Zeichen sind Krampfanfälle, Ataxie, Spastik, Mikrozephalie
  - gemeinsames klinisches Merkmal ist Entwicklung von Amaurose und Demenz
  - Einteilung nach Manifestationsalter (infantil/juvenil) oder Gendefekt (CLN1–10)
  - diagnostisch: (Elektronen-)Mikroskopie (Hautbiopsie, Lymphozyten): Speichermuster; molekulargenetische Untersuchung

3.5.2 Peroxisomale Erkrankungen

- Störung der peroxisomalen Biogenese (Ausfall aller peroxisomalen Funktionen wie z. B. Fettsäureabbau, Cholesterinsynthese) oder Defekte einzelner peroxisomaler Proteine

X-chromosomal vererbte Adrenoleukodystrophie

- häufigste peroxisomale Erkrankung, 1:20.000 Jungen
- Defekt des peroxisomalen ABC-Transporters ABCD1
- Akkumulation überlangkettiger Fettsäuren
- entzündliche Demyelinisierung des ZNS, periphere Neuropathie
- adrenale und testikuläre Insuffizienz

Klinik

- hauptsächlich Jungen betroffen, >50 % der weiblichen Mutationsträger neurologisch auffällig

■ Tabelle 3.12

Diagnostik

- überlangkettige Fettsäuren (Serum) ↑
- MRT Schädel: Demyelinisierung periventrikulär und okzipital
- bei Nebennierenrindeninsuffizienz: ACTH (Plasma) ↑, Kortisol ↓
- Mutationsanalyse (ABCD1-Gen), keine Korrelation zwischen Genotyp und Phänotyp

Therapie

- frühe hämatopoetische Stammzelltransplantation, Stammzell-Gentherapie
- „Lorenzos Öl“: Diät mit einfach ungesättigten Fettsäuren (Glyzerintrioleat: Glyzerintrierukat 4:1) bei asymptomatischen Jungen

Tab. 3.12 Klinische Manifestation der Adrenoleukodystrophie

Form	Symptome
Kindlich-zerebral (48 %)	Im 2.–10. Lebensjahr Verhaltensauffälligkeiten, Seh-, Hörverlust, in wenigen Monaten spastische Tetraparese, Epilepsie, Demenz
Jugendlich-zerebrale Form (5 %) und erwachsen-zerebrale Form (3 %)	Manifestation im Jugend-/Erwachsenenalter meist mit psychiatrischen Symptomen, Verlauf dann wie kindlich-zerebrale Form, Demenz
Adrenomyeloneuropathie (25 %)	In 2. Lebensdekade, spastische Paraparese der Beine, Inkontinenz, somatosensible Störungen, Nebennierenrinden- und Gonadeninsuffizienz
Addison-only-Form (10 %)	Isolierte Nebennierenrindeninsuffizienz
Asymptomatische Form (10 %)	Keine

<6 Jahren → normalisiert überlangkettige Fettsäuren im Plasma, verzögert Auftreten neurologischer Symptome
- Substitution von Hydrokortison bei Nebennierenrindeninsuffizienz

! Cave Notfallausweis bei Hydrocortison-Substitution.

Andere peroxisomale Erkrankungen

- klassisches Refsum-Syndrom: Störung des Phytansäureabbaus
  - Akkumulation/Speicherung von Phytansäure im Plasma und Gewebe
  - klinisch: Retinitis pigmentosa (Nachtblindheit), Polyneuropathie, zerebelläre Ataxie, Taubheit, Anosmie
  - diagnostisch: Nervenleitgeschwindigkeit ↓, visuell und akustisch evozierte Potenziale abnorm, pathologisches Elektroretinogramm, Liquoreiweiß ↑, Phytansäure im Serum ↑
  - Therapie: phytansäurearme Diät → verhindert Progredienz der peripheren Polyneuropathie
- Zellweger-Syndrom: autosomal-rezessiv erblicher Defekt der peroxisomalen Biogenese
- klinisch: kraniofaziale Dysmorphie, Augenfehlbildungen, muskuläre Hypotonie, neonatale Krampfanfälle, psychomotorischer Entwicklungsstillstand, Cholestase, Nierenzysten, Taubheit
- diagnostisch: überlangkettige Fettsäuren (Plasma) ↑, Plasmalogen ↓, Fehlen von intakten Peroxisomen in Fibroblastenkultur, PEX-Genanalyse
- keine kausale Therapie verfügbar, Pränataldiagnose möglich

Tag 2: Infektionskrankheiten

L. von Müller

B. Karges, N. Wagner (Hrsg.), *Pädiatrie in 5 Tagen*, Springer-Lehrbuch,
DOI 10.1007/978-3-662-52813-6_4

4.1 Allgemeine Infektionslehre

- Infektionskrankheiten sind die häufigste Ursache für den Besuch beim Kinderarzt
- Infektionserreger sind mutations- und adaptationsfreudig
  - Entstehung neuer humanpathogener Erreger, z. B. humanes Immundefizienz-Virus (HIV), schweres akutes respiratorisches Syndrom-Virus (SARS)
  - Entstehung resistenter Erreger, z. B. Methicillin-resistenter Staphylococcus aureus (MRSA), Vancomycin-resistente Enterokokken (VRE)

Allgemeine Übertragungswege

- aerogen (Tröpfcheninfektionen)
- fäkal-oral (Schmierinfektionen)
- hämatogen (z. B. i.v. Drogenabusus)
- sexuell
- endogen (z. B. opportunistische Infektionen)

Besondere Übertragungswege (intrauterin und perinatal)

- Embryo/Fetus
  - i. d. R. natürlicher Schutz durch die sterile Fruchthöhle (Amnion) und durch transplazentar übertragene mütterlicher Antikörper („Nestschutz")
  - aszendierende oder transplazentare Infektion möglich
- perinatal
  - Vaginalflora der Mutter (z. B. Streptococcus agalactiae, Escherichia coli, Listeria monocytogenes)
  - Erreger aus mütterlichem Blut (z. B. Hepatitis B, HIV)
  - genitale Virusinfektionen der Mutter (z. B. Herpes-simplex-Virus, Papillomaviren)
- Früh- und Neugeborene
  - Erhöhte Infektanfälligkeit aufgrund immunologischer Unreife

> Memo wichtige konnatale Erreger: „STORCH", Akronym für Syphilis, Toxoplasma gondii, „Others", Rubella, CMV (Zytomegalievirus)/ Chlamydia trachomatis, Herpes, NEU: kongenitale Zika Virus Infektion mit Mikrozephalie (Reiseanamnese beachten).

Disposition

- lokale Störung der Haut-/Schleimhautbarriere (z. B. Traumata, atopische Dermatitis)
- Immunsuppression
- angeborene Immundefekte
  - Phagozytosesystem (z. B. septische Granulomatose, „chronic granulomatous disease", CGD)
  - Antikörperbildung durch B-Zellen (Bruton-Agammaglobulinämie)
  - T-Zell-System („severe combined immunodeficiency syndrome", SCID)
  - T-Zell-Defekte beeinflussen die Antikörperbildung, z. T. auch die Funktion von natürlichen Killerzellen (NK-Zellen)

4

- **Basisdiagnostik**
- „Infektlabor"
  - Blutbild: Leukozyten, Thrombozyten, Differenzialblutbild
    - Eosinophilie z. B. bei Infektionen mit Helminthen und Parasiten
    - Leukozytose (meist bakteriell), Lymphopenie/Lymphozytose (häufig viral)
    - „Linksverschiebung" (bakterielle Infektion): unreife (Stabkernige)/reife Granulozyten (Segmentkernige): „immature to total quotient" (ITQ)
  - C- reaktives Protein (CRP), Prokalzitonin (PCT), nur noch in begründeten Ausnahmefällen: Blutkörpersenkungsgeschwindigkeit (BSG)
- Erregerdiagnostik
  - Erregeranzucht (Kultur)
  - Antigennachweis (z. B. ELISA, Immunfluoreszenz)
  - Genomnachweis (z. B. PCR)
  - Serologie (Nachweis spezifischer Antikörper)

> Memo Besonders aussagekräftig sind Untersuchungen aus „primär sterilen Materialien": z. B. Blut, Liquor, Punktate, Biopsien, bronchioalveolärer Lavage (BAL).

- **Therapie**
- der rationale Einsatz von Antibiotika („Antibiotic Stewardship") soll einer lokalen und globalen Resistenzentwicklung vorbeugen.

> Memo Bei schweren Infektionen ist die antibiotische Therapie eine Notfalltherapie, die ohne Zeitverzögerung begonnen werden muss.

4.2 Krankheitsbilder

4.2.1 Sepsis

- „systemic inflammatory response syndrome" (SIRS): schweres generalisiertes Infektionssyndrom mit den klinischen Zeichen einer systemischen Entzündungsreaktion (Tab. 4.1)
- Sepsis: systemische Infektionskrankheit (z. B. Bakteriämie) mit den Zeichen der SIRS
- häufige Erreger:
  - Neugeborene: Streptococcus agalactiae (β-hämolysierende Streptokokken der Gruppe B [GBS]), Escherichia coli, Listeria monocytogenes, Herpes-simplex-Virus
  - alle Altersgruppen: Staphylococcus aureus, Streptococcus pyogenes (β-hämolysierende Streptokokken der Gruppe A [GAS]), Streptococcus pneumoniae, Haemophilus influenzae, Neisseria meningitidis
  - Reiserückkehrer: Plasmodium falciparum (Malaria tropica)
  - Immunsupprimierte: opportunistische Infektionen (CMV, Adenoviren, Pilze)
- alternative nichtinfektöse Ursachen des SIRS: schwere Traumata oder Verbrennungen („sterile Entzündungsreaktion")

Tab. 4.1 SIRS-Kriterien (2 oder mehr Kriterien müssen erfüllt sein)

Symptome	Altersabhängige Richtwerte
Fieber oder Hypothermie	>38,5 °C (Ausnahme: Neugeborene: >38,0 °C) oder <36 °C
Tachykardie (altersabhängig)	<1 Monat: >190/min; 1–12 Monate: >160/min; 1–2 Jahre: >140/min; 2–5 Jahre: >130/min; 6–12 Jahre: >120/min; 13–15 Jahre: >100/min; >15 Jahre: >90/min
Tachypnoe (altersabhängig)	<1 Monat: >60/min; 1–12 Monate: >45/min; 1–2 Jahre: >40/min; 3–5 Jahre: >35/min; 6–12 Jahre: >30/min; 13–15 Jahre: >25/min; >15 Jahre: >20/min
Leukozytose oder Leukopenie	Leukozyten >14.000/µl oder <4.000/µl

- **Klinik**
  - Symptome am Beginn einer Sepsis sind häufig wenig spezifisch, z. B. Fieber, Verwirrtheit
  - frühes Zeichen der Mikrozirkulationsstörung ist die verlängerte kapillare Füllzeit (KFZ> 2 s)
    - Druck auf gut zirkulierte Hautareale (z. B. Fingernagel) → Abblassen → anschließende Dekompression → erneute Rötung innerhalb von 2 Sekunden
  - Vollbild der Sepsis: disseminierte intravasale Gerinnung (Hautblutungen), Somnolenz, Organ- und Herz-Kreislauf-Versagen
  - Weitere Kriterien für SIRS bei Frühgeborenen <1.500 g (nach Neo-KISS) sind metabolische Azidose (BE < -10 mmol) und Hyperglykämie (>140 mg/dl)
  - schwere Sepsis: SIRS mit Organversagen (Niere, Atmung, Leber, ZNS)
  - septischer Schock: schwerste Form der Sepsis mit katecholaminbedürftiger Herz-Kreislaufinsuffizienz trotz adäquater Flüssigkeitszufuhr (Mortalität trotz intensivmedizinischer Therapie 30–50 %)
  - Risikopatienten: Immunsupprimierte, Splenektomierte („Postsplenektomie-Sepsis", „overwhelming post splenectomy syndrome", OPSI), immunologische Unreife (Früh- und Neugeborene)
  - anamnestische Angaben über Exposition und Disposition: Geburtsanamnese (z. B. vorzeitiger Blasensprung, Nachweis von beta-hämolysierenden Streptokokken im Vaginalabstrich der Mutter, Herpes genitalis der Mutter), Umgebungsanamnese, Reiseanamnese, Impfanamnese, Fremdkörper (z. B. zentrale Venenkatheter, Schrittmacher)

- **Diagnostik**
  - Infektlabor und kulturelle Erregerdiagnostik (z. B. Blutkultur, Urin, Liquor)

- Antigennachweise (z. B. Gruppe-B-Streptokokken-Ag)
- PCR (z. B. Herpes-simplex-Virus)
- Ausschluss Malaria (Blutausstrich und „dicker Tropfen“) bei bekannter Reiseanamnese
- apparative Diagnostik (Fokussuche): z. B. Sonographie, Röntgen, CT, NMR, Szintigraphie

Therapie
- sofortige kalkulierte antibiotische Therapie (Notfalltherapie) mit „Breitband-Antibiotika“
- bei klinischem Verdacht: frühzeitige spezifische antivirale Therapie (z. B. Herpes-simplex-Virus, Influenza)
- nur in begründeten Fällen zusätzliche antimykotische Therapie, z. B. bei Therapieversagen bzw. bei Nachweis/Verdacht auf systemische Mykose
- chirurgisch: Fokussanierung, z. B. Abszesse („ubi pus ibi evacua“).
- supportive intensivmedizische Maßnahmen
  - Herz-Kreislauf-Stabilisierung: Volumengabe plus Katecholamine
  - Sicherung der Atmung (z. B. O_2-Gabe, Beatmung)
  - Stabilisierung der Gerinnung (z. B. FFP, Gerinnungsfaktoren)
  - Dialyse

4.2.2 Meningitis

- Entzündung der Hirnhäute
- hämatogene (idiopathische) Meningitis (z. B. akute Meningokokken-Meningitis)
- Durchwanderungsmeningitis (mit bekanntem Focus, z. B. Sinusitis)
- posttraumatische Meningitis
- Meningoenzephalitis (bei zusätzlicher ZNS-Beteiligung)
- wichtige Erreger
  - Bakterien: Streptococcus pneumoniae, Neisseria meningitidis, Listeria monocytogenes, Haemophilus influenzae Typ B, Escherichia coli, Mycobacterium tuberculosis
  - Viren: Herpes-simplex-Virus, Enteroviren, Mumps
  - Pilze: Cryptococcus neoformans (Immunsupprimierte)

Klinik
- meningeale Schmerzzeichen (Hirnhäute sind besonders gut sensorisch innerviert)
  - Nackensteifigkeit (Meningismus)
  - Brudzinski-Zeichen (Beugung des Kopfes → Anziehen der Oberschenkel)
  - Kernig-Zeichen (Streckung im Kniegelenk bei Beugung im Hüftgelenk nicht möglich)

■ **Tab. 4.2** Liquorstatus bei verschiedenen Formen der Meningitis

Messparameter	Eitrige Meningitis (meist bakterielle)	Seröse Meningitis (meist viral)
Zellzahl	+++ (>1.000/µl)	++ (<1.000/µl)
Differenzierung	Granulozytenanteil >70 %	Lymphomonozytäre Zellen
Glukose	Erniedrigt (<30 mg/dl)	Normal (>70 % des Blutzuckers)
Laktat	Erhöht (>3,5 mmol/l)	Normal
Protein	>40 mg/dl (bei Neugeborenen >90 mg/dl)	Normal-mäßig erhöht

   - „Knie-Kuss“ nicht möglich
   - erhöhter Hirndruck (bei Säuglingen: vorgewölbte Fontalelle)
- Petechien → Generalisierte Blutungen (Waterhouse-Friedrichsen-Syndrom, ► Abschn. 11.6.2)
- Meningoenzephalitis: Meningitiszeichen plus Bewusstseinstrübung (Desorientiertheit, Somnolenz, Koma)

> **Memo** Meningeale Schmerzzeichen können fehlen (besonders bei Säuglingen).

■ **Diagnostik**
- Anamnese: Umgebungsanamnese, Reiseanamnese, Zeckenstiche, Impfanamnese, Trauma
- Infektlabor und Blutkulturen
- Liquorpunktion nach Ausschluss eines erhöhten Hirndrucks (Augenhintergrund/CT Schädel)
- Liquordiagnostik: Zellzahl, Eiweiß, Glukose, Laktat, mikroskopisches Direktpräparat mit Gram-Färbung, kulturelle Anzucht, PCR (■ Tab. 4.2)
- zusätzliche Liquordiagnostik bei seröser Meningitis: HSV-, VZV-, Enterovirus-PCR, Borrelienantikörper (Serum-Liquor-Quotient, Reiber-Schema)
- zentrale Bildgebung (Sonographie, NMR, CT): Fokussuche bzw. Ausschluss Abszess
- hohe Letalität (10–20 % foudroyante Verlaufsformen)
- Defektheilung: bleibende Behinderungen, z. B. progrediente Innenohrschwerhörigkeit

! **Cave** Ein negatives Gram-Präparat schließt eine bakterielle Meningitis nicht sicher aus (geringe Sensitivität bei hoher Spezifität)!

> **Memo** regelmäßige Nachsorgeuntersuchungen notwendig!

■ **Therapie**
- sofortige kalkulierte antibiotische (und antivirale) Therapie (Notfalltherapie!)
   - Cephalosporin der 3. Generation (hohe Liquorgängigkeit) plus Ampicillin (bei Verdacht auf Listerien) plus Aciclovir (bei Verdacht auf Herpes- oder Varizella-Zoster-Meningitis)
- therapiebegleitend: antiinflammatorische Therapie mit Dexamethason für 2 Tage empfohlen (Reduktion der zerebralen Zellschädigung infolge der Inflammation, besonders nach Pneumokokkeninfektionen)
- chirurgisch bei nachgewiesenem Fokus (z. B. offenes Schädel-Hirn-Trauma, Abszess)

> **Memo** Jede Verzögerung der antibiotischen Therapie erhöht signifikant die Mortalität und die Schwere von Residuen.

4.2.3 Pneumonie

► Abschnitt 5.3.4

4.2.4 Osteomyelitis

- hämatogene Osteomyelitis (idiopathische Osteomyelitis)
  - Staphylococcus aureus, Gram-negative Stäbchen (z. B. Salmonellen), Mycobacterium tuberculosis, Treponema pallidum (Lues connata)
- posttraumatische Osteomyelitis
  - Aeobe/anaerobe Mischinfektion, C. perfringens (Gasbrand)

! Cave Bissverletzungen von Menschen und Tieren.

Klinik

- häufig wenig spezifisch (Abgeschlagenheit, subfebril)
- Schonung der betroffenen Extremität („Pseudoparalyse“)
- septische Arthritis (Ausbreitung per continuitatem)
- Senkungsabszess in präformierte Muskellogen (z. B. Psoasabszess)
- Komplikation: Wachstumsstörungen durch Zerstörung von Epiphysenfugen

> Memo Differenzialdiagnose: Knochentumoren, benigne Knochenzysten.

Diagnostik

- Infektlabor einschließlich Blutkörpersenkungsgeschwindigkeit (BSG) plus wiederholte Blutkulturen
- Erregernachweis sollte wenn möglich erzwungen werden
- invasive Untersuchungen (Biopsie, Punktion) bei negativen Blutkulturen
- Bildgebung mit Röntgen (häufig erst mit Latenz auffällig), Ultraschall (perifokales Weichteilödem), NMR (besonders sensitiv und spezifisch), ^{99m}Tc-Skelettszintigraphie (postoperativ nicht sinnvoll, da falsch-positiv), evtl. PET

Therapie

- gezielte antibiotische Therapie (i.v.) entsprechend Erregernachweis und Antibiogramm (Minimum 3(–6) Wochen)
- nur in begründeten Ausnahmen chirurgische Fokussanierung (bei konservativem Therapieversagen)

4.2.5 Harnwegsinfektion

► Abschnitt 10.2

4.2.6 Infektiöse Darmerkrankungen

> Memo Durchfallerkrankungen sind weltweit eine der häufigsten Ursachen der Kindersterblichkeit.

- Übertragung: fäkal-oral

  - hohe Infektionsdosis: Anreicherung in Nahrungsmitteln durch unsachgemäße Lagerung (z. B. enteritische Salmonellen)
  - geringe Infektionsdosis: direkte Übertragung von Mensch zu Mensch (z. B. Rotaviren)
- wichtige Erreger
  - Bakterien: Campylobacter jejuni, Salmonella enteritidis, Shigella dysenteriae (Ruhr), Vibrio cholerae, Yersinien enterocolitica (Inkubationszeit: wenige Tage)
  - Viren: Rotaviren, Noroviren, Enteroviren (Inkubationszeit: Stunden bis wenige Tage)
  - Parasiten: Amöben, Cryptosporidien (Immunsupprimierte)
  - Lebensmittelvergiftung: z. B. Toxine von Staphylococcus aureus, Bacillus cereus (Inkubationszeit: wenige Stunden)
- meldepflichtig nach IfSG §6 und 7
- Komplikationen: Postinfektöse Arthritis (1–2 Wochen nach Diarrhö)
  - Assoziation mit HLA-B27
  - Reiter-Trias (Konjunktivitis, Arthritis, Urethritis)

▪ **Klinik**
- Durchfälle
- Exsikkose
  - Gewichtsabnahme
  - stehende Hautfalten
  - eingesunkene Fontanelle
- Bewusstseinsstörung, Apathie

> Memo aufgrund der Dehydratation initiale Venenpunktion häufig problematisch.

▪ **Diagnostik**
- Erregeranzucht (Selektivmedien)
- Antigennachweis (Gruber-Agglutination)
- molekularbiologischer Nachweis der Pathovare von E. coli (PCR für Pathogenitätsfaktoren)

▪ **Therapie**
- orale bzw. i.v. Rehydratation
- antibiotische Therapie nur bei invasiven Infektionen (z. B. Typhus)

4.3 Bakterielle Infektionen

4.3.1 Streptokokkeninfektionen

- Gram-positive, Katalase-negative Bakterien, die mikroskopisch in Ketten gelagert sind
- Einteilung nach
  - Hämolyseverhalten auf Schafsblut-Agar
    - α-Hämolyse (unvollständige Hämolyse: „vergrünend“)

  - β-Hämolyse (vollständige Hämolyse)
  - γ-Hämolyse (ohne Hämolyse)
- Gruppenantigenen (C-Substanz, Lancefield-Klassifikation)

Streptococcus pyogenes (β-hämolysierende Streptokokken der Gruppe A, GAS)

> Memo S. pyogenes ist immer Penicillin-empfindlich.

- lokale Infektionen (Tonsillitis, Haut-/Weichteilinfektionen)
- toxinvermittelte Erkrankung (Scharlach, „streptokokken toxic shock syndrome“ [STSS])
- postinfektiöse, immunologisch vermittelte Erkrankung (Poststreptokokken-Glomerulonephritis und rheumatisches Fieber)

Angina tonsillaris (Tonsillopharyngitis)

- eitrige Mandelentzündung
- Manifestation: Klein- und Schulkindalter
- Inkubationszeit: wenige Tage

Klinik

- Fieber, Schluckstörung, feuerrote mit Stippchen belegte Tonsillen
- druckdolente Lymphknotenvergrößerung (mandibulär, zervikonuchal)
- Rezidive möglich (Erregerpersistenz in den Krypten der Tonsillen)

Diagnostik

- kultureller Erregernachweis, Antigennachweis („Streptokokken-Schnelltest“)

Therapie

- Penicilline p.o. oder i.v.

Scharlach

- toxinvermittelte Erkrankung (erythrogenes, phagenkodiertes Toxin)
- lokale Infektion mit toxinogenen Stämmen (z. B. Tonsillitis)
- selten: Wundscharlach nach Haut-/Weichteilinfektionen mit GAS

Klinik

- feinfleckiges Exanthem/Enanthem
  - Betonung der Beugen (axillär und inguinal), Munddreieck ausgespart (Facies scarlatina)
- „Himbeerzunge“ (prominente, stark geröteten Papillen)
- groblamelläre Hautschuppung an Händen und Füßen (2.–4. Woche nach Krankheitsbeginn)

- **Diagnostik**
  - kultureller Erregernachweis, Antigennachweis („Streptokokken-Schnelltest")

- **Therapie**
  - Penicilline p.o. oder i.v.

Streptokokken toxic shock syndrome (STSS)
- toxinvermittelte systemische Entzündungsreaktion durch Superantigene (s. auch Staphylococcus aureus)
- sepsisartiges Krankheitsbild (s. auch ► Kap. 4, S. aureus toxic shock syndrome)

Haut-/Weichteilinfektionen durch β-hämolysierende Streptokokken
- klinische Unterscheidung folgender oberflächiger und tiefer Infektionen

Impetigo contagiosa
- hochkontagiöse superfizielle Infektion der Haut
- Manifestation: Kleinkind- und Schulalter

- **Klinik**
  - Infektion der Haut mit Blasen- und Ulkusbildung (honigfarbene Krusten)
  - Schmierinfektion: häufige Autoinfektionen an gut zugängigen Hautarealen (Kratzstellen)

- **Diagnostik**
  - kultureller Erregernachweis aus Abstrichmaterial
  - Differenzialdiagnose: Staphylodermie (Staphylococcus aureus)

- **Therapie**
  - Lokaltherapie
  - evtl. plus Cephalosporin 1.–2. Generation p.o.

Erysipel
- intrakutane Infektion mit Ausbreitung in den Lymphspalten
- Risikofaktoren: Vorausgegangenes Erysipel, Lymphabflussstörung, Stoffwechselerkrankungen (z. B. Diabetes mellitus)

- **Klinik**
  - Fieber plus feuerrotes, scharf begrenztes, schmerzhaftes Erythem
  - ipsilaterale druckdolente Lymphknotenvergrößerung
  - häufige Eintrittspforten: Mikrotraumata/Hautmazerationen

> Memo Abstriche sind nicht sinnvoll, Biopsien nicht indiziert!

- **Diagnostik**
- klinische Blickdiagnose
- evtl. Blutkultur

- **Therapie**
- Penicillin i.v./p.o.
- evtl. kurzzeitige Ruhigstellung der befallenen Extremität

Phlegmone („cellulitis")

- Infektion der Kutis und Subkutis (Differenzialdiagnose: andere Erreger, z. B. Staphylococcus aureus)

- **Klinik**
- klassische Entzündungszeichen (calor, rubor, dolor, tumor, functio laesa)
- Ekthyma gangraenosum: Ulzerierende eitrige Entzündung der Haut bei Immunsupprimierten

! Cave keine Abstriche und keine Biospien.

- **Diagnostik**
- evtl. Blutkultur
- Bildgebung mit Sonographie, CT

- **Therapie**
- Staphylokokken-wirksame Therapie, z. B. Ampicillin plus Clavulansäure oder Cephalosporine 1.–2. Generation i.v./p.o.

Nekrotisierende Fasziitis

- lebensbedrohliche Haut-/Weichteilinfektion
- invasive, häufig auch toxinvermittelte Infektion

- **Klinik**
- starke lokale Schmerz/Gefühlsstörungen bei äußerlich wenig auffälligem Lokalbefund
- Eintrittspforte: Bagatelltraumata der Haut (z. B. superinfizierte Insektenstiche)

- **Diagnostik**
- Bildgebung: Sonographie, Röntgen, NMR
- mikrobiologische Untersuchung aus Biopsiematerial (Gram-Präparat und Kultur)

- **Therapie**
- antibiotische Kombinationstherapie (Notfalltherapie) (Penicillin plus Clindamycin)
- frühzeitige chirurgische Exploration (Notfalltherapie), Nekrosektomie

Streptokokken-Folgeerkrankungen

- immunologisch vermittelte postinfektiöse Erkrankungen durch nephritogene/rheumatogen Stämme (M-Antigene)

Rheumatische Fieber (RF)

► Abschnitt 8.1.5

Akute Poststreptokokken-Glomerulonephritis (akute exsudativ-proliferative GN)

► Abschnitt 10.3.2

Pneumokokken (Streptococcus pneumoniae)

- „vergrünende", Gram-positive Diplokokken
- wichtigster Pathogenitätsfaktor: Polysaccharidkapsel (>100 Kapseltypen)
- 30–40 % asymptomatische Träger (Nase-Rachen-Raum)
- Manifestation: besonders häufig in den ersten beiden Lebensjahren
- besondere Disposition bei Asplenie (OPSI, „overwhelming post splenectomy infection syndrome)
- Prophylaxe invasiver Infektionen durch Impfung (Totimpfstoffe):
  - Regelimpfung für Säuglinge ab 2. Lebensmonat mit 10- oder 13-valentem Konjugat-Impfstoff
  - der ab dem 3. Lebensjahr zugelassene 23-valente Kapselpolysaccharid-Impfstoff hat in der Pädiatrie aktuell keine relevante Bedeutung (Indikationsimpfung)

! Cave zunehmende Resistenzentwicklung gegen Penicilline, Cephalosporine und Makrolide in südlichen Ländern (z. B. in Spanien >50 %)!

■ **Klinik**
- Infektionen des Respirationstrakts
  - Pneumonie
  - Otitis media
  - Sinusitis
  - Komplikationen: Mastoiditis, Durchwanderungsmeningitis, Lungenabszess, Pleuraempyem, sekundäre Sepsis
- Pneumokokkenmeningitis, -sepsis (► Abschn. 4.2.2)
  - Defektheilungen treten im Vergleich zu anderen Meningitiserregern besonders häufig auf (bis 20 %)

■ **Diagnostik**
- Infektlabor und Blutkultur
- Röntgen-Thorax (Lobärpneumonie: lokalisierte Zeichnungsvermehrung mit Aerobronchogramm)
- Sputum- bzw. Liquordiagnostik mit Kultur
- fakultativ: Pneumonkokken-Antigennachweis im Urin

■ **Therapie**
- kalkulierte antibiotische Therapie (z. B. Cephalosporine, Ampicillin)

> Memo Die antibiotische Therapie ist bei schweren Pneumokokken-Infektionen eine Notfalltherapie.

4.3.2 Staphylokokkeninfektionen

- Gram-positive, Katalase-positive Bakterien, die mikroskopisch in Trauben gelagert sind

Koagulase-negative Staphylokokken (KNS)

- physiologische Hautkeime (Kommensale)
- geringe Virulenz bei ausgeprägter Persistenz (z. B. Biofilmbildung)
- häufige Antibiotikaresistenz (z. B. Methicillin-resistenter S. epidemidis, MRSE)

Klinik

- Fremdkörperinfektion/nosokomiale Infektion
- Infektionen bei Immunsupprimierten und Immununreifen (Neonatologie)
- häufige Kontaminante bei unsachgemäßer Probeabnahme

Diagnostik

- Kultur

Therapie

- bei oberflächiger Besiedlung: keine Therapie nötig
- bei invasiver Infektion:
  - Entfernung besiedelter Fremdkörper (z. B. zentrale Venenverweilkatheter)
  - antibiotische Therapie nach Antibiogramm (häufig resistent gegen Beta-Laktam Antibiotika: Methicillin-resistenter S. epidemidis [MRSE)]

Staphylococcus aureus

- ca. 10–30 % asymptomatische Träger im Nasen-Rachen-Raum
- wichtige Voraussetzung der Invasion ist i. d. R. eine gestörte Haut-/Schleimhautbarriere
- hohe Virulenz (Adhäsine, Invasine, Toxine, Superantigene)
- akute, z. T. perakut verlaufende Infektionen mit hoher Mobidität und Letalität
- chronische Infektionen mit ausgeprägter Rezidivneigung
  - Rezidive durch „Small-colony"-Varianten
  - Rezidive durch Biofilme und nach intrazellulärer Persistenz (Mimikry)
- Antibiotikaresistenz (Methicillin-resistenter S. aureus [MRSA])
  - Alternatives Penicillin-bindendes Protein (PBP2a, MecA-Gen)

> Memo „community acquired MRSA" (CA-MRSA) sind neue ambulant erworbene „Problemkeime", die häufig von Kindern aus USA und Canada importiert werden.

Invasive S.-aureus-Infektionen

Klinik

- Systemerkrankungen durch Staphylococcus aureus
  - Pneumonie, z. B. häufige bakterielle Superinfektion nach Influenza- oder RSV-Infektionen
  - Endokarditis
  - Sepsis

! Cave Säuglinge, Patienten mit Mukoviszidose oder Antikörpermangel.

- Haut-/Weichteilinfektionen durch S. aureus
  - Abszesse: Follikultis (Haarbalgentzündung), Furunkel (eintrig abzedierende Hautinfektion), Karbunkel (Einschmelzung mehrerer Furunkel), tiefe Weichteilabzesse
  - Impetigo contagiosa (hochkontagiöse oberflächige Hautinfektion; „Staphylodermie")
  - Phlegmone (subkutane Infektion)
  - Osteomyelitis (meist hämatogen)

- **Diagnostik**
- Blutkulturen (z. B. bei Osteomyelitis), Kultur aus Abszess- oder Abstrichmaterial
- Schnelldiagnostik mit PCR möglich (z. B. MRSA)

- **Therapie**
- MSSA (Methicillin-sensitiv): Penicillinase-feste Penicilline (Flucloxacillin) oder Cephalosporine der 1.–2. Generation
- MRSA: Glykopeptide (z. B. Vancomycin), Oxazolidone (z. B. Linezolid), Daptomycin, Tigecyclin

> Memo Abszesse immer chirurgisch behandeln („ubi pus ibi evacua").

Toxisches Schocksyndrom (TSS)

- toxinproduzierende Stämme (toxic shock syndrome toxin [TSST-1], andere Superantigene [z. B. SEB])
- möglicher Fokus: vaginale Besiedlung mit toxinogenen Stämmen

! Cave Verwendung bestimmter Tampons!

- **Klinik**
- sepsisartiges Krankheitsbild mit Exanthem
- Hauptkriterien (mindestens 3 Organsysteme müssen beteiligt sein)
  - Gastrointestinaltrakt: Erbrechen, Diarrhö
  - Muskulatur: Myalgie, CK-Erhöhung
  - Schleimhaut: Enanthem, Hyperämie
  - Niere: Harnstoff/Kreatinin Erhöhung, Leukozyturie ohne Erregernachweis
  - Leber: Transaminasen-, alkalische Phosphatase-, Bilirubinerhöhung
  - ZNS: Desorientiertheit, Bewusstseinstrübung
- nach 2 Wochen: groblamelläre Hautschuppung
- Pathogenese durch systemische Toxinwirkung

- **Diagnostik**
- kultureller Nachweis toxigener Stämme (Typisierung durch Speziallaboratorien)

- **Therapie**
- Fokussanierung (z. B. Entfernen des Tampons)
- plus antibiotische Kombinationstherapie

  - Hemmung der Bakterienvermehrung (Betalaktam-Antibiotika, z. B. Oxacillin)
  - plus Inhibition der Toxinproduktion (Proteinsynthesehemmer, z. B. Clindamycin)
- plus intensivmedizinische symptomatische Therapie

Staphylococcal scalded skin syndrome (SSSS)

- Synonyme: Epidermolysis Ritter von Rittershain, kutanes Lyell-Syndrom, toxische Epidermolyse

Klinik

- toxinvermittelte bullöse Hautinfektion (Exfoliativtoxin)
- Schocksymptomatik (Superantigene)
- Manifestationsalter: Säuglinge

Diagnostik

- Kultur aus Abstrichmaterial

Therapie

- Cephalosporine der 1.–2. Generation evtl. plus Clindamycin (Hemmung der Toxinproduktion)

Lebensmittelvergiftungen

- Übertragung: kontaminierte, unsachgemäß gelagerte Nahrungsmittel
- Inkubationszeit: wenige Stunden
- hitzelabile Enterotoxine (A–H)
- Differenzialdiagnose: Bacillus cereus, Clostridium perfringens
- meldepflichtig nach §6 und 7 des IfSG

Klinik

- plötzlich einsetzender Durchfall (häufig mit Erbrechen)

Diagnostik

- typische Anamnese mit zeitgleich Erkrankten
- Kultur aus Rückstellproben (Toxinnachweis in Speziallaboratorien)

Therapie

- symptomatisch

4.3.3 Meningokokkeninfektionen

- Neisseria meningitidis (Gram-negative Diplokokken)
- wichtigster Virulenzfaktor: Polysaccharidkapsel
- 12 verschiedene Kapseltypen (in Deutschland i. d. R. Kapseltyp B und C)
- meldepflichtig nach 6 und §7 des IfSG

Klinik

- Meningokokken Meningitis (Meningitis epidemica)
- Sepsis
- hochakute Erkrankung mit hoher Letalität (5–25 %)
- Beginn häufig als „banaler Infekt"
- Krankheitsprogression innerhalb weniger Stunden
  - „grippaler Infekt" → Meningismus → Somnolenz → disseminierte intravasale Gerinnung (DIG) → Organ- und Herzkreislaufversagen
- Komplikationen
  - Residuen mit geistiger Behinderung und motorischen Entwicklungsstörungen
  - häufig: sensorische Hörstörung
  - septische Metastasen mit Vernarbungen

! Cave Fehldiagnosen bei Erkrankungsbeginn.

> Memo Ein wichtiger Hinweis für die Meningokokkenmeningitis sind Hautblutungen/Petechien (Vollbild: Waterhouse-Friedrichsen-Syndrom).

> Memo Nachsorge!

Diagnostik und Therapie

► Abschnitt 2.2

- frühzeitige kalkulierte antibiotische Therapie ist eine Notfalltherapie

Prophylaxe

- Regelimpfung gegen Kapseltyp C für Kinder ab dem 12. Lebensmonat (Konjugat-Impfstoff))(► Abschn. 4.9)
- Indikationsimpfung mit tetravalentem Kapselimpfstoff (ab dem 3. Lebensjahr, Kapseltypen A, C, W135, Y)
- Indikationsimpfung gegen Meningokokken der Serogruppe B möglich (4CMenB Impfstoff mit alternativen Impfantigenen: Faktor-H-Bindungsprotein (fHbp), neisseriales Heparin-Bindungsantigen (NHBA), Neisseria-Adhäsin (NadA) sowie Porin A (PorA)), Verträglichkeit im Kindesalter jedoch eingeschränkt, deshalb bislang keine Empfehlung von der STIKO
- Postexpositionsprophylaxe direkter Kontaktpersonen: 600 mg Rifampicin (2 Tage) oder 500 mg Cipropfloxacin (Einmalgabe)

4.3.4 Haemophilus-influenzae-Infektion

- Gram-negative, anspruchsvoll wachsende Stäbchenbakterien
- Besiedlung von Nasen-Rachenraum (asymtomatische Träger)
- wichtigster Pathogenitätsfaktor ist die Polysaccharidkapsel (Serotypisierung)
- besonders virulent ist der impfpräventable Serotyp B (Hib)
  - Prophylaxe durch Hib-Impfung (konjugierter Totimpfstoff)
- nicht-invasive Infektionen (z. B. Otitis media) durch nicht-typisierbare, z. T. unbekapselte Stämme (NTHi)

Klinik

- Otitis media, Pneumonie, Konjunktivitis

! Cave Atemwegsverlegungen (Manipulation am Kehlkopf vermeiden).

- Meningitis, Epiglottitis (eitrige Kehlkopfentzündung)
- selten: Osteomyelitis, Arthritis, Endokarditis

- **Diagnostik**
- Erregernachweis (Blut, Liquor, respiratorisches Sekret)

- **Therapie**
- Cephalosporine oder Aminopenicilline (bislang nur geringe Resistenz durch Beta-Laktamasebildner)
- Intubation nur durch Erfahrene in Tracheotomiebereitschaft (Epiglottitis)
- postexpositionelle Umgebungsprophylaxe mit Rifampicin bei schweren, invasiven Infektionen (nicht geimpfte Kontaktpersonen)

4.3.5 Diphtherie

- Corynebacterium diphtheriae, Gram-positives Stäbchenbakterium
- toxinvermittelte Erkrankung (Diphtherie-Toxin-Gen: lysogener Bakteriophage)
- sporadische Ausbrüche in Gemeinschaften von Nicht-Geimpften
- Inkubationszeit: 2–5 Tage
- meldepflichtig ist bereits der Krankheitsverdacht (§6 IfSG)

- **Klinik**
- grau-weißliche „diphtherische Pseudomenbranen"
- charakteristischer süßlicher Geruch
- massive Lymphknotenvergrößerung („Cäsarenhals")
- primäre Lokalisationen
  - Rachendiphtherie (Tonsillendiphtherie), Nasendiphtherie
  - Kehlkopf-/Larynx-Diphtherie (klassischer Krupp)
  - Wunddiphtherie

! Cave Erstickung durch Atemwegsverlegung.

- Verlaufsformen/Komplikationen (Manifestation 1–2 Wochen nach Erkrankungsbeginn)
  - Nervensystem (Demyelinisierung)
    - Parese des Gaumensegels, der Augen-, Gesichts-, Schluck- und Atemmuskulatur
  - Herz (Myokarditis)
    - EKG-Veränderungen (Erregungsrückbildungsstörungen) und Herzrhythmusstörungen
  - Niere (Tubulusnekrosen): Proteinurie
  - maligne-systemische Form (Intoxikation aller Organsysteme)

! Cave akuter Herztod bei erster körperlicher Belastung (z. B. Aufstehen, Stuhlgang).

- **Diagnostik**
- Impfanamnese (besonders wichtig bei Flüchtlingen aus Krisengebieten)

- kulturelle Anzucht (Rachenabstrich)
- Toxinnachweis bzw. Nachweis des Toxingens (PCR)

- **Therapie**
- frühzeitige Gabe von „Antitoxin" (Antiserum)
  - Nobelpreis für E. von Behring (1901) für die passive Immunisierung mit spezifischem Pferdeserum (Antitoxin)
- antibiotische Therapie (Penicillin) zur Unterbrechung der Infektionskette, aber ohne Einfluss auf den Krankheitsverlauf (Toxinwirkung)
- Bettruhe (für mehrere Wochen)
- Isolierung und Pflege ausschließlich durch Geimpfte

4.3.6 Pertussis (Keuchhusten)

- Bordetella pertussis und B. parapertussis (selten B. bronchiseptica)
- schwer anzüchtbare Gram-negative Stäbchenbakterien
- stadienhaft verlaufende toxinvermittelte Erkrankung (Pertussis-Toxin, tracheales Zytotoxin)
- Übertragung: Tröpfcheninfektion (häufig durch asymptomatisch besiedelte Erwachsene)
- Inkubationszeit: 1–2 Wochen

> Memo Prävention des Säuglings-Pertussis durch Booster-Impfung von Eltern/Großeltern.

- **Klinik**

Tabelle 4.3

- Komplikationen
  - schwere Hustenanfälle mit Zyanose, Erbrechen, Schleimhautblutungen (Petechien)
  - Keuchhustenenzephalopathie, zerebrale Krampfanfälle (hypoxiebedingt)
  - Pertussispneumonie
  - bakterielle Superinfektionen
  - hyperreagibles Bronchialsystem
  - Säuglings-Pertussis: Apnoe-Anfälle (Tod durch Atemstillstand) ohne Hustenattacken

Tab. 4.3 Stadien des Keuchhustens

	Dauer	Symptome
Stadium catarrhale	1–2 Wochen	Unspezifisch: „grippaler Infekt", Konjunktivitis, Husten, Fieber
Stadium convulsivum	3–6 Wochen	Stakkatoartige Hustenanfälle, angestrengtes Inspirium („Ziehen")
Stadium decrementi	2–6 Wochen	Rekonvaleszenz

> Memo wichtige Differenzialdiagnose: Fremdkörperaspiration.

- **Diagnostik**
  - Lymphozytose (Pertussistoxin = „lymphocytosis promoting factor")
  - PCR vom Nasenrachenabstrich (früher: Immunfluoreszenz; Kultur: wenig sensitiv)
  - Serologie (häufig erst in der 3. Krankheitswoche positiv → Wiederholungsuntersuchung bei begründetem Verdacht)

- **Therapie**
  - antibiotische Therapie (Makrolide) → Unterbrechung von Infektionsketten, Reduktion von Komplikationen aber ohne Einfluss auf die Dauer der Klinik (Toxinwirkung)
  - symptomatische antitussive Therapie

- **Prophylaxe**
  - azelluläre Pertussis-Impfung ab dem 3. Lebensmonat (Subunit-Vakzine, Totimpfstoff)
  - Herdenimmunität durch Auffrischimpfung im Erwachsenenalter mit Diphtherie- und Tetanus- (TdaP) evtl. zusammen mit Polio-Totimpfung (TdaP-IPV)

4.3.7 Clostridien

- Gram-positive, anaerob wachsende Sporenbildner

Tetanus (Wundstarrkrampf)

- Clostridium tetani: ubiquitärer Keim (Erdreich)
- toxinvermittelte Erkrankung (Tetanospasmin)
  - retrograde axonale, lympho- oder hämatoge Ausbreitung von Tetanospasmin in das ZNS
  - Hemmung glycinerger und GABAerger inhibitorischer Neurone (Degradation von Synaptobrevin)
- Infektion: kontaminierte Wunden (z. B. Mikrotraumata bei der Gartenarbeit, Bissverletzungen)
- Inkubationszeit 3 Tage bis 3 Wochen

- **Klinik**
  - Muskelspasmen: Trismus (Mundöffnung nicht möglich); Risus sardonikus (breit gezogener schmaler Mund), Opisthotonus (Rumpfmuskulatur), Harn- und Stuhlverhalt, Schlundkrampf, Atemlähmung
  - Übererregbarkeit der Muskulatur durch taktile und sensorische Reize (z. B. Hydrophobie)

- **Diagnostik**
  - fehlende Impfanamnese, typische Klinik

- Toxinnachweis (Tierversuch)
- Säuglingstetanus in Entwicklungsländern durch Kontamination des Nabelstumpfs
  - Prävention durch aktive Impfung werdender Mütter (→ „Nestschutz“)

- **Therapie**
- intensivmedizinische Therapie einschließlich Beatmung mit Muskelrelaxation
- plus passive Immunisierung (anti-Tetanus Immunglobulin)
- plus Penicillin i.v.

- **Prophylaxe**
- Regelimpfung: aktive Impfung mit Tetanus Toxoid (Totimpstoff) ab dem 3. Lebensmonat
- Postexpositionsprophylaxe durch Simultanimpfung aktiv und passiv (Exponierte ohne ausreichenden Impfschutz)

Botulismus (Allantiasis)

- Clostridium botulini
- Intoxikation: hitzelabile Neurotoxine (Botulinumtoxine A–G)
  - Botulinumtoxine gelten als die stärksten biologischen Gifte (<1 µg ist tödlich)
  - Übertragung: Ingestion von kontaminierten Lebensmitteln (z. B. hausgemachte, nicht ausreichend erhitzte Konserven)
  - Inkubationszeit: Stunden bis Tage (abhängig von der Toxinmenge)
  - Pathogenese: irreversible Hemmung der Motoneurone (Azetylcholin-Freisetzung)
  - Rückbildung der Paralyse nur durch Wiederausbilden neuer Synapsen
- Säuglingsbotulismus: Toxinproduktion im Säuglingsdarm nach Ingestion sporenhaltiger Nahrungsmittel (z. B. Honig)
- Wundbotulismus: Toxinproduktion in infizierten Wunden
- therapeutische Anwendung von Botulinustoxin („Botox“) z. B. bei spastischen neurologischen Erkrankungen (z. B. spastische Zerebralparese)

! Cave Konserven mit vorgewölbtem Deckel („Bombagen“).

- **Klinik**
- Erkrankungsbeginn: Obstipation, Gaumensegelparese, Paresen der Gesichts- und Augenmuskulatur
- kraniokaudal progrediente Paralyse der gesamten Muskulatur

! Cave Gefahr der Zwerchfellparese.

- **Diagnostik**
- Kultur- und Toxinnachweis (Tierversuch)

- **Therapie**
  - frühzeitige Gabe von Antitoxin (Antiserum vom Pferd)
  - antibiotische Therapie bei Wundbotulinus (Penicillin i.v.)
  - bei Säuglingsbotulinus wird die antibiotische Therapie kontrovers diskutiert (evtl. Steigerung der Toxinproduktion)
  - Giftentfernung nur unmittelbar nach Ingestion sinnvoll (Aktivkohle, Magenspülung)

Clostridium difficile

> Memo alkoholische Händedesinfektionsmittel sind bei Sporenbildnern nicht wirksam.

! Cave komplizierte C. difficile Erkrankungen sind meldepflichtig (§6 IfSG).

- pseudomembranöse Kolitis/antibiotikaassoziierte Kolitis/„Clostridium difficile associated diarrhoea" (CDAD)
- toxinvermittelte Darmerkrankung (Toxin A [Enterotoxin], Toxin B [Cytotoxin], evtl. plus binäres Toxin)
- meist asymptomatische Besiedlung im 1. Lebensjahr (deshalb Diagnostik bei Kindern <2 Jahre i. d. R. nicht sinnvoll)
- schwere Infektionen bei hospitalisierten Patienten mit Grunderkrankungen (z. B. Onkologie)
- spezielle hygienische Maßnahmen (Handschuhpflege, Händewaschen mit Seife, sporozide Flächendesinfektion) aufgrund der besonderen Umweltresistenz der Sporen

- **Klinik**
  - wässrige, hämorrhagische Durchfälle, Tenesmen
  - Komplikation: toxisches Megakolon, Rezidive (ca. 20 %)
  - mögliche Assoziation mit nekrotisierender Enterokolitis bei Frühborenen (NEC)

- **Diagnostik**
  - Stufendiagnostik mit empfindlichem Suchtest (z. B. GDH EIA) und Bestätigungstest für die toxigene Infektion (z. B. Toxin A und B EIA)
  - Erregeranzucht oder PCR aus Stuhl
  - Rektosigmoidoskopie (pathognomonische Pseudomembranen)

- **Therapie**
  - Vancomycin oder Metronidazol p.o., Fidaxomycin für Kinder noch nicht zugelassen
  - bei rekurrenten Rezidiven: experimenteller Mikrobiomtransfer („Stuhltransplantation"), bislang kaum Erfahrung in der Pädiatrie
  - bei Komplikationen evtl. chirurgische Intervention (Kolektomie)

Clostridium perfringens (Perfringens-Toxin)

- toxinvermittelte Infektionskrankheit
- ubiquitärer Umweltkeim mit hoher Umweltresistenz

! Cave keine sichere Sporozidie durch Auskochen.

- **Klinik**
- „Gasbrand"
  - lebensbedrohliche Wundinfektion
  - kontaminierte chirurgische Instrumente
  - kontaminierte Wunden (z. B. Unfälle mit offenen Frakturen)
  - sehr selten: „Darmbrand" (Enteritis necroticans)
- Lebensmittelvergiftungen

- **Diagnostik**
- Lokalbefund mit Krepitation bei der Palpation
- Bildgebung: Röntgen (Lufteinschüsse), Sonographie
- Gram-Präparat und Kultur aus Biopsiematerial

- **Therapie**
- kombinierte chirurgische (Debridement) und antibiotische Therapie (z. B. Ampicillin plus Clavulansäure)
- evtl. plus hyperbare Sauerstofftherapie

4.3.8 Salmonellose

- Salmonella enteritidis Subspezies enteritica, Gram-negative Stäbchen (Enterobakterien)
- Übertragung: fäkal-oral
  - meist durch kontaminierte Speisen
  - selten direkt von Mensch zu Mensch (Typhus)
- wässrige Diarrhö

- **Klinik**
- typhöse Verlaufsform
  - Serovare typhi und paratypi
  - systemische Infektion
  - Inkubationszeit: 2 Wochen

Tabelle 4.4

- Enteritische Verlaufsform
  - häufigste Serovare: typhimurium und enteritidis
  - Vermehrung ausschließlich im Darm
  - Inkubationszeit: 12 bis 36 Stunden
- asymptomatische Dauerausscheider (Reservoir: Gallenblase)

- **Diagnostik**
- kulturelle Anzucht auf Spezialnährböden (Leifson-Agar)
- Serotypisierung nach Kauffmann-White-Schema (Widal-Agglutination)

- **Therapie**
- symptomatische Therapie (Rehydratation)
- antibiotische Therapie nur bei typhösem Verlauf

Tab. 4.4 Stadien des Typhus

Krankheitsstadien	Symptome
Stadium incrementi (1 Woche)	Fieberanstieg (bis >40°C), Roseolen (septische Hautzeichen), relative Bradykardie, Leukopenie, Splenomegalie, Obstipation
Stadium acmes (1–2 Wochen)	Fieber (Kontinua), erbsbreiartiger Stuhl, Delirium (typhos = griechisch: „benebelt"), Organbeteiligung (z. B. Pneumonie, Myokarditis)
Stadium decrementi (1–2 Wochen)	Fieberschwankungen (ambiophiles Fieber), blutige Durchfälle (cave: Darmperforation), Besserung des Allgemeinzustandes
Selten: Relaps	Nach kurzem symptomfreien Intervall Wiederauftreten der Symptomatik (cave: Organmetastasen (z. B. Osteomyelitis, Organabszesse)

- antibiotische Eradikation bei Dauerausscheidern (Chinolone)
- nur in refraktären Fällen: Cholezystektomie

4.3.9 Shigellose (Ruhr)

- Shigella dysenteriae, S. flexneri, S. boydii, S. sonnei
- Inkubationszeit: 2–4 Tage
- Übertragung: fäkal-oral von Mensch zu Mensch (geringe Infektionsdosis: <100 Bakterien)

Klinik

- Tenesmen mit blutigen Durchfälle („himbeergeléeartige Stühle")
- Exsikkose

Diagnostik

- kulturelle Anzucht auf Spezialnährböden
- Nachweis von Toxingenen (Shigatoxin, Verotoxin)

Therapie

- antibiotische Therapie: z. B. Chinolone oder Amoxycillin

4.3.10 Escherichia-coli-Enteritis

- E. coli ist Indikatorkeime für die Darmflora (Trinkwasserkontrolle)
- Übertragung: fäkal-oral (Mensch-Mensch, aber auch Tier-Mensch)
- Inkubationszeit: 6 h bis wenige Tage
- obligat pathogene E.-coli-Pathovare sind:
  - EPEC (enteropathogene E. coli) (eae Gen)
    - Säuglings- oder Reisediarrhö
    - Schädigung der Mikrovilli (Enterozyten) über Adhäsine
  - ETEC (enterotoxische E. coli)

- Toxin vermittelte Durchfallerkrankung („choleraartiges" Toxin)
- EIEC (enteroinvasive E. coli)
  - interzelluläre Ausbreitung (ipaH Gen)
  - Shigella-artiges Enterotoxin (Sen)
- EHEC (enterohämorrhagische E. coli) (eae und stx1/stx2)
  - toxinvermittelte Durchfallerkrankung (Verotoxin/Shigatoxin, ST)
  - Antropozoonose
  - häufig: Serovar O157
  - Hämolyse mit Fragmentozyten, Thrombozytopenie, akute Niereninsuffizienz
  - Komplikation: Terminale Niereninsuffizienz (15–30 %)

! Cave Tierkontakte, besonders Rinder, nicht pasteurisierte Milch.

! Cave hämolytisch-urämisches Syndrom (HUS) bei ca. 10 % der Infizierten.

- **Klinik**
- blutige Diarrhö

> Memo Bei blutigen Durchfällen immer Hämolyse Diagnostik (Differenzialblutbild mit Nachweis von Fragmentozyten, LDH, Haptoglobin) und EHEC-Nachweis im Stuhl anstreben.

- **Diagnostik**
- Stuhlkultur und molekularbiologischer Nachweis der Pathogenitätsgene mit PCR (z. B. eae (Intimin) Gen)
- Anzucht und Typisierung (Toxingene stx1 und stx2)
- Widal-Agglutination (O- und H-Antigene)

> Memo bei Verdacht auf HUS Antibiotika möglichst vermeiden (Steigerung der Toxinproduktion).

- **Therapie**
- Rehydratation
- frühzeitige Dialyse bei HUS mit Niereninsuffizienz

4.3.11 Lues/Syphilis

- Treponema pallidum, Gram-negative Stäbchenbakterien (Spirillen)

- **Klinik**
- Lues acquisa: sexuelle Übertragung/Schmierinfektion (Rarität im Kindesalter) (Tab. 4.5)
  - Inkubationszeit: 10 Tage bis 3 Monate
  - Parallelität von Stadien und verkürzter Verlauf bei Immundefekten (z. B. AIDS)
- Lues connata
  - Infektion der Mutter → transplazentare Übertragung nach der 10. SSW
    - intrauteriner Fruchttod/Frühgeburtlichkeit
    - häufig: Postnatal klinisch unauffällig (>50 %)
    - Frühform (bei Geburt symptomatisch): Coryza syhilitica (blutig-eitriger Schnupfen), Atemstörung, Hepatosplenomegalie, Pemphigus syphilitica
  - Spätform (Manifestation 1–3 Monate postnatal)
    - makulopapulöses Exanthem (Syphilid), Schleimhautulzera (Plaque muqueuses), Fieber, Osteochondritis/Periostitis/

Tab. 4.5 Stadien der Lues acquisa

Stadien	Symptome
Primärstadium (Lues I) (ca. 4 Wochen)	Primäraffekt: Ulcus durum (kontagiös), plus schmerzlose Lymphknotenvergrößerung (Primärkomplex)
Sekundärstadium (Lues II) (Monate bis Jahre)	Systemische Ausbreitung der Erreger (kontagiös): Fieber, Abgeschlagenheit, Exanthem (Syphilid) mit Betonung der Hand- und Fußflächen, Condylomata lata, Enanthem (Plaque muqueuses)
Tertiärstadium (Lues III) (nach Jahren)	Nicht mehr infektiös: Gummen (chronisch-granulomatöse Infektion: Haut und Organe), Neurolues (Tabes dorsalis, progrediente Paralyse), kardiovaskuläre Lues (Mesaortitis luetica)

Osteomyelitis (Pseudoparalyse), Myokarditis, Hepatitis, Iritis/Retinitis u. a.
    - 2. Lebensjahr: seröse Meningitis
- Lues connata tarda (Manifestation in Kleinkind-/Schulalter)
  - Hutchinson-Trias
    - Keratitis parenchymatosis
    - Tonnenzähne
    - Innenohrtaubheit

Diagnostik
- Direktnachweis (Dunkelfeldmikroskopie)
- Serologie: Suchtest (TPHA/TPPA), Bestätigungstest (FTAabs-IgG/IgM), Aktivitätsmarker (VDRL, Lipoid-/Cardiolipin-Antikörper)

Therapie

! Cave Jarisch-Herxheimer-Reaktion bei Therapiebeginn (Endotoxinfreisetzung) mit Fieber, Exanthem, Myalgie.

- Penicillin G
- Prophylaxe der Lues connata
  - TPHA-Suchtest in der Frühschwangerschaft (Dokumentation im Mutterpass)
  - frühzeitige antibiotische Therapie der infizierten Mutter

4.3.12 Lyme-Borreliose

> Memo Prävention durch Repellentien bzw. durch frühzeitige Entfernung von Zecken, Impfung nicht möglich.

- Borrelia burgdorferi (B. sensu strictu, B. afzelii, B. garinii), Gram-negative Stäbchenbakterien (Spirillen)
- stadienhaft verlaufendes Infektionssyndrom
- Übertragung durch Zecken

Klinik

Tabelle 4.6

Tab. 4.6 Stadien der Borreliose

Stadien	Symptome
Frühstadium (lokalisiert)	Erythema chronicum migrans („Wanderröte")
Frühstadium (generalisiert)	– Lymphadenosis cutis benigna („Pseudolymphom"), – Meningoradikulitis Bannwath (z. B. Fazialisparese) – Seröse Meningitis (Differenzialdiagnose: virale Meningitiden) – Arthritis/Karditis/Konjunktivitis
Spätstadium	– Chronisch progressive Enzephalomyelitis – Chronische Polyneuropathie – Chronische Arthritis – Akrodermatitis chronica atrophicans

- **Diagnostik**
  - Frühstadium: ausschließlich klinisch (Erythema chronicum migrans), Serologie meist negativ
  - Serologie: IgG- und IgM-Antikörper, Western-Blot-Bestätigungstest

- **Therapie**
  - Frühstadium (lokalisiert): z. B. Amoxycillin p.o. (im Jugendlichen- und Erwachsenenalter auch Doxycyclin p.o.)
  - generalisierte Infektion und Spätstadium: Ceftriaxon i.v. oder Doxycyclin p.o.

4.3.13 Tuberkulose

Mycobacterium tuberculosis

- säurefeste Stäbchenbakterien, langsames intrazelluläres Wachstum (Makrophagen)
- immunologische Kontrolle durch spezifische T-Zellen
- Histologie: granulomatöse Entzündung mit verkäsender Nekrose
- Übertragung: aerogene Infektion, selten Nahrung (Darmtuberkulose)
- nach WHO erkrankten 2014 weltweit 1 Million Kinder neu an Tuberkulose (TB)
- Säuglinge und Kleinkinder häufiger betroffen als ältere Kinder

- **Klinik**
  - Primärkomplex (Ghon-Komplex): Primäraffekt plus korrespondierender Lymphknoten
  - systemische Aussaat („Mikrometastasen")

- symptomlose Persistenz in multiplen Organen (z. B. Simon-Spitzenherde der Lunge)
  - selten (Immunsupprimierte/Immununreife): Miliartuberkulose, Landouzy-Sepsis
- Reaktivierung (z. B. bei Immunsuppression, Unterernährung, Tumoren, erhöhtem Alter etc.)
- Organmanifestationen (postprimäre Tuberkulose)
  - Lungentuberkulose (Kavernenbildung im Röntgenbild)
  - tuberkulöse Meningitis
  - tuberkulöse Nephritis („sterile Leukozyturie")
  - Osteomyelitis/Spondylodiszitis
  - Darmtuberkulose (Auslandsanamnese: infizierte Milchprodukte, z. B. M. bovis)

Diagnostik

- Anamnese: Exposition zu Erkrankten, Herkunft aus Risikogebieten
- Immundiagnostik (indirekter Nachweis spezifischer T-Zellen)
  - Mendel-Mantoux-Intrakutantest (Induration innerhalb von 72 h, allergische Typ IV Reaktion)
  - T-Zell-Aktivierungstest im Blut („tuberculosis interferon-gamma release assay", TIGRA)
    - Unterscheidung zwischen Impfantwort (BCG) und Kontakt mit M. tuberculosis im Gegensatz zum Intrakutantest möglich
    - Röntgen Thorax
- direkter Nachweis (aus Sputum oder Magensaft)
  - Mikroskopie (Ziehl-Neelsen-Färbung, Kinyoung-Färbung)
  - Anzucht auf Spezialnährböden (z. B. Löwenstein-Jensen-Agar, Dauer der Anzucht: mehrere Wochen)
  - obligat bei jedem positiven Isolat: phänotypische Resistenztestung (Dauer: mehrere Wochen)
  - Genomnachweis und genotypische Resistenztestung (PCR) innerhalb von 24 h möglich

Therapie

! Cave Resistenzentwicklung gegen klassische Tuberkulostatika (MDR/XDR-Stämme).

- Diagnostische und klinische Einteilung
  - TB-Exposition: gesicherte TB-Exposition, negative Immundiagnostik, negativer Röntgen-Thorax
  - Chemoprophylaxe mit Isoniazid (3 Monate, bei klinischer Auffälligkeit Erweiterung um weitere 6 Monate)
  - latente TB-Infektion: gesicherte TB-Exposition, positive Immundiagnostik (Serokonversion), negativer Röntgen-Thorax
  - Chemoprävention mit Isoniazid (9 Monate), alternativ Isoniazid/Rifampicin (3–4 Monate)
  - aktive Tuberkulose: Kombinations-Chemotherapie

- Vierfachtherapie (2 Monate): Isoniazid, Rifampicin, Etambutol, Pyrazinamid
- Zweifachtherapie (weitere 4(–7) Monate): Isoniazid, Rifampicin

Atypische Mykobakteriosen („mycobacterium other than tuberculosis", MOTT)

- besondere Disposition bei Kleinkindern und bei Immmunsupprimierten

Klinik

- meist einseitige Lymphknotenvergrößerung
- „Schwimmbadgranulom" der Haut (M. marinum)
- Hautulkus (M. ulcerans, „Buruli-Ulkus")
- tuberkuloseartige pulmonale Infektion bei Immunsupprimierten (z. B. AIDS)

! Cave Differenzialdiagnose: Tumor/Lymphom.

Diagnostik

- Nachweis bevorzugt aus Biopsiematerial
- Anzucht (Spezialnährböden)
- Genomnachweis (PCR)

Therapie

- Lymphknotenexstirpation in toto (Immungesunde) ohne weitere tuberkulostatische Therapie
- alternativ: Antimykobakterielle Therapie (z. B. Rifabutin plus Clarithromycin)

4.3.14 Chlamydien

- Chlamydien sind obligat intrazellulär wachsende Bakterien
- Therapie der Wahl: Makrolide

Chlamydia trachomatis

- abhängig vom Serotyp sind verschiedene Krankheitsentitäten bekannt

Klinik

- Trachom (Serovare A–C)
  - chronischen Augenentzündung, die unbehandelt zur Erblindung führt
  - endemisch in tropischen Ländern
- Lymphogranuloma venerum (Serovare L1–3)
  - Geschlechtskrankheit

! Cave „Ping-pong-Infektionen" (sexuelle Übertragung bei Erwachsenen).

- Primärläsion (Ulkus) und begleitender Lymphknotenschwellung
- Chlamydien-Konjunktivitis und -Pneumonie (Serovare D–K)
  - konnatale aszendierende Infektion bei vorzeitigem Blasensprung
  - perinatale Infektion durch die vaginal besiedelte Mutter (Prävention durch Screening der Mutter[PCR])
  - klinisch bei Erwachsenen häufig asymptomatischer Verlauf
  - Inkubationszeit: 1–4 Wochen
  - Neugeborene (perinatal erworbene Infektion)
    - C.-trachomatis-Pneumonie (10–20 % der Exponierten)
    - eitrige Konjunktivitis („Einschlusskörperchen-Konjunktivitis") bei >50 % der Exponierten
  - Frauen
    - Adnexitis durch aszendierende Infektion (Unfruchtbarkeit durch Tubenverklebung)
    - selten: Peritonitis
  - Männer
    - Epididymitis/Prostatitis/z. T. auch Proktitis

> Memo Die Credé-Prophylaxe verhindert die Konjunktivitis, nicht die Entwicklung der Pneumonie.

> Memo immer systemische antibiotische Therapie, auch bei Konjunktivitis.

Diagnostik
- Genomnachweis (PCR)
- Serologie nur eingeschränkt für die Akutdiagnostik verwertbar
- Anzucht in Zellkultur (Speziallabore)

Therapie
- Makrolide, bei Jugendlichen auch Doxycyclin

Chlamydia psittaci

- natürliches Habitat: Vögel
- Übertragung: Inhalation von erregerhaltigem Staub
- Inkubationszeit 7–14 Tage

Klinik
- atypische Pneumonie (Psittakose, Ornithose, Papageienzüchter-Erkrankung)

Diagnostik
- Anzucht in Zellkultur (Speziallabore)
- Serologie (im Rahmen der akuten Erkrankung häufig noch negativ)
- Genomnachweis (PCR)

Therapie
- Makrolide

Chlamydia pneumoniae

- **Klinik**
  - Infektionen der oberen und unteren Luftwege (Konjunktivitis, Pharyngitis, Bronchitis, Otitis media, Pneumonie)
  - Hyperreagibilität des Bronchialsystems im Anschluss an die akute Infektion

- **Diagnostik**
  - PCR (Antigennachweis und Serologie sind wenig sensitiv und spezifisch)

- **Therapie**
  - Makrolide

4.4 Virusinfektionen

- infektiöse Partikel ohne eigenen Stoffwechsel
- Zusammensetzung: Nukleinsäure (DNA oder RNA) und Proteine
- Vermehrung obligat intrazellulär
- infektiöses Prinzip: virale Nukleinsäure → Umprogrammierung der Wirtszelle → Synthese der Virusbausteine und des Virusgenoms → Zusammenbau („self assembly") → Virusfreisetzung
- Aktivität/Replikation
  - aktive Infektion (Virusnachweis positiv)
  - Primärinfektion (Serokonversion)
  - latente Infektion (Persistenz von Virusgenom ohne Virusreplikation, z. B. Herpesviren)
  - Reaktivierung vormals latenter Infektionen (häufig im Rahmen von Immunsuppression)
- Pathogenese von Viruserkrankungen
  - abortive Infektion (asymptomatisch)
  - lytische Infektion (direkter zytopathischer Effekt)
  - immunvermittelte Zellschädigung (indirekter Effekt)
  - Transformation (z. B. Tumor-/Warzenviren)
- typische Charakteristika viraler Infektionskrankheiten
  - zweigipfliger Fieberverlauf (1. Virämie → 2. Immunreaktion)
  - hohe Infektiosität häufig bereits wenige Tage vor Exanthembeginn
  - lebenslange Immunität bei einigen klassischen Kinderkrankheiten z. B. Masern, Mumps, Röteln, Windpocken (Voraussetzung: ein Serotyp)
  - Teilimmunität: zeitlich begrenzter Schutz vor Neuinfektionen (z. B. Noroviren)
  - selten: „immune enhancement" (verstärkte Pathogenität bei nicht-sterilisierender Immunität, z. B. Dengue-Virus)

4.4.1 Masern

- Morbillivirus (Paramyxovirus)
- Übertragung: Tröpfcheninfektion/aerogene Infektion
- Inkubationszeit: 9–12 Tage
- fast alle Infektionen verlaufen symptomatisch (Manifestationsindex >90 %)
- i. d. R. lebenslange Immunität

Klinik

- Prodromalstadium (3–4 Tage)
  - katarrhalische Symptomatik mit Fieber, Abgeschlagenheit, Husten
  - Konjunktivitis, Lichtscheu
  - pathognomonisch: Koplik-Flecken (kalkspritzerartiges Enanthem der Wangenschleimhaut auf Höhe der Prämolaren)
- Exanthemstadium
  - mittel- bis großflächiges, z. T. konfluierendes Exanthem
  - Exanthembeginn am Kopf, kraniokaudale Ausbreitung
  - Zunahme der katarrhalischen Allgemeinsymptome, Fieber, starke Abgeschlagenkeit
  - Lymphadenopathie (zervikonuchal), Lymphozytopenie
  - Entfieberung spätestens am 4. Krankheitstag

! Cave prolongiertes Fieber → komplizierter Verlauf (z. B. durch bakterielle Superinfektion).

- Komplikationen
  - Masern-Pneumonie (Riesenzellen, Synzytien)
  - Masern-Enzephalitis (Häufigkeit 1:1.000) mit hoher Letalität (bis 20 %); Defektheilungen (bis 40 %)
  - Immunsuppression (z. B. Reaktivierung einer Tuberkulose)
  - toxische Masern (foudroyant) mit generalisierter Hämorrhagie und hoher Letalität
  - bakterielle Superinfektionen
  - subakut sklerosierende Panenzephalitis (SSPE)
    - Spätkomplikation mit einer Latenz von mehreren Jahren
    - chronische Enzephalitis durch mutierte Masernviren
    - chronisch progrediente neurologisch-demenzielle Entwicklungsstörung (100 % letal!)
    - typische EEG-Veränderungen
    - Risikopatienten nach Infektion im Alter <1 Jahr (vor Erreichen des empfohlenen Alters für Lebendimpfungen!)

Diagnostik

- Serologie: Masern-IgG und -IgM

Therapie

- symptomatisch, Prävention durch Impfung (Lebendimpfstoff)
- antibiotische Therapie bei Verdacht auf bakterielle Superinfektion

4.4.2 Mumps (Ziegenpeter, epidemische Parotitis)

- Mumpsvirus (Paramyxovirus)
- Übertragung: Tröpfcheninfektion
- Inkubationszeit 2–3 Wochen
- i. d. R. Lebenslange Immunität

▪ **Klinik**
- schmerzhafte Parotisschwellung (ein- oder beidseitig)
- häufig asymptomatischer Verlauf (60–70 %)
- Knabenwendigkeit
- Komplikationen
  - Mumps-Orchitis (selten vor der Pubertät, bis 30 % nach der Pubertät), in der Folge häufig Hodenatrophie/Fertilitätsstörung
  - Mumps-Meningoenzephalitis
  - Mumps-Pankreatitis

! Cave häufig bleibende Innenohrschwerhörigkeit.

▪ **Diagnostik**
- Serologie: Mumps-IgG und -IgM
- Amylase/Lipase zum Ausschluss der Pankreatitis

▪ **Therapie**
- symptomatisch, Prävention durch Impfung

4.4.3 Röteln

- Rubella-Virus (Rubivirus)
- Übertragung: Tröpfcheninfektion, transplazentare Transmission
- i. d. R. lebenslange Immunität

▪ **Klinik**
- Röteln (Kinder und Erwachsene): harmlose Kinderkrankheit
  - makulopapuläres Exanthem
  - generalisierte Lymphknotenvergrößerung
  - Allgemeinzustand kaum beeinträchtigt
  - häufig: abortive Infektionen (50 % ohne klinische Symptome)
- Röteln-Embryofetopathien („Gregg-Syndrom")
  - transplazentare Infektion durch Primärinfektion der Mutter in der Schwangerschaft
  - häufigste infektiöse Embryofetopathie vor Einführung der Impfung
  - Embryofetopathie-Risiko besonders hoch in der Frühschwangerschaft (>50 %), nach der 18. SSW sinkt das Risiko auf <5 %
  - klinische Zeichen

    - Katarakt bzw. weitere Augendefekte
    - Innenohrschwerhörigkeit
    - Herzfehler
    - psychomotorische Retardierung/Mikrozephalie
    - Hypotrophie/Minderwuchs
  - erweitertes Röteln-Syndrom: plus Organbeteiligung (Hepatitis, Pneumonie, Myokarditis, Blutbildungsstörung u. a.)

- **Diagnostik**
- Serologie: IgG (Immunität bei >10(–15) IU/ml im ELISA-Test) und IgM
- Spezialuntersuchungen zur Unterscheidung frischer und älterer Infektionen
  - epitopspezifische Anti-E2-Antikörper (Infektionszeitpunkt >3 Monate)
  - Aviditätstest (hochavide Antikörper >3 Monate nach Infektion)
  - Genomnachweis (RT-PCR)

- **Therapie**
- symptomatisch, Prävention durch Impfung

4.4.4 Herpes simplex

- Herpes-simplex-Virus Typ 1 und 2 (α-Herpesvirus)
- Übertragung: Schmierinfektion, oral, sexuell, perinatal
- Latenz in sensorischen Ganglien

- **Klinik**
- gruppierte Bläschen (Vesikel) → Erosion → Ausheilung immer ohne Narbenbildung
- lokales Taubheitsgefühl
- Primärinfektion
  - häufig asymptomatisch
  - Stomatitis aphthosa (Mundfäule): Kleinkindalter
    - schmerzhaft ulzerierendes Enanthem → Nahrungsverweigerung → Exsikkose
- Reaktivierungen
  - Herpes labialis („Lippenbläschen“)
    - HSV1 (Persistenz in den trigeminalen Ganglien), selten HSV2
  - Herpes genitalis
    - HSV2 (Persistenz in den sakralen Ganglien), selten HSV1
- Komplikationen
  - Herpes-Enzephalitis (Temporallappen-Enzephalitis)

- Herpes neonatorum (perinatale Infektion, Herpes genitalis der Mutter)
  - lokalisierte exanthematische Infektion („eye, skin, mouth infection")
  - ZNS-Infektion (Enzephalitis)
  - neonatale Sepsis (generalisierter Verlauf mit Multiorganbefall)

! Cave Neonatale HSV-Infektionen generalisieren zwangsläufig ohne frühzeitige antivirale Therapie!

- **Diagnostik**
- PCR (Genomnachweis), Antigennachweis (Direktpräparat), Zellkultur
- Serologie: IgG- und IgM-Antikörper

- **Therapie**
- Mittel der Wahl: Aciclovir

> Memo Bei Verdacht auf schwere HSV-Infektionen ist Aciclovir i.v. eine Notfalltherapie, die ohne Zeitverzögerung appliziert werden muss. Die orale Bioverfügbarkeit von Aciclovir ist gering, so dass schwere HSV Infektionen stets i.v. therapiert werden müssen.

4.4.5 Varizellen und Herpes Zoster

- Varizella-Zoster-Virus (VZV), α-Herpesvirus (HHV3)
- hochkontagiös; Übertragung durch Tröpfcheninfektion/aerogene Infektion
- lebenslange Latenz in sensorischen Ganglien

- **Klinik**
- Primärinfektion: Windpocken (Varizellen)
  - Inkubationszeit: 10 Tage bis 3 Wochen
  - schubweise auftretendes, stark juckendes Exanthem (zentripetaler Ausbreitung)
  - typische Abfolge der Effloreszenzen: Erythem → gruppierte Vesikel → Ulkus → Ausheilung/Narbe
  - „Sternenhimmelphänomen" (Parallelität früher und später Exanthemstadien)
  - Komplikationen:
    - Varizellen-Pneumonie
    - Enzephalitis (selten)
    - bakterielle Superinfektionen

! Cave hämorrhagische Varizellen (Immunsupprimierte).

- Reaktivierung: Gürtelrose (Zoster)
  - häufig streng einseitig, dermatombegrenzt
  - gruppierte Bläschen (Virusnachweis im Abstrich positiv)
  - Disposition: Immunsuppression, Tumorerkrankung, ältere Menschen
  - Komplikationen: Rezidive, Post-Zoster-Neuralgie
- konnatale VZV-Infektion (fetales/kongenitales Varizellensyndrom)
  - sehr selten: transplazentare teratogene Infektion (Primärinfektion der Mutter)

  - skarifizierende, häufig dermatombegrenzte Gewebsschädigung, Abschnürungen
  - Enzephalitis/Mikrozephalie
- perinatal erworbene Varizelleninfektion
  - Windpocken der Mutter um den Geburtstermin (Exanthembeginn 5 Tage vor bis 2 Tage nach der Entbindung)

Diagnostik

- Serologie: IgG und IgM
- Genomnachweis (PCR), Antigennachweis, Zellkultur

Therapie

- symptomatisch (Juckreiz), Prävention durch Impfung
- postexpositionelle Prophylaxe bei seronegativen Risikopatienten: passive Impfung (VZV-Hyperimmunglobulin)
- antivirale Therapie: Aciclovir oder Brivudin (Zoster)
- Therapie der Zoster-Neuralgie (z. B. Antidepressiva, Antiepileptika)

4.4.6 Infektiöse Mononukleose

- Epstein-Barr-Virus (EBV), γ-Herpesvirus (HHV4)
- Zielzellen: humane B-Lymphozyten (EBV-Rezeptor = Komplement-Rezeptor 2 [CD21])
- Übertragung: enger körperlicher Kontakt („kissing disease")
- Infektion häufig asymptomatisch

Klinik

- Primärinfektion: infektiöse Mononukleose (Pfeiffersches Drüsenfieber)
  - Inkubationszeit: 10 Tage bis 6 Wochen
  - Fieber, Abgeschlagenheit
  - generalisierte Lymphadenopathie (schmerzhaft), Hepatosplenomegalie
  - Tonsillitis (Differenzialdiagnose: eitrige Angina tonsillaris)
  - Komplikationen
    - spontane Milzruptur
    - sepsisartige Erkrankung mit Hämophagozytose bei Kindern mit angeborenen Immundefekte (z. B. „X-linked lymphoproliferative disease", XLD)
    - Hämolyse/Thrombozytopenie
- Tumoren
  - Hodgkin-/Non-Hodgkin-Lymphome (z. B. Burkitt Lymphom), Nasopharynxkarzinom
  - „post transplant lymphoproliferative disease" (PTLD) (lymphomartige Erkrankung bei Immunsupprimierten)

> Memo Das Auftreten dieser EBV-assoziierten Tumoren zeigt eine besonders hohe Prävalenz in Endemiegebieten mit Malaria (Kofaktor).

■ **Diagnostik**
- heterophile Antikörper (Paul-Bunnell-Test, Mononukleose-Schnelltest)
- „Pfeiffer-Zellen“ im Blut (lymphozytäre Reizformen, aktivierte T-Lymphozyten)
- Kälteagglutinine, polyklonale IgM-Produktion
- Serologie: Anti-VCA IgG/IgA/IgM, Anti-EBNA (ältere Infektion), Anti-EA („early antigen“, aktive Infektion)
- EBV-PCR (Genomnachweis)

! Cave generalisiertes Exanthem bei fälschlichem Behandlungsversuch mit Ampicillin/Amoxycillin.

■ **Therapie**
- symptomatisch, Prävention durch Impfung nicht möglich
- bei EBV induzierten B-Zell-Tumoren: Anti-CD20-Antikörper (Rituximab) → B-Zell-Depletion
- bei Transplantierten Immunsuppression möglichst reduzieren

4.4.7 Zytomegalievirus

- β-Herpesvirus (HHV5)
- Übertragung: enger körperlicher Kontakt (Urin, Speichel, Blut)

■ **Klinik**
- Primärinfektion
  - meist abortiv (hohe Durchseuchung nach asymptomatischer Infektion)
  - mononukleoseartige Erkrankung („heterophile negative mononucleosis“)
- konnatale CMV-Infektion (transplazentare Transmission bei Primärinfektion der Mutter)
  - Mikrozephalie/Enzephalitis
  - Defektheilung mit progredienter Innenohrschwerhörigkeit, geistiger Behinderung
  - Organbeteiligung: Hepatitis, Blutbildungsstörung, Blutungszeichen, extramedulläre Blutbildung z. B. in der Haut („blueberry muffin“), Pneumonie
  - meldepflichtig nach §6 IfSG
- CMV-Infektion bei Immunsupprimierten
  - Transplantierte, Patienten mit erworbenen (AIDS) und angeborenen Immundefekten

> Memo häufigste konnatale Infektion seit erfolgreicher Prävention der Röteln-Embryopathien.

> Memo besondere klinische Manifestationen in den Risikogruppen: Pneumonie (Stammzell-, Knochenmarktransplantation), Retinitis (AIDS), Kolitis und chronisches Transplantatversagen (Organtransplantierte).

■ **Diagnostik**
- PCR (Genomnachweis)/Antigennachweis in Blutzellen (pp65-Antigenämie)
- Serologie: CMV-IgG und -IgM

■ **Therapie**
- meist symptomatisch, Prävention durch Impfung nicht möglich

- Ganciclovir (GCV) i.v. oder Val-Ganciclovir p.o., bei GCV-Resistenz: Cidofovir, Foscarnet
- evtl. postexpositionelle Prophylaxe/Therapie bei Schwangeren mit nachgewiesener Primärinfektion: Immunglobuline i.v. (→ möglicherweise Rückgang der symptomatisch infizierten Neugeborenen)

4.4.8 Exanthema subitum

- humanes Herpesvirus Typ 6 (HHV6-Variante A und B), β-Herpesvirus
- alternativ: humanes Herpesvirus Typ 7 (HHV7)
- Übertragung: Tröpfcheninfektion bzw. enger körperlicher Kontakt
- Inkubationszeit: 1–2 Wochen

Klinik

- Dreitagefieber, „Roseola infantum" (Primärinfektion)
  - Manifestation: Säuglings- und Kleinkindalter
  - hohes Fieber bei gutem Allgemeinzustand
    - unkomplizierte Fieberkrämpfe möglich
  - Exanthembeginn drei Tage nach Fieberanstieg (pathognomonisch)
- HHV6-Reaktivierung (Rekrudenz) bei Immunsupprimierten

Diagnostik

- typischer klinischer Befund
- Serologie (IgG, IgM), Genomnachweis (PCR)

Therapie

- symptomatisch, Prävention durch Impfung nicht möglich, antivirale Therapie nicht etabliert

4.4.9 Ringelröteln

- Parvovirus B19
- Übertragung: Tröpfcheninfektion bzw. enger körperlicher Kontakt, selten über Blut
- Inkubationszeit: 1–2 Wochen
- Zielzellen für die Virusinfektion sind Erythroblasten

Klinik

! Cave Patienten mit verminderter Erythrozyten Überlebenszeit, z. B. Sphärozytose.

- Ringelröteln (Erythema infectiosum)
  - häufig asymptomatisch
  - girlandenförmiges, wanderndes Exanthem, geringes Krankheitsgefühl

  - passagere aregeneratorische Anämie
  - persistierende Infektion (Monate bis Jahre): Abgeschlagenheit, Arthralgien
- konnatale Infektion
  - transplazentare Infektion nach Primärinfektion der Mutter (besonders in den ersten beiden Schwangerschaftsdritteln)
  - Pathogenese: fetale aregeneratorische Anämie → generalisierte O_2-Minderversorgung → Hydrops fetalis → intrauteriner Fruchttod

> Memo nicht teratogene Infektion; Rückbildung der Organveränderungen nach Korrektur der Anämie (s. Therapie).

- **Diagnostik**
- Serologie: IgG und IgM
- Virusnachweis durch PCR (Serum, Synovia, Fruchtwasser, Fetalblut)
- fetale Sonographie/Dopplersonographie

- **Therapie**
- intrauterine Erythrozytentransfusion durch Nabelschnurpunktion (Universalerythrozyten der Blutgruppe 0, Rh-negativ, bestrahlt)
- nach erfolgreicher Transfusion bilden sich die Hydropszeichen i. d. R. vollständig zurück

4.4.10 Enterovirusinfektionen

- Picorna-Viren (Coxsackie-A- und -B-Viren, Echoviren, Enteroviren (Typ 68–71), Polioviren)

- **Klinik**
- „Sommergrippe"
- virale Meningitis, „Sommermeningitis" (heilt meist folgenlos aus)
- Myokarditis (Coxsackie-A- und -B-Viren)
  - chronische Abgeschlagenheit nach „banalen" Infekten
  - Kardiomyopathie
- Sepsis bei Neugeborenen
- „Hand-Mund-Fuß"-Erkrankung (Coxsackie-A-Viren)
- Pleurodynie (Bornholm-Erkrankung) (Coxsackie-B Viren)
- Poliomyelitis (s. unten)

- **Diagnostik**
- Zellkultur bzw. Genomnachweis (RT-PCR, In-situ-Hybridisierung) aus Stuhl
- Serologie: Komplement Bindungsreaktion (KBR), Neutralisationstests

- **Therapie**
- symptomatisch

> MEMO: Polio Typ 2 Wildviren wurden seit 1999 als Ausdruck der erfolgreichen weltweiten Eradikationsbemühungen nicht mehr nachgewiesen. Im September 2015 hat die Weltgesundheitsorganisation (WHO) daher die Eradikation von Polio Typ 2 erklärt.

Poliomyelitis (Kinderlähmung)

- Poliovirus Typ 1, 2 und 3, selten auch andere Enteroviren
- fäkal-orale Übertragung
- Inkubationszeit 2 Tage bis 2 Wochen
- meldepflichtig nach §6 und 7 des IfSG

Klinik

- häufig asymptomatisch
- zweigipfliger Fieberverlauf
- seröse Meningitis (nicht-paralytische Form)
- paralytische Form (Extremitäten)
- bulbopontine Form (Hirnnervenausfälle, Schluck-, Atem- und Kreislaufstörung)
- enzephalitische Form (Bewusstseinsstörung)
- vegetative Störungen (Tachykardie, Schweißausbrüche)
- Postpoliomyelitis-Syndrom (erneute Progredienz nach 2–3 Jahren)

Diagnostik

- Zellkultur (Stuhl) und Genomnachweis (RT-PCR, In-situ Hybridisierung)
- Serologie: Komplement Bindungsreaktion (KBR), Neutralisationstests

Therapie

- symptomatisch, Prävention durch aktive Impfung (Totimpfstoff, Salk), früher durch attenuierte Lebendimpfung (Sabin)
- weltweites Eradikationsprogramm der WHO: bislang konnte nur Polio Typ 2, aber noch nicht Typ 1 und Typ 3 eradiziert werden

4.4.11 Frühsommermeningoenzephalitis (FSME)

- FSME-Virus, Flavivirus
- Anthropozoonose
- Übertragung durch Zecken (Ixodes ricinus)
- Endemiegebiete u. a. in Süddeutschland/Österreich/Osteuropa
- Inkubationszeit 1–3 Wochen
- Meldepflicht nach §7 IfSG

! Cave häufige Residuen, ca. 10 %

Klinik

- meist inapparent (abortive Infektion), symptomatische Verläufe i. d. R. erst ab dem Schulalter
- seröse Meningitis

Diagnostik

- Impfanamnese, Reiseanamnese (Aufenthalt in Endemiegebieten)

- Serologie: IgG- und IgM-Antikörper in Serum und Liquor
- RT-PCR häufig zum Zeitpunkt der klinischen Manifestation nicht mehr positiv

- **Therapie**
- symptomatisch
- Prophylaxe durch Impfung ab dem 3. Lebensjahr (Totimpfstoff)
- Expositionsprophylaxe (lange Kleidung, Repellentien)

4.4.12 Human-Immunodefizienz-Virus (HIV)

> Memo Aufgrund der in Deutschland üblichen Spenderauswahl und Testung ist die Übertragungswahrscheinlichkeit von HIV mit Blutprodukten sehr gering (<1/Mio.).

- HIV-1 (weltweit) und HIV-2 (v. a. Westafrika); Lentiviren
- Übertragung: Sexuell, hämatogen, selten durch Stillen
- Infektion CD4-positiver Zellen (z. B. T-Helfer-Zellen), progrediente Immundefizienz durch Depletion

- **Klinik**
- akutes HIV-Syndrom
  - Inkubationszeit 1–12 Wochen
  - mononukleoseartiges Krankheitsbild (grippaler Infekt, Tonsillitis, Lymphadenopathie, Hepatitis, makulopapulöses Exanthem)
  - hohe Virämie
- AIDS („acquired immunodeficiency syndrome")
  - Korrelation der Immundefizienz mit dem Verlust CD4+-T-Zellen (kritischer Wert <500/µl)
  - opportunistische Infektionen (AIDS-definierende Erkrankungen), z. B. Pneumocystis-Pneumonie
  - viral induzierte Tumoren, z. B. EBV-induzierte Lymphome, Kaposi-Sarkom (HHV8), Zervixkarzinom/Kondylomata (Papillomaviren)

! Cave Der Antikörpernachweis kann in der Frühphase der Infektion noch negativ sein, „diagnostisches Fenster"!

- **Diagnostik**
- HIV-Antikörper-Suchtest/Bestätigungstest (Western-Blot)
- HIV-p24-Antigen (häufig als Kombi-Test zusammen mit dem serologischen Suchtest)
- quantitative HIV RT-PCR aus Serum („Viruslast")

- **Therapie**
- keine kurative Therapie möglich
- wichtigste gesundheitspolitische Maßnahme: Prävention der HIV Infektion durch Aufklärung („safer sex", perinatale Therapie)
- antiretrovirale Therapie (Substanzklassen)
  - nukleosidische Reverse-Transkriptase-Inhibitoren (NRTI) → kompetitive Inhibition der RT
  - nicht-nukleosidische Reverse-Transkriptase-Inhibitoren (NNRTI) → nicht-kompetitive Inhibition der RT
  - Protease-Inhibitoren (PI)

> Memo Eine Monotherapie ist aufgrund der schnellen Resistenzentwicklung obsolet. Die Entstehung von Resistenzmutationen wird durch die häufigen „Lesefehler" der RT begünstigt.

    - PI werden i. d. R. mit Ritonavir geboostert → kompetitive Hemmung des PI-Abbaus durch Cytochrom P450 → suffiziente Wirkspiegel
  - Integrase-Inhibitoren (neue Reservesubstanz)
  - Fusionsinhibitoren (Reservesubstanz zur, ausschließlich parenteralen Applikation, s.c.)
- ausschließlich als Kombinationstherapie zur Vermeidung von Resistenzen („highly active antiretroviral therapy", HAART)
  - Ziel der HAART z. B.:
    - Senkung der Viruslast (unter die Nachweisgrenze)
    - Rekonstitution von Immunfunktionen zur Prävention von AIDS Folgeerkrankungen
- Supportivtherapie
  - Pneumocystis-jirovecii-Prophylaxe (PcP, früher P. carinii) mit Cotrimoxazol bei Säuglingen und bei Kindern mit niedrigen CD4+-Zellen (altersspezifische Richtwerte)
  - nur in begründeten Ausnahmefällen: Immunglobulinsubstitution
- Prävention der perinatalen Transmission
  - antiretrovirale Therapie (spätestens ab der 32. SSW)
  - Sectio caesarea am wehenfreien Uterus (z. B. 37. SSW)
  - postnatale antiretrovirale Prophylaxe des Neugeborenen
  - möglichst Stillverbot
- postexpositionelle Prophylaxe (PEP) nach Exposition (z. B. Nadelstichverletzung)
  - frühzeitige antiretrovirale Kombinationstherapie zur Prävention einer Infektion (Beginn möglichst <2 h nach Exposition)

4.4.13 Adenovirusinfektionen

- 52 verschiedene Typen
- hohe Umweltresistenz → nosokomiale Infektionen z. B. in Augenkliniken

Klinik

- sehr heterogene Klinik in Abhängigkeit vom Adenovirus-Typ und von der Wirtsimmunität
- Conjunctivitis epidemica (hochkontagiös, meldepflichtig nach §6 und 7 des IfSG)
- Enteritis („Säuglingsdiarrhö")
- Infektionen der Atemwege (Rhinitis, Pharyngotonsillitis, Bronchitis, Pneumonie)
- Sepsis bei Immunsupprimierten (Primärinfektionen aber auch Reaktivierungen)

Diagnostik

- Antigennachweis im Stuhl (enteritische Adenoviren), Genomnachweis (PCR)

- **Therapie**
  - symptomatisch (nur bei Immunsupprimierten: experimentelle antivirale Therapie mit Cidofovir)

4.4.14 Influenza

- akute virale Infektion der oberen und unteren Luftwege, z. T. mit Organbeteiligung (Myokarditis, Perikarditis, Enzephalitis, Myositis)
- Disposition für schwere Verläufe bei Patienten mit gestörter Lungenfunktion (z. B. bronchiopulmonale Dysplasie, zystische Fibrose) oder anderen chronischen Erkrankungen (z. B. Herzfehler, neuromuskuläre Erkrankungen)
- Übertragung: Tröpfchen- und Schmierinfektion
- jahreszeitliche Häufung in den Wintermonaten
  - derzeit zwei endemische humane Influenza-A-Viren (humane H1N1- und H3N2-Stämme) plus ein endemischer humaner Influenza-B-Virusstamm
  - Tierreich (z. B. Vögel) ist ein vielfältiges Reservoir für andere Influenzavirus-Stämme
  - Antigendrift (langsame Veränderung der Oberflächenantigene H (Hämagglutinin) und N (Neuraminidase) durch Mutationen → saisonale Anpassung der Impfstoffantigene)
  - Antigenshift (Entstehung neuer humanpathogener Influenzavirus Stämme, z. B. durch Reassortantenbildung mit animalen Influenzavirusstämmen)

! Cave Pandemiegefahr durch neue Influenzaviren.

- **Klinik**
  - akut Fieber, Husten, Kopf- und Gliederschmerzen
  - selten auch mit Durchfall, Übelkeit, Erbrechen
  - Komplikationen:
    - fulminante Influenza-Pneumonie
    - bakterielle Superinfektionen (besonders Pneumokokken und Staphylococcus aureus)
    - Myokarditis, Perikarditis, Myositis

! Cave Reye-Syndrom in Zusammenhang mit Antipyrese durch Azetylsalizylsäure.

- **Diagnostik**
  - Antigennachweis oder RT-PCR aus Nasensekret (Schnelltests)
  - Virusanzucht in Zellkultur

- **Therapie**
  - frühzeitiger Therapiebeginn mit Neuraminidase-Inhibitoren
    - Zanamivir inhalativ
    - Oseltamivir p.o.
  - Influenza-A-Therapie („second line“): Amantadin
  - antibakterielle Therapie bei Verdacht auf Superinfektion
  - Prävention durch jährliche Impfung mit Totimpfstoff (Indikationsimpfung bei Risikokindern)

! Cave Resistenzentwicklung gegen Neuraminidase-Inhibitoren.

- Pandemieplan zur Kontrolle von Ausbrüchen mit neuen humanpathogenen Influenzavirusstämmen (z. B. Meldepflicht, Isolierungsmaßnahmen/Quarantäne)

4.4.15 Rotavirusinfektionen

- Reoviren, 6 Serotypen (A–F)
- hohe Umweltresistenz (Tenazität)
- meldepflichtig nach IfSG §6 und 7

Klinik

- Inkubationszeit 1–3 Tage
- Übertragung: fäkal-oral
- breiige Durchfälle (charakteristischer süßlicher Geruch) → Exsikkose
- hohe Mortalität bei schlechter medizinischer Versorgung (z. B. in Ländern der 3. Welt)
- häufig: nosokomiale Infektionen auf Säuglingsstationen (→ Handschuhpflege, viruzide Händedesinfektionsmittel)

Diagnostik

- Rotavirus Antigennachweis/PCR im Stuhl

Therapie/Prävention

- orale oder intravenöse Rehydratation
- aktive Rotavirus-Impfung ab der 6. Lebenswoche („Schluckimpfung", polyvalenter Lebendimpfstoff)

4.4.16 Norovirusinfektionen

! Cave nosokomiale Norovirus-Ausbrüche/Epidemien (Patienten, Personal und deren Angehörige).

- Caliciviren
- hohe Umweltresistenz (Tenazität)
- geringe Infektionsdosis (10 Virionen), hohe genetische Variabilität
- Epidemien in den Wintermonaten
- Übertragung: Fäkal-oral oder durch Tröpfcheninfektion (inhalativ)

Klinik

- Brechdurchfall, Dauer: 1–2 Tage

Diagnostik

- Genomnachweis (RT-PCR), Antigennachweise je nach saisonalem Stamm unterschiedlich sensitiv
- in der Ausbruchsituation kann die Diagnose der Norovirusinfektion aufgrund der klinischen Symptomatik auch ohne weitere virologische Diagnostik gestellt werden (s. Falldefinition des RKI)

- **Therapie**
  - symptomatisch (Rehydratation)

4.5 Pilzinfektionen

- Einteilung nach DHS-Klassifikation
  - Dermatophyten
  - Hefen
  - Schimmelpilze

4.5.1 Dermatomykosen

- **Klinik**
  - Soor (mukokutane Candida-Infektion): weißliche Beläge
  - Epidermatomykose (oberflächige Hautmykosen): Tinea corporis/pedis/capitiis
    - juckendes Exanthem (rund und randbetont)
    - selten: tiefe Trichophytie (Kerion celsi) mit Einbeziehung der Haarfollikel (narbige Ausheilung)
  - Onchomykosen (Nagelmykose)
  - Trichomykose (Haarmykosen)

> Memo anamnestische Frage nach Tierkontakten bei tiefer Trichophytie („Kälberflechte").

- **Diagnostik**
  - Direktpräparat (Vorbehandlung mit KOH, Fluoreszenzfärbung)
  - Kultur auf Spezialnährböden (Dauer: mehrere Wochen)

- **Therapie**
  - Lokaltherapie: z. B. Azole, Cyclopiroxolamin, Terbinafin
  - systemische Therapie: Terbinafin, Azole, Griseofulvin

4.5.2 Systemische Mykosen

- Immunsupprimierte/Patienten mit Systemerkrankungen (z. B. Diabetes mellitus)
  - Aspergillosen, Candidosen, Mukomykosen

- **Klinik**
  - Pilzpneumonie
  - Organmykosen

- **Diagnostik**
  - Goldstandard: Pilznachweis in Biopsien (Mikroskopie, Kultur, PCR) und Blutkultur (Sensitivität gering)
  - Aspergillus- und Candida-Antigennachweis (Antikörpernachweise bei Immunsupprimierten besonders wenig sensitiv)

> Memo Aufgrund der wenig sensitiven Diagnostik ist antibiotikaresistentes Fieber bei Immunsupprimierten häufig der einzige Hinweis für eine systemische Mykose → Erweiterung der kalkulierten antibiotischen Therapie um Antimykotika.

- Bildgebung (z. B. Dünnschicht-CT der Lunge)

■ **Therapie**
- Azole, Echinocandine, liposomales Amphotericin B
- bei stark Immunsupprimierten evtl. auch antimykotische Prophylaxe

4.5.3 Nicht-infektöse Erkrankungen durch Pilze

- Allergien, z. B. bei beruflicher Exposition (Kanalarbeiter, Bauern, Vogelzüchter)
- Vergiftungen, z. B. Aflatoxin (Aspergillus flavus)

4.6 Erkrankungen durch Protozoen

4.6.1 Malaria

- Übertragung von Plasmodien durch den Stich der weiblichen Anophelesmücke
  - geschlechtliche Entwicklung (Oozyste) in der weiblichen Anophelesmücke
  - ungeschlechtliche Vermehrung in Leberzellen (Gewebsschizogonie)
  - ungeschlechtliche Vermehrungszyklen in roten Blutkörperchen (Blutschizogonie)
- Pathogenese
  - Fieberanstieg beim Freisetzen der Plasmodien
  - verminderte Erythrozyten Elastizität → Mikroembolien → Minderversorgung lebenswichtiger Organe
  - Korrelation zwischen Parasitämie und Schwere der Erkrankung
- Malariaformen
  - Malaria tertiana, Fieberspitzen alle 48 h (synchronisierte Vermehrung bei P. vivax und P. ovale)
  - Malaria quartana, Fieberspitzen alle 72 h (synchronisierte Vermehrung bei P. malariae)
  - Malaria tropica, Fieber kontinuierlich (nicht-synchrone Vermehrung bei P. falciparum)
    - hohe Mortalität (unbehandelt)
    - hohe Kindersterblichkeit in Endemiegebieten
    - Teilimmunität in Endemiegebieten nach wiederholter Exposition

> Memo Bei Fieber und Reisen in Endemiegebiete muss umgehend eine Malaria ausgeschlossen werden.

■ **Klinik**
- Fieber nach Reisen in Endemiegebiete
- Hämolyse/Thrombopenie

- Splenomegalie
- Mikroembolien führen zu multiplem Organversagen
  - Niere: Schwarzwasserfieber
  - ZNS: Koma

- **Diagnostik**
- Mikroskopie: Blutausstrichen und „dicker Tropfen" (Giemsa-Färbung)
- Plasmodien-Antigennachweis oder PCR möglich

- **Therapie**
- z. B. Atovaquon/Proguanil (Malarone®) p.o., Artemether-Lumefantrin (Riamet®) p.o.
- bei komplizierter Malaria Initialtherapie i.v. mit Artesunat alternativ mit Chinin i.v. plus Doxycyclin
- Prophylaxe bei Reisen in Endemiegebiete
  - Expositionsprophylaxe (Schutz vor nachtaktiven Anopheles Mücken)
  - resistenzgerechte medikamentöse Prophylaxe in Abhängigkeit vom Reiseziel (z. B. Atoquavon/Proguanil (Malarone®), Mefloquin (Lariam®), Chloroquin.)

4.6.2 Toxoplasma gondii

- Endwirt: Katzen (Ausscheidung von Oozysten im Kot)
- Zwischenwirte: Nutztiere, Mensch (Dauerformen in ZNS/Organen/Muskulatur)
- Übertragung: Kontakt mit Katzenkot bzw. Ingestion von rohem, nicht ausreichend erhitztem Fleisch (z. B. Salami)
- Inkubationszeit: 1–3 Wochen

- **Klinik**
- häufig asymptomatisch → hohe Durchseuchung (ca. 50 %)
- Lymphknotenvergrößerung, ZNS-Befall mit Verkalkungen, Chorioretinitis

! Cave konnatale Infektion nach Primärinfektion der Mutter (besonders im 1. und 2. Trimenon).

- **Diagnostik**
- Serologie: Toxoplasma-IgG- und -IgM-Antikörper (ISAGA), Toxoplasma-IgG-Avidität, Genomnachweis (PCR)

- **Therapie**

Schwangere mit Primärinfektion:
- <16. SSW: Spiramycin
- ab 16. SSW: Pyrimethamin plus Sulfadiazin plus Folsäure
- Fortsetzung der Therapie bei Neugeborenen mit konnataler Infektion: 6 Monate

4.6.3 Amöben

- Amöbenruhr (Entamoeba histolytica)

Klinik
- blutige Durchfälle (Reiserückkehr-Erkrankung)
- Komplikationen: Organabszesse (häufig Leber)

Diagnostik
- Mikroskopie aus frischem Stuhl, Antigennachweis im Stuhl (ELISA)
- PCR

Therapie
- Metronidazol

4.7 Wurmerkrankungen

> Memo Eosinophilie kann auf Wurminfektionen hinweisen.

- Wurmerkrankungen sind in Deutschland aufgrund der allgemeinen Hygienestandards selten
- vermehrt importierte Infektionen (Reisetätigkeit, Flüchtlinge)
- Vermehrungszyklus häufig mit komplizierten Wirtswechseln
  - Endwirt: Produktion und Ausscheidung von Wurmeiern
  - Zwischenwirt: ungeschlechtliche Vermehrung/Metamorphose
- Präpatenzperiode: Zeit zwischen Infektion und Produktion von Wurmeiern

4.7.1 Nematoden (Rundwürmer)

Enterobius vermicularis (Madenwurm)

! Cave Verhinderung der Autoingestion von Wurmeiern.

- Übertragung: fäkal-oral
- Manifestationsalter: Kleinkind- und Schulalter

Klinik
- Ausscheidung von wenige Millimeter großen, makroskopisch sichtbaren weißen Madenwürmern mit dem Stuhl
- perianaler Juckreiz, besonders nachts (Zeit der Eiablage)
- Allgemeinzustand unbeeinträchtigt

Diagnostik
- mikroskopischer Nachweis von Wurmeiern („Tesafilm"-Abklatschpräparat perianal)

Therapie
- Unterbrechung des Infektionszyklus (Vermeidung von Autoingestion)

- Hygienemaßnahmen (Händewaschen, kurze Fingernägel, häufiger Wäschewechsel)
- Anthelmintika im Abstand von 2 Wochen (z. B. Albendazol)

Ascaris lumbricoides (Spulwurm)
- Übertragung: „Kopfdüngung" von Nutzpflanzen (z. B. Salat)
- Infektionszyklus: Freisetzung von Eiern im Stuhl → Embryonierung im Freiland (L1-Larve) → Aufnahme der L1-Larve → Eindringen in das Duodenum → Wanderung mit Blut über Leber in die Lunge → Trachea → Speiseröhre → Darm (adulter Wurm) → Freisetzung von Eiern im Stuhl

Klinik
- abhängig von der Infektionsdosis
- Löffler-Syndrom: Lungeninfiltrate und Eosinophilie
- gastrointestinale Beschwerden, Ileus, Ikterus (Verschluss des Ductus choledochus)

Diagnostik
- Wurmeier im Stuhl

Therapie
- Albendazol, Mebendazol

4.7.2 Trematoden (Saugwürmer)

Bilharziose (Schistosomiasis)
- wird in warmen Binnengewässern durch Süßwasserschnecken (Zwischenwirt) übertragen

Klinik
- S. haematobium: Blasenbilharziose (Afrika)
- S. mansoni: Darmbilharziose (Afrika und Südamerika)
- S. japonicum: Darmbilharziose (Südost Asien)
- in Deutschland: Zerkarien Dermatitis, „Badedermatitis" (Fehlwirt Mensch)
  - juckendes Exanthem der Haut
  - Übertragung: Eindringen von Zerkarien (Schnecken) durch die intakte Haut beim Baden in kontaminiertem Süßwasser („Vogelzerkarien" im Menschen nicht überlebensfähig)

Diagnostik
- Antigen-Schnelltest im Urin
- Nachweis von Wurmeiern im Stuhl (Darmbilharziose) oder im Urin (Blasenbilharziose)

- **Therapie**
- Praziquantel

4.7.3 Zestoden (Bandwürmer)

- Räuber-Beute-Zyklus
  - Beute (Zwischenwirt): Infektion (Wurmeier) → Gewebslarven in Muskulatur (Finnen)
  - Räuber (Endwirt): Aufnahme von Finnen (Fleischnahrung) → Entstehung adulter Würmer im Darm → Freisetzung von Wurmeiern mit dem Stuhl
  - Unterbrechung der Infektionskette: Lebensmittelkontrolle (Fleischbeschau)

Rinderbandwurm (Taenia saginata)

- Mensch = Endwirt
- Rind = Zwischenwirt

- **Klinik**
- meist asymptomatisch
- Proglottidenabgang im Stuhl, Nachweis von Wurmeiern im Stuhl

- **Diagnostik**
- Wurmeier im Stuhl

- **Therapie**
- evtl. Niclosamid (→ Wurmabgang)

Schweinebandwurm (Taenia solium)

- Mensch = Endwirt (harmlos: Befall mit adulten Würmern)
- Mensch = Zwischenwirt (Zystizerkose)
- Endemiegebiete u. a. Südamerika und Mexiko

- **Klinik**
- abhängig vom Befallsmuster (Muskulatur, Gehirn) und Menge aufgenommener Zysten

- **Diagnostik**
- Wurmeier im Stuhl
- Serologie, Bildgebung: z. B. CT/NMR Schädel (Verkalkungen)

- **Therapie**
- symptomatisch („wait and watch“)
- alternativ: Praziquantel oder Albendazol

! Cave zu Beginn häufig Verschlechterung im Rahmen der Entzündungsreaktion gegen freigesetzte Wurmantigene.

Hunde- und Fuchsbandwurm

- Echinococcus granulosus: zystische Echinokokkose (Hydatide)
- Echinococcus multilocularis: alveoläre Echinokokkose (invasives Wachstum)
- Mensch: Fehlzwischenwirt

Diagnostik

- Serologie: IgG- und IgM-ELISA, Western-Blot
- Bildgebung: Sonographie, CT, NMR, PET

Therapie

- vollständige Entfernung/Verödung der Zyste
- Symptomatisch („wait and watch")
- Mebendazol (Suppressionstherapie über Monate/Jahre, keine Eradikation möglich)

4.8 Erkrankungen durch Arthropoden

4.8.1 Pediculosis capitis (Kopflaus)

- Übertragung Mensch zu Mensch
- Ausbrüche in Gemeinschaftseinrichtungen (Kindergärten, Schulen)
- Blutmahlzeiten → Juckreiz (Leitymptom)
- Eiablage am Haaransatz → nach Ausschlüpfen der Larve → leere Eihülle (Nissen)
- meldepflichtig nach §6 des IfSG

Klinik

- Juckreiz am Kopf

Diagnostik

- makroskopischer und mikroskopischer Nachweis von Läusen und Nissen

Therapie

- Permethrin 0,5 %, Pyrethrum-Präparate
- Schul-/Kindergartenbefreiung bis 24 h nach Therapie

4.8.2 Skabies (Krätze)

- Krätzmilbe (Sarcoptes scabiei)
- intrakutane Tunnelgänge
- Prädilektionsstellen: Beugefalten axillär/inguinal, Mammae

- bei Säuglingen auch Befall der Kopfhaut möglich
- Übertragung: enger persönlicher Kontakt (Mensch zu Mensch)
- Inkubationszeit: 1–3 Wochen

■ **Klinik**
- Leitsymptom: Juckreiz, Kratzspuren, Superinfektionen
- Exanthem, z. T. Inkrustationen

■ **Diagnostik**
- Darstellung der Tunnelgänge (Lupenvergrößerung) mit Nachweis von Milben

■ **Therapie**
- Permethrin (wesentlich toxischer: Jakutin)
- zusätzliche Therapie von Angehörigen im gleichen Haushalt
- Anleitung zur besseren häuslichen Hygiene

4.9 Impfungen

- Impfungen gehören zu den erfolgreichsten Maßnahmen der Infektionsprävention
- Impfstrategien
  - Individualschutz: Individuelle Immunität des Geimpften
  - Herdimmunität (flächendeckende Impfungen/Regelimpfungen)
    - Unterbrechung von Infektionsketten in einer Population
    - indirekter Schutz für nicht-Geimpfte bzw. Impfversager
  - Riegelungsimpfung: Umgebungsimpfung in Ausbruchsituationen
  - Voraussetzung für eine weltweite Eradikation von Infektionserregern
    - Impfstoffe mit hoher Immunogenität
    - Erregerresevoir ausschließlich Mensch
    - wenige, gut definierte Serotypen
    - erfolgreiche Beispiele: Eradikation der Pocken (Variola) (1980) und von Poliovirus Typ 2 (2015)
- allgemeine Impfempfehlungen werden regelmäßig von der „Ständigen Impfkommission" (STIKO) des Robert-Koch-Instituts (RKI) aktualisiert
  - Standardimpfungen (Grundimmunisierung, Auffrischimpfungen)
  - Indikations- und Reiseimpfungen
  - postexpositionelle Prophylaxe
- Impfleistung des Arztes

  - Informationen über Nutzen, Nebenwirkungen und Komplikationen
  - Anamnese, Impfanamnese, mögliche Kontraindikationen
  - Dokumentation (Impfausweis)
  - Erkennen und dokumentieren von Nebenwirkungen
- Impfregeln
  - jede dokumentierte Impfung zählt
  - Mehrfachimpfungen sollen an einem Impftermin zusammen durchgeführt werden
  - Kombinationsimpfstoffe erleichtern die Umsetzung des Impfplans
  - Intervall zwischen Impfungen mindestens 4 Wochen

4.9.1 Aktive Impfung

Totimpfstoffe

- mehrmalige Booster-Impfungen erforderlich (3–4 Impfdosen)
- Grundimmunisierung im Alter von jeweils 2, 3, 4, und 12 Monaten: Tetanus/Diphtherie/azelluläre Pertussis/Haemophilus influenzae Typ B/Polio/Hepatitis B, Pneumokokken
- im Alter von 12 Monaten: Meningokokken
- Mädchen im Alter von 12–17 Jahren: humane Papillomaviren (besonders wichtig HPV 16 und 18)
- Kontraindikationen für Totimpfstoffe: Allergien gegen Impfbestandteile (z. B. Hühnereiweiß bei Influenza-Impfung)
- Herstellung und Zusammensetzung von Totimpfstoffen
  - abgetötete Erreger: inaktivierte Ganzkeim-Vakzine
    - Nachteil: Nebenwirkungsreich aufgrund toxischer, z. T. wenig immunogener Komponenten, z. B. alte Pertussis-Impfung)
  - gereinigte Antigene („Subunit-Vakzine")
  - rekombinant hergestellte Antigene (z. B. HBs-Antigen)
  - „virus like particles", Viruskapside aus rekombinant synthetisierten Kapsidantigenen („self-assembly") (◘ Tab. 4.7)

> Memo Das Prinzip der Impfung mit inaktivierten Infektionserregern wurde bereits im 19. Jahrhundert durch Louis Pasteur beschrieben.

Lebendimpfstoffe

- attenuierte („abgeschwächte") vermehrungsfähige Viren
  - Empfohlen im Alter von 1 und 2 Jahren: Masern, Mumps, Röteln, Varizella-Zoster
  - Auffrischimpfung bei Mädchen und jungen Frauen ohne ausreichenden Impfschutz: Röteln, Varizella-Zoster
- Beginn: 11.–14. Lebensmonat (nach Verlust der mütterlichen Leihimmunität); Ausnahme: orale Lebendimpfung gegen Rotaviren (lokale Immunität)
- einmalige Booster Impfung empfohlen (Schließen von Impflücken)

Tab. 4.7 Totimpfstoffe

Tetanus	**Tetanustoxoid (Formalin-inaktiviertes Toxin)**
Diphtherie - D - d	Diphtherietoxoid (Formalin-inaktiviertes Toxin) - Kinderdosis (<6 Jahre) - Erwachsenendosis für Auffrischimpfungen (Toxoidmenge halbiert)
Pertussis	Subunit-Vakzine aus Pertussis-Toxoid, Adhäsinen u. a.
H. influenzae B	Konjugiertes Kapselpolysaccharid (Konjugatimpfstoff)
Polio (IPV)	Inaktivierte Poliovirus-Vakzine (Salk) Serotypen 1–3
Hepatitis B	Rekombinantes HBs-Antigen
Pneumokokken	- <2 Jahre: 10 bzw. 13-valenter Konjugatimpfstoff - >2 Jahre: 23-valenter Kapselpolysaccharid Impfstoff
Meningokokken	- <2 Jahre: Konjugatimpfstoff (Kapseltyp C) - >2 Jahre: polyvalenter Polysaccharid Impfstoff (Kapsel-Ag A, C, W135, Y) - 4CMenB: Oberflächenproteine von Meningokokken der Serogruppe B
Influenza	Subunitvakzine (Indikationsimpfung): Neuraminidase (N) und Hämagglutinine (H) der vorausgehenden Influenza-Saison
Humane Papillomaviren (HPV)	Mädchen im Alter von 12–17 Jahren; „virus-like particles" (VLP) gegen HPV-Typ 16/18 u. a. (2-, 4- oder 9-valente Impfstoffe)
Tollwut	Inaktivierte Rabiesviren (Indikationsimpfung)

Tab. 4.8 Lebendimpfstoffe (atttenuierte Impfstämme)

MMR	Attenuierung durch Zellkultur-Passage (Masern/Mumps/Röteln)
Varizellen	Attenuierung durch Zellkultur-Passage
Rotavirus	Assortantenimpfstoff aus humanen und animalen Stämmen; „Schluckimpfung" (orale Lebendimpfung)

- Kontraindikation: schwere Immunsuppression
- Strategien der Herstellung von Lebendimpfstoffen
  - wiederholte Zellkulturpassage → Attenuierung
  - Einsatz animaler Homologe (früher z. B. Pockenimpfung, Vaccinia-Virus)
  - Assortantenbildung in vitro → Expression von humanen immunogenen Genomsequenzen in animalen, nicht pathogenen Stämme (z. B. Rotavirus-Impfstoff)
  - in Zukunft sollen auch rekombinante, gentechnisch entwickelte Impfstämme mit gezielten „knock-outs" von Pathogenitätsfaktoren synthetisiert werden (Tab. 4.8)
- Lebendimpfungen, die aufgrund von Nebenwirkungen in Deutschland nicht mehr empfohlen werden
  - OPV: orale Poliovirus-Vakzine (Sabin) Serotypen 1–3 („Schluckimpfung")
  - BCG: Tuberkulose-Impfung
  - Vakzinia: Pockenimpfung

! Cave Rückmutationen (Revertanten) → „Impfpolio".

! Cave BCGitis bei Immunsupprimierten.

> Memo Nach weltweiter Pocken Eradikation entfällt diese nebenwirkungsreiche Impfung.

Tab. 4.9 Impfkalender

	6 Wochen	2 Monate	3 Monate	4 Monate	11–14 Monate	15–23 Monate
Tetanus (T)		x	x	x	x	
Diphtherie (D)		x	x	x	x	
Pertussis (aP)		x	x	x	x	
H. influenzae B (Hib)		x	x	x	x	
Poliovirus (IPV)		x	x	x	x	
Hepatitis B (HB)		x	x	x	x	
Pneumokokken		x	(x)	x	x	
Rotaviren	x	x	x			
Meningokokken C					x	
Masern/Mumps/ Röteln					x	x
Varizellen					x	x

Empfehlung der Ständigen Impfkommission (STIKO) am Robert Koch-Institut/Stand: August 2015
Nach Grundimmunisierung werden für spätere Diphtherie Auffrischimpfungen (ab dem 5. Lebensjahr) Impfstoffe mit reduzierter Antigenmenge (d) eingesetzt

4.9.2 Passive Impfung

- (postexpositionelle) Prophylaxe → Sofortschutz
  - menschliche Immunglobuline/Hyperimmunglobuline
  - Antiseren (polyklonale Antikörper aus immunisierten Tieren)
    - toxinvermittelte Erkrankungen (z. B. Diphtherie, Botulismus)
- Simultanimpfung: aktiv + passiv (Sofortschutz plus Langzeitschutz)
  - z. B. Hepatitis-B-Simultanimpfung von Neugeborenen HBs-Antigen-positiver Mütter

! Cave Allergisierung, Serumkrankheit.

4.9.3 Standardimpfungen

Impfkalender für die Grundimmunisierung von Säuglingen und Kindern (Tab. 4.9)

4.9.4 Reiseimpfungen/Indikationsimpfung

- Frühsommer-Meningoenzephalitis-Virus (FSME): bei Aufenthalt in Endemiegebieten (inaktivierter Totimpfstoff); Grundimmunisierung (0, 1, 9, 12 Monate)

- Hepatitis A: bei beruflicher Exposition oder Reisen in Endemiegebiete (Totimpfstoff)
- Gelbfieber: Impfpflicht bei Reisen aus Endemiegebieten (z. B. Südamerika) in Gelbfieber-freie asiatische Länder (attenuierter Lebendimpfstoff).
- Typhus: orale attenuierte Lebendimpfung oder inaktivierter Totimpfstoff (Vi-Antigen)
- Tollwut: inaktivierter Totimpfstoff
- Japanisches Enzephalitis-Virus: attenuierte Lebendimpfung

Tag 2: Erkrankungen des Respirationstraktes

K. Tenbrock

B. Karges, N. Wagner (Hrsg.), *Pädiatrie in 5 Tagen*, Springer-Lehrbuch,
DOI 10.1007/978-3-662-52813-6_5

5.1 Angeborene Fehlbildungen

5.1.1 Choanalatresie

- meist knöcherne ein oder doppelseitige Stenose (5:1) als trichterförmige Verschlussplatte mit oder ohne Restlumen, häufig mit Hypoplasie der Nase
- häufigste angeborene Fehlbildung der Nase
- Assoziation in 30–50 % mit anderen kongenitalen Fehlbildungen z. B. Kolobom, Herzfehler, Hypogonadismus, Ohrfehlbildung, Lernbehinderung (CHARGE-Syndrom)

Klinik

- bei doppelseitiger Choanalatresie: unmittelbar postnatal einsetzende Atemnot und Zyanose bei schleimgefüllten Nasenlöchern
- Aspiration beim ersten Trinkversuch
- bei einseitiger Choanalatresie: behinderte Nasenatmung, anhaltende Nasensekretion (häufig erst im späten Kindesalter diagnostiziert)

Diagnostik

- Sondierung der Nase unmittelbar postnatal mit Widerstand
- Röntgen-Schädel, CT-Schädel, Endoskopie
- Sonographie Abdomen, Echokardiographie zum Ausschluss zusätzlicher Fehlbildungen

Therapie

- bei doppelseitiger Choanalatresie
  - verzögerte plastisch-konstruktive Korrektur über transpalatinalen Zugang im Alter von 2–3 Monaten
  - vorher: Offenhalten der Atemwege mittels Säuglings-Guedel-Tubus oder Spezialschnuller, Ernährung über Magensonde
- bei einseitiger Choanalatresie: plastisch-konstruktive Korrektur über transpalatinalen Zugang nach Diagnosestellung (>3 Monate)

5.1.2 Lippen-Kiefer-Gaumenspalten

- angeborene Fehlbildung mit einer hohen Inzidenz von 1:500
- in der Embryonalentwicklung zwischen 5. und 7. (Lippen-Kieferspalte) bzw. 10. und 12. Woche (Gaumenspalte) Verschmelzungsstörung zwischen rechtem und linkem Oberkieferwulst unterschiedlicher Ausprägung
- genetisch bedingte sowie exogen verursachte Formen: Röteln in der Frühschwangerschaft, Vitamin A-Mangel, Alkohol, Hydantoin, Rauchen, ionisierende Strahlung

- abhängig von Ausprägung unterscheidet man: Lippenspalten, Lippen-Kieferspalten, Gaumenspalten und Lippen-Kiefer-Gaumenspalten, diese können ein- und beidseitig vorkommen
- isoliert oder in Kombination mit Mikrogenie/Retrognathie sowie Glossoptose als Pierre-Robin-Syndrom

! Cave Sprachentwicklungsverzögerungen durch sekundäre Tubenbelüftungsstörungen.

Klinik
- Atembehinderungen durch Nasenabflachung
- Probleme bei der Nahrungsaufnahme und insbesondere beim Stillen
- Sprachprobleme

Diagnostik
- Inspektion
- ggf. CT/NMR Gesicht und Kieferschädel
- pädaudiologische Diagnostik, logopädische Diagnostik
- bei Verdacht auf syndromale Erkrankung Vorstellung in Humangenetik mit Chromosomenanalyse

Therapie
- multimodales Therapiekonzept bestehend aus Pädiatrie, Mund-Kiefer-Gesichtschirurgie, Kieferorthopädie, Hals-Nasen-Ohrenheilkunde, Phoniatrie und Pädaudiologie sowie Logopädie
- initial herausnehmbare Gaumenplatten, Unterstützung des Saugaktes mit einem sog. Haberman-Feeder, ggf. Sondierung zur Nahrungsaufnahme
- mehrzeitige operative Korrektur des Defektes zwischen dem 3. und 18. Lebensmonat je nach betroffenem Segment, bei größeren Defekten insbesondere des harten Gaumens zwischen 6. und 10. Lebensjahr, Sekundäroperationen mit Spongiosaplastik
- frühzeitig Paukenröhrchen bei Hörminderung

5.1.3 Fehlbildungen von Kehlkopf und Larynx

> Memo Ein inspiratorischer Stridor entsteht fast immer durch eine extrathorakale Atemwegsobstruktion (Ausnahme: tiefe Trachealstenosen).

- verschiedene, teils anatomisch bedingte, teils durch funktionelle Unreife (Laryngomalazie/infantiler Larynx) bedingte Verengungen, die bei forcierter Einatmung (Schreien) zu einer erhöhten Luftströmungsgeschwindigkeit mit Geräuschen (Stridor, Schnarchen) bis hin zum Kollaps führt
- differenzialdiagnostisch Ausschluss extralaryngealer Ursachen (Hämangiome, Lymphangiome, Fibrome, Struma congenita, Thymushyperplasie, Gefäßanomalien)

Klinik
- inspiratorischer Stridor, der sich insbesondere bei Aufregung verstärkt
- Schnarchen

- ggf. zusätzliche Fehlbildungen wie Pierre-Robin-Sequenz (Mikrogenie mit Retrognathie, Glossoptose, mediane Gaumenspalte)

- **Diagnostik**
- Stridor, der nur in Rückenlage auftritt, aber in Bauchlage verschwindet → funktionelle Unreife
- Endoskopie/Bronchoskopie
- Echokardiographie zum Ausschluss einer Gefäßanomalie (doppelter Aortenbogen, rechter Aortenbogen, aberrierende Pulmonalarterie etc.)
- ggf. CT-Thorax und Halsweichteile oder NMR-Thorax und Hals mit Kontrastmittel u. a. zur Gefäßdarstellung

- **Therapie**
- bei funktioneller Unreife abwarten
- bei anatomischen Veränderungen (Laryngozelen, Larynxsegel, Hämangiome etc.) chirurgisch/mikrochirurgische Therapie, Laserabtragung
- bei Gefäßanomalien abhängig vom Ausmaß der Trachealstenose operative Korrektur

! Cave Kinder vor Langzeitintubationen bewahren, da vermeidbare Schleimhautschäden durch den Tubusdruck entstehen können, die die Stenose verstärken können, ggf. frühzeitige Tracheotomie.

5.1.4 Primäre Ziliendyskinesie

- angeborene Anomalie der Zilienstruktur des Nasen und Bronchialepithels
- Auftreten isoliert oder zusammen mit Situs inversus, männlicher Infertilität und Bronchiektasen als sog. Karthagener-Syndrom
- Strukturdefekte der Zilien → schwere Beeinträchtigung der mukoziliären Clearance → Begünstigung sekundärer Bakterienbesiedelung

- **Klinik**
- rezidivierende bronchiale und pneumonische Infekte mit gemischt-obstruktiver Ventilationsstörung
- chronischer Husten
- chronische Sinusitis
- Bronchiektasen

- **Diagnostik**
- Lungenfunktion: kombiniert obstruktiv-restriktive Ventilationsstörung
- Röntgen-Thorax: grob-streifige Zeichnungsvermehrung, Zeichen der Lungenüberblähung, Bronchiektasen
- HR-CT: Darstellung von Bronchiektasen und sekundär narbigen Veränderungen
- Bronchoskopie oder Nasenbürstung mit Spezialbürste: Gewinnung einer Biopsie zur nativmiskroskopischen

Begutachtung der Zilienfunktion (Standard) und zum elektronenmikroskopischem Nachweis der Strukturanomalie
- Erregernachweis: häufig Pneumokokken und Hämophilus, im späteren Stadium auch Pseudomonas

- **Differenzialdiagnose**
- Asthma bronchiale
- Mukoviszidose
- α1-Antitrypsinmangel (Erwachsenenalter)

- **Therapie**
- konsequente Antibiotikatherapie
- Inhalationen (antiobstruktiv mit β2-Sympathomimetika, antiinflammatorisch mit Glukokortikoiden, Antibiotikainhalationen)
- intensive Physiotherapie/Atemgymnastik
- Prognose abhängig von Entwicklung von Bronchiektasen

5.1.5 Lungensequestration

- pulmonale Missbildung mit Sequestration eines funktionslosen Lungenanteils, bestehend aus Zysten und unbelüfteten bronchialen und alveolären Strukturen mit eigener Gefäßversorgung innerhalb der Pleura
- zweithäufigste pulmonale Fehlbildung

- **Klinik**
- häufig symptomlos und damit Zufallsbefund
- oft schon pränatale Diagnose mittels fetalem Ultraschall
- bei Infektion des Lungensequesters chronisch rezidivierende Pneumonien mit Abszessbildung möglich

- **Diagnostik**
- Röntgen-Thorax: flächige Verdichtung bevorzugt im Lungenunterfeld links
- Spiral-CT: zur Diagnosesicherung und präoperativen Vorbereitung in Kombination mit Angiographie zur Darstellung der arteriellen Gefäße
- Echokardiographie: zur Darstellung aberrierender Gefäße und eines Shunts

- **Therapie**
- Antibiotikatherapie bei Infektionen
- Ggf. elektive Operation im 9.–18. LM vor Kitabesuch (Infektionsgefahr)
- operativ bei symptomatischen Sequestern mit Lobektomie, Prognose nach Lobektomie günstig

5.1.6 Zystische Malformation

- glattwandige, mit Luft oder Flüssigkeit gefüllte intrapulmonale Hohlräume, die als Entwicklungsfehlbildung mit Bronchialepithel ausgefüllt sind, häufig Zufallsbefund

Klinik
- oft symptomlos
- bei Beschwerden häufig unspezifisch mit rezidivierendem Husten
- Infektionen mit Abszessen als Komplikationen
- Pneumothorax

Diagnostik
- Röntgen-Thorax: scharfwandiger Aufhellungsbezirk innerhalb der normalen Lunge
- HR-CT: vor geplanten operativen Eingriffen und zur Diagnosesicherung/Differenzialdiagnose der unterschiedlichen Zystenformen
- Bronchoskopie: indiziert zum Ausschluss von Ursachen anderer Hohlraumbildungen (Abszess, Tbc), Erregerdiagnostik

Therapie
- antibiotische Behandlung von Infektionen
- chirurgische Resektion von symptomatischen Pneumatozelen

5.2 Infektiöse Erkrankungen des oberen Respirationstraktes

5.2.1 Otitis media

- Entzündung der Mittelohrmukosa mit oder ohne Erguss
- bei alleinigem Erguss ohne Symptome spricht man von Tubenmittelohrkatarrh, der nach 3 Monaten als chronisch bezeichnet wird
- einer der häufigsten Konsultationsgründe beim Kinderarzt
- Inzidenzgipfel 6.–18. Lebensmonat, Herbst und Winter, 90 % aller Kinder hat bis zum 6. Lebensjahr mindestens eine Otitis media
- häufigste Erreger bei akuter Otitis media (O. m.) Streptococcus pneumonia, H. influenza, M. catarrhalis, S. pyogenes und S. aureus, bei chronischer O. m. Pseudomonas
- Risikofaktoren: Anomalien der Eustachschen Röhre, familiäre Belastung, Immundefekt, Allergien, kein Stillen, Betreuung im Hort, frühe Erstinfektionen, virale Atemwegsinfekte, Geschwister, Rauchen der Eltern

Klinik
- Symptome: Ohrenschmerzen, Reizbarkeit, sich ans Ohr greifen, Schlafstörung, Fieber, Otorrhö

- Tympanon: rot oder gelblich, Vorwölbung, Verdickung, Erguss, veränderter Lichtreflex (matt), Perforation, Abflachung im Tympanogramm (in der Tympanometrie misst man die Trommelfellbeweglichkeit in Abhängigkeit vom Luftdruck im äußeren Gehörgang. Diese ist ein Maß für die Druck- und Schwingungsverhältnisse im Mittelohr)

▪ **Diagnostik**
- Otoskopie und Tympanogramm (bei chronischem Erguss)
- ggf. Erregernachweis bei chronisch perforierter Otitis (Pseudomonas)
- bei rezidivierenden Otitiden mit Komplikationen weiterführende Diagnostik (Immunstatus, Allergien)

▪ **Therapie**
- Analgesie und Antipyrese (Paracetamol)
- abschwellende Nasentropfen
- direkte Antibiose bei eitriger Otorrhö, beidseitiger akuter Otitis, schlechtem Allgemeinzustand, rezidivierenden Otitiden, Immundefekt und anatomischer Fehlbildung, ansonsten:
- watchful waiting für 24–48 h möglich mit anschließender Reevaluation der Antibiotikatherapie
- Komplikationen
  - akut: Schallleitungsschwerhörigkeit, Fazialisparese, Perforation, Labyrinthitis mit Schallempfindungsschwerhörgkeit, Mastoiditis, Hirnabszess, Meningitis
  - chronisch: Cholesteatom, Trommelfellatrophie, Perforation mit Narben, adhäsive Otitis, Schallleitungsstörungen, Schallempfindungsstörungen, Gehörknöchelschaden, verzögerte Sprachentwicklung, verschlechterte Schulleistungen

> Memo Mittel der ersten Wahl: Amoxicillin, 2. Wahl Amoxicillin und Clavulansäure, Cefuroxim oder Clarithromycin/Azithromycin bei Penicillinallergie.

> Memo Die Einführung der Pneumokokkenimpfung (Konjugatimpfstoff) hat zu einem klaren Rückgang der Otitis media geführt.

5.2.2 Mastoiditis

- akute Mastoiditis ist eine Komplikation der akuten Otitis media
- vor Antibiotikaära häufig, derzeit weniger als 0,1 % der akuten Otitiden
- Haupterreger: S. pneumoniae, S. pyogenes, S. aureus
- bei akuter Otitis media häufig Übergreifen auf Mastoidschleimhaut durch anatomische Verbindung, nach Abheilung der Otitis in Ausnahmen Persistenz der Entzündung im Mastoid mit Ausbildung von Abszesshöhlen

! Cave Gefahr des Durchbruchs auf benachbarte Strukturen wie das ZNS.

▪ **Klinik**
- Fieber, Otalgie, retoraurikuläre Schmerzen
- bei subperiostalem Abszess fluktuierende Schwellung über dem Mastoid

> Memo Schwellung, Rötung, Abstehen der Ohrmuschel.

- **Diagnostik**
- Klinik führend
- Röntgen-Aufnahmen des Mastoids nur wenig wegweisend, da es auch bei unkomplizierter Mastoiditis Verschattungen aufweisen kann
- CT-Felsenbein zur Erfassung der Ausdehnung und zur Diagnose von Knochenarrosionen hilfreich
- chronische Mastoiditis: schmerzlose, auf konventionelle Antibiotikagaben sich nicht bessernde Otorrhö

- **Therapie**
- Antibiose
- operative Sanierung, Mastoidausräumung
- bei chronischer Mastoiditis/Otitis immer nach Antibiogramm
- Pneumokokkenimpfung vermindert Inzidenz von Otitiden und ihren Komplikationen

5.2.3 Pharyngitis, Tonsillitis

- Pharyngitis definiert als Entzündung irgendeiner Struktur des Pharynx
- am häufigsten Tonsillen mit Mesopharynxschleimhaut betroffen
- Erreger: Bakterien (insbesondere β-hämolysierende Streptokokken) oder Viren
- rein klinische Unterscheidung, ob Viren oder Bakterien ursächlich sind, nicht möglich

- **Klinik**
- Halsschmerzen, Schluckbeschwerden, Fieber, Lymphknotenschwellungen, Rötung, Schwellung, Stippchen und Beläge auf den Tonsillen
- Scharlach (Streptokokken): Tonsillitis, Himbeerzunge, dunkelrote Färbung des Gaumensegels, feinfleckiges Exanthem mit perioraler Aussparung und Aussparung in den Leisten
- Herpangina (Coxsackie-A-Viren): Tonsillen und Gaumenbögen gerötet, meist ohne Beläge, Bläschen und Ulzerationen an den Gaumenbögen und im Mund
- Mononukleose (EBV-Virus): stark vergrößerte Tonsillen, weißliche, fest haftende Beläge
- Diphtherie (Corynebacterium diphtheriae): sehr selten geworden, Halsschmerzen, Unwohlsein, Fieber, dünne, spinngewebartige, leicht blutende Membranen auf den Tonsillen, Schwellung der Lymphknoten und ausgedehnte ödematöse Schwellung im Halsbereich, Kreislaufsymptome

- **Diagnostik**
  - Klinik führend
  - Blutbild, C-reaktives Protein und Blutkörperchensenkungsgeschwindigkeit bei hochfieberhaftem Verlauf
  - Abstrich mit Kultur, Schnelltests sind mäßig zuverlässig, können nicht zwischen Besiedelung und Infektion unterscheiden und führen zu ungerechtfertigten Antbiotikagaben!

- **Therapie**
  - orale Antibiose mit Penicillin V, alternativ Clarithromycin bis zum Ausschluss einer Streptokokkeninfektion
  - bei Staphylokokkentonsillitis Oxazillin/Flucloxazillin, alternativ Amoxizillin und Clavulansäure/Sulbactam
  - symptomatische Therapie (Fiebersenkung, Analgesie)
  - Tonsillektomie: bei rezidiverenden Tonsillitiden, bei Spätkomplikationen (rheumatisches Fieber, Glomerulonephritis), bei obstruktiven Apnoen aufgrund von Tonsillenhyperplasien
  - bei Verdacht auf Diphtherie neben antibiotischer Therapie Verabreichung eines Diphtherie-Antitoxins
  - Komplikationen der Streptokokken/Staphylokokkenpharyngitis
    - Retropharyngealabszess
    - Peritonsillarabszess
    - Bakteriämie mit septischen Metastasen
    - rheumatisches Fieber (häufigste Ursache erworbener Herzklappenfehler in der sog. 3. Welt)
    - reaktive Arthritis
    - akute Poststreptokokken-Glomerulonephritis
    - toxisches Schocksyndrom

! Cave Nachblutung am 6. postoperativen Tag, daher stationäre Aufnahme, ein „Ausschälen der Tonsillen" (Tonsillotomie) geht mit einem verminderten Risiko einer Nachblutung einher, wird aber bei rezidivierenden Tonsillitiden aufgrund von Abszessrisiko nur bedingt empfohlen.

5.2.4 Adenoide

- Rachenmandelhyperplasie infolge von rezidivierenden Infektionen mit Hyperplasie des lymphatischen Gewebes

- **Klinik**
  - Mundatmung, näselnde Sprache
  - Schnarchen
  - rezidivierende Otitiden durch Tubenbelüftungsstörungen
  - Seromukotympanon
  - Schwerhörigkeit
  - obstruktive Apnoen

- **Diagnostik**
  - durch den HNO-Arzt

- **Therapie**
  - operative Entfernung bei Hörstörungen, rezidivierenden Infekten, Mundatmung
  - Indikation häufig in Zusammenhang mit Paukenröhrcheneinlage oder Tonsillektomie
  - risikoarme Operation mit wenig Nachblutungen, ambulant durchführbar

5.3 Infekte der unteren Atemwege

5.3.1 Pseudokrupp

- stenosierende Laryngotracheitis, subglottische Laryngitis
- Ursachen sind Virusinfekte, die durch Umweltfaktoren aggraviert werden können

- **Klinik**
  - meist Infekt mit wenig Fieber, akut auftretend, keine Schluckstörung, ausgeprägte Heiserkeit
  - v. a. abends und nachts auftretend, Altersgipfel 1.–3. Lebensjahr, gehäuft im Herbst und Winter, häufige Rezidive, gute Prognose (Tab. 5.1)

- **Diagnostik**
  - bei unkompliziertem Verlauf keine notwendig
  - bei Notwendigkeit von i.v. Zugang ggf. Blutbild, C-reaktives Protein, Blutgasanalyse

- **Therapie**
  - Behandlung und Prognose hängen vom Schweregrad ab
  - Stadium I und II: Inhalation mit Epinephrin (Infectokrupp), Feuchtinhalationen, ggf. Hydrokortison rektal (z. B. Rectodelt) oder oral (Dexamethasonsaft), ggf. stationäre Aufnahme

! Cave invasive Maßnahmen (i.v. Zugang) zu diesem Zeitpunkt vermeiden, weil Aufregung den Stridor verstärkt!

Tab. 5.1 Symptomatik des Pseudokrupps in Abhängigkeit vom Stadium

Stadium	Klinik
I	Bellender Husten, leichter inspiratorischer Stridor, Heiserkeit
II	Stärkerer Stridor, leichte Dyspnoe, kaum Einziehungen
III	Deutlicher Stridor, deutliche Atemnot, Unruhe, Tachykardie
IV	Starke Dyspnoe, Zyanose, evtl. Bewusstseinsstörung, Hypotonie

- Stadium III und IV: immer stationäre Aufnahme, Maßnahmen wie oben plus Zugang, bei Stadium IV Verlegung auf Intensivstation, Intubationsbereitschaft, Sedierung, Antibiotikaprophylaxe

! Cave Pseudokrupp rezidiviert gerne in der darauffolgenden Nacht, Eltern entsprechend informieren.

5.3.2 Epiglottitis

- durch Haemophilus influenza Typ B verursachte Entzündung der Epiglottis, lebensbedrohliches Krankheitsbild, seit HiB-Impfung selten

Klinik

- hohes Fieber, akut auftretend, ausgeprägte Schluckstörung, Halsschwellung, wenig Heiserkeit
- auch tagsüber auftretend, ganzjährig, hohe Mortalität, Gipfel 2.–5. Lebensjahr, danach selten

Diagnostik

- Inspektion des Halses nur in Intubationsbereitschaft mit Sedierung
- i.v. Zugang mit Blutbild, C-reaktives Protein, Blutkulturen

Therapie

- bei Bestätigung der Diagnose Intubation für 24–72 h, Beatmung, ggf. Spontanatmung möglich Antibiose mit Claforan
- Impfung schützt!

! Cave Bei Verdacht auf Epiglottitis sofortige Verlegung auf die Intensivstation, Inspektion des Rachens nur in Intubationsbereitschaft mit Sedierung, da es bei Inspektion zu reflektorischem Herz- und Atemstillstand kommen kann.

5.3.3 Bronchitis

- häufigste Erkrankung der Atemwege bei Kleinkindern, auch mehrere Episoden pro Jahr gelten als normal, solange es zu keinen obstruktiven Episoden kommt
- ausgelöst durch Virusinfektionen (RSV, Rhinoviren, Metapneumoviren, Influenza etc.), im Herbst und Winter gehäuft

Klinik

- Schnupfen, Husten, leichtes Fieber, akutes Stadium über mehrere Tage gefolgt von Reizhusten ggf. über Wochen

Diagnostik

- Klinik führend
- bei Fieber ggf. Blutbild und C-reaktives Protein
- Röntgen-Thorax nur bei Verdacht auf Pneumonie

Therapie

- symptomatisch
- i. d. R. keine Antibiose nötig

! Cave bei Kleinkindern mit rezidivierenden Bronchitiden immer auch an Aspiration denken, insbesondere bei hyperakutem Beginn ohne Fieber und Schnupfen!

- rezidivierende Bronchitiden mit Dyskrinie können der Übergang in eine obstruktive Bronchitis sein, die entsprechend therapiert werden muss
- Übergang zur Bronchopneumonie fließend; benötigt eine entsprechende antibiotische Therapie

5.3.4 Pneumonien

- Viral oder bakteriell bedingte Erkrankungen der Lunge, die den Alveolarraum und/oder das Interstitium erfassen, nach pathologisch-anatomischen Kriterien werden unterschieden:
  - Bronchopneumonie: mit Abstand häufigste Pneumonieform, Röntgenbild kann dem klinischen Befund hinterherhinken, Übergang von Bronchitis/Peribronchitis fließend, zentrifugale Ausbreitung, virale und bakterielle Verursacher, häufig Säuglings/Kleinkindalter
  - Lobärpneumonie: fast immer bakterieller Genese (Pneumokokken), ein oder mehrere Lungensegmente betreffend, (eher ältere Kinder/Schulkinder), intraalveoläre Entzündungsreaktion
  - interstitielle Pneumonie: bakterielle Pneumonien, ausgelöst durch atypische Erreger (Mykoplasmen, Chlamydien), ältere Kinder (Milchglasinfiltrat)
- aus klinischen, therapeutischen und prognostischen Gründen unterscheidet man zusätzlich zwischen ambulant und im Krankenhaus (nach 3. Tag des Krankenhausaufenthaltes) erworbenen Pneumonien
- prädisponierende Faktoren für bakterielle Pneumonien im Kindesalter sind:
  - Immundefizienz
  - anatomische Fehlbildungen
  - Mukoviszidose
  - Ziliendysfunktion
  - Belüftungsstörungen bei Asthma bronchiale
  - bronchopulmonale Dysplasie
  - Aspiration
  - neuromuskuläre Erkrankungen
  - Shuntvitien mit vermehrter Lungendurchblutung
  - Beatmung
  - virale Infektionen (Masern, Influenza)

▪ **Klinik**

- Allgemeinsymptome (Fieber, Abgeschlagenheit, Krankheitsgefühl, Blässe)
- bei Neugeborenen Trinkschwäche, blasses Kolorit, Apnoen, Tachykardie, Temperaturinstabilität

! Cave Röntgenbild und Symptome müssen nicht immer korrelieren, eine klinisch eindeutige Pneumonie gehört auch bei blandem Röntgenbild therapiert, laut WHO-Kriterien sind dies Fieber und typischer Auskultationsbefund!

- organspezifisch: Tachypnoe, Dyspnoe, Nasenflügeln, Zyanose, Husten (anfangs trocken, später produktiv), Dämpfung (Pleuraerguss), Rasselgeräusche (fein-mittelblasig)

- **Diagnostik**
- Röntgen-Thorax
- bei Verdacht auf abszedierende Pneumonie und Pleuraempyem Thorax-CT
- C-reaktives Protein, Blutkörperchensenkungsgeschwindigkeit, Blutbild (Leukozytose), ggf. Blutgasanalyse
- Erregernachweis durch Sputum- und Rachenabstrich, Blutkultur, Pleurapunktat, ggf. Bronchoskopie bei abszedierenden Pneumonien, Blutkultur!
- Serologie nur bei Verdacht auf atypische Erreger

- **Therapie**
- antibiotische Therapie
- bei ambulant erworbenen Pneumonien
  - Amoxicillin, ggf. Cephalosporin der II. Generation
  - alternativ Makrolid (insbesondere bei Verdacht auf atypische Pneumonie)
- bei nosokomialen Infektionen Therapie abhängig vom Erregerspektrum
  - bei unbekanntem Erreger Antibiose mit einem III. Generation Cephalosporin (z. B. Ceftazidim), alternativ ein Carbapenem (z. B. Meronem) oder Ureidopenicillin (z. B. Piperacillin und Tazobactam)
  - zusätzlich ein Aminoglykosid (z. B. Gentamicin)
  - bei Frühgeborenen aufgrund des hohen Vorkommens von Gruppe B Streptokokken Vancomycin
- Indikationen für stationäre Therapie sind:
  - schlechter Allgemeinzustand und hochfieberndes Kind
  - Sauerstoffbedarf
  - Nahrungsverweigerung/fragliche Verabreichung oraler Medikation/Compliance
  - großzügig bei Patienten mit Vorerkrankungen (geistige Behinderung, neuromuskuläre Erkrankungen, CF, Immundefizienz etc.)
- ausreichende Flüssigkeitszufuhr
- Inhalation mit β2-Sympathikomimetika kann insbesondere bei obstruktiver Komponente sinnvoll sein
- Atemtherapie/Physiotherapie insbesondere bei bettlägrigen und behinderten Patienten
- bei respiratorischer Insuffizienz Intubation und Beatmung
- Pneumokokkenimpfung reduziert die Zahl invasiver Pneumonien!

> Memo Nicht jede Pneumonie muss stationär behandelt werden!

! Cave Bei immunsupprimierten Patienten (z. B. Patienten in Neutropenie bei Chemotherapie) immer auch an eine Pilzpneumonie (Candida oder Aspergillose) denken, Nachweis durch Thorax-CT oder Bronchoskopie mit Lavage. Des Weiteren sollten Patienten mit Neutropenie zur Prophylaxe einer Pneumocystis-jirovecii-Pneumonie Cotrimoxazol erhalten.

5.4 Obstruktive Lungenerkrankungen

5.4.1 Bronchiolitis

- durch Virusinfekte insbesondere RS-Viren hervorgerufenen Entzündung der kleinen Bronchien mit Schleimhautschwellung und Überblähung
- Säuglinge sind bevorzugt betroffen

▪ **Klinik**

- Beginn als Rhinitis, dann Trinkschwäche, häufig wenig Fieber
- Tachypnoe, Einziehungen, abgeschwächtes Atemgeräusch, feinblasige Rasselgeräusche

! Cave Gefahr der akuten Verschlechterung mit Apnoen.

▪ **Diagnostik**

- Klinik führend
- Sauerstoffsättigung häufig vermindert
- Blutgasanalyse zur Diagnostik einer möglichen CO_2-Retention und Indikation zur Verlegung auf die Intensivstation (pCO_2 > 60 mmHg)
- Röntgen-Thorax
- Blutbild, C-reaktives Protein
- Rachenspülwasser zum Direktnachweis der Viren

▪ **Therapie**

- i.v. Flüssigkeitszufuhr
- Isolierung (Infektionsgefahr für andere Säuglinge)
- O_2-Zufuhr bei Hypoxämie
- Monitoring
- Inhalationstherapie häufig wenig wirksam, 0,9–3 % NaCl-Lösung, ggf. β2-Sympathomimetika
- evtl. i.v. Kortikosteroide (1–2 mg/kg/Einzeldosis)
- Antibiose erst bei persistierendem Fieber oder ansteigenden Entzündungszeichen als Zeichen einer bakteriellen Superinfektion, nicht primär notwendig
- Intubation und Beatmung, alternativ High-Flow-Atemunterstützung oder CPAP bei Hyperkapnie und Erschöpfung
- aktive Immunisierung derzeit noch nicht möglich, jedoch besteht zur Prophylaxe einer RSV-Infektion die Möglichkeit der passiven Immunisierung mit Palivizumab bei ehemaligen Frühgeborenen mit Bronchopulmonaler Dysplasie < 24 Lebensmonate und bei Kindern mit hämodynamisch relevanten Herzfehlern < 12 Lebensmonate

5.4.2 Obstruktive Bronchitis

- häufig durch Virusinfekte getriggerte, mit Hypersekretion vergesellschaftete Inflammation der Bronchien
- Säuglinge und Kinder jeder Altersgruppe betroffen

▪ Klinik

- exspiratorische Dyspnoe, Tachypnoe, trockener Husten, selten hohes Fieber
- Giemen, Brummen, verlängertes Exspirium

▪ Diagnostik

- Klinik führend
- Röntgen-Thorax nur bei erster Episode oder bei schweren Verläufen mit DD: Pneumonie, Aspiration, CF
- Blutbild zum Ausschluss Linksverschiebung mit Pneumonie, ggf. C-reaktives Protein und Blutkörperchensenkungsgeschwindigkeit
- Blutgasanalyse zur Einschätzung der pulmonalen Situation/ CO_2-Retention
- bei rezidivierenden Verläufen Allergiediagnostik zum Ausschluss beginnendes Asthma bronchiale, Schweißtest zum Ausschluss einer zystischer Fibrose, ggf. Ausschluss Ziliendyskinesie

▪ Therapie

> Memo Die Inhalationstherapie bedarf der Schulung der Eltern und der Verordnung einer Applikationshilfe (Spacer mit Maske).

- inhalative β2 Sympathomimetika (z. B. Sultanol) und Parasympathikolytika (Atrovent) als Dosieraerosol ggf. 1–2-stündlich (dann Monitorkontrolle)
- systemische Kortikosteroide (2 mg/kg alle 6 h)
- ausreichende Flüssigkeitszufuhr
- O_2-Therapie bei Bedarf (Monitoring)
- bei rezidivierenden obstruktiven Bronchitiden Dauertherapie mit inhalativen Kortikosteroiden (Beclomethason, Budesonid oder Fluticason) oder oralen Leukotrienrezeptorantagonisten (Singulair)

5.4.3 Asthma bronchiale

> Memo klassische Trias aus Bronchospasmus, Schleimhautödem und vermehrter Schleimproduktion (Dyskrinie).

- Erkrankung mit erhöhter Empfindlichkeit der Atemwege gegenüber verschiedenartigen Reizen (Hyperreagibilität), die auf chronischer Entzündung der Bronchialschleimhaut v. a. im Bereich der kleinen Atemwege beruht
- Basis ist in 90 % der Fälle eine allergische Disposition mit Sensibilisierung gegen Inhalationsallergene
- überwiegend anfallsweise auftretende, selten auch konstante exspiratorische Behinderung der Atmung, die vom Verlauf variabel ist

- 5–10 % aller Kinder haben ein Asthma bronchiale, Erstmanifestation mit 70 % vor dem 5. Lebensjahr

■ **Klinik**
- intermittierende Obstruktion der Atemwege mit Luftnot, Giemen und Brummen
- Tachykardie, Unruhe, Kaltschweißigkeit, Blässe, bei Dekompensation auch Zyanose
- Besserung auf β2 Sympathikomimetika
- plötzlich auftretend, häufig bei Allergenexposition, ggf. im Rahmen von Infekten
- i. d.R. kein Fieber

■ **Diagnostik**
- Asthma bronchiale ist eine klinische Diagnose
- Anamnese: Häufigkeit, Art und Dauer der Beschwerden, atopische Disposition, Familienanamnese mit Allergiebelastung, körperliche Untersuchung
- bei Kindern <5 Jahre: 3 Episoden mit Giemen, Brummen während der letzten 6 Monaten
- bei Kindern >5 Jahre: Lungenfunktionsprüfung mit Nachweis einer obstruktiven Ventilationsstörung (FEV1 < 80 %) plus Nachweis der Reversibilität nach Gabe von β2-Sympathomimetikainhalation (FEV1-Steigerung um 15 % oder Abfall des Atemwegswiderstandes um 50 %)
- bei unauffälliger Lungenfunktionsprüfung Nachweis einer bronchialen Hyperreagibilität durch z. B. Metacholin oder Laufbandprovokation (FEV1-Abfall um 15 % oder Steigerung des Atemwegswiderstandes um 100 %) und anschließender Reversibilität
- Allergiediagnostik: Pricktest und CAP-Assay mit spezifischen Inhalationsallergenen, bei Kleinkindern auch Nahrungsmittelallerge berücksichtigen
- Röntgen-Thorax: insbesondere bei Kleinkindern zum Ausschluss Aspiration, auch zum Ausschluss spezifischer Infektionen
- Schweißtest: zum Ausschluss Mukoviszidose
- bei stationärer Aufnahme im akuten Anfall auch Blutgasanalyse
- die Schweregradeinteilung erfolgt nur noch in kontrolliertes, teil-kontrolliertes oder unkontrolliertes Asthma bronchiale (◘ Tab. 5.2 Nationale Versorgungsleitlinie)

! Cave bei intrinsischem Asthma bronchiale ohne Atopieneigung immer gastroösophagealen Reflux ausschließen (pH-Metrie)!

■ **Therapie**
- Therapieziele: Symptomfreiheit, keine Exazerbation, keine Notfallbehandlung, kein Bedarf an zusätzlichen β2-Sympathomimetika, uneingeschränkte physische und psychische Leistungsfähigkeit und körperliche Entwicklung der Kinder
- einzig kausale Therapie Allergenkarenz und spezifische Immuntherapie (Hyposensibilisierung)

Tab. 5.2 Grad der Asthmakontrolle (NVL Asthma 2. Auflage, Version 1.3)

Kriterium	Kontrolliertes Asthma (alle Kriterien erfüllt)	Teilweise kontrolliertes Asthma (1–2 Kriterien innerhalb einer Woche erfüllt)	Unkontrolliertes Asthma
Symptome tagsüber	Keine	Vorhanden	Drei oder mehr Kriterien des „teilweise kontrollierten Asthmas" innerhalb einer Woche erfüllt
Einschränkungen von Aktivitäten im Alltag	Keine	Vorhanden	
Nächtliche Symptome/Erwachen	Nein	Ja	
Einsatz einer Bedarfsmedikation	Nein	Ja	
Lungenfunktion (FEV oder PEF)	normal	<80 % des Sollwertes (FEV) oder des persönlichen Bestwertes (PEF)	
Exazerbationen	nein	Eine oder mehrere pro Jahr	

Die Angaben beziehen sich auf eine beliebige Woche innerhalb der letzten vier Wochen.
FEV = forcierte 1-Sekunden-Kapazität, PEF = peak exspiratory flow

- Akuttherapie im Asthmaanfall
  - 2–4 Hübe eines kurzwirksamen β2-Sympathomimetikum
  - orales oder rektales Kortikosteroid (2 mg/kg)
  - 2–3 l O_2-Vorlage
  - bei unzureichender Besserung auf β2-Sympathomimetikum stationäre Aufnahme
  - forcierte Inhalationstherapie, i.v. Kortikosteroide, bei unzureichender Besserung, i.v. Theophyllin oder i.v. β2-Sympathomimetika als Dauerinfusion
  - Verlegung auf Intensivstation bei CO_2-Retention in der Blutgasanalyse (>60 mmHg), Intubation und Beatmung möglichst vermeiden, da hohe Mortalität, schwierige Beatmungssituation mit hohen Spitzendrücken und hohem PEEP notwendig
- Dauertherapie
  - abhängig von Asthmakontrollgrad Unterscheidung zwischen Bedarfsmedikation (Relievern) wie β2-Sympathomimetika (β-2S) und Controllern wie inhalativen Kortikosteroiden (ICS) ohne oder mit Kombination von langwirksamen β2-Sympathomimetika (LABA) oder Leukotrienrezeptorantagonisten (LTRA) (Tab. 5.3)

5.5 Mukoviszidose

- Synonym: zystische Fibrose (CF) häufigste autosomal-rezessiv vererbte Erkrankung (1:2.000)

Tab. 5.3 Stufenschema: Medikamentöse Langzeittherapie des Asthmas bei Kinder und Jugendlichen (NVL Asthma 2. Auflage, Version 1.3)

← Reduziere wenn möglich				
Intensiviere wenn nötig →				
Stufe 1*	**Stufe 2****	**Stufe 3****	**Stufe 4****	**Stufe 5****
Bevorzugt: RABA*** bei Bedarf	Bevorzugt: ICS niedrig dosiert	ICS mittel dosiert oder	ICS hoch dosiert oder	Zusätzlich zu Stufe 4: orale Kortikosteroide (niedrigst wirksame Dosis)
Alternativ oder zusätzlich: Anticholinergikum (Ipratropiumbromid)	Alternativ LTRA (Montelukast)	ICS niedrig bis mittel dosiert plus LTRA (Montelukast) oder LABA	ICS mittel bis hoch dosiert plus LTRA (Montelukast) und LABA	In begründeten Fällen: Bei IgE-vermittelter Pathogenese: Monoklonaler Anti-IgE-Antikörper (Omalizumab) oder: Retard-Theophylin
	Bei Bedarf bevorzugt RABA (rasch wirksame β-2S) Alternativ oder zusätzlich: Ipratropiumbromid			
Asthmaschulung Allergie- /Umweltkontrolle				

* Bedarfsmedikation
** Langzeittherapeutika
*** Formoterol wird zur Bedarfsmedikation in Stufe 1 nicht empfohlen.
Cave: Keine Langzeitmonotherapie mit einem LABA (Long acting Beta-agonist, Formeterol oder Salmeterol)!
Eine Kombinationstherapie aus niedrig dosiertem ICS plus LABA kommt nur in Frage, wenn diese Kombination vorübergehend angesetzt wird (z. B. im Verlauf respiratorischer Infektionen) oder wenn eine ICS-Therapie in mittlerer Dosierung mit unerwünschten Arznelmittelwirkungen assoziiert ist.

- Defekt im Chloridkanal („cystic fibrosis transmembrane regulator", CFTR), der zu einer verminderten Chloridsekretion durch exokrine Drüsen und zu einer Eindickung von Schleim führt

- **Klinik**
- Mekoniumileus (Erstsymptom in 5–8 %)
- Pankreasinsuffizienz mit fettigen, faulig-riechenden Stühlen, Bauchschmerzen, Durchfällen
- pulmonale Symptome mit chronisch obstruktiven Bronchitiden, rezidivierenden Pneumonien, produktiver Husten
- chronische Sinusitis
- Gedeihstörung/Dystrophie trotz ausreichender Nahrungsmengen
- Infertilität bei männlichen Patienten

- **Diagnostik**
- Schweißtest
  - Gewinnung von Schweiß durch Pilocarpin-Iontophorese, Chloridgehalt im Schweiß von >60 mmol/l gilt als pathologisch, Standardverfahren zur Diagnosesicherung

Memo: Man unterscheidet inzwischen 6 verschiedene Arten von Mutationsklassen (bei über 1.000 Mutationen), für die teilweise eine zielgerichtete Therapie zur Verfügung steht. Für die Indikation zur Therapie ist daher die genetische Sicherung der Mutation wesentlich!

    - *CAVE:* bei 10 % der CF-Patienten kann der Schweißtest negativ bleiben
- Molekulargenetik
    - Sequenzierung/Teilsequenzierung des CFTR-Gens
    - immer durchführen bei klarer klinischer Indikation, gesicherter CF, um aus Genetik ggf. Prognose und Therapie zu bestimmen
    - wichtig auch zur Sicherung der Diagnose bei fraglicher CF
- Direktnachweis am Rektumbiopsat oder an der Nasenschleimhaut durch Potenzialdifferenzmessung
    - Indikation bei fraglicher CF (Schweißtest negativ bei klarer Klinik) und negativer Genetik
    - Goldstandard zur Diagnosesicherung
    - nur in wenigen Zentren verfügbar
- Kontrolluntersuchungen
    - immer Betreuung in einem CF-Zentrum mit spezialisiertem Team (CF-erfahrener Arzt, Physiotherapeuten, Kinderkrankenschwester, Diätassistentin, Sozialarbeiter, Psychologen)
    - 3-monatige Kontrollen mit Gewicht und Länge, Mikrobiologie (Sputum, Rachenabstrich) zur Identifizierung CF-spezifischer Problemkeime (Staph. aureus, Pseudomonas aeruginosa, Aspergillus), Lungenfunktion
    - 6- bis 12-monatig je nach Klinik auch öfter, Blutbild und Serumchemie komplett, Blutgasanalyse, O_2-Sättigung, Röntgen-Thorax, Abdomen-Sonographie, jährliche Grippeimpfung, sonstige Standardimpfungen inklusive Pneumokokken

▪ Therapie

Systemische Therapie: Inzwischen gibt es die Zulassung für Therapieansätze u. a. mit sog. Korrektoren, die das fehlgefaltete CFTR-Protein an die Oberfläche bringen, und Potentiatoren, die dysfunktionale Chloridkanäle öffnen und damit funktionsfähig machen. Dies führt teilweise zur Normalisierung des Chloridgehaltes im Schweiß.

- Pankreasinsuffizienz
    - Enzymsubstitution (Lipase)
    - Vitaminsubstitution v. a. der fettlöslichen Vitamine (ADEK)
    - hochkalorische Ernährung (120–140 % des normalerweise empfohlenen Tagesbedarfs)
- Lungenerkrankung
    - Physiotherapie (autogene Drainage)
    - Inhalationstherapie (β2-Sympathomimetika, inhalative Antibiotikatherapie mit Tobramycin/Colistin bei Nachweis von Pseudomonas aeruginosa, Dornase alpha)
    - Sauerstofftherapie bei respiratorischer Partialinsuffizienz
    - Lungentransplantation als Ultima ratio
- pulmonale Infektionen
    - Intensivierung der Physiotherapie und der antiobstruktiven Therapie

   - unterschiedliche Antibiotikatherapie abhängig vom nachgewiesenen Keim je nach Klinik oral, intravenös oder inhalativ
   - bei Nachweis chronischer Besiedelung mit Pseudomonas oder Staph. aureus können 3-monatige i.v. Antibiosen sinnvoll sein, um Verschlechterung der Lungenfunktion zu verhindern
- Komplikationen
   - Pneumothorax
   - Hämoptysen
   - Atelektasen
   - Asthma/obstruktive Lungenerkrankung (fast immer)
   - Allergisch bronchopulmonale Aspergillose
   - Diabetes mellitus, ab 20. Lebensjahr >30 % begleitend bei zunehmender Pankreasdestruktion
   - Pankreatitis
   - Ileus/distales intestinales Obstruktionssyndrom (DIOS)
   - Hepatopathie, Leberzirrhose
   - chronische respiratorische Insuffizienz, häufig lebenslimitierend

> Memo Ausmaß der Lungenerkrankung determiniert die Prognose der CF.

5.6 Exogen-allergische Alveolitis (EAA)

- durch Inhalation von organischen Antigenen hervorgerufene Hypersensitivitätsreaktion der Lunge (Alveolen und Interstitium)
- am häufigsten berufliche Exposition von bestimmten Antigenen (Farmerlunge, Bäckerlunge), im Kindesalter am häufigsten Exposition von tierischen Proteinen (Vogelzüchterlunge, Farmerlunge)

- **Klinik**
- akute und chronische Verläufe
- akut: akutes Krankheitsgefühl (4–8 h nach Antigenexposition) mit Husten, Dyspnoe, Fieber, evtl. grippale Symptome, Abklingen nach 24 h, wenn keine weitere Exposition erfolgt
- chronisch: schleichender Beginn mit zunehmendem Husten, Luftnot, Kurzatmigkeit, Leistungsminderung
- auskultatorisch feinblasige Rasselgeräusche in den Unterfeldern

- **Diagnostik**
- restriktive Ventilationsstörung mit Verminderung von Vitalkapazität, Totalkapazität und Diffusionskapazität, zusätzliche obstruktive Ventilationsstörung möglich
- Röntgen-Thorax und bei begründetem Verdacht HRCT: retikulonoduläre Infiltrate v. a. basal
- Leukozytose und Erhöhung der Blutkörperchensenkungsgeschwindigkeit
- Nachweis präzipitierender IgG-Antikörper gegen das verdächtige Antigen

> Memo Eine normale BAL schließt eine EAA i. d. R. aus!

Tab. 5.4 Differenzierung zwischen Asthma bronchiale und allergischer Alveolitis

Befunde	Allergisches Asthma	Allergische Alveolitis
Antikörpernachweis	Typ IgE	Präzipitierende Antikörper Typ IgG
Lungenfunktion	Obstruktive Ventilationsstörung	Restriktive Ventilationsstörung
Diffusionsstörung	nein	Ja
Lokalisation	Bronchiolen und Bronchien	Lunge und Interstitium
Klinik	Dyspnoe, anfallsartig, selten Fieber	Perakut, manchmal Fieber, Husten Dyspnoe
Röntgenbild	Unauffällig, ggf. Überblähung	Retikulonoduläre Verdichtung
Atopie in Eigen- und Familienanamnese	Vorhanden	Nein
Auskultation	Giemen, Brummen, verlängertes Exspirium	Feinblasige Rasselgeräusche

- Bronchoskopie: bronchoalveoläre Lavage (BAL) mit massiver Neutrophilie im akuten Stadium und Lymphozytose im chronischen Stadium (CD8-Lymphoyztose)

Differenzialdiagnose
- akut: unklare Pneumonien, bronchopulmonale Infekte
- chronische Lungenfibrose unklarer Genese
- Asthma bronchiale (v. a. bei Lungenfunktion mit sekundärer Restriktion) (Tab. 5.4)

Therapie
- Allergenkarenz (Berufswechsel, Entfernung der Tierhaltung)
- orale und inhalative Steroide bei akuten Beschwerden

5.7 Fremdkörperaspiration

- Häufigkeitsgipfel im 2.–3. Lebensjahr, seltener bei älteren Kindern, dann gehäuft bei Kindern mit neurologischen Auffälligkeiten
- häufigste Fremdkörper (FK): Erdnüsse (sollten nicht vor dem 3. Lebensjahr gegessen werden), andere Nüsse, Hülsenfrüchte, Apfelstücke, Karotten, Bonbons, Knöpfe, kleinere Münzen, Wurststücke
- am häufigsten betroffener Lungenabschnitt: rechter Unterlappen

Klinik
- plötzlich einsetzender starker Husten, häufig aus Wohlbefinden heraus

- rezidivierende Bronchitiden/fieberhafte Pneumonien an derselben Lokalisation, Abszesse
- asymmetrisches Atemgeräusch, manchmal Ventilgeräusch

> Memo bei chronisch obstruktiven Beschwerden im passenden Alter immer bei Erstdiagnose Röntgenbild zum Ausschluss einer Fremdkörperaspiration.

- **Diagnostik**
- Röntgen-Thorax
  - oft unauffällig
  - manchmal Teilatelektasen bei länger bestehenden Aspirationen
  - bei Durchleuchtung auch Mediastinalwandern und asymmetrische Zwerchfellbeweglichkeit

- **Therapie**
- bei entsprechender Anamnese und klinischer Symptomatik immer Bronchoskopie, zur Entfernung des FK ist diese i. d. R. starr
- bei akut auftretender Atemnot und offensichtlichem Bolusverschluss kann bei größeren Kindern das Heimlich-Manöver ausgeführt werden, bei kleineren Kindern zunächst Rückenstöße in Kopftieflage, bei Säuglingen Bruststöße, bei Kleinkindern Bauchstöße
- bei bewusstlosem, ateminsuffizienten Kind kardiopulmonale Reanimation beginnen
- bei länger als 24 h liegendem Fremdkörper ggf. Antibiose

5.8 Pneumothorax

- selten spontan auftretend, häufig iatrogen induziert v. a. bei beatmeten Neugeborenen und Frühgeborenen, auch durch invasive Eingriffe (ZVK)
- Spontanpneumothorax: v. a. bei jungen Erwachsenen und Jugendlichen, meist rechts, hohe Rezidivrate, oft durch Emphysemblase
- Spannungspneumothorax: durch Ventilmechanismus dringt Luft in den Pleuraspalt und kann nicht mehr entweichen, Verdrängung des Mediastinums auf kontralaterale Seite, Dyspnoe, Tachykardie, Schocksymptomatik

- **Klinik**
- plötzlich auftretende Luftnot
- plötzlich auftretender Thoraxschmerz auf der betroffenen Seite
- abgeschwächtes Atemgeräusch auf der betroffenen Seite, aufgehobener Stimmfremitus, hypersonorer Klopfschall
- bei Spannungspneumothorax: zunehmende Luftnot, Blutdruckabfall
- bei Beatmung: plötzlicher O_2-Sättigungsabfall, Anstieg des Inspirationsdrucks

Diagnostik

- Röntgen-Thorax
  - Darstellung einer konkaven Pleuralinie
  - fehlende Lungenstruktur distal dieser Linie
  - ggf. Mediastinalverschiebung
- Blutgasanalyse
  - Hypoxämie bei Normo- oder Hypokapnie
  - bei Hyperkapnie Verdacht auf Spannungspneumothorax

Therapie

- Notfalltherapie: Sofortentlastung durch Pleurapunktion (3. ICR Medioklavikularlinie der betroffenen Seite mit Kunststoffverweilkanüle)
- konservative Therapie bei idiopathischem oder iatrogenem Pneumothorax mit Pleuraabhebung <3 cm, abwartend mit Röntgen-Thorax-Kontrollen, O_2-Gabe beschleunigt Resorption
- Pleuradrainage bei symptomatischem, rezidivierendem oder großem Pneumothorax
- Pleurodese bei rezidivierendem Pneumothorax

Tag 3: Kardiologie

H. Hövels-Gürich, E. Mühler

B. Karges, N. Wagner (Hrsg.), *Pädiatrie in 5 Tagen*, Springer-Lehrbuch,
DOI 10.1007/978-3-662-52813-6_6

6.1 Angeborene Herzfehler

- kardiovaskuläre Fehlbildung bei ca. 1 % aller Neugeborenen
- in ca. 75 % isolierte kardiovaskuläre Fehlbildung
- in 25 % Kombination mit extrakardialen Fehlbildungen, zum Teil in Verbindung mit genetisch definierten Anomalien oder mit genetisch nicht definierten Syndromen
- Wiederholungsrisiko
  - global intrafamiliär 2–5 %
  - bei Linksherzobstruktion bis 10 %
  - bei monogenen (syndromalen) Erkrankungen bis 50 %
- genetisch definierte Erkrankungen mit angeborenen Herzfehlern
  - numerische Aberration (z. B. Trisomie 21)
  - Mikrodeletionssyndrome (z. B. Monosomie 22 q11, DiGeorge-Syndrom)
  - singulärer Gen-Defekt (z. B. JAG-1-Gen, Alagille-Syndrom)
- Häufigkeitsverteilung
  - Ventrikelseptumdefekt (30 %)
  - Aorten-, Pulmonalklappenstenose, Vorhofseptumdefekt, offener Ductus arteriosus, Aortenisthmusstenose (jeweils 5–8 %)
  - häufigste zyanotische Herzfehler: komplette Transposition der großen Arterien, Fallot-Tetralogie (jeweils 4–5 %)

6.1.1 Herzfehler mit primärem Links-rechts-Shunt

Vorhofseptumdefekt (ASD)

> Memo Der ASD gehört zu den am häufigsten übersehenen Herzfehlern mit Erstdiagnose erst im Erwachsenenalter.

- häufiger, in der Kindheit meist asymptomatischer Herzfehler mit Links-rechts-Shunt
- Klassifikation: Defekt im Bereich der Fossa ovalis (Secundum-Typ) am häufigsten, seltener AV-Klappen-nah (atrioventrikulärer Septumdefekt) oder unterhalb der Vena cava superior (oberer Sinus-venosus-Defekt) mit partieller Fehlmündung rechtsseitiger Lungenvenen
- Normvariante: offenes Foramen ovale (im Säuglingsalter fließender Übergang zu kleinem ASD)
- Links-rechts-Shunt auf Vorhofebene abhängig von der Größe des ASD und von der Compliance des rechten Ventrikels (bessere Compliance, größerer Shunt), nicht vom Druckunterschied zwischen beiden Vorhöfen
- volumenbelastet: rechter Vorhof, rechter Ventrikel, Lungenstrombahn
- im Kindesalter sehr selten pulmonale Hypertonie (hohe Kapazität des Lungengefäßsystems verhindert Druckanstieg auch bei erhöhtem Fluss)
- Anstieg des Pulmonalarteriendruckes im Erwachsenenalter häufig

- **Klinik**
  - im Kindesalter in der Regel keine Symptome
  - sehr selten Herzinsuffizienz bei großem Defekt und Shunt
  - typische Befunde
    - spindelförmiges 2–3/6 Systolikum 2. ICR links (relative Pulmonalstenose)
    - fixiert gespaltener zweiter Herzton ohne Betonung
    - evtl. leises Diastolikum 5. ICR links (relative Trikuspidalstenose)
    - hebende Pulsationen des rechten Ventrikels links parasternal

- **Diagnostik**
  - Echokardiographie: Defektnachweis, Lagebeziehung zu den angrenzenden Strukturen bei geplantem interventionellem Verschluss (nur Sekundumdefekt) Ausschluss begleitender Fehlbildungen (Lungenvenenfehlmündung, Pulmonalstenose), hämodynamische Relevanz
  - ergänzende Bildgebung: transösophageale Echokardiographie, Kernspintomographie
  - EKG: Rechtsherzhypertrophie (rsR'-Konfiguration in V1), P-dextrocardiale, beim atrioventrikulären Septumdefekt superiore Herzachse
  - Röntgen-Thorax: Dilatation des rechten Ventrikels, prominentes Pulmonalissegment, Lungenhyperämie
  - Herzkatheter: nur bei Verdacht auf pulmonale Hypertonie oder grenzwertiger Shuntgröße

- **Differenzialdiagnose**
  - akzidentelles Herzgeräusch, leichte Pulmonalstenose, partielle Lungenvenenfehleinmündung

- **Therapie**
  - partieller atrioventrikulärer Septumdefekt, Sinus venosus-Defekt: Operation im Kleinkindesalter
  - Sekundum-Defekt: bei kleinem Defekt Spontanverschluss möglich, bei relevantem Links-Rechts-Shunt interventioneller oder operativer Verschluss im Kleinkindesalter
  - bei rechtzeitiger komplikationsloser Therapie normale Lebenserwartung und -qualität

Ventrikelseptumdefekt (VSD)

- häufigster angeborener Herzfehler, der auf Grund seines typischen Herzgeräusches (Ausnahme: sehr große Defekte) frühzeitig diagnostiziert wird
- Lokalisation: meist perimembranös oder muskulär, seltener im Einlassseptum (atrioventrikulärer Septumdefekt) bzw. suprakristal (benachbart sowohl der Aorten- als auch der Pulmonalklappe)

- Spontanverschluss nur bei muskulärer oder perimembranöser Lage möglich
- bei suprakristaler Lage Verziehung der Aortenklappe mit Aortenklappeninsuffizienz möglich
- kleiner VSD: geringer Links-rechts-Shunt ohne Zeichen der Volumenbelastung (s. unten) bei erhaltenem Druckunterschied zwischen beiden Ventrikeln
- großer VSD: druckausgleichender Defekt, somit Systemdruck im rechten Ventrikel und in der Pulmonalarterie
  - Links-rechts-Shunt jetzt abhängig vom Lungengefäßwiderstand!
  - Volumenbelastung linker Vorhof, linker Ventrikel, Lungenstrombahn
  - im Spontanverlauf Anstieg des Lungengefäßwiderstandes → Abfall des Links-rechts-Shunts
  - Shuntumkehr (rechts-links) mit Zyanose, wenn Lungengefäßwiderstand >Systemwiderstand (Eisenmenger-Reaktion)

▪ **Klinik**

- kleiner VSD: normale Herztöne, bandförmiges, gelegentlich Crescendo-Systolikum, hochfrequent, präkordial oder apikal, keine Herzinsuffizienz
- großer VSD: überaktives Herz, Herzinsuffizienz
  - nur leises systolisches Geräusch (relative Pulmonalstenose, laminarer Fluss über dem Defekt macht kein Geräusch!)
  - lauter einzelner zweiter Herzton (Pulmonalklappenschluss zeitgleich)
  - apikales Diastolikum (Mitraleinstrom)
  - Zunahme des pulmonalen Gefäßwiderstandes → Links-rechts-Shunt und Herzinsuffizienz nehmen ab; später Rechts-links-Shunt mit Zyanose, in der Regel gleichbedeutend mit Inoperabilität

▪ **Diagnostik**

- Echokardiographie: Lage und Größe des Defektes, Ausschluss von Begleitfehlbildungen, hämodynamische Bedeutung, Gradient über dem Defekt
- ergänzende Diagnostik
  - EKG: bei kleinem Defekt normal, bei relevantem Defekt linksatriale und linksventrikuläre Belastung, bei pulmonaler Hypertonie biventrikuläre Hypertrophie
  - Röntgen-Thorax: bei kleinem Defekt normal, mit zunehmender Relevanz Kardiomegalie und Lungenhyperämie
  - Herzkatheteruntersuchung: präoperativ indiziert bei grenzwertigem Shunt, bei Verdacht auf Widerstandserhöhung im Lungenkreislauf, ggf. bei multiplen Defekten

- **Therapie**
  - keine bei hämodynamisch unbedeutendem VSD (Ausnahme: defektbedingte Aorteninsuffizienz)
  - mittelgroßer VSD ohne pulmonale Hypertension: operativer Verschluss im Kleinkindesalter, interventioneller Verschluss in Erprobung
  - großer VSD mit pulmonaler Hypertension: Operation im Säuglingsalter, bei Herzinsuffizienz mit Gedeihstörung schon in den ersten Lebensmonaten
  - bei rechtzeitiger komplikationsloser Operation normale Lebenserwartung und -qualität

Persistierender Ductus arteriosus (PDA)

- intrauterin obligate Gefäßverbindung zwischen der Arteria pulmonalis und der Aorta
- intrauterin bei hohem Lungengefäßwiderstand obligater Rechts-Links-Shunt
- PDA häufig Begleitfehlbildung bei anderen Herzfehlern
- lebensnotwendig bei Herzfehlern mit PDA-abhängiger Lungen- oder Systemkreislaufperfusion (► Abschn. 6.1.4 und 6.1.5)
- vorzeitiger intrauteriner Ductusverschluss kann durch nichtsteroidale Antiphlogistika ausgelöst werden
- PDA führt postpartal zu einem Links-Rechts-Shunt in Systole und Diastole mit Abfall des diastolischen Aortendruckes und Volumenbelastung der Pulmonalarterie, des linken Vorhofes und Ventrikels. Je nach Weite des PDA Druckanstieg in der Pulmonalarterie bis zu Systemdruck, dabei Persistieren des Links-rechts-Shunts, so lange Lungengefäßwiderstand <Systemwiderstand

- **Klinik**
  - bei kleinem PDA kontinuierliches systolisch-diastolisches Geräusch im 2. ICR links parasternal bei palpatorisch ruhigem Herz, normalen Herztönen und Pulsen
  - bei hämodynamisch relevantem drucktrennendem PDA lautes kontinuierliches Herzgeräusch, überaktives Herz, springende Pulsen (hohe Blutdruckamplitude), Herzinsuffizienz
  - bei großem nicht drucktrennendem PDA leises Systolikum, einzelner betonter zweiter Herzton (pulmonale Hypertonie!). Links-rechts-Shunt mit Herzinsuffizienz, so lange der Lungengefäßwiderstand niedrig ist

- **Differenzialdiagnose**
  - bei systolisch-diastolischem Geräusch: Koronararterienfistel, aortopulmonaler Shunt bei zyanotischem Vitium (thorakale Narbe!)

> **Memo** Ein kombiniertes Aorten- bzw. Pulmonalklappenvitium zeigt ein systolisches und ein diastolisches, jedoch kein kontinuierliches Geräusch!

- **Diagnostik**
  - Echokardiographie
  - ergänzend EKG
  - bei Therapiebedürftigkeit Röntgen-Thorax

- **Therapie**
  - Spontanverschluss im ersten Lebensjahr möglich, danach elektiver Verschluss (katheterinterventionell durch Einbringen von Spiralen oder Implantaten; Risiken: Restshunt, Embolisierung)
  - bei großem PDA mit pulmonaler Hypertension frühzeitiger Verschluss (<6 Monate); operativ, falls interventionell nicht möglich
  - bei rechtzeitiger komplikationsloser Therapie normale Lebenserwartung und -qualität

6.1.2 Ausflusstraktobstruktionen

Aortenisthmusstenose (CoA)

- häufigste Auswurfbehinderung des linken Ventrikels; oft kombiniert mit Fehlbildungssyndromen (Turner-Syndrom) und anderen kardialen Fehlbildungen (VSD; Aortenstenose)
- Einengung (Aortenisthmus = physiologische Enge zwischen Abgang der linken A. subclavia und Übergang des transversen Aortenbogens in die Aorta descendens) meist durch disloziertes Ductusgewebe an dessen Einmündung in die Aorta
- hämodynamische Bedeutung ab ca. 50 % Einengung gegenüber Aorta in Zwerchfellhöhe → führt zu arterieller Hypertonie der oberen Körperhälfte

> Memo „Kritische" Aortenisthmusstenose des Neugeborenen: (Teil-) Abhängigkeit der Perfusion der unteren Körperhälfte via Ductus; unterbrochener Aortenbogen als Extremform; führt bei Ductusverschluss zu akuter Linksherz- und Niereninsuffizienz.

- **Klinik**
  - infantile/neonatale Form: meist präduktale CoA mit Ductus-Persistenz; oft auch Bogenhypoplasie
    - Herzinsuffizienz (→ Schock)
    - fehlende oder abgeschwächte Leisten-/Fußpulse
    - apikales systolisches Geräusch (Mitralinsuffizienz)
  - kindliche/adulte Form: juxtaduktale, isolierte CoA; oft Kollateralkreislauf zur unteren Körperhälfte über Arterien proximal der Stenose (Mammaria int., interkostal)
    - Pulsdifferenz obere/untere Extremitäten
    - spätsystolisches Geräusch über Isthmus (Rücken paravertebral)
    - arterielle Hypertonie

! Cave bei noch offenem PDA.

> Memo oft jahrelang asymptomatisch!

- **Diagnostik**
  - infantile/neonatale Form

  - Blutdruck und O_2-Sättigung (Pulsoxymetrie) aller vier Extremitäten: Differenz oben/unten (prä-/poststenotisch)
  - EKG: rechts-/biventrikuläre Hypertrophie
  - Echokardiographie = Goldstandard: direkte Darstellung, typisches Flussprofil (nicht bei PDA)
  - Röntgen-Thorax: Kardiomegalie, Pulmonalarterienprominenz, Lungenvenenstau
- kindliche/adulte Form
  - Blutdruckmessung aller vier Extremitäten: Differenz oben/unten (prä-/ poststenotisch)
  - EKG: linksventrikuläre Hypertrophie
  - Echokardiographie: Anatomie nur bedingt darstellbar; typisches Flussprofil
  - MRT = Goldstandard: direkte Darstellung, Kollateralen
  - Röntgen-Thorax: Rippenusuren (ab Schulalter)
  - Herzkatheter/Angiographie: komplexe CoA/Begleitanomalien

▪ **Therapie**
- infantile/neonatale Form: Notfallsituation!
  - Prostaglandin E bei Ductus-abhängiger Perfusion der unteren Körperhälfte
  - kurzfristige operative Resektion und End-zu-End-Anastomose der CoA; evt. Isthmus-/Bogenplastik; alternativ Subclavian-Flap-Operation (Überbrückung der CoA durch linke A. subclavia)
  - Ballondilatation bei Restenose (nicht selten!)
- kindliche/adulte Form
  - Ballonangioplastie mit/ohne Stentimplantation oder operative Resektion
  - Ballondilatation/Stentimplantation bei Restenose

! Cave chronische Persistenz des arteriellen Hypertonus trotz erfolgreicher Stenosebeseitigung häufig!

Valvuläre Aortenstenose (AS)

- Auswurfbehinderung des linken Ventrikels; teilweise vergesellschaftet mit anderen Fehlbildungen des linken Herzens (CoA, Mitralstenose); oft bikuspide Klappe, verdickte Kommissuren
- abhängig vom Schweregrad Druckerhöhung im linken Ventrikel und evt. erniedrigter arterieller Blutdruck

▪ **Klinik**
- weicher Puls
- systolisches Schwirren über Jugulum und Karotiden
- hebender Herzspitzenstoß
- systolischer Ejektionsklick
- systolisches spindelförmiges Austreibungsgeräusch über dem 2. ICR rechts
- Diastolikum bei begleitender Aorteninsuffizienz (nicht selten)

> Memo „Kritische" AS im Neugeborenenalter: hochgradig mit engem Klappenring; evt. mit Hypo-/Dysplasie des linken Ventrikels → akute dekompensierte Herzinsuffizienz.

- bei hochgradiger AS Herzinsuffizienz bei Belastung, Angina pectoris, Herzrhythmusstörungen

- **Diagnostik**
- niedriger Blutdruck mit kleiner Amplitude
- EKG: linksventrikuläre Hypertrophie; evt. mit Repolarisationsstörungen
- Röntgen-Thorax: evt. Kardiomegalie; poststenotisch erweiterte Aorta ascendens
- Echokardiographie: Sicherung der Diagnose; dopplersonographische Quantifizierung; ggfs. transösophageale Echokardiographie (bei Jugendlichen)
- Herzkatheter/Angiographie: evt. im Rahmen der Katheterintervention

- **Therapie**
- kritische neonatale AS: Notfallsituation!
  - Prostaglandin E zur Perfusion des Systemkreislaufs via Ductus arteriosus
  - interventionelle Ballonvalvuloplastie oder operative Klappenkommissurotomie

! Cave iatrogene Aorteninsuffizienz!

- Kindes-/Jugendalter: Therapieindikation bei Symptomen bzw. hochgradiger AS (Druckgradient im Echo >70 mmHg
  - interventionell: Ballondilatation
  - chirurgisch: Kommissurotomie; Klappenrekonstruktion; evt. Ross-Operation (native Pulmonalklappe in Aortenposition, Klappenersatz in Pulmonalisposition); später evt. künstlicher Aortenklappenersatz

Valvuläre Pulmonalstenose (PS)

- Auswurfbehinderung des rechten Ventrikels; meist isoliert; auch bei syndromalen Erkrankungen (z. B. Noonan-Syndrom); bi- oder trikuspide dysplastische Klappe
- abhängig vom Schweregrad Druckerhöhung im rechten Ventrikel; Minderperfusion der Lunge

- **Klinik**
- überaktiver rechter Ventrikel, evt. systolisches präkordiales Schwirren
- Protosystolischer Ejektionsklick
- 2/6–4/6 mittelfrequentes systolisches Geräusch über 2.–3. ICR links mit Fortleitung zum Rücken
- Diastolikum bei begleitender Pulmonalinsuffizienz
- bei hochgradiger PS Dyspnoe bei Belastung; evt. hypoxämische Anfälle bei assoziierter Infundibulumstenose
- „kritische" PS im Neugeborenenalter: hochgradig mit engem Klappenring; hämodynamisch wie Pulmonalatresie (siehe dort)

- **Diagnostik**
- EKG: rechtsventrikuläre Hypertrophie (Druckbelastung)
- Echokardiographie: Sicherung der Diagnose; dopplersonographische Quantifizierung
- Herzkatheter/Angiographie: evt. im Rahmen einer Katheterintervention

- **Therapie**
- Kindes-/Jugendalter: Therapieindikation bei Symptomen bzw. hochgradiger PS (Druckgradient im Echo >50 mmHg)
  - Interventionell: Ballondilatation = meist Methode der Wahl
  - Chirurgisch: Kommissurotomie bei starker Klappendysplasie, Versagen der Intervention, zusätzlicher sub-/supravalvulärer Stenose

! Cave Re-Stenose; Pulmonalinsuffizienz.

6.1.3 Zyanotische Vitien

Fallot-Tetralogie (ToF)

- häufigster zyanotischer Herzfehler; isoliert oder bei syndromalen Erkrankungen (z. B. Mikrodeletion 22q11, Trisomie 21); Deviation des infundibulären Septums mit Obstruktion des rechtsventrikulären Ausflusstraktes und Defekt des ventrikulären Septums → führt zur Tetralogie
  - infundibuläre und valvuläre Pulmonalstenose
  - rechtsventrikuläre Hypertrophie
  - VSD
  - über dem VSD „reitende" Aorta
- Begleitfehlbildungen: rechter Aortenbogen, Koronaranomalien, Vorhofseptumdefekt, offener Ductus arteriosus, Pulmonalarterienhypoplasie
- Extremvariante: Pulmonalatresie mit VSD
- durch Rechtsherzobstruktion und VSD Druckgleichheit in beiden Ventrikeln → Blutfluss aus rechtem und linkem Ventrikel in die Aorta → Mischungszyanose durch Rechts-Links-Shunt
- abhängig vom Schweregrad der Pulmonalstenose → Minderdurchblutung der Lunge → Hypoxämie

- **Klinik**
- zentrale Zyanose; Uhrglasnägel und Trommelschlegelfinger bei chronischer Zyanose
- systolisches Austreibungsgeräusch über 3. ICR links (Pulmonalstenose)

! Cave hypoxämische Anfälle: akute dynamische Obstruktion des Infundibulums mit Tachypnoe, Unruhe, Zyanose, Bewusstseinsstörung → typische Hockstellung des Kleinkindes → verbesserte Lungenperfusion durch erhöhten systemarteriellen Widerstand.

- **Diagnostik**
- Pulsoxymetrie: Grad der Hypoxämie
- Blutbild: Grad der Polyglobulie

- EKG: Rechtslagetyp, rechtsventrikuläre Hypertrophie (Druckbelastung)
- Langzeit-EKG: (spät-)postoperative Rhythmuskontrolle
- Echokardiographie: Sicherung der Diagnose
- Röntgen-Thorax: „Holzschuhherz“ mit angehobener Spitze und starker Taille
- Herzkatheter: präoperative Darstellung der Koronararterien und Pulmonalarterien
- MRT: spätpostoperative Verlaufskontrolle

■ **Therapie**

- chirurgisch
  - geplante Korrekturoperation im ersten Lebensjahr mit Patcherweiterung des rechtsventrikulären Ausflusstraktes, evt. transanulär; Kommissurotomie der Pulmonalklappe; Patchverschluss des VSD
  - bei schwerer Hypoxämie palliativ zunächst aortopulmonaler Shunt (Blalock-Taussig-Anastomose)
- interventionell
  - bei schwerer Hypoxämie evt. palliative Ballondilatation der Pulmonalklappe
- symptomatisch bei hypoxämischem Anfall
  - Hockstellung, Sauerstoff, Volumensubstitution, Morphin i.v./s.c., Pufferung, evt. ß-Blocker (Esmolol i.v.)
- Langzeitverlauf
- kompletter Rechtsschenkelblock nach Kardiotomie (fast immer)
- ventrikuläre Rhythmusstörungen (VES) häufig → Mortalitätsgipfel in der 2.–3. Lebensdekade (VT)

! Cave Pulmonalinsuffizienz (fast immer) → evt. sekundärer Pulmonalklappenersatz.

> Memo lebenslange kardiologische Kontrollen erforderlich!

Transposition der großen Arterien (TGA)

- häufigster zyanotischer Herzfehler im Neugeborenenalter; in der Regel keine extrakardialen Fehlbildungen
- ventrikulo-arterielle Diskordanz: Fehlabgang der Aorta aus dem rechten und der Pulmonalarterie aus dem linken Ventrikel
- Begleitfehlbildungen: VSD; Subpulmonalstenose; Aortenisthmusstenose; Koronaranomalien
- System- und Lungenkreislauf sind parallel, nicht seriell geschaltet → Rezirkulation von venösem Blut im Körper
- Abhängigkeit der Oxygenierung im Systemkreislauf von den fetalen Kurzschlussverbindungen Ductus arteriosus und Foramen ovale/ASD
- bedrohliche Hypoxämie bei fehlendem atrialem Blutaustausch → Organschäden, Tod

■ **Klinik**

- kräftiges vitales Neugeborenes → rasch generalisierte Zyanose meist nach Stunden

- betonter singulärer 2. Herzton (Aorta)
- kein typisches Herzgeräusch, außer bei Begleitfehlbildungen

■ **Diagnostik**
- Pulsoxymetrie und Blutgasanalyse: Grad der Hypoxämie; Hyperoxietest
- Echokardiographie: Goldstandard zur Sicherung der Diagnose
- EKG: nicht wegweisend
- Röntgen-Thorax: „eiförmiges" Herz mit schmalem Gefäßband
- Herzkatheteruntersuchung: falls Rashkind-Manöver erforderlich; Darstellung der Koronararterien
- MRT: spätpostoperative Verlaufskontrollen

■ **Therapie**
- präoperativ: Offenhalten/Wiedereröffnung der intrakardialen Shuntverbindungen
  - Prostaglandin-E-Dauerinfusion zwecks Offenhalten/Eröffnung des Ductus arteriosus → obligat!
  - Ballon-Atrioseptostomie nach Rashkind zur Erweiterung des Foramen ovale unter Durchleuchtung oder echokardiographischer Kontrolle bei ausgeprägter Hypoxämie, restriktivem Foramen ovale
- arterielle Switch-Operation (ASO) mit Durchtrennung und Umsetzen der großen Gefäße oberhalb der Klappenebene und Koronararterientransfer in den ersten zwei Lebenswochen
  - Mortalität <5 %
- früher (bis ca. 1990): funktionelle Korrekturoperation nach Mustard oder Senning
  - Umtausch der Blutströme auf Vorhofebene (Vorhofumkehr = atriale Switch-Operation), Belassen der großen Gefäße, rechter Ventrikel ist Systemventrikel
- Langzeitverlauf (bis 25 Jahre) nach anatomischer Korrektur
  - ca. 85 % Überleben ohne Reintervention
  - meist normale kardiopulmonale Belastungsfähigkeit
  - supravalvuläre Pulmonalstenose (ca. 50 %) → evt. Re-Operation/Intervention
  - Insuffizienz der Neo-Aortenklappe (ca. 35 %)
  - Koronarstenosen möglich
  - Lebenslange kardiologische Kontrollen erforderlich!

! Cave belastungsinduzierte Koronarischämie.

! Cave psychomotorische Entwicklung nach neonataler Herzlungenmaschinen-Operation.

6.1.4 Herzfehler mit Ductus-abhängiger Lungenperfusion

- klassisches Beispiel: hypoplastisches Rechtsherzsyndrom (Pulmonalklappenatresie mit intaktem Ventrikelseptum, Hypoplasie des rechten Ventrikels und der Trikuspidalklappe)

6

- pränatal gut diagnostizierbarer Herzfehler mit postpartal lebensnotwendigem PDA zur Sicherung der Lungenperfusion
- postpartal obligater Links-rechts-Shunt via PDA sowie obligater Rechts-links-Shunt über das Foramen ovale

■ **Klinik**
- Herzgeräusch kann fehlen!
- zunehmende Zyanose bei drohendem Ductusverschluss lässt rasch an kardiale Fehlbildung denken
- kein Anstieg der Sauerstoffsättigung nach O_2-Gabe
- bei zunehmender Zyanose zusätzlich Tachypnoe, Tachykardie, metabole Azidose

■ **Diagnostik**
- Hyperoxietest
- bei fehlendem Sättigungsanstieg sofortige Echokardiographie zum Ausschluss bzw. Nachweis eines Vitiums mit PDA-abhängiger Lungenperfusion

■ **Therapie**
- Offenhalten bzw. Wiedereröffnen des Ductus mit Prostaglandin E i.v.
- Therapieprinzip totale kavopulmonale Anastomose (TCPA)
  - 1. Schritt (Neugeborenenperiode): Ersatz des PDA durch einen aortopulmonalen Shunt
  - 2. Schritt (3.–6. Monat): Ersatz des aortopulmonalen Shuntes durch eine End-zu-Seit-Anastomose der Vena cava superior mit der Pulmonalarterie (bidirektionale Glenn-Anastomose) → vollständige Oxygenierung des venösen Blutes der oberen Körperhälfte
  - 3. Schritt (2.–4. Lebensjahr): Anastomose der V. cava inferior mittels extrakardialer Gefäßprothese oder als Tunnel innerhalb des rechten Vorhofes mit der Pulmonalarterie (Resultat: TCPA)
  - bei erfolgreicher Stufenoperation wird in vielen Fällen eine gute Alltagsbelastbarkeit bei normaler Oxygenierung erreicht, im Langzeitverlauf sind jedoch vielfältige Probleme möglich (Komplikationen der venösen Druckerhöhung, Rhythmusstörungen, Insuffizienz des Systemventrikels bzw. der AV-Klappe(n), thrombembolische Komplikationen)

> Memo Die TCPA steht prinzipiell für alle Situationen zur Verfügung, bei denen ein biventrikulärer Kreislauf nicht hergestellt werden kann (univentrikuläres Herz, hypoplastisches Rechts- bzw. hypoplastisches Linksherz, andere komplexe Fehlbildungen) Voraussetzung: gut entwickelte Lungengefäße und niedriger Lungengefäßwiderstand.

6.1.5 Herzfehler mit Ductus-abhängiger Systemperfusion

- klassisches Beispiel: hypoplastisches Linksherzsyndrom (Aorten- und Mitralklappenatresie, hypoplastischer linker Ventrikel, hochgradige Hypoplasie der Aorta ascendens)

- pränatal gut diagnostizierbarer Herzfehler mit postpartal lebensnotwendigem PDA zur Sicherung der Perfusion des Systemkreislaufes
- postpartal obligater Rechts-links-Shunt via PDA, retrograde Perfusion des Aortenbogens und der Aorta ascendens (funktionelle Koronararterie), obligater Links-rechts-Shunt auf Vorhofebene

Memo seltener Herzfehler (1 %), aber häufigste Todesursache bei Neugeborenen mit angeborenem Herzfehler.

- **Klinik**
- postpartal initial unauffällig
- bedingt durch den spontanen PDA-Verschluss akute dramatische Verschlechterung mit:
  - grau-blassem (septischem) Hautkolorit
  - Tachypnoe, Tachykardie
  - metaboler Azidose
  - allseits abgeschwächten oder fehlenden Pulse, arterieller Hypotonie
  - Herzgeräusch fehlt oft!

- **Diagnostik**
- Echokardiographie ist diagnostisch

- **Differenzialdiagnose**
- Sepsis
- Myokarditis
- unterbrochener Aortenbogen

! Cave aktive und passive Lungenhyperämie im Röntgenthorax kann als Pneumonie fehlgedeutet werden!

! Cave die Symptomatik des hypoplastischen Linksherzens kann als Sepsis-bedingter Schock verkannt werden!

- **Therapie**
- Offenhalten bzw. Wiedereröffnen des Ductus mit Prostaglandin E i.v.
- chirurgische Optionen
  - Drei-Schritt-Operationsverfahren bis zur TCPA (▶ Abschn. 6.1.4 hypoplastisches Rechtsherzsyndrom, zusätzlich Aortenbogenrekonstruktion im ersten Schritt)
  - Herztransplantation (insbesondere wenn TCPA nicht möglich ist)

6.2 Entzündliche Herzerkrankungen

6.2.1 Endokarditis

- akute oder subakute meist bakterielle Infektion endokardialer Strukturen (Herzklappen, murales Endokard, Endothel der benachbarten großen Gefäße) einschließlich Klappen- und Gefäßprothesen, intrakardialer Fremdkörper (Schrittmacherkabel)

> Memo bei Endokarditis herzgesunder Jugendlicher an Drogenmissbrauch (i.v.) denken!

- in 90 % besteht ein angeborener Herzfehler, häufig nach Herzoperation Herzfehler-assoziierte intrakardiale Turbulenzen → Endokardläsionen mit Ausbildung von Mikrothromben mit sekundärer bakterieller Besiedlung
- typische Erreger: Streptokokkus viridans, Staphylococcus aureus bzw. epidermidis (postoperativ!), in 10–20 % kein Keimnachweis
- schleichender Verlauf führt oft zu verspäteter Diagnose
- Erkrankung mit hoher Morbidität und auch Letalität

Klinik

- rezidivierende Fieberschübe (evtl. mit Schüttelfrost) ohne erkennbaren Fokus
- neues oder verändertes Herzgeräusch
- Splenomegalie
- Embolien: Haut (Osler-Knötchen), Niere (Hämaturie), zerebral, pulmonal

Diagnostik

> Memo bei Herzpatienten mit anhaltendem Fieber unklarer Ursache immer mehrere Blutkulturen vor antibiotischer Therapie abnehmen.

- Labor: Entzündungszeichen, Anämie, Thrombozytopenie
- positive Blutkulturen
- Echokardiographie (gegebenenfalls transösophageal) zum Nachweis von Vegetationen

Therapie

- erregerspezifische und resistenzgerechte intravenöse Antibiose über 4–6 Wochen (Initialtherapie bei unbekanntem Erreger: Vancomycin + Gentamycin)
- chirurgische Therapie bei schwerer Klappendestruktion mit Herzinsuffizienz, mobilen Vegetationen (besonders linksseitig), infizierten (Klappen-)Prothesen
- bei ausgeheilter Endokarditis besonders hohes Wiederholungsrisiko
- Endokarditisprophylaxe beschränkt auf Zustand nach Endokarditis, Herzfehler mit Zyanose, Klappenprothese oder bei Restdefekt mit benachbartem Patchmaterial sowie 6 Monate nach Herzoperation

6.2.2 Myokarditis

- entzündliche Erkrankung des Myokards mit generalisierter oder fokaler Zellschädigung und interstitiellem Ödem
- überwiegend virale Genese (Parvovirus B19, Enteroviren)
- akute und chronische Verläufe (mit Viruspersistenz) mit stark variabler Expression
- häufige Ursache des plötzlichen Herztodes

- Verlaufsspektrum: Ausheilung (auch bei primärem Herzversagen) – dilatative Kardiomyopathie mit chronischer Herzinsuffizienz – letal

- **Klinik**
- Infektionszeichen (respiratorisch, gastrointestinal; akut oder rezent)
- Herzinsuffizienz (Tachykardie, leise Herztöne, weicher Puls) bis zum kardiogenen Schock
- präkordiale Schmerzen
- Herzrhythmusstörungen

- **Diagnostik**
- Echokardiographie: eingeschränkte linksventrikuläre Funktion mit Dilatation, Mitralinsuffizienz, Perikarderguss
- EKG:Niedervoltage, Repolarisations- und Überleitungsstörungen, Extrasystolen
- Labor:Entzündungszeichen, Erhöhung der Herzenzyme
- Röntgenthorax: Kardiomegalie, Lungenstauung
- weiterführende Diagnostik im Einzelfall: MRT, Endomyokardbiopsie

> Memo Bei akuter linksventrikulärer Funktionsstörung im Kindesalter immer Koronaranomalie ausschließen!

- **Therapie**
- Bettruhe, medikamentöse Behandlung der Herzinsuffizienz
- bei schwerem Verlauf hochdosierte Immunglobulingabe, keine Kortikosteroide
- bei akutem Herzversagen Assist-Device entweder passager (bei Erholung) oder als Überbrückung zur Herztransplantation

6.2.3 Perikarditis

- entzündliche Erkrankung des Perikards meist viraler Genese, oft mit myokardialer Beteiligung

- **Klinik**
- Leistungseinschränkung, Fieber, präkordiale Schmerzen
- typisches Reibegeräusch präkordial, bei Erguss fehlend
- leise Herztöne

! Cave Perikardtamponade bei Einflussstauung, weichem, inspiratorisch vermindertem Puls (Pulsus paradoxus), arterieller Hypotonie.

- **Diagnostik**
- Echokardiographie: Ergussnachweis, Funktionsbeeinträchtigung
- EKG: Niedervoltage, Repolarisationsstörungen
- Röntgen-Thorax: zeltförmige Kardiomegalie
- Perikardpunktion (diagnostisch, therapeutisch)

- **Therapie**
- bei großem Erguss Entlastung durch Punktion oder Drainage (speziell eitriger Erguss)

Tab. 6.1 Einteilung der Kardiomyopathien (KMP)

Kardiomyopathieform		Ätiopathogenese
Hypertrophe KMP	„Primär"	Gendefekte (>50 %) Sporadisch
Dilatative KMP	„Primär"	Chronisch-entzündlich (nach Myokarditis) Autoimmun Gendefekte (ca. 25 %)
Restriktive KMP	Primär	u. a. Gendefekte (im Kindesalter sehr selten)
Arrhythmogene rechtsventrikuläre KMP	Primär	
Noncompaction-Myocardium (linksventrikuläre Hypertrabekulation)	Primär	Nicht klassifizierbar
Spezifische KMP	Sekundär bei herzspezifischen und systemischen Erkrankungen	Entzündlich (nach Myokarditis) Ischämisch Toxisch (u. a. Zytostatika, Hämosiderose) Neuromuskulär Metabolisch (u. a. Glykogenosen, Carnitinmangel, Mitochondriopathien)

- nichtsteroidale Antiphlogistika, Diuretika, Bettruhe
- bei chronischer Perikarditis Kortikoide, Colchizin

6.3 Kardiomyopathien (KMP)

- Erkrankungen des Herzmuskels mit kardialer Dysfunktion
- Einteilung nach WHO aufgrund morphologischer, pathophysiologischer und funktioneller Kriterien (Tab. 6.1); neuere Einteilung nach molekulargenetischen Aspekten einschl. KMP bei Ionenkanalerkrankungen

6.3.1 Hypertrophe Kardiomyopathie (HCM)

- häufigste erbliche Herzerkrankung, autosomal dominant; auch sporadisch; sekundäre Formen (Tab. 6.1)
  - Sonderform bei Neugeborenen mit mütterlichem insulinpflichtigem Gestationsdiabetes (spontane Rückbildung)
- asymmetrische Septumhypertrophie oder konzentrische Hypertrophie mit Verkleinerung des linksventrikulären Kavums
- systolische Obstruktion des linksventrikulären Ausflusstraktes (LVOT) → hypertrophisch-obstruktive KMP = HOCM (ca. 25 % der HCM)
- gestörte diastolische Funktion des linken Ventrikels

- Manifestation: im Mittel mit 13 Jahren (Säuglinge < Kinder < Erwachsene)
- Befund sehr variabel; asymptomatisch bis schwere Herzinsuffizienz

! Cave Säuglinge → Gedeihstörung; Jugendliche → plötzlicher Herztod durch VT.

6.3.2 Dilatative Kardiomyopathie (DCM)

- am häufigsten nach Myokarditis; genetisch (familiär); sekundäre Formen (◘ Tab. 6.1.)
- Ventrikeldilatation (meist links)
- gestörte systolische Funktion, verminderte Auswurffraktion
- Manifestation: 1. und 2. Lebensjahr (75 %)
- Herzinsuffizienz verschiedenen Schweregrades (► Abschn. 6.5 Herzinsuffizienz)
- Hauptindikation für Herztransplantation bei Kindern

6.4 Elektrokardiogramm und Herzrhythmusstörungen

6.4.1 Besonderheiten des EKG im Kindesalter

- altersentsprechende Normalwerte (Perzentilen) der Herzfrequenz (Neugeborene ca. 100–200/min; Schulkinder ca. 60–120/min)
  - Sinustachykardie/-bradykardie: Überschreiten des oberen bzw. Unterschreiten des unteren Altersnormwertes der Herzfrequenz längerfristig um >20 %
- altersabhängige Norm-Zeitintervalle für P, PQ, QRS (werden mit zunehmendem Alter länger)
- Änderung des elektrischen Herzlagetyps (Drehung der frontalen QRS-Achse) von rechts (+150°/+120°) beim Neugeborenen nach links (+30°/0°) beim Erwachsenen
- altersabhängige Änderung der Amplituden in den Brustwandableitungen; erhöhte rechtspräkordiale Amplituden beim Neugeborenen/Säugling (erhöhte Muskelmasse und fetale Dominanz des rechten Ventrikels); erhöhte linkspräkordiale Amplituden des Jugendlichen/Erwachsenen
- altersabhängige T-Wellen-Ausrichtung: T in V_1 beim reifen Neugeborenen positiv, ab 2. Lebenswoche bis Pubertät negativ; kann im Kindesalter in V_1–V_4 negativ sein

! Cave QT-Intervall ist frequenzabhängig; Berechnung der Frequenz-korrigierten QT-Zeit (QTc), bezogen auf Herzfrequenz von 60/min → Normwert <16 Jahre: <440 ms (Grenzbereich bis 460 ms); ab 16 Jahre: <430 ms (Grenzbereich bis 450 ms) (♂), <450 ms (Grenzbereich bis 470 ms) (♀).

6.4.2 Herzrhythmusstörungen im Kindesalter

- bei angeborenem/operiertem Herzfehler, seltener ohne assoziierte Herzfehler (abnorme Leitungsbahn, kongenitaler AV-Block, Ionenkanalerkrankung)

- **Klinik**
- abhängig von Lebensalter und Grunderkrankung
  - Fetus: Perikarderguss, Hydrops
  - Neugeborene und Säuglinge: Blässe, Unruhe, Tachypnoe, Trinkschwäche → rasche Herzinsuffizienz bei geringer inotroper und lusitroper Reserve
  - Kinder und Jugendliche: Palpitationen, Übelkeit, Schwindel, Synkopen, verminderte Belastbarkeit
  - Notfall: Synkope, kardiogener Schock → plötzlicher Herztod

- **Diagnostik**
- 12-Kanal-Standard-EKG mit Rhythmusstreifen, Langzeit-EKG (24–72 h), Belastungs-EKG, Event-Recorder, Kipptischuntersuchung, elektrophysiologische Untersuchung (EPU) bei Gewicht >15 kg, Echokardiographie, Bildgebung (Röntgen-Thorax, MRT etc.), Labor- und molekulargenetische Diagnostik

- **Therapie**
- Tachyarrhythmien (symptomatisch bzw. potenziell bedrohlich)
  - Terminierung: Vagus-Manöver (Eisbeutel, kalter Sprudel, Valsalva, Bauchpresse); Antiarrhythmika (Adenosin, Propafenon, Flecainid, Amiodaron etc.); transösophageale atriale Überstimulation; elektrische Kardioversion
  - Prävention: Antiarrhythmika je nach Form (Amiodaron, ß-Blocker, Propafenon, Flecainid, Sotalol, Mexiletin, Verapamil, Digoxin), Herzschrittmacher mit internem Kardio-Defibrillator (ICD), EPU mit Hochfrequenz/-Kryoablation, rhythmuschirurgischer Eingriff
- Bradyarrhythmien (symptomatisch bzw. potenziell gefährlich)
  - medikamentös: Orciprenalin, Atropin; nur zur Überbrückung im Notfall
  - permanenter Herzschrittmacher: gesicherte Indikationen bei Kindern (u. a.)
    - angeborener kompletter AV-Block mit symptomatischer Bradykardie
    - kompletter AV-Block nach herzchirurgischem Eingriff, Dauer >7 Tage
    - längere Asystolie bei intermittierendem AV-Block II.–III. Grades
    - Sinusknotendysfunktion mit inadäquater symptomatischer Bradykardie
  - Schrittmachertypen
    - VVI (Demand ventrikulär); AAI (Demand atrial); DDD (sequenziell bifokal)
    - evt. Frequenzadaptation durch Detektion von Eigenbewegung
    - Aggregat abdominal (Säuglinge, Kleinkinder) oder subpektoral
    - Elektroden epimyokardial oder transvenös endokardial

6.4.3 Tachykarde Herzrhythmusstörungen

Supraventrikuläre Extrasystolen (SVES)

- vorzeitige Erregung mit Ursprung aus Zentren oberhalb des His-Bündels
- im Kindesalter häufig, insbesondere bei Früh-/Neugeborenen und Säuglingen; meist asymptomatisch und nicht behandlungsbedürftig, „Spontanheilung"

! Cave Frühzeitig einfallende SVES (insbesondere bei Feten/Neugeborene) in Form eines atrialen Bigeminus (Sinusschläge und SVES im Wechsel) können bei blockierter Kammerüberleitung zu Halbierung der Kammerfrequenz mit relevanter Bradykardie und Herzinsuffizienz führen → sog. blockierter atrialer Bigeminus: Differenzialdiagnose kongenitaler AV-Block III. Grades!

Supraventrikuläre Tachykardien (SVT)

- häufigste symptomatische Tachyarrhythmie im Kindesalter
- paroxysmale (anfallsartige) oder chronisch-permanente Erhöhung der Vorhof- und/oder Kammerfrequenz
  - anatomische Strukturen oberhalb des His-Bündels beteiligt
  - Reentry-Mechanismus (kreisende Erregung) zwischen Vorhof und Kammer über akzessorische Leitungsbahn oder gesteigerte fokale Automatie
  - meist schmaler QRS-Komplex
- atrioventrikuläre Reentry-Tachykardie: SVT mit akzessorischer Leitungsbahn; häufigste SVT im Säuglings-/Kindesalter; Herzfrequenzen 200–300/min
  - Wolff-Parkinson-White-Syndrom (Präexzitationssyndrom)
    - akzessorische Bahn leitet im Sinusrhythmus (SR) antegrad vom Vorhof auf die Kammer → breiter QRS-Komplex mit sog. Deltawelle und kurzer PQ-Zeit („offene" Bahn: sichtbar im EKG); in der SVT meist antegrade Leitung über den AV-Knoten und retrograde Leitung über die akzessorische Bahn → schmaler QRS-Komplex (orthodrome SVT), seltener antegrade Leitung über die akzessorische Bahn und retrograde Leitung über den AV-Knoten → breiter QRS-Komplex (antidrome SVT)SVT häufig durch Extrasystole ausgelöst
  - auch Formen mit „verborgener", im EKG unsichtbarer Leitungsbahn
- Akuttherapie: Vagus-Manöver, Adenosin (auch zur Demaskierung einer SVT mit Beteiligung des AV-Knotens)
- Dauertherapie: Antiarrhythmika, ältere Kinder evt. EPU mit Ablation
- Säuglinge: oft spontanes Sistieren bis Ende 1. Lebensjahr
- AV-Knoten-Reentry-Tachykardie
  - zweithäufigste SVT im Kindesalter, meist ältere Kinder
  - duale Leitungseigenschaften („slow" und „fast") im AV-Knoten → kreisende Erregung mit paroxysmaler Tachykardie
- intraatriale Reentry-Tachykardie
  - kreisende Erregung im rechten Vorhof
  - Vorhofflattern bei herzgesunden Feten/Neugeborenen

! Cave Herzinsuffizienz bei Feten, Neugeborenen und Säuglingen.

! Cave fetale/neonatale Tachykardie mit Herzinsuffizienz/Hydrops.

! Cave 1:1-Überleitung mit Synkope/Risiko plötzlicher Herztod.

- „inzisional" spät nach Herzoperation (Fontan-Operation) bei Jugendlichen

Ventrikuläre Extrasystolen (VES)

- vorzeitige Erregung aus Zentren im His-Bündel, den Tawara-Schenkeln oder Purkinje-Fasern
  - Schenkelblockartig deformierter breiter QRS-Komplex, sekundäre Erregungsrückbildungsstörungen; postextrasystolische Pause kompensatorisch
- im Kindesalter häufig ohne Herzerkrankung → meist gutartig
- Ausschluss Herzfehler, Myokarditis, Kardiomyopathie, insbesondere bei belastungsinduzierten VES

Ventrikuläre Tachykardien (VT)

> Memo QTc >460 ms (<16 Jahre), >450 ms (ab 16 Jahre ♂), >470 ms (ab 16 Jahre ♀) ist pathologisch.

! Cave multiforme VT = torsades de pointes → Kammerflimmern → Synkope → plötzlicher Herztod.

> Memo Kinder mit unklarer Synkope/Krampfanfall benötigen ein EKG zum Ausschluss eines LQTS!

! Cave Myokarditis, Kardiomyopathie ausschließen.

- im Kindesalter selten; Frequenz > 120 % des vorherigen Grundrhythmus → sonst akzelerierter idioventrikulärer Rhythmus
- atrioventrikuläre Dissoziation; evt. 1:1 ventrikulo-atriale Rückleitung
- nicht-anhaltend (Dauer < 30 s); anhaltend (Dauer > 30 s)
- QRS-Komplex über Altersnorm verbreitert, deformiert, differente QRS-Achse
- Akuttherapie: externe Kardioversion; Amiodaron i.v.
- VT bei Ionenkanalerkrankungen: meist genetisch bedingt
  - angeborenes Long-QT-Syndrom (LQTS) (K^+- und Na^+-Kanäle)
    - EKG: verlängerte Repolarisation (QT-Intervall)
    - Romano-Ward-Syndrom: autosomal-dominant
    - Jervell-Lange-Nielsen-Syndrom: mit Taubheit (Innenohr); autosomal rezessiv
    - Dauertherapie: Antiarrhythmika; evt. Schrittmacher mit ICD
  - erworbenes LQTS; durch Medikamente (z. B. Psychopharmaka, Antibiotika, Antiarrhythmika), Elektrolytstörungen, Hypothyreose etc.
- idiopathische VT: bei Herzgesunden, meist gutartig
  - belastungsinduzierte Synkopen erfordern immer eine ausführliche kardiologische Abklärung

6.4.4 Bradykarde Herzrhythmusstörungen

- temporär oder permanent abnorm verminderte Herzfrequenz

Bradykarde Ersatzrhythmen

- Ersatzsystolen: atrialen, junktionalen oder ventrikulären Ursprungs; fallen im Gegensatz zu Extrasystolen verspätet ein; meist harmlos
- einfache AV-Dissoziation

Tab. 6.2 AV-Blockierung

Grad	EKG	Klinik
I	PQ-Verlängerung über Altersnorm	Herzgesunde, meist harmlos Erhöhter Vagotonus, Medikamente (Antiarrhythmika)
II Typ 1	Wenckebach: progressive PQ-Verlängerung bis Ausfall Kammererregung	Oft Herzgesunde, harmlos, erhöhter Vagotonus, nachts
II Typ 2	Mobitz: Ausfall Kammersystolen (2:1, 3:1 etc.)	Herzfehler prä-/postoperativ, erhöhter Vagotonus, Risiko AV-Block Grad III
III	Komplett: Dissoziation Vorhof-Kammer mit ventrikulärem Ersatzrhythmus	
Kongenital		Meist ohne Herzfehler; meist Schrittmacherindikation
Erworben		Nach Herzoperation, Myokarditis, Kardiomyopathie

  - vorübergehendes Absinken der Sinusknotenfrequenz
  - AV-Knoten übernimmt Stimulation der Ventrikel
  - Frequenzanpassung Vorhof/Kammer ca. 1:1
  - P-Wellen „pendeln" um QRS-Komplexe
  - meist herzgesunde Kinder/Sportler mit Parasympathikotonie
- komplette AV-Dissoziaton
  - länger andauernde Dissoziation von Vorhof und Kammer
  - Vorhoffrequenz deutlich niedriger als Kammerfrequenz (z. B. VT)
  - häufiger früh-postoperativ; evt. vorübergehende Schrittmachertherapie

AV-Blockierung

- Verzögerung oder Blockierung einer vom Sinusknoten ausgehenden Erregung in Vorhof, AV-Knoten, Hisbündel oder Tawara-Schenkel (Tab. 6.2)
- Kongenitaler AV-Block Grad III
  - plazentagängige, das Reizleitungssystem schädigende Autoimmunantikörper bei Kollagenose der Mutter (insbesondere Lupus erythematodes) → Antikörpertestung
- Differenzialdiagnose: blockierter atrialer Bigeminus

! Cave fetale/neonatale Herzinsuffizienz.

6.5 Herzinsuffizienz im Kindesalter

- Ursachen: myokardiale Insuffizienz (systolisch und/oder diastolisch), Volumenbelastung, Druckbelastung, Füllungsdefizit, Herzrhythmusstörung
  - angeborene Herzfehler mit hämodynamisch bedeutsamem Links-rechts-Shunt: Ventrikelseptumdefekt, Ductus arteriosus, kompletter atrioventrikulärer Septumdefekt, Vorhofseptumdefekt (selten)

> Memo Herz des Neugeborenen: eingeschränkte inotrope/lusitrope Reserve (kontraktile Elemente, Noradrenalinspeicher und β-Rezeptoren reduziert).

    - Ausflusstraktobstruktionen: Aortenisthmusstenose (Säugling!), valvuläre Aorten- und Pulmonalstenose
    - Myokarderkrankungen: Myokarditis, Kardiomyopathie
    - Rhythmusstörung: Supraventrikuläre Tachykardie (Säugling!), ventrikuläre Tachykardie, Bradykardie bei komplettem AV-Block/blockiertem atrialem Bigeminus (Fetus/Neugeborenes)

■ **Klinik**

- Hauptzeitpunkt der klinischen Manifestation: fetal → Rhythmusstörungen; neonatal → Druckbelastung, Asphyxie; Säuglingsalter → Volumenbelastung
- typische Anamnese (insbesondere Säugling): schnelles Atmen, Trinkschwäche, Schwitzneigung (beim Trinken/am Hinterkopf), schlechte Gewichtszunahme
- klinische Zeichen: Tachykardie, Tachy-Dyspnoe, Hepatomegalie, kühle Extremitäten, flauer Puls, niedriger Blutdruck, Blässe, Ödeme, Pleuraergüsse, Aszites, Dystrophie, schlechte Belastbarkeit
- Verlauf akut → Risiko kardiogener Schock

■ **Diagnostik**

- EKG: z. B. Rhythmusstörung
- Echokardiographie: Vorhof- und Ventrikelgröße, Pumpfunktion, Perikarderguss, Lebervenenstau, Aszites
- Röntgen-Thorax: Herzgröße, Lungenstauung
- Labor: BNP-Erhöhung

■ **Therapie**

- kausal: wenn möglich Beseitigung der Ursache (z. B. Operation, Intervention)
- **akute Herzinsuffizienz**: Wiederherstellung von adäquaten Organperfusionsdrucken, insbesondere des Myokards; Optimierung des Herzzeitvolumens und O_2-Angebotes
    - O_2-Vorlage, Beatmung, Analogosedierung, Azidoseausgleich
    - Medikamente: Katecholamine (Dopamin, Dobutamin, Adrenalin, Noradrenalin), Inodilatoren (Milrinon, Enoximone, Levosimendan), Vasodilatantien (Natrium-Nitroprussid, Nitroglycerin, Urapidil, Stickstoffmonoxid, Prostazyklin), Diuretika (Furosemid, Torasemid, Hydrochlorthiazid, Spironolacton)
    - evt. mechanische Kreislaufunterstützung (ECMO, Assist-Device)
- **chronische Herzinsuffizienz**: Flüssigkeitsrestriktion, hochkalorische Nahrung
    - Medikamente: Stufentherapie nach Schweregrad → Nachlastsenker (ACE-Hemmer), β-Blocker, Diuretika, Digitalis (■ Tab. 6.3)

■ **Tab. 6.3** Orale Medikamentendosierung bei Herzinsuffizienz im Kindesalter

Substanz	Startdosierung (mg/kg/d)	Zieldosierung (mg/kg/d)
Captopril	3 × 0,1	1–3
Enalapril	2 × 0,03	0,15–0,3
Carvedilol	2 × 0,05–0,1	0,5–0,8
Metoprolol	2 × 0,1–0,2	1–2,5
Furosemid		1–5 (10)
Hydrochlorthiazid		2–4
Spironolacton		2–3
Digoxin	Aufsättigung in 24/48 h	Erhaltungsdosis nach Plasmaspiegel 0,5–1,0 (–1,2) ng/ml

- evt. biventrikulärer Herzschrittmacher zur Resynchronisationstherapie
- evt. Herztransplantation
- begleitend: RSV-Prophylaxe (Palivizumab) im Säuglingsalter; zeitgerechte Regelimpfungen und Influenza-Impfung

6.6 Akzidentelles Herzgeräusch

- bis zum Vorschulalter häufig und physiologisch ohne Funktionsstörung oder organische Fehlbildung des Herzens
- typisch: 2/6 systolisches Geräusch mit musikalischem Klangcharakter über dem 4. ICR links mit lageabhängiger Variabilität der Lautstärke
- die Unterscheidung von einem organischen Herzgeräusch ist in hohem Maße von der Erfahrung des Arztes abhängig

■ Diagnostik

- Auskultation durch erfahrenen Kinderarzt/Kinderkardiologen
- EKG (Normalbefund)
- Echokardiographie bei zweifelhaften Befunden

■ Differenzialdiagnose

- funktionelles Herzgeräusch: situatives Geräusch bei strukturell normalem Herzen, typisch bei Fieber, Anämie, Hyperthyreose
- organisches Herzgeräusch, hervorgerufen durch turbulenten Fluss an veränderten Herzklappen, septalen Defekten, Gefäßstenosen oder pathologischen Gefäßverbindungen

■ Therapie

- Beruhigung der Eltern, dass es sich um ein physiologisches Schallphänomen ohne Krankheitswert handelt

Tag 3: Hämatologie und Onkologie

U. Kontny, E. Lassay, R. Mertens

B. Karges, N. Wagner (Hrsg.), *Pädiatrie in 5 Tagen*, Springer-Lehrbuch,
DOI 10.1007/978-3-662-52813-6_7

7.1 Erkrankungen des Erythrozyten

- Anämie
  - erniedrigter Hämoglobingehalt/Erythrozytenwert im Vergleich zur Altersnorm
  - Klassifikation nach mittlerem korpuskulärem Volumen des Einzelerythrozyten (■ Tab. 7.1) oder
  - Klassifikation nach Pathogenese

Seltene mikrozytäre Anämien: Kupfermangel, Eisenverwertungsstörung, sideroblastische Anämie

7.1.1 Eisenmangelanämie

- häufigste Anämieform des Kindesalters
- Ursachen:
  - nutritiv
    - Kleinkindalter
    - Pubertät (besonders Mädchen nach Eintritt der Menarche betroffen)
    - vegetarische -/vegane Ernährungsform
  - Blutverlust
    - Refluxösophagitis
    - rez. Epistaxis
    - Hypermenorrhö
    - chronisch entzündliche Darmerkrankungen, Meckel-Divertikel, Polypen
  - Resorptionsstörung (selten)
    - Zöliakie
    - entzündliche Darmerkrankungen
  - gestörte Eisenverwertung
    - chronische Entzündung
    - Tumorerkrankung

■ **Klinik**

- Blässe, Gedeihstörung, Appetitmangel
- verminderte Belastbarkeit

■ **Diagnostik**

- Labor:
  - Blutbild: Hypochromie, Mikrozytose, Anulozyten, Retikulozytenzahl ↑
  - Serumeisen ↓, Transferrin ↑, Transferrinsättigung ↓, Ferritin ↓, löslicher Transferrinrezeptor ↑
  - Stuhluntersuchung auf okkultes Blut
- ggf. Endoskopie zur Suche nach einer Blutungsquelle/gynäkologische Untersuchung, Abklärung Resorptionsstörung
- ggf. Eisenresorptionstest

Tab. 7.1 Klassifikation der Anämien und ihre häufigsten Ursachen

Mikrozytär	Normozytär	Makrozytär
Eisenmangelanämie	Hyporegeneratorische Anämie	Vitamin B_{12}-Mangel, Folsäuremangel
Thalassaemie	Hämolytische Anämie	Diamond-Blackfan-Anämie
	Blutungsanämie (akut)	Myelodysplastisches Syndrom

! Cave Schwarzfärbung der Zähne durch Eisentropfen, Schwarzfärbung des Stuhls, gelegentlich Oberbauchschmerzen, Obstipation.

Therapie

- Behandlung der Grunderkrankung
- Beseitigung der Blutungsursache
- orale Eisensubstitution mit Eisen (II) 3-6 mg/kg KG/d in 3 Einzeldosen für 1–3 Monate
- zu erwartender Hämoglobinanstieg 1–2 g/dl/Woche (Kontrolle durch Retikulozytenanstieg nach 1 Woche!)
- parenterale Eisengabe nur bei Resorptionsstörung, Unverträglichkeit oder mangelnder Compliance

7.1.2 Megaloblastäre Anämie

- seltene Anämieform im Kindesalter
- Ursachen:
  - Vitamin B_{12}-Mangel
    - Mangel-/Fehlernährung
    - unzureichende Substitution bei vegetarischer-,veganer Ernährung
    - Malabsorption, exokrine Pankreasinsuffizienz, Ileitis, Zustand nach Dünndarmresektion
  - Folsäuremangel
    - Unterernährung
    - Malabsorption
    - Medikamente (Methotrexat, Cotrimoxazol)
    - erhöhter Folsäurebedarf bei chronischer Hämolyse

Klinik

- Anämiesymptome (s. oben)
- neurologische Symptome (bei Vitamin B_{12}-Mangel)

Diagnostik

- Blutbild: Makrozytose, Leukopenie, Thrombopenie, übersegmentierte Granulozyten
- Eisen, Ferritin (normwertig/↑), Laktatdehydrogenase ↑, Vitamin B_{12} ↓, Folsäure ↓

- **Therapie**
- parenterale Substitution von Hydroxycobalamin
- orale Folsäuresubstitution

7.1.3 Hypo- und aplastische Anämie

Transitorische Erythroblastophthise/ Erythroblastopenie (TEC = transient erythroblastopenia of childhood)

- häufigste Form der hypoplastischen Anämie
- Erkrankungsalter i.R. 6 Monate – 3 Jahre
- vorübergehendes Sistieren der Erythropoese nach vorausgegangener Virusinfektion

- **Klinik**
- gering ausgeprägte und spät auftretende klinische Anämie-Symptome (Blässe, reduzierte körperliche Belastbarkeit) aufgrund Adaptation an langsam abfallenden Hämoglobinwert

- **Diagnostik**
- Blutbild: Anämie, Retikulozytopenie
- Knochenmark: isoliertes Fehlen erythropoetischer Vorläuferzellen

- **Therapie**
- Abwarten → in den meisten Fällen spontaner Wiederanstieg des Hämoglobinwertes innerhalb von 1–2 Monaten
- Transfusion bei Hb <60 g/l bzw. in Abhängigkeit von klinischer Symptomatik

Diamond-Blackfan-Anämie

- kongenitale hypoplastische Anämie
- versch. Mutationen in ribosomalen Proteingenen; GATA 1-Mutation
- Manifestation meist im 1. Lebensjahr
- erhöhtes Risiko für Entwicklung von Tumorerkrankungen, insb. eines MDS oder einer AML

- **Klinik**
- Blässe, Trinkschwäche, Tachykardie
- 50 % der Patienten zeigen Fehlbildungen (craniofacial, skelettal, urogenital, cardial) oder Kleinwuchs

- **Diagnostik**
- Labor
  - Blutbild: Makrozytose, Retikulozytopenie
  - Hb-Elektrophorese: HbF ↑, ADA Akt. ↑, i-Antigen ↑
  - Serumeisen ↑, Ferritin ↑
- Knochenmarkzytologie, -histologie
  - Verminderung/Fehlen der Erythropoese

- **Therapie**
- selten im Verlauf Spontanremission (10 %)
- Steroidversuch initial 2–5 mg/kgKG/d Prednisolon, dann Reduktion unter Cushingschwelle anstreben; möglichst alternierende Gabe (<0,5 mg/kg/d oder <1 mg/kg alternierend)
- 1× monatliche Transfusion von Erythrozytenkonzentrat; Ziel Hb > 90 g/l
  - bei Nichtansprechen auf Steroide
  - im 1. Lebensjahr und während Pubertät zur Vermeidung von steroidinduzierten Wachstumsstörungen
- Knochenmarktransplantation bei Vorhandensein eines HLA-identischen Geschwisterkindes

! Cave transfusionsbedingte Eisenüberladung führt u. a. zu Kardiomyopathie, Diabetes mellitus, Infertilität und erfordert Eisen-ausschleusende Behandlung mit Chelatbildnern.

7.1.4 Hämolytische Anämien

- Anämie durch Verkürzung der Erythrozytenüberlebensdauer
- korpuskulär bedingte Hämolyse:
  - Membrandefekte
  - Enzymdefekte der Erythrozyten
  - Hämoglobinopathien
- extrakorpuskulär bedingte Hämolyse:
  - immunhämolytische Anämie
  - hämolytisch-urämisches Syndrom

Hereditäre Sphärozytose (Kugelzellanämie)

- häufigste korpuskuläre hämolytische Anämie in Mitteleuropa
- Membrandefekt der Erythrozyten (Spektrin; Ankyrin) führt zu geringerer Verformbarkeit der Erythrozyten
- meist autosomal dominant, selten autosomal rezessiv vererbt; in 25 % Neumutation

- **Klinik**
- postnatal häufig Phototherapie-bedürftige Hyperbilirubinämie
- wechselnd ausgeprägte Anämiesymptome, Hämoglobinkonzentration meist zwischen 70 und 110 g/l
- Ikterus
- Splenomegalie

- aplastische Krisen nach Parvovirus B19 Infektion, hämolytische Krisen im Rahmen von Infekten
- Cholezystolithiasis (Pigmentsteine) durch erhöhten Anfall von Bilirubin (kann schon im Kindesalter Cholezystektomie erforderlich machen)

▪ **Diagnostik**

- Labor
  - Blutbild: Anämie, Retikulozytose, Kugelzellen im Blutausstrich, MCHC ↑
  - Bilirubin ↑(indirekte Hyperbilirubinämie), Haptoglobin ↓, Laktatdehydrogenase ↑
  - osmotische Resistenz der Erythrozyten ↓(ab 2. LJ), Eosin-5-Maleimid (EMA)-Test (altersunabhängig)
- Abdomensonographie
  - Splenomegalie
  - Gallenkonkremente

▪ **Therapie**

- bei aplastischer oder hämolytischer Krise ggf. Transfusion notwendig
- ggf. Splenektomie ab dem Schulalter/10. Lebensjahr nach vorheriger Immunisierung gegen Pneumokokken (Gefahr lebensbedrohlicher Pneumokokkeninfektion), Haemophilus influenzae Typ b, Meningokokken

Glukose-6-Phosphat-Dehydrogenasemangel (Favismus)

- nicht sphärozytäre hämolytische Anämie
- X-chromosomal rezessiv vererbt
- hohe Prävalenz in ehemaligen Malaria-Endemiegebieten (Mittelmeerraum, afrikanischer Kontinent)
- Heterozygotie vermindert Anfälligkeit für eine Malariainfektion
- Hämolyseauslösung durch oxidativen Stress (Favabohnen, Medikamente, chemische Substanzen, Azidose, Infektionen)
- selten chronische Hämolyse

▪ **Klinik**

- Anämiesymptome
- Neugeborenenikterus, Ikterus nach Exposition mit hämolytisch wirkenden Noxen
- Splenomegalie nur bei chronischer Hämolyse

▪ **Diagnostik**

- Enzymaktivität der Glukose-6-Phosphat-Dehydrogenase in den Erythrozyten ↓ (Neugeborenenscreening möglich)

Tab. 7.2 Übersicht über die immunhämolytischen Anämien

Formen	Beispiele
Isoimmunhämolytische Anämie	Rh-Blutgruppeninkompatibiltät bei Neugeborenen Transfusionszwischenfall
Autoimmunhämolytische Anämie	Wärmeautoantikörper Kälteautoantikörper Donath-Landsteiner-Antikörper
Medikamentös induzierte immunhämolytische Anämie	Chinin, Chinidin, Phenacetin, Penicillin, Cephalotin

- in der Krise: Hb ↓↓, Retikulozyten ↑ Haptoglobin ↓, Bilirubin ↑, Laktatdehydrogenase ↑

> Memo Betroffene Patienten benötigen Notfallausweis mit zu meidenden Substanzen!

Therapie
- Vermeidung auslösender Noxen
- in der Krise ggf. Transfusion von Erythrozytenkonzentrat

Immunhämolytische Anämie

Tabelle 7.2

Autoimmunhämolytische Anämie

- Anämie meist durch inkomplette Wärme-Autoantikörper vom IgG-Typ, selten durch Kälte-Agglutinine vom IgM-Typ
- Ursachen:
  - idiopathisch
  - Infektionen (EBV, HIV, CMV, Mycoplasmen)
  - Medikamente (L- Dopa, Methyldopa)
  - Autoimmunerkrankungen (SLE, JIA, Agammaglobulinämie)
  - paraneoplastisch (Hodgkin-Lymphom, Leukämie)
- Kombination mit Autoimmunthrombozytopenie (Evans-Syndrom) möglich

Klinik
- Blässe, Ikterus, Allgemeinbefinden ↓
- nur gering ausgeprägte Splenomegalie

Diagnostik
- Labor
  - Hb ↓↓, Bilirubin ↑↑, Retikulozyten ↑
  - Haptoglobin ↓, Laktatdehydrogenase ↑, Coombs-Test positiv
  - Hämoglobin im Urin

- **Therapie**
  - in 70–80 % selbstlimitierender Verlauf über 3–6 Monate
  - selten chronischer Verlauf
  - restriktive Transfusionsindikation
  - Immunsuppression
  - Prednisolon 2 m/kg/d bis zum Sistieren der Hämolyse, dann langsame Dosisreduktion
  - alternativ: Immunglobuline, Rituximab, Cyclosporin A, Azathioprin, Cyclophosphamid)

7.1.5 Hämoglobinopathien

Sichelzellkrankheit

- Hämoglobin S häufigstes anomales Hämoglobin
- Mutation im Globin-Gen auf Chromosom 11 führt zu Aminosäureaustausch an Position 6 der β-Kette (Glu → Val)
- autosomal-kodominant vererbt
- hohe Prävalenz auf dem afrikanischen Kontinent, aber auch in der Türkei, in Italien, Griechenland und anderen Mittelmeeranrainerländern
- Formen:
  - Homozygotie für HbS
  - doppelte Heterozygotie für HbS und andere anomale Hämoglobine, z. B. HbSC
  - Kombination mit β-Thalassämie als Sichelzellthalassämie (HbS/β-Thalassämie)

> Memo Heterozygote Anlageträger sind klinisch gesund und besser geschützt gegen Malaria als Menschen, die die Mutation nicht aufweisen.

- **Klinik**

1. hämolytische Anämie (Normal Hb 60–90 g/l)
2. Infektneigung infolge Autosplenektomie (bedingt hohe Letalität der betroffenen Kinder in den ersten 3 Lebensjahren in ihren Herkunftsländern) bes.:
   - Pneumonie
   - Osteomyelitis
3. Gefäßverschlusskrisen (im desoxygenierten Zustand präzipitiert HbS und führt zu sichelförmiger Gestalt der Erythrozyten, die aufgrund geringerer Verformbarkeit Gefäßverschlüsse verursachen)
   - Säuglinge und Kleinkinder: Hand-Fuß-Syndrom mit schmerzhafter Schwellung von Händen und Füßen
   - ältere Kinder: Schmerzen in langen Röhrenknochen, Sternum, Wirbelsäule
   - Thoraxsyndrom: Verschluss von kleinen Lungengefäßen und Fettembolie im Rahmen einer Schmerzkrise → imponiert klinisch wie Pneumonie mit Schmerzen (T-Shirt-Ausstrahlung), Fieber, Tachydyspnoe

! Cave Salmonellen-Osteomyelitis.

- Girdle-Syndrom: Verschluss von Mesenterialgefäßen → Schmerzen, klinisches Bild eines paralytischen Ileus
- ZNS-Infarkt

4. Milz-/Lebersequestration: großer Teil des zirkulierenden Blutes wird in der Milz gepoolt, lebensbedrohliche Anämie
5. Aplastische Krise nach Parvovirus B19 Erstinfektion
6. Cholelithiasis/Cholecystitis (Bilirubinsteine)

■ **Diagnostik**

- Anämie, Retikulozytose, Laktatdehydrogenase ↑, Bilirubin (gesamt und indirekt) ↑
- Sichelzellen im Blutausstrich
- Hämoglobinelektrophorese zur Diagnosesicherung
- Molekulargenetik

> Memo HbF-Anteil >10 % führt zu milderem klinischen Verlauf.

Spezielle Diagnostik:

- Röntgenuntersuchung des Thorax zur Differenzierung Pneumonie/Thoraxsyndrom
- Kernspintomographie zur Differenzierung Osteonekrose/Osteomyelitis
- Dopplersonographie der hirnversorgenden Gefäße zur Abschätzung des ZNS-Infarktrisikos (bei Flussgeschwindigkeit >200 mm/s regelmäßige Transfusionen erwägen!)

■ **Therapie**

- Aufklärung von Eltern, in Kindergarten, Schule
- Vermeidung von Triggerfaktoren (Sauerstoffmangel, Exsikkose, Kälte)
- Infektionsprophylaxe mit Penicillin mindestens bis zum 5. Lebensjahr
- konsequente Impfungen
- Flüssigkeitssubstitution und Schmerztherapie bei Gefäßverschlüssen, oft Opiate erforderlich
- Transfusion bei Sequestration, Thoraxsyndrom, Girdle-Syndrom, ZNS-Infarkt, aplastischer Krise, vor größeren operativen Eingriffen
- prophylaktische Dauertherapie mit Hydroxyurea p.o. bei kompliziertem Verlauf
- regelmäßiges Transfusionsprogramm bei erhöhtem ZNS-Infarktrisiko bzw. nach stattgehabtem Infarkt
- allogene Knochenmarktransplantation bei kompliziertem Verlauf und Vorhandensein eines passenden Spenders

! Cave Schmerzen bei Patienten mit Sichelzellkrankheit sind meist Ausdruck von Gefäßverschlüssen und müssen immer ernstgenommen werden!

β-Thalassämie

- Autosomal-rezessiv vererbt, hohe Prävalenz im Mittelmeerraum
- Störung der β-Globinsynthese
  - HbA1 ↓↓, stattdessen Bildung instabiler Hämoglobine: HbA2 (αα/δδ) und Hb F (αα/γγ)
  - ineffektive Erythropoese; intramedulläre Hämolyse

- heterozygoter Status: Thalassaemia minor
  - leichte hypochrome mikrozytäre Anämie
  - in der Regel keine Krankheitszeichen
- homozygoter Status: Thalassaemia major

- **Klinik der Thalassämia major**
- Symptombeginn ab 3./4. Lebensmonat
- Blässe, Ikterus, Hepatosplenomegalie (durch extramedulläre Blutbildung), Skelettveränderungen (Bürstenschädel, prominente Jochbögen durch Ausweitung der Knochenmarkräume)

- **Diagnostik**
- Blutbild:
  - hypochrome mikrozytäre Anämie
  - Anisozytose, Poikilozytose, Targetzellen im Blutausstrich
- Hämoglobinelektrophorese zur Diagnosesicherung
- Genotypisierung

- **Therapie**
- Thalassaemia minor: kein Therapiebedarf, in der Regel keine Eisengabe (nur bei nachgewiesenem Eisenmangel)
- Thalassaemia major: allogene Stammzelltransplantation bei vorhandenem HLA-identischem Spender in der Familie
- regelmäßige Transfusionsbehandlung alle 3–4 Wochen (Ziel-Hb >100 g/l vor Transfusion)

> Memo Hämosiderose führt u. a. zu Kardiomyopathie, Diabetes, Infertilität und erfordert Eisen-ausschleusende Behandlung mit Chelatbildnern.

7.2 Erkrankungen der Leukozyten

7.2.1 Neutrozytopenien

- Definition: Verminderung der Granulozytenzahl
- Einteilung nach Schweregrad
  - mild: 1.000–1.500 Granulozyten/µl
  - mittelgradig: 500–1.000 Granulozyten/µl
  - schwer: <500 Granulozyten/µl
- angeborene Neutropenien
  - schwere kongenitale Neutropenie (Kostmann-Syndrom)
  - zyklische Neutropenie
  - Neutropenie im Rahmen von Immundefekterkrankungen (Hyper-IgM-Syndrom, Griscelli-Syndrom, Shwachman-Diamond-Syndrom, Chediak-Higashi-Syndrom)
- erworbene Neutropenien
  - Allo-/Autoimmunneutropenie
  - infektionsbedingte Neutropenie
  - medikamentös induzierte Neutropenie
  - Malnutrition
  - Leukämie

Schwere kongenitale Neutropenie (Kostmann-Syndrom)

- angeborene Ausreifungsstörung neutrophiler Granulozyten
- verschiedene Mutationen (HAX1-Gen, ELA2-Gen, G6PC3-Gen u. a.)
- unbehandelt hohe Letalität bereits im Kleinkindalter

Klinik

> Memo Bei rezidivierenden bakteriellen Infektionen muss unbedingt ein Differenzialblutbild angefertigt werden.

- Omphalitis beim Neugeborenen
- beim Kleinkind Gingivitis, Ulzeration der Mundschleimhaut, Otitis media, Tonsillitis, Hautabszesse
- seltener Pneumonien, Abszesse innerer Organe
- systemische Pilzinfektionen

Diagnostik

- Blutbild: Neutrophile meist <200/μl, milde Anämie, Thrombozytose, Monozyten ↑, Eosinophile ↑
- Knochenmarkzytologie: Ausreifungsstop der myeloischen Vorläuferzellen auf der Stufe der Promyelozyten/Myelozyten
- molekulargenetischer Mutationsnachweis (s. o.)

Therapie

! Cave Konversion in MDS/Leukämie möglich.

- hämatopoetische Wachstumsfaktoren: G-CSF zur Stimulation der Proliferation und Differenzierung der Myelopoese 5–10 μg/kg täglich s.c.
- Cotrimoxazol-Prophylaxe
- allogene Stammzelltransplantation

Zyklische Neutropenie

- periodische Verminderung neutrophiler Granulozyten <500/μl alle 18–22 Tage für bis zu 1 Woche
- autosomal-dominant vererbt oder sporadisches Auftreten

Klinik

- rezidivierende bakterielle Infektionen
- aphthöse Stomatitis

Diagnostik

- regelmäßige Differenzialblutbilder
- Knochenmarkzytologie: zyklusabhängig unterschiedliche Zellularität und Neutrophilenzahl

Therapie

- G-CSF 1–5 μg/Tag s.c.
- Cotrimoxazol-Prophylaxe

Autoimmunneutropenie (AIN)

- primäre AIN
  - Abbau von neutrophilen Granulozyten durch IgG-Autoantikörper
  - Auftreten zwischen 5. und 15. Lebensmonat
  - milde Infektionsneigung
  - selbstlimitierende Erkrankung
- sekundäre AIN: Assoziation mit:
  - Autoimmunerkrankungen (Lupus erythematodes, juvenile idiopathische Arthritis)
  - Infektionen (EBV, HIV)
  - Malignome (Lymphome)

Klinik
- rezidivierende bakterielle Infektionen von Haut, Schleimhäuten, Mittelohr, Respirationstrakt

Diagnostik
- serologischer Nachweis von Anti-Neutrophilen-Antikörpern
- Knochenmarkzytologie : regelrechte Produktion und Ausreifung von neutrophilen Granulozyten

Therapie
- in der Regel Spontanremission bei primärer AIN
- Cotrimoxazol-Infektionsprophylaxe bei rezidivierenden Infckten
- Behandlung der Grundkrankheit bei sekundärer AIN (Immunsuppression)

7.2.2 Granulozytenfunktionsstörung

- Definition: Störung der Funktion neutrophiler Granulozyten (Chemotaxis, Phagozytose, Erregerabtötung)
- Leukozytenadhäsionsdefekt Typ I, II, III
- Chediak-Higashi-Syndrom
- septische Granulomatose (▶ Abschn. 8.2.5)

Klinik
- Omphalitis, verzögerter Nabelschnurabfall beim Neugeborenen
- rezidivierende bakterielle oder mykotische Infektionen (Abszesse, ulzerierende Entzündungen) trotz Leukozytose
- Lymphknotenvergrößerungen, Hepatosplenomegalie

Diagnostik
- Differenzialblutbild
- Durchflusszytometrie zur Bestimmung der Adhäsionsproteine

- Phagozytenfunktionstests
- Molekulargenetik

- **Therapie**
- kurativ: allogene Stammzelltransplantation
- Infektionsprophylaxe mit Cotrimoxazol und Itraconazol
- Therapie akuter Infektionen (Antibiotika, Antimykotika, ggf. Granulozytentransfusion)

7.3 Erkrankungen der Milz

7.3.1 Physiologische Bedeutung der Milz

- Elimination von zirkulierenden Mikroorganismen
- Filterung von Blutzellen
- immunologische Reaktion auf i.v. zugeführte Antigene
- Blutbildung während Fetalzeit

7.3.2 Milzvergrößerung (Splenomegalie)

! Cave Splenomegalie kann zu Hyperspleniesyndrom mit verstärkter Elimination aller Blutzellreihen führen!

- Hyperplasie des Monozyten-/Makrophagensytems (durch Virusinfektonen, bakterielle Sepsis, Endokarditis, Pilzinfektion)
- Infiltration des Milzgewebes (Speicherkrankheiten, extramedulläre Blutbildung, Leukämie, Lymphom)
- Immunologische Erkrankungen (juvenile idiopathische Arthritis, Lupus erythematodes)
- Zirkulationsstörung (Leberzirrhose, Herzinsuffizienz)
- Blutzellsequestrierung (Sphärozytose, Sichelzellkrankheit, Rh-/AB0-Erythroblastose, AIHA)
- Zysten (kongenital, erworben)

7.3.3 Fehlen der Milz (Asplenie)

- kongenital (Ivemark-Syndrom)
- funktionell durch rezidvierende Milzinfarkte und nachfolgende Fibrose bei Sichelzellkrankheit
- Splenektomie nach Trauma oder bei hämatologischen Erkrankungen (Sphärozytose)
- Risiko für OPSI („overwhelming postsplenectomy infection")
- Besondere Gefährdung durch Pneumokokken-, Haemophilus influenzae Typ b (Hib), Meningokokkeninfektion
- Penicillinprophylxe nach Splenektomie
- Impfung gegen Pneumokken, Hib, Meningokokken
- großzügige antibiotische Behandlung

7.4 Erkrankungen der Thrombozyten und Gerinnungsstörungen

7.4.1 Immunthrombozytopenische Purpura (ITP)

- akute Thrombozytopenie bei ansonsten gesundem Kind
- oft 2–3 Wochen nach einer Virusinfektion
- Inzidenz 3-5/100.000 Kinder/Jahr
- Altersgipfel 2.–4. Lebensjahr
- verursacht durch freie und/oder thrombozytengebundene Antikörper

> Memo ITP ist eine Ausschlussdiagnose!

Klinik

- Petechien der Haut und Schleimhäute, Hämatome, Schleimblutungen bei meist wenig oder gar nicht beeinträchtigtem Patienten
- Nasenbluten, verlängerte Regelblutung
- Einteilung nach zeitlichem Verlauf:
  - neu diagnostizierte ITP: Diagnosestellung bis 3 Monate
  - persistierende ITP: 3–12 Monate
  - chronische ITP: >12 Monate
- Einteilung nach Schwere der Symptomatik:
  - milde Thrombozytopenie: 50–100.000 Thrombozyten/µl
  - mittelschwere Thrombozytopenie: 20–50.000/µl
  - schwere Thrombozytopenie: <20.000/µl

Diagnostik

- Blutbild/Differenzialblutbild: isolierte Thrombozytopenie bei unauffälligem Differenzialblutbild (Kontrollzählung im Blutausstrich aus Kapillarblut)
- Nachweis freier und/oder thrombozytengebundener Antikörper gegen Adhäsionsmoleküle GPIIb/IIIa, GPIb/IX, GPIa/IIa (für die Diagnosestellung nicht erforderlich)
- Knochenmarkpunktion nicht regelhaft erforderlich (Megakaryozyten normalwertig/↑)

! Cave EDTA-induzierte Pseudothrombopenie durch Parallelbestimmung der Thrombozyten im EDTA-, Heparin- und Citrat-antikoagulierten Blut ausschließen!

Therapie

- Indikation individuell zu stellen nach Alter, Aktivität, Blutungssymptomen
- in der Regel nicht notwendig bei Thrombozytenzahlen > 30.000/µl
- akute ITP-Optionen:
  - Abwarten
  - Prednison 2 mg/kg KG über 4 Tage, dann Dosisreduktion
  - hochdosierte Immunglobuline 400 mg/kg KG/d über 3–5 Tage oder 800–1.000 mg/kg KG über 2 Tage

! Cave Bei schweren Blutungen Thrombozytenkonzentratgabe in Kombination mit Immunglobulinen und/oder Prednison!

> **Memo** hohe Spontanheilungsrate, daher häufig keine Therapie notwendig. Blutungsgefahr relativ gering, da junge Thrombozyten sehr funktionstüchtig sind.

- chronische ITP – Optionen:
  - keine Therapie
  - Dexamethason-Pulstherapie
  - Rituximab
  - Thrombopoietin-Rezeptoragonisten (Ethrombopag®) oder Thrombopoietin mimetic peptides (Romiplostin®)
  - immunsuppressive Therapie (Mycophenolatmofetil, Antimetabolite, Vincaalkaloide)
  - Anti-D-Hyperimmunglobulin Splenektomie (frühestens ab dem Schulalter); vorher Impfung gegen Pneumokokken, Haemophilus influenzae Typ b, Meningokokken (▶ Abschn. 7.3)

7.4.2 Thrombozytopathien

- Funktionsstörung der Thrombozyten führt zu Störung der
  - Adhäsions- und Aggregationsfähigkeit
  - Plättchensekretion
  - prokoagulatorischen Aktivität der Thrombozyten
- hereditäre Formen
  - Bernard-Soulier-Syndrom: autosomal-rezessiv, Thrombozytenzahl normal/leicht vermindert, Riesenthrombozyten im Ausstrich
  - Glanzmann-Naegeli-Syndrom: Fehlen des GPIIb/IIIa-Rezeptorkomplexes
  - Speichergranula-Defekte („storage pool disease"): Fehlen der δ-Granula
  - Gray-platelet-Syndrom: Fehlen der α-Granula
  - May-Hegglin-Anomalie: autosomal-dominant, Thrombozytenzahl erniedrigt, Leukopenie, Döhle-Körperchen
- erworbene Formen
  - nach Medikamenteneinnahme (Cyclooxygenase-Inhibitoren: ASS, NSAIDs; β-Lactam-Antibiotika)
  - bei Urämie, Leberfunktionsstörung

▪ Klinik

- Nasenbluten, Zahnfleischbluten, Menorrhagie
- Blutung nach Zahnextraktion, Tonsillektomie, Verletzung

▪ Diagnostik

- Blutbilduntersuchung: niedrig-normale Thrombozytenzahlen, z. T. Riesenthrombozyten, Leukozyteneinschlüsse
- Verlängerung der Blutungszeit
- fehlende/verminderte Thrombozytenaggregation nach Stimulation mit ADP, Kollagen, Ristocetin, Thrombin, Adrenalin
- Bestimmung der Membranglykoproteine (↓↓)

- **Therapie**
- abhängig vom Typ der Erkrankung
- Optionen
  - Desmopressin (DDAVP)
  - Thrombozytentransfusion
  - Rekombinanter Faktor VIIa (rVIIa)
  - Knochenmarktransplantation
- allgemeine Behandlungsoptionen: Antifibrinolytika (Tranexamsäure), Fibrinkleber, Gestagene (bei Menorrhagie)

7.4.3 Hämophilie A/Hämophilie B

- X-chromosomal-rezessiv vererbter Gerinnungsdefekt mit Mangel an oder vollständigem Fehlen von Gerinnungsfaktor VIII (Hämophilie A) oder IX (Hämophilie B)
- nur männliches Geschlecht betroffen, Frauen können Konduktorinnen sein
- 1:5.000 männliche Neugeborene betroffen (Hämophilie A), 1:25.000 (Hämophilie B)
- hohe Neumutationsrate

- **Klinik**
- peripartal subgaleale Blutungen, Kephalhämatom
- iatrogene Blutungen schon bei Neugeborenen/jungen Säuglingen nach Impfung oder operativen Eingriffen
- später spontan oder nach Trauma: Gelenkblutungen (Knie-, Sprung-, Ellbogen- und Schultergelenke)
- Muskelblutungen (Psoas, Wade, Hüfte, Unterarm)
- selten viszerale oder zerebrale Blutungen

! Cave Gelenk- und Muskelblutungen führen bei unzureichender Behandlung zu Versteifung und sind invalidisierend und limitierend für die Lebensqualität.

- **Diagnostik**
- aPTT (verlängert); Quick, Fibrinogen, Blutungszeit normal
- Faktor-VIII-/-IX-Aktivität erniedrigt
  - schwere Hämophilie: <1 % Restaktivität
  - mittelschwere Hämophilie: 1–5 % Restaktivität
  - milde Hämophilie: 5–30 % Restaktivität

- **Therapie**
- i. v. Gabe von Faktor-VIII/-IX-Präparaten
  - aus Plasma gewonnener, hochgereinigter und virusinaktivierter Faktor VIII/IX
  - rekombinanter Faktor VIII (Faktor rVIII), rekombinanter Faktor IX (Faktor rIX)
- Prophylaxe 20–30 IE/kg KG Faktor VIII 2–3× pro Woche bzw. Faktor IX 2×/Woche
- Beginn je nach Aktivität des Patienten ab dem 2. Lebensjahr bzw. nach erster Gelenkblutung

! Cave Substitutionsbeginn wenn möglich nicht in den ersten Lebensmonaten, da hohes Risiko für eine Hemmkörperentwicklung!

> Memo 1 IE Faktor VIII/IX/kg KG erhöht die Faktor-VIII/-IX-Aktivität im Blut um 1–2 %.

- bei Blutungen und Operationen je nach Schwere Faktor-VIII/-IX-Aktivität auf 30–60–100 % anheben
- bei leichten Blutungen: DDAVP (bewirkt Faktor-VIII-Aktivitätsanstieg, Tachyphylaxie!)

7.4.4 Von-Willebrand-Erkrankung (vWS)

- häufigste hereditäre hämorrhagische Diathese
- Prävalenz 1 %
- quantitativer oder qualitativer Defekt des von-Willebrand-Faktors
- unterschieden werden:
  - Typ 1 mit erniedrigter vWF-Konzentration und
  - Typ 3 mit komplettem vWF-Mangel sowie
  - Typ 2 mit qualitativen Defekten
- verursacht u. a. eine Störung der Thrombozytenaggregation

Klinik

- rezidivierendes Nasenbluten, Blutungen aus dem HNO-Bereich
- verlängerte Blutungen bei Schnittverletzungen, Nachblutungen nach Operationen
- Hypermenorrhö/Menorrhagie
- Gelenkblutungen (Typ 3)

Diagnostik (Tab. 7.3)

- verlängerte Blutungszeit (Screening: PFA 100 = In-vitro-Blutungszeit)
- aPTT verlängert, FVIII:C erniedrigt
- vWF: Antigen ↓/nl, vWF: Ristocetin-Kofaktor ↓, vWF: CB ↓
- Multimeranalyse zur Differenzierung der einzelnen Typen des vWS (s. u.)

Therapie (Tab. 7.3)

- in der Regel keine Prophylaxe empfohlen
- bei Blutung oder Operation Anheben der Faktor VIII: C Aktivität bzw. des Ristocetin-Kofaktors auf >50–80 %
- DDAVP
  - hebt Plasmaspiegel von FVIII und vWF und verkürzt die Blutungszeit
  - kontraindiziert bei Kindern <3 Jahre (cave: Wasserretention, Hyponatriämie, Krampfanfälle)

! Cave Rekombinante und hochgereinigte Faktor-VIII-Präparate sind nicht zu Behandlung des vWS geeignet, da der vWF fehlt.

7.4.5 Verbrauchskoagulopathie

- Synonym: disseminierte intravasale Gerinnung, DIC
- nicht lokalisierte, intravasale Gerinnungsaktivierung führt zur disseminierten Mikrothrombosierung und

Tab. 7.3 Diagnostik und Therapie der verschiedenen Typen des von-Willebrand-Syndroms

Variante	Diagnostik	Therapie
Typ 1	Häufigste Variante, BZ ↑, FVIII:C normalwertig/↓, vWF:AG, vWF:RCo ↓ Multimere alle vorhanden	DDAVP (Minirin) nach Testung!
Typ 2A	BZ ↑, FVIII:C nl/ ↓, vWF:AG ↓/normalwertig, vWF:RCo ↓ Große und/oder mittelgroße Multimere fehlen	DDAVP nach Testung bzw. FVIII/vWF-Konzentrat
Typ 2B	BZ ↑, FVIII:C normalwertig/↓↓, vWF:AG ↓/ normalwertig, vWF:RCo ↓ Große Multimere fehlen	Kein DDAVP (cave Thrombopenie!) FVIII/vWF-Konzentrat
Typ 2 M	BZ ↑, oben genannte Tests normalwertig/↓ Multimere alle vorhanden	DDAVP nach Testung bzw. FVIII/vWF-Konzentrat
Typ 2 N	BZ nl, oben genannte Tests normalwertig/↓ Multimere alle vorhanden	DDAVP nach Testung bzw. FVIII/vWF-Konzentrat
Typ 3	Schwere Form BZ ↑↑, FVIII:C ↓↓, vWF:AG, vWF:RCo unter Nachweisgrenze Alle großen Multimere im Plasma und in den Thrombozyten fehlen	FVIII/vWF-Konzentrat

BZ = Blutungszeit

Verbrauch von Gerinnungsfaktoren, Inhibitoren und Thrombozyten
- Aktivierung der Koagulationskaskade über Zytokinfreisetzung durch Gewebsfaktor in Kombination mit Endotoxin
- Kombination einer Sepsis mit einer DIC hat hohe Mortalität
- Auslöser (u. a.):
  - Sepsis, schwere Infektion, z. B. Meningokokkensepsis
  - Trauma/Verbrennung
  - Organdestruktion (schwere Pankreatitis)
  - metastasierte maligne Erkrankung
  - AML (M3, M5)
  - vaskuläre Anomalien (Kasabach-Merrit-Syndrom)

- **Klinik**

- abhängig von der Grunderkrankung
- meist schwerkranker Patient!
- Blutungszeichen, Nekrosen, Organversagen

- **Diagnostik**

- Quick erniedrigt, aPTT und TZ verlängert
- Antithrombin und Fibrinogen vermindert
- D-Dimere erhöht, Fibrinmonomere nachweisbar
- Thrombozytenzahl erniedrigt

- **Therapie**
- Behandlung der DIC-auslösenden Erkrankung (Antibiotika/Schockbehandlung)
- hämostaseologische Therapie
- Heparintherapie, Antithrombin, Frischplasma

7.5 Leukämien

- stellen die häufigsten Krebserkrankungen im Kindes- und Jugendalter dar
- Inzidenz 4,5/100.000 Kinder <15 Jahre
- entstehen durch genetische Veränderungen innerhalb unreifer hämatopoetischer Vorläuferzellen im Knochenmark
- bei akuter lymphatischer Leukämie (ALL) aus unreifen Zellen der B- oder T-Zellreihe des lymphatischen Systems
- bei AML (akuter myeloischer Leukämie) ist die myeloische Stammzelle oder eine Vorläuferzelle der Granulozyten, Erythrozyten-, Monozyten- und Thrombozytenbildung betroffen
- die B-ALL beruht auf Entartung der reifen B-Zelle
- durch klonale Proliferation Verdrängung der normalen Hämatopoese
- genetische Prädisposition bei Kindern mit Down-Syndrom (Trisomie 21) mit 20-fach erhöhtem Risiko, an einer Leukämie zu erkranken
- Formen:
  - akute lymphoblastische Leukämie (ALL)
  - akute myeloische Leukämie (AML)
  - reife B-ALL
  - chronische myeloische Leukämie (CML)

7.5.1 Akute lymphatische Leukämie (ALL)

- entsteht aus unreifer Zelle der B- oder T-Zellreihe des lymphatischen Systems (Vorläufer-B-ALL; T-ALL)
- 80 % aller kindlichen Leukämien
- Altersgipfel Kleinkindalter (2–5 Jahre)

- **Klink**
- Blässe, Abgeschlagenheit
- therapierefraktäres Fieber, rezidivierende Infekte
- Knochen- und/oder Gelenkschmerzen
- Blutungszeichen (Petechien/Hämatome)
- Lymphknotenvergrößerung, Hepato- und/oder Splenomegalie
- schmerzlose Hodenvergrößerung
- Kopfschmerzen, Hirnnervenausfälle (ZNS-Beteiligung)

! Cave Vor Einsatz einer Kortisontherapie bei Fieber unklarer Genese unbedingt eine Leukämie ausschließen!

◘ Tab. 7.4 FAB-Klassifikation der ALL	
L1	Kleine Zellen, überwiegend einheitliche Größe, gleichförmiges Chromatin, Nukleolus nicht sichtbar, wenig Zytoplasma
L2	Heterogenes Bild großer Zellen mit mehr oder weniger großem Zytoplasmasaum, ungleichförmiges Chromatin, große Nukleoli, Vakuolen im Zytoplasma möglich
L3	Einheitliches Bild großer Zellen, gleichförmig fein gesprenkeltes Chromatin, ovaler bis runder Zellkern, deutliche Nukleoli, viel Zytoplasma, starke Basophilie, oft Vakuolen

- obere Einflussstauung, Atemstörung (Mediastinaltumor bei T-ALL)
- Ileus (intraperitoneale Lymphome bei B-ALL)

■ **Diagnostik**

- Blutbilduntersuchung:
  - normochrome Anämie, Thrombozytopenie
  - Anzahl der Leukozyten kann erhöht, erniedrigt oder normal sein
  - bei Leukozytose häufig Blasten im Differenzialblutbild nachweisbar
- Liquorzytologie: Nachweis von Blasten im Liquor cerebrospinalis bei ZNS-Beteiligung
- Knochenmarkzytologie
  - Verdrängung der normalen Hämatopoese durch Blastenpopulation
  - FAB-Klassifikation (◘ Tab. 7.4)
- Zytochemie: PAS-Färbung in 50 % positiv, positive saure Phosphatase-Färbung ist Hinweis auf T-ALL
- Immunphänotypisierung
  - Oberflächenexpression bestimmter Differenzierungsmerkmale wird durchflusszytometrisch ermittelt
  - B-Vorläufer-ALL: $CD10^+$, $CD19^+$
  - T-ALL: $CD2^+$, $CD5^+$, $CD7^+$
- Molekular-/Zytogenetik dient dem Nachweis charakteristischer Genumlagerungen als Ergebnis chromosomaler Translokationen
  - Translokation (t12;21)TEL/AML1 – Genrearrangement in 20–25 % der B-Vorläufer-ALL nachweisbar; assoziiert mit guter Prognose
  - Translokation (t4;11); in bis zu 60 % bei Säuglingen mit ALL; assoziiert mit schlechter Prognose
  - Translokation (t 9;22) = in ca. 5 % der kindlichen ALL; BCR/ABL-Rearrangement (Philadelphia-Chromosom) assoziiert mit schlechter Prognose
- Molekulargenetik dient auch der Remissionsbeurteilung und Therapiestratifizierung

- minimale Resterkrankung (MRD)
  - Analyse klonspezifischer Immunglobulin (Ig)- und T-Zell-Rezeptor (TCR) Genrearrangements mittels quantitativer PCR-Technologie oder Flowzytometrie (FACS)
  - ermöglicht Nachweis von 1 Leukämiezelle/10^{-4}–10^{-5} (PCR) bzw. 10^{-2}–10^{-3} (FACS) normale Lymphozyten
- komplette klinische Remission (CCR): Leukämie-Zellzahlen fallen unter die Nachweisgrenze im Mikroskop (<5 %) – prognostisch und für die Stratifizierung entscheidend sind
  - Ansprechen auf initiale Prednisontherapie
  - molekulargenetische Veränderungen
  - Geschwindigkeit des Therapieansprechens
  - Ergebnisse führen zu Eingruppierung in Standardrisiko-/mittlere Risiko-/Hochrisiko-Therapiegruppe

- **Therapie**
- erfolgt risikoadaptiert in Form einer Polychemotherapie
- in Deutschland gemäß Therapieoptimierungsstudien der GPOH, aktuell AIEOP-BFM ALL 2009 oder COALL 08-09 Therapieprotokoll
  - besteht aus Steroiden, Vincristin, Anthrazyklinen, L-Asparaginase, Cyclophosphamid, Cytarabin, Methotrexat, Mercaptopurin, Thioguanin und intrathekal verabreichtem Methotrexat
  - zusätzlich Tyrosinkinasehemmer (Imatinib) bei Philadelphia-Chromosom (BCR/ABL)-positiver ALL
  - ZNS-Bestrahlung mit 12 Gy bei ZNS-Befall und bestimmten Risikogruppen
  - allogene Stammzelltransplantation kann für Hochrisiko- und Rezidivpatienten indiziert sein
- Therapierisiken
  - initial: Zellzerfallssyndrom
  - Mukositis, Panzytopenie, Sepsis
  - Nephrotoxizität (Methotrexat),Kardiotoxizität (Anthrazykline)
- Supportivmaßnahmen: initial Hyperhydratation, Urinalkalisierung, ggf. Uratoxidase bei Hyperurikämie, Infektionsprophylaxe
- Prognose: Wahrscheinlichkeit für ereignisfreies Überleben (EFS) 80–90 %

7.5.2 Akute myeloische Leukämie (AML)

- maligne Systemerkrankung ausgehend von Vorläuferzellen der Granulozyten, Erythrozyten, Monozyten oder Thrombozyten

Tab. 7.5 FAB-Klassifikation der AML

FAB M0	Undifferenzierte, ungranulierte Blasten, Zytochemie: Peroxidase- und Esterase-negativ. Zuordnung mit Hilfe der immunologisch nachweisbaren myeloischen Antigene
FAB M1 und M2	M1 nur geringe Ausreifungstendenz. M2 mäßige bis deutliche Differenzierung der Blasten mit Granulationen und positiver Pox-Reaktion. Auerstäbchen als Zeichen der Dysgranulation häufig, assoziiert mit einer Translokation t(8; 21) AML-1/ETO
FAB M3	Deutliche Differenzierung der Blasten bis zu Promyelozyten, typische Auerbüschel, Pox deutlich positiv, fast immer Translokation t(15;17)
FAB M4	Übergang zur monoblastären Leukämie (sowohl myeloische Blasten als auch monoblastische Zellen) M4eo: atypische Eosinophile, inv(16)
FAB M5	Monoblasten dominieren, meist ungranulierte Zellen mit exzentrischen, teils glatten Zellkernen. M4 und M5 positive Esterase-Reaktion, molekulargenetisch häufig MLL-Rearrangement
FAB M6	Erythroblastenleukämie: >50 % der Zell-Erythropoese, verbleibende Myelopoese, 30 % myeloische weitgehend differenzierte Blasten
FAB M7	Ungranulierte Blasten mit Zytoplasmaausstülpung, immunologischer Nachweis megakaryozytärer Differenzierungsantige

- 15–20 % aller Leukämien im Kindes- und Jugendalter
- mittleres Erkrankungsalter 8 Jahre

- **Klinik**
- Blässe, Müdigkeit, Fieber, Infektion, Blutungszeichen, Knochenschmerzen
- extramedullärer Befall: 20–30 % aller Kinder mit AML
- Hautinfiltrate, Gingivahyperplasie
- Chlorome (blastäre Infiltrate außerhalb von Knochenmark, Milz oder Lymphknoten)

- **Diagnostik**
- Blutbild: Anämie, Thrombozytopenie, Leukopenie oder Leukozytose
- Gerinnungsstörung (Sub-DIC) bei AML M3, M5
- Liquorzytologie: Nachweis von Blasten im Liquor cerebrospinalis bei ZNS-Beteiligung
- Knochenmarkzytologie: Verdrängung der gesunden Hämatopoese durch große Blasten, Blastenanteil >25 %
- Zytochemie: Peroxidase (Pox)- und/oder Esterase-Positivität (s. u.)
- Immunphänotypisierung für die Diagnose eines FAB-M0- und -M7-Subtyps essenziell
- Klassifikation Tab. 7.5
- Zytogenetik und Molekulargenetik:
  - günstige Zytogenetik: t(15;17), inv(16), t(8;21), t(1;11); normaler Karyotyp mit NPM1 oder CEPA-Mutation

- Ungünstige Zytogenetik: u.a. komplexer Karyotyp, WT1mut und gleichzeitig FLT3-ITD; t(4;11)(q21;q23);
- MRD Diagnostik (s. o.) zur Verlaufsbeurteilung
- Risikogruppen:
  - Standardrisiko: günstige Zytogenetik und gutes Therapieansprechen (<5 % Blasten an Tag15 nach 1. Induktion)
  - Hochrisiko: ungünstige Zytogenetik; schlechtes Therapieansprechen unabhängig von Zytogenetik
  - Mittleres Risiko: gutes Therapieansprechen; Zytogenetik: nicht Standard- oder Hochrisiko

> Memo Sonderstellung AML-FAB M3: Behandlung mit All-trans-Retinsäure (Atra) und Arsentrioxid führt zur Differenzierung der Blasten, senkt Blutungsrisiko.

Therapie

- risikoadaptierte Polychemotherapie gemäß AML BFM 2012 Therapieempfehlung Studie der GPOH
- 1. und 2. Induktion/Konsolidierung/Reinduktion/Dauertherapie mit
  - Cytarabin, L-Daunorubicin, Idarubicin, Etoposid, Mitoxantrone, 2-CDA/Thioguanin
  - intrathekales Cytarabin zur ZNS-Prophylaxe/Therapie

7.5.3 Chronisch myeloische Leukämie (CML)

> Memo Protoonkogen c-abl (Chromosom 9) lagert sich an bcr-Lokus auf dem Chromosom 22 an – Fusionsgen führt zur Transformation der Zelle.

- klonale Stammzellerkrankung
- selten in Kindesalter (ca. 2 % aller Leukämien)
- Philadelphiachromosom t(9;22) regelhaft nachweisbar

Klinik

- häufig Zufallsbefund
- unspezifische Allgemeinsymptome: Müdigkeit, Leistungsknick, Fieber, Gewichtsverlust
- Hepatosplenomegalie
- Verlauf
  - chronische Phase (4–5 Jahre; Leukozytose, Splenomegalie)
  - akzelerierte Phase (10–30 % Blasten, Basophilie, Anämie, Thombozytopenie)
  - Blastenkrise (>30 % Blasten)

Diagnostik

- Blutbild
  - exzessive Leukozytose: im Mittel 250.000 Leukozyten/µl mit Linksverschiebung
  - Thrombozytose in 1/3 der Fälle
  - stark erniedrigte oder nicht nachweisbare alkalische Leukozytenphosphatase
- Knochenmarkzytologie: ausgeprägte Hyperzellularität des Knochenmarks mit gesteigerter Granulopoese

Tab. 7.6 FAB-Klassifikation der myelodysplastischen Syndrome – Pädiatrische Version der WHO-Klassifikation: Primäres und sekundäres MDS

Typ	Peripheres Blut	Knochenmark
Refraktäre Zytopenie (RC)	<2 % Blasten	<5 % Blasten
Refraktäre (RA) mit Blastenexzess (RAEB)	2–19 % Blasten	5–19 % Blasten
Refraktäre (RA) mit Blastenexzess in Transformation (RAEB-T)	20–29 % Blasten	20–29 % Blasten

- Zyto-/Molekulargenetk: t(9;22) (q34;q11) (auch Philadelphia-Chromosom genannt)

- **Therapie**
- Imatinib: ABL-Tyrosinkinase-Inhibitor: komplette Remissionen hämatologisch, zytogenetisch und molekulargenetisch möglich
- allogene Stammzelltransplantation bei nicht ausreichendem Ansprechen auf TKI

7.5.4 Myelodysplastische Syndrome (MDS)

- im Kindes- und Jugendalter seltene klonale Stammzellerkrankung
- Reifungsstörungen der Hämatopoese mit dysplastischen Vorstufen
- erniedrigte bis erhöhte Zelldichte des Knochenmarks bei peripherer Zytopenie
- Übergang in eine akute myeloische Leukämie (AML) möglich

! Cave bei Kindern auch hypoplastisches MDS mit zellarmem Knochenmark möglich. Abgrenzung gegen schwere aplastische Anämie (SAA) kann schwierig sein!

- **Klinik**
- Symptome bedingt durch Thrombozytopenie (ca. 75 %), Leukopenie (ca. 50 %), Anämie (ca. 25 %)
- Erstdiagnose häufig Zufallsbefund

- **Diagnostik**
- Blutbild: Mono-, Bi-, Panzytopenie, MCV erhöht
- Knochenmarkzytologie
  - hypo-, normo- oder hyperzellulär
  - Ausreifungsstörung aller Zellreihen (z. B. Mikromegakaryozyten, doppelkernige Erythroblasten, hypogranulierte Granulozyten)
- Zytogenetik: häufig Chromosomenaberrationen: Monosomie 7 (30 %, hohes Leukämierisiko), Trisomie 8
- Klassifikation Tab. 7.6

- **Therapie**
  - Beobachtung; regelmäßige Knochenmark-Kontrollpunktionen
  - Transfusion von Erythrozyten-/Thrombozytenkonzentraten
  - allogene Stammzelltransplantation bei regelmäßigem Transfusionsbedarf, rezidivierenden Infektionen, zytogenetischen Aberrationen (s. o.), Blastenexzess

7.6 Histiozytosen

- Histiozyten = aus dem Knochenmark stammende spezialisierte Zellen des Immunsystems
- dendritische Zellen → Antigenpräsentation
- Makrophagen → Phagozytose
- produzieren inflammatorische Zytokine

7.6.1 Langerhans-Zell-Histiozytose

- Synonym: Histiozytose X
- alte Nomenklatur: eosinophiles Granulom (isolierter Knochenbefall), Abt-Letterer-Siwe-Syndrom (disseminierter Befall von Haut und inneren Organen), Morbus Hand-Schüller-Christian (Knochenläsionen, Diabetes insipidus, Hepatosplenomegalie)
- monoklonale Proliferation von dendritischen Zellen, die phänotypisch mit den Langerhanszellen der Haut übereinstimmen
- Ätiologie unklar
- Inzidenz 0,4/100.000 Kinder unter 15 Jahren
- Altersgipfel erste drei Lebensjahre
- vielfältiges klinisches Erscheinungsbild
  - „single system disease“: Krankheitsmanifestation eines Organs oder Organsystems (Knochenbefall, Haut, Lymphknoten, Lunge, ZNS) mit unilokulärem oder multilokulärem Befall
  - „multisystem disease“: Befall von 2 oder mehr Organen und Systemen mit oder ohne Beteiligung von „Risikoorganen“ (hämatopoetisches System, Leber, Lunge, Milz)

- **Klinik**
  - Allgemeinsymptome: Gewichtsverlust, Gedeihstörung, Unruhe, Fieber
  - häufigste Lokalisation 80 % Knochen (34 % Schädel), Haut 60 %
  - bei ossärer Manifestation: lokale Schwellung, Schmerzen oder Bewegungseinschränkung
  - lokalisationsabhängige Symptome: chronische Otitis media, Otorrhö, Zahnlockerung, Exophthalmus, Frakturen
  - polymorphes, makulopapulöses Exanthem bei Hautbeteiligung
  - Diabetes insipidus bei hypothalamisch/hypophysärem Befall
  - Hepatosplenomegalie, generalisierte Lymphknotenschwellungen, Anämie oder Panzytopenie bei systemischem Befall

- **Diagnostik**
- Röntgen Schädel, lange Röhrenknochen: scharf demarkierte Osteolysen
- Ganzkörper-MRT ersetzt zunehmend Röntgen-Skelett-Übersicht
- Skelettszintigraphie weniger sensitiv
- weitere Diagnostik symptomorientiert (Sonographie, Knochenmarkpunktion)
- Biopsie für die Diagnosesicherung auch in „typischen" Fällen erforderlich
- Histopathologie
  - charakteristische Lichtmikroskopie
  - elektronenoptischer Nachweis von Birbeck-Granula
  - immunhistochemischer Nachweis von CD1a-Antigen auf der Zelloberfläche

- **Therapie**
- risikoadaptierte Therapie
  - lokalisierte LCH:lokale Therapiemodalitäten ausreichend, oder „wait and see", evtl. intraläsionale Kortikoidapplikation
  - multifokaler Knochenbefall/Befall von Risikoorganen/ Multisytembefall: Kortikosteroide, Vinblastin, Methotrexat, Mercaptopurin je nach Ausdehnung der Erkrankung
- Prognose
  - gut bei lokalisierter LCH
  - bei multisystemischer LCH Prognose vom Alter des Patienten (jüngeres Alter ungünstig), und von der Beteiligung von Risikoorganen abhängig
  - chronische Verläufe mit rekurrierendem Skelettbefall und späte Reaktivierungen möglich

7.6.2 Hämophagozytierende Lymphohistiozytose (HLH)

- reaktive oft tödlich verlaufende Histiozytose
- überschießende ineffektive Immunantwort auf dem Boden eines Immundefektes
- Aktivierung von Lymphozyten und Makrophagen
- ausgeprägte Hämophagozytose
- genetische Formen
  - familiäre hämophagozytische Lymphohistiozytose (M. Farquhar)
    - Inzidenz 0,12/100.000 Kinder
    - Mutation u. a. im Perforin- oder Syntaxin-Gen
  - HLH bei Immundefektsyndromen (Chediak-Higashi-Syndrom, Griscelli-Syndrom, X-linked lymphoproliferatives Syndrom)

- erworbene Formen
  - infektassoziierte hämophagozytische Histiozytose (Immundefizienz + Virusinfektion, z. B. EBV)
  - Makrophagenaktivierungssyndrom (bei Autoimmunerkrankungen, insbesondere M. Still)
  - malignitätsassoziiertes hämophagozytisches Syndrom (v. a. Leukämien, Lymphome)

Klinik/Diagnostik: 5 von 8 diagnostischen Kriterien erforderlich

- therapierefraktäres Fieber ≥38.5 °C
- Splenomegalie
- Zytopenie (mindestens 2 der 3 Zelllinien: Hb <9 g/dl, Neutrophil <1.000/µl, Thrombozyten < 100.000/µl)
- Ferritin ↑> 500 ng/ml
- Hypertriglyceridämie (nüchtern, ≥265 mg/dl) und/oder Hypofibrinogenämie (≤150 mg/dl)
- Hämophagozytose in Knochenmark, Milz, Lymphknoten oder Leber
- niedrige oder fehlende NK-Zell Aktivität
- löslicher IL-2 Rezeptor ≥2.400 U/ml

Therapie

- primäre Form: ohne Stammzelltransplantation tödlicher Verlauf
- Induktionstherapie mit Dexamethason, Antithymozytenglobulin, Etoposid gemäß europäischer HLH-Studie
- bei primärer Form anschließend Erhaltungstherapie mit Cyclosporin A bis zur
- allogenen Stammzelltransplantation

7.7 Maligne Lymphome

7.7.1 Hodgkin Lymphom

- Tumorerkrankung vorwiegend des lymphatischen Gewebes mit charakteristischen Tumorzellen und inflammatorischem Begleitinfiltrat
- histologisch einkernige Hodgkin- und mehrkernige Reed-Sternberg-Zellen in entzündlich-granulomatösem Begleitinfiltrat
- macht ca. 5 % aller Malignome im Kindesalter aus
- Inzidenz: bei Kindern <15 Jahren 0,7/100.000
- 1. Häufigkeitsgipfel 2. Lebensjahrzehnt

Klinik

- Dauer der Anamnese von wenigen Tagen bis zu Monaten
- derbe, schmerzlose Lymphknotenvergrößerung, am häufigsten zervikal, mediastinal aber auch axillär, inguinal

Tab. 7.7 Modifizierte Ann-Arbor-Stadieneinteilung

Stadium	Beschreibung
Stadium I	Befall einer einzelnen Lymphknotenregion oder lokalisierter Befall eines extralymphatischen Organs oder Bezirks (IE)
Stadium II	Befall von zwei oder mehr Lymphknotenregionen auf der gleichen Seite des Zwerchfells oder Befall eines extralymphatischen Organs bei lokalisiertem Befall auf der gleichen Seite des Zwerchfells (IIE)
Stadium III	Befall von Lymphknotenregionen auf beiden Seiten des Zwerchfells, zusätzlich lokalisierter Befall extralymphatischer Organe (IIIE)
Stadium IV	Disseminierter Befall eines oder mehrerer extralymphatischer Organe mit oder ohne gleichzeitigen Lymphknotenbefall
A- und B-Kategorie innerhalb jedes Stadiums	A = fehlende Allgemeinsymptome B = Allgemeinsymptome (Fieber >38,0C ohne andere Ursache, starker Nachtschweiß, Gewichtsverlust >10 % in 6 Monaten) vorhanden

- Husten, venöse Einflussstauung, Atemnot durch Druck auf Trachea, Bronchien, Gefäße
- Pleura- und/oder Pericarderguss bei Organbeteiligung
- paraneoplastische Syndrome: Immunthrombozytopenie, autoimmunhämolytische Anämie, Polymyositis, nephrotisches Syndrom

Diagnostik

- Labor: BSG-Beschleunigung, CRP oft ↑, LDH meist nicht oder nur gering erhöht
- Serologie zum Ausschluss infektiöser Lymphadenitis
- Assoziation zu EBV-Infektion
- bildgebende Untersuchungen
  - Sonographie aller peripheren Lymphknotenregionen (cervikal, supraclavikulär, axillär, inguinal)
  - Sonographie des Abdomens (Leber, Milz, Lymphknoten)
  - Röntgenaufnahme des Thorax in 2 Ebenen
  - Kernspintomographie Hals/Thorax/Abdomen
  - ^{18}FDG-Positronenemissionstomographie (PET)
- Stadieneinteilung Tab. 7.7.
- Diagnosesicherung durch Biopsie repräsentativer Lymphknoten
- WHO-Klassifikation Tab. 7.8

Therapie

- gemäß aktuellen Empfehlungen der Hodgkin- Lymphom-Studiengruppe der GPOH
- Kombinationschemotherapie: OEPA; COPDAC (Vincristin, Prednison, Etoposid, Adriamycin, Dacarbazin, Cyclophosphamid)

Tab. 7.8 WHO-Klassifikation des Hodgkin-Lymphoms

Gruppe	Untergruppe	Inzidenz
Noduläres lymphozytenprädominantes Hodgkin-Lymphom (NH-PH-Lymphom)		Selten
Klassisches Hodgkin-Lymphom (CHL)	Lymphozytenreicher Typ	1 %
	Nodulär sklerosierender Typ 1/2	68 %
	Mischtyp	21 %
	Lymphozytenarmer Typ	1 %

! Cave enge Nachsorge nach Bestrahlung wegen erhöhtem Risiko u. a. für Mammakarzinom, Kardiomyopathie, Lungenfibrose, Schilddrüsenkarzinom!

- Vermeidung von Zytostatika mit hohem Potenzial für Spätfolgen (Procarbazin → Infertilität)
- Bestrahlung in Form einer involved field Bestrahlung in Abhängigkeit von Response in der PET und im MRT nach 2 Chemotherapiekursen
- Prognose: >90 % Langzeitüberleben

7.7.2 Non-Hodgkin-Lymphome (NHL)

- Gruppe maligner Erkrankungen des lymphatischen Systems mit der Tendenz zur Generalisierung in das Knochenmark (KM) und das Zentralnervensystem (ZNS)
- 7 % der malignen Erkrankungen des Kindes- und Jugendalters
- Inzidenz 0,8/100.000 Kinder unter 15 Jahre
- typische NHL im Kindesalter
  - lymphoblastische Lymphome, ausgehend von unreifen Vorläufer-T- und -B-Zellen
  - reife B-Zell-Lymphome (Lymphome reifer peripherer B-Zellen)
  - großzellig anaplastische Lymphome (ALCL)
  - diffus großzellige B-Zell-Lymphome (DLBCL)
- im Jugendalter wechselt das Spektrum zunehmend zu den im Erwachsenenalter typischen Entitäten

Klinik

- abhängig von Lokalisation der Lymphome
- schmerzlose Lymphknotenschwellung
- Husten, Stridor, Halsvenenstauung bei mediastinalem Befall
- Bauchschmerzen, Invagination, Ileus bei abdominellem Befall
- Hirnnervenlähmungen, Kopfschmerzen bei ZNS-Befall
- Allgemeinsymptome: Fieber, Abgeschlagenheit
- Stadieneinteilung Tab. 7.9

Tab. 7.9 Stadieneinteilung der Non-Hodgkin-Lymphome nach Murphy

Stadium	Beschreibung
Stadium I	Einzelner nodaler oder extranodaler Tumor ohne lokale Ausbreitung
Stadium II	Mehrere nodale oder extranodale Manifestationen auf derselben Seite des Zwerchfells
Stadium III	Lokalisation auf beiden Seiten des Zwerchfells, alle thorakalen Manifestationen, nicht-resektable abdominelle Tumoren
Stadium IV	Befall des Knochenmarks (<25 % Blasten) und/oder des ZNS

Ab einem Blastenanteil von >25 % im Knochenmark wird die Erkrankung als ALL bezeichnet.

- **Diagnostik**
  - Labor: bei Knochenmarkbefall ggf. Panzytopenie; BSG ↑, LDH ↑
  - Biopsie von Lymphknoten, Tumorgewebe, Knochenmark
  - Zytomorphologie, Histologie, Immunhistologie, Zyto- und Molekulargenetik
  - zytologische Untersuchung von Körperhöhlenergüssen
  - Ausbreitungsdiagnostik: MRT der betroffenen Lymphknoten, Lumbalpunktion

- **Therapie**
  - Kombinationschemotherapie gemäß Empfehlungen der GPOH getrennt nach NHL-Typ (lymphoblastisches T-/B-precursor-NHL, ALCL, B-NHL)
  - kraniale Bestrahlung bei ZNS-Befall

7.8 Maligne solide Tumoren

7.8.1 Neuroblastom

- häufigster extrakranieller solider Tumor des Kindesalters
- Erkrankungsalter: 40 % im ersten Lebensjahr; 90 % <6 Jahre
- geht von embryonalen sympathischen Neuroblasten des Nebennierenmarks oder des sympathischen Grenzstrangs aus
- Lokalisation abdominal > thorakal > zervikal
- spontane Tumorregression, Tumorausreifung möglich
- aber : in 50 % bereits Metastasen (am häufigsten Knochenmark, Knochen, Lymphknoten, Leber, Haut) zum Diagnosezeitpunkt nachweisbar

- **Klinik**
  - Allgemeinsymptome
    - Fieber, Gewichtsverlust

Tab. 7.10 Stadieneinteilung des Neuroblastoms

Stadium	Charakteristika	Prognose (Langzeitüberleben)
Stadium 1	Lokalisierter Tumor, makroskopisch komplette Entfernung	80–100 %
Stadium 2	Lokalisierter Tumor, makroskopisch inkomplett entfernt, ipsilaterale LK positiv/negativ	80–100 %
Stadium 3	Nicht resektabler Tumor mit Überschreiten der Mittellinie; Mittellinientumor	Variabel 20–90 %
Stadium 4	Dissemination in Fernlymphknoten, Knochen, Knochenmark, Haut, Leber, andere Organe	30–40 %
Stadium 4S	Lokalisierter Primärtumor des Säuglingsalters mit Dissemination in Haut, Leber, Knochenmark	80 %

- abdominal
  - Bauchschmerzen
  - tastbare Raumforderung
- zervikal/thorakal
  - Horner-Syndrom
  - Husten, Stridor
  - Dysphagie
- Querschnittslähmung (bei intraspinalem Tumor oder Sanduhrtumor)
- Knochenschmerzen (bei ossären Metastasen)
- Anämie, Thrombozytopenie (bei Knochenmarkinfiltration)
- Stadieneinteilung Tab. 7.10

Diagnostik

- Labor: LDH, Ferritin, neuronenspezifische Enolase (erhöht)
- Bestimmung von Katecholaminmetaboliten (Vanillinmandelsäure, Homovanillinsäure) im Urin
- Bildgebung (Sonographie, MRT)
- Knochenmarks-Zytologie (zytologischer Nachweis von Neuroblastom-Zellnestern; immunologisch Nachweis von GD2-positiven Zellen im KM, neuroblastomspezifische RT-PCR
- MiBG (^{131}IMetajodobenzyl-Guanidin)-Szintigraphie (Anreicherung des Radionuklids in Primärtumor und Metastasen (Knochen, Knochenmark, Lymphknoten)
- histopathologische Diagnostik:
  - Histologie in Deutschland entsprechend Grading-System von Hughes; international nach INPC-Klassifikation
  - molekulargenetische Untersuchungen zum Nachweis von MYC-N und von Veränderungen an Chromosom 1p

- prognostisch ungünstige Risikofaktoren:
  - Alter bei Diagnose >1 Jahr
  - Erkrankungsstadium IV
  - Molekulare Marker: MYC-N-Amplifikation, 1p-Deletion

- **Therapie**
- in Deutschland gemäß Empfehlungen der Neuroblastomstudie der GPOH (NB 2004)
- Beobachtung:
  - im Stadium 1–2, 3 (< 2 Jahre), 4S
  - nach Ausschluss molekulargenetischer Risikofaktoren
- Operation
- Biopsie zur histopathologischen Diagnosesicherung und molekulargenetischen Risikostratifizierung
- Resttumorentfernung nach Chemotherapie
- Chemotherapie
- entsprechend dem Tumorstadium (NB 2004):
  - Hochdosischemotherapie mit autologer Stammzelltransplantation im Stadium IV
  - bei MYC-N-amplifizierten Tumoren
- MIBG-Therapie (intravenöse Infusion von ^{131}J-MIBG, das von Tumorzellen aufgenommen wird; durch beim Zerfall emittierte Betateilchen erfolgt eine lokale Bestrahlung der Tumorherde)
- perkutane Bestrahlung
- Differenzierungstherapie mit 13-cis-Retinolsäure als Dauertherapie
- Immuntherapie mit anti-GD2-Antikörper

7.8.2 Nephroblastom (Wilms-Tumor)

- häufigster Nierentumor des Kindesalters
- Mischtumor der Niere mit blastemischer, epithelialer, mesenchymaler Komponente
- typisches Erkrankungsalter 1.–4. Lebensjahr
- assoziierte Fehlbildungen
  - Hemihypertrophie-Syndrome
  - Aniridie
  - urogenitale Fehlbildungen
- Genetik: in 10–30 % Deletion WT1-Gen (Chromosom 11p13)
- in 5 % bilaterales Auftreten

! Cave Patienten mit Risikofaktoren sollten regelmäßig klinisch und sonographisch untersucht werden.

- **Klinik**
- Zufallsbefund bei Vorsorgeuntersuchung (10 %)
- asymptomatischer sicht-/tastbarer abdomineller Tumor (50 %)
- Bauchschmerzen, Hämaturie (30 %)
- Hypertonus (10 %)

Tab. 7.11 Postoperative Stadieneinteilung des Nephroblastoms

Stadium I	Tumor auf Niere beschränkt, kein Kapseldurchbruch, vollständig entfernt
Stadium II	Tumor überschreitet die Niere, vollständig entfernt
Stadium III	Unvollständige Tumorentfernung, lokale Lymphknotenmetastasen Tumorruptur
Stadium IV	Fernmetastasen (Lunge, Leber, Knochen, Gehirn)
Stadium V	Bilateraler Tumor

- **Diagnostik**
- Labor: BSG ↑, LDH ↑, kein spezifischer Tumormarker
- Ultraschall
- Schnittbildgebung Abdomen: Kernspintomographie
- Röntgen-Thorax in 2 Ebenen (pulmonale Metastasen?), ggf. CT – Thorax

- **Therapie**
- in Deutschland entsprechend den Richtlinien der GPOH/SIOP-Therapiestudie
- Einteilung in low risk; intermediate risk und high risk nach Histologie
- präoperative Chemotherapie mit Vincristin, Actinomycin D und ggf. Doxorubicin zur Verbesserung der Operabilität
- operative Tumorresektion (in der Regel Tumor-Nephrektomie und Lymphknotenrevision)
- postoperative Stadieneinteilung Tab. 7.11
- postoperative Chemotherapie gemäß Tumorstadium und Histologie:
  - in niedrigen Stadien VCR, ACT-D; in höheren Stadien zusätzlich Adriamycin, Carboplatin, Etoposid, Cyclophosphamid
- Risikohistologie: Anaplasie, blastemreicher Tumor nach Chemotherapie
- Strahlentherapie nach Histologie und lokalem Stadium zum Zeitpunkt der Operation:
  - bei intermediärer Malignität erst ab lokalem Stadium III
  - bei hoher Malignität ab lokalem Stadium II
  - bei Tumorruptur Bestrahlung des gesamten Abdomens
  - Lungenbestrahlung bei chemotherapeutisch und operativ nicht erreichter Remission der Lungenmetastasen oder bei histologisch nachgewiesener Anaplasie
- Prognose: 80–90 % Langzeitüberleben für lokalisierte Stadien ohne high risk-Histologie

■ Tab. 7.12 Postoperative Stadieneinteilung des Rhabdomyosarkoms

Stadium I	Tumor komplett entfernt, kein mikroskopischer Rest
Stadium II	Tumor komplett entfernt, mikroskopischer Rest
Stadium III	Makroskopischer Rest bei primärer Biopsie oder Teilresektion
Stadium IV	Fernmetastasen bei Diagnose

7.8.3 Rhabdomyosarkom

- Weichteilsarkome sind der dritthäufigste solide Tumor des Kindesalters
- entstehen aus Vorläuferzellen der Weichgewebe (Muskel-, Fett-, Bindegewebe)
- häufigster Weichteiltumor im Kindesalter
- 5 % aller kindlichen Malignome
- Altersgipfel 2.–5. und 15.–19. Lebensjahr
- histologischer Ursprung quergestreifte Muskulatur
- Lokalisation:
  - Kopf/Hals 46 %
  - urogenital, Blase/Prostata 28 %
  - Extremitäten 8 %

Klinik

- abhängig von Lokalisation
- Protrusio bulbi, Lidschwellung, verlegte Nasenatmung (Kopf/Hals)
- Tumorschwellung, Schmerzen (Extremitäten)
- Bauchschmerzen, Dysurie, Hämaturie, Harnverhalt (Retroperitoneum; urogenital, Prostata)

Diagnostik

- Sonographie, Kernspintomographie (Primärtumorregion)
- Ausbreitungsdiagnostik: Röntgen-Thorax; CT/MRT-Schädel; Skelettszintigraphie; Knochenmarkbiopsie
- Stadieneinteilung ■ Tab. 7.12
- histopathologische Untersuchung:
  - embryonales RMS (prognostisch günstig)
  - alveoläres RMS (prognostisch ungünstig), Zytogenetik t(2;13), t(1;13)
- Risikofaktoren:
  - Alter >10 Jahre
  - inkomplette Resektion
  - Tumorgröße >5 cm
  - Lokalisation: parameningeal, Blase, Prostata, Extremitäten
  - alveoläres RMS

- **Therapie**
  - in Deutschland gemäß Empfehlungen der CWS-Studie der GPOH
  - neoadjuvante Chemotherapie
  - Lokaltherapie (Operation, Strahlentherapie)
  - postoperative Chemotherapie (risikoadaptiert)

- **Prognose**
  - abhängig von Tumorstadium und Histologie
  - >80 % Langzeitüberlebensrate für Stadium I und günstige Histologie
  - 10–30 % Langzeitüberlebensrate für primäres Stadium IV

7.8.4 Osteosarkom

- häufigster primärer maligner Knochentumor im Kindes- und Jugendalter
- Erkrankungsgipfel im 2. Lebensjahrzehnt
- entsteht meist in der Metaphyse der langen Röhrenknochen
- typische Lokalisation: Femur 49 %, Tibia 26 %, Humerus 10 %
- Metastasierung: Lunge, Knochen

- **Klinik**
  - oft lange Anamnese
  - Schmerzen, Tumorschwellung, Funktionseinschränkung
  - pathologische Fraktur

- **Diagnostik**
  - Nativröntgenaufnahme:
    - osteosklerotische und osteolytische Veränderungen
    - Periostabhebung = Codman-Dreieck
    - Skip-lesions
  - Kernspintomographie
  - Dreiphasen-Skelettszintigraphie
  - CT-Thorax (Lungenmetastasen ?)
  - Biopsie zur histopathologischen Diagnosesicherung
  - Histopathologie: chondroblastisch, fibroblastisch, osteoblastisch, teleangiektatisch, kleinzellig
  - Molekulargenetik
    - Inaktivierung der Tumorsuppressorgene RB1 (Retinoblastomgen); TP53
    - Überexpression von Onkogenen (c-fos; c-myk)
    - Überexpression von Wachstumsfaktoren (u. a. TGF β)

> Memo Zum Diagnosezeitpunkt muss bei allen Patienten auch bei negativer Ausbreitungsdiagnostik vom Vorhandensein von Mikrometastasen ausgegangen werden!

- **Therapie**
  - erfolgt in Deutschland gemäß COSS Therapiestudie der GPOH
  - präoperative neoadjuvante Chemotherapie

Tab. 7.13 Einteilung nach Salzer-Kuntschik

Regressionsgrad 1	Keine vitalen Tumorzellen
Regressionsgrad 2	Einzelne vitale Tumorzellen oder Zellcluster 0,5 cm
Regressionsgrad 3	Vitaler Tumor <10 % der Gesamttumormasse
Regressionsgrad 4	Vitaler Tumor 10–50 %
Regressionsgrad 5	Vitaler Tumor >50 %
Regressionsgrad 6	Kein Chemotherapieeffekt

- operative Lokaltherapie abhängig von Tumorlokalisation
- möglichst extremitätenerhaltend:
  - Endoprothese
  - Umkehrpastik (Borggreve-Plastik)
  - Amputation (selten)
  - Metastasenchirurgie
- Bestrahlung als Lokaltherapie nur bei Inoperabilität zu erwägen
- postoperative Chemotherapie
- Prognose: Langzeitüberleben 70 %
- abhängig von:
  - Resektionsgrad (ungünstig bei Tumorrest)
  - Metastasen
  - Regressionsgrad des Tumors nach präoperativer Chemotherapie nach Salzer-Kuntschik (Tab. 7.13.)

7.8.5 Ewing-Sarkom

- zweithäufigster primärer maligner Knochentumor des Kindes- und Jugendalters
- Altersgipfel 2. Lebensjahrzehnt
- Lokalisation: 50 % Extremitäten, 25 % Becken, 25 % Thorax
- Metastasierung (25 % bei Diagnosestellung): v.a. in Lunge, Knochen, Knochenmark

Klinik

- unspezifisch, abhängig von der Lokalisation
- Schmerzen
- Schwellung
- Funktionsverlust

Diagnostik

- Primärtumor: Nativ-Röntgen (Zwiebelschalenmuster), Kernspintomographie
- Biopsie zur histopathologischen Diagnosesicherung
- Histologie/Molekulargenetik:

! Cave Ewing-Tumoren müssen auch bei fehlendem apparativem Nachweis einer Metastasierung als systemische Erkrankung angesehen werden!

  - klein-, blau-, rundzelliger Tumor (wie Neuroblastom, Rhabdomyosarkom, Non-Hodgkin-Lymphom)
  - Expression von CD99
  - t(11;22)(q24;q12)
- Ausbreitungsdiagnostik:
  - CT-Thorax, Skelettszintigraphie, PET
  - Knochenmarkaspiration/-biopsie

Therapie

- gemäß Empfehlungen der Ewing-2008 Therapiestudie der GPOH
- präoperative neoadjuvante Kombinationschemotherapie
- Lokaltherapie:
  - Operation (abhängig von Tumorlokalisation)
  - und/oder Bestrahlung
- postoperative Chemotherapie entsprechend initialer Tumorgößе, Resektabilität und histologischem Tumoransprechen, ggf. Hochdosischemotherapie mit autologer Stammzelltransplantation
- Prognose: 70 % Langzeitüberleben bei lokoregionaler Erkrankung

7.8.6 Maligne Lebertumoren

- 1 % aller kindlichen Malignome
- **Hepatoblastom (HB):**
  - Erkrankungsalter: 6 Monate bis 3 Jahre
  - embryonaler Tumor, Entstehung aus unreifen Stammzellen der Leber
  - Molekulargenetik: Allelverluste Chromosom 11p15.5; 1p;1q
  - Assoziation mit Hemihypertrophiesyndrom, Wiedemann-Beckwith-Syndrom, familiärer adenomatöser Polyposis (FAP), extremer Frühgeburtlichkeit
  - Metastasierung erst bei fortgeschrittener Erkrankung
- **hepatozelluläres Karzinom (HCC):**
  - Erkrankungsalter: Schulkinder und Jugendliche
  - Assoziation: Tyrosinämie, Alagille-Syndrom, Ataxia teleangiectatica, Fanconi-Anämie
  - häufigste Ursache (Asien, Afrika, Südamerika): frühe Hepatitis-B/C-Infektion
  - aggressives multifokales Wachstum, frühe Metastasierung

Klinik

- Bauchschmerzen, Gewichtsverlust, Erbrechen
- sicht-/ tastbare Raumforderung
- Ikterus

- **Diagnostik**
  - Labor: α1-Fetoprotein (AFP) ↑↑, Laktatdehydrogenase ↑, Ferritin ↑
  - AFP als Verlaufsparameter unter Therapie geeignet
  - Bildgebung:
    - Primärtumor: Sonographie, Kernspintomographie Abdomen
    - Ausbreitungsdiagnostik: Röntgen/CT-Thorax, Skelettszintigraphie
  - Biopsie zur histologischen Diagnosesicherung
  - Memo: bei Kindern zwischen 6 Monaten und drei Jahren mit AFP > 1.000 ng/ml bzw. > 3 x Altersnorm ist keine Biopsie zur Diagnosesicherung notwendig.
  - Stadieneinteilung: nach PRETEXT (pretreatment extension) Eingruppierungssystem der Lebertumorstudiengruppe der SIOP:
    - Standardrisiko: Tumor auf die Leber beschränkt, nicht alle chirurgischen Sektoren betroffen (PRETEXT I,II,III)
    - Hochrisiko : alle 4 Sektoren betroffen (PRETEXT IV); Fernmetastasen, Gefäßeinbruch

- **Therapie**
  - Hepatoblastom:
    - primäre Operation bei kleinen Tumoren
    - ggf. neoadjuvante Chemotherapie und postoperative Chemotherapie
    - ggf. Lebertransplantation bei nicht resektablem Tumor
  - hepatozelluläres Karzinom:
    - im Gegensatz zum HB schon initial radikale Resektion anzustreben!
    - fragliches Ansprechen auf Chemotherapie
    - Überlebensverlängerung durch Einsatz von Tyrosinkinasehemmern
    - interventionelle Therapieverfahren (Chemoembolisierung, Hochfrequenzablation; wenig Erfahrung bei pädiatrischen Patienten)

> Memo Konsequente Hepatitis-B-Impfung konnte in Asien die Inzidenz des HCC senken!

7.8.7 Retinoblastom

- häufigster maligner intraokulärer Tumor des Kindesalters
- 2 % aller Malignome des Kindesalters
- Erkrankungsalter: Säuglinge und Kleinkinder
- 60 % unilaterales, 40 % bilaterales Auftreten (simultan oder konsekutiv)
- unilaterale Erkrankung: sporadisch 90 %, Keimbahnmutation in 10 %
- bilaterale Erkrankung: immer Keimbahnmutation vorliegend
- Genetik:

  - Tumor entsteht durch Verlust beider Allele des Retinoblastomgens RB1 (Chromosom 13q14) in einer Retinazelle
  - Verlust des 1. Allels kann konstitutionell vererbt werden oder als de-novo-Mutation in der Gametogenese auftreten
  - 2. Allelverlust in der Retinazelle → hereditäres RB
  - beide Allelverluste in der Retinazelle → sporadisches RB

- **Klinik**
- Leukokorie, „amaurotisches Katzenauge" (= weißer Lichreflex der Pupille)
- neu aufgetretenes Schielen
- Schmerzen durch Sekundärglaukom

- **Diagnostik**
- indirekte Ophthalmoskopie
- Sonographie von Bulbus und Orbita
- Kernspintomographie kranial (extraokuläres Wachstum, ZNS-Metastasen)

! Cave Biopsie zur Diagnosesicherung ist kontraindiziert!

7

- **Therapie**
- in Deutschland gemäß den Empfehlungen der Retinoblastomstudie der GPOH
- Operation
  - Enukleation großer Tumoren, wenn kein Visuserhalt möglich
  - Kryotherapie/Photokoagulation bei kleinen Tumoren
- perkutane Bestrahlung
  - wenn großer oder multifokaler TU, aber Restvisuserhalt möglich
- Chemotherapie
  - bei Einbruch in Sklera, N. opticus, Aderhaut oder zur Verkleinerung intraokulärer Tumoren, um Lokaltherapie zu ermöglichen und Enukleation oder perkutane Bestrahlung zu vermeiden
  - bei hämatogener Metastasierung oder Metastasierung ins ZNS
  - ggf. Hochdosischemotherapie mit Stammzelltransplantation
- Prognose: bei rein intraokulärem Tumor nahezu 100 % Langzeitüberleben

! Cave Bei hereditärem RB wird die Langzeitprognose durch die hohe Rate an Zweitmalignomen, insbesondere nach Radiatio bestimmt. Häufigster Zweittumor ist das Osteosarkom.

7.8.8 Keimzelltumoren

- heterogene Gruppe von Tumoren
- 3–4 % aller kindlichen Malignome
- Ursprung: totipotente primordiale Keimzelle
- Lokalisation: Keimdrüsen oder Mittellinien-nah (ZNS, Mediastinum, Steißbein)
- Erkrankungsalter:

Tab. 7.14 Einteilung der Keimzelltumoren nach Alter, Lokalisation und Histologie

Alter	Lokalisation	Histologie
Säugling	Hoden, Ovar	Teratom (TER), Dottersacktumor (YST)
Kleinkind	Extragonadal	
Jugendliche	Hoden	TER, Germinom (G), embryonales Karzinom (EC), YST, Chorionkarzinom (CHC)
Jugendliche	Ovar	TER, G, EC, YST, CHC
Jugendliche	Extragonadal	TER, G, EC, YST, CHC

- Säuglings-/Kleinkindalter: reife/unreife Teratome; Dottersacktumoren
- später: Seminome (Hoden), Dysgerminome (Ovar), Germinome (ZNS)
- selten: Choriokarzinom, embryonales Karzinom

Klinik

- abhängig von der Lokalisation z. B.:
  - Kopfschmerzen, endokrine Ausfälle
  - Husten, Dyspnoe
  - Bauchschmerzen, Obstipation
  - tastbarer Bauchtumor
  - schmerzlose Hodenschwellung

Diagnostik

- Tumormarker:
  - α1-Fetoprotein (AFP) ↑↑ bei Dottersacktumor
  - β-HCG ↑↑ bei Chorionkarzinom
- Bildgebung:
  - Sonographie
  - MRT/CT (lokalisationsspezifisch)
- Ausbreitungsdiagnostik (Rö-/CT Thorax)
- ggf. Biopsie zur histologischen Diagnosesicherung
- Einteilung Tab. 7.14

! Cave AFP ist im ersten Lebensjahr physiologisch erhöht. Lebererkrankungen/Schwangerschaft als Ursache einer AFP-Erhöhung müssen ausgeschlossen sein.

Therapie

- in Deutschland gemäß den Empfehlungen der MAKEI-Studie der GPOH
- Operation, ggf. nach präoperativer Chemotherapie
- „Wait-and-see"-Strategie bei gonadalen Tumoren/niedrigem Stadium
- postoperative Chemo-,(selten) Strahlentherapie je nach Histologie und Tumorstadium

> Memo Bei typischer Lokalisation, typischer Bildgebung und Nachweis von Tumormarkern ist die histologische Diagnosesicherung entbehrlich.

7.9 Tumoren des Gehirns und des Spinalkanals

- häufigste solide Tumorerkrankung bei Kindern und Jugendlichen

7.9.1 Astrozytome

Gliome WHO Grad I und II

- 30–40 % der intrakraniellen Tumoren im Kindesalter
- jährlich 170 Neuerkrankungen in Deutschland
- medianes Erkrankungsalter 6–11 Jahre
- können in allen Teilen des ZNS entstehen
- 25 % im Kleinhirn lokalisiert
- häufigste Diagnose ist pilozytisches Astroztom (WHO I°)
- Assoziation mit Neurofibromatose Typ 1 und 2 (NF1 und NF2), tuberöser Sklerose, Li-Fraumeni-Syndrom

▪ **Klinik**

! Cave 15–20 % der NF1-Patienten erkranken an einem niedriggradigen Gliom, meist Sehbahngliom.

- abhängig von der Lokalisation
- Kopfschmerzen, Erbrechen (Hirndruck)
- Sehstörungen, Protrusio bulbi
- endokrinologische Ausfälle
- dienzephales Syndrom (Erbrechen, Gedeihstörung)
- Hirnnervenausfälle
- Ataxie, Tremor
- Krampfanfälle

▪ **Diagnostik**

- Labor: endokrinologische Diagnostik
- Visusbestimmung, Gesichtsfeld, Funduskopie
- EEG
- Kernspintomographie

▪ **Therapie**

! Cave Strahlentherapie insbesondere bei NF1 Patienten wegen Risiko für Zweittumoren und Gefäßerkrankungen möglichst vermeiden!

- in Deutschland entsprechend den Empfehlungen der Hirntumorstudie HIT-LGG („low grade glioma") der GPOH
- Operation/Biopsie: komplette Tumorentfernung oft möglich (Ausnahme: supratentorielle Mittellinie, Hirnstamm)
- Beobachtung
- Bei Progress/Funktionsstörung:
  - Chemotherapie <8 Jahre oder
  - Bestrahlung bei älteren Kindern

Höhergradige Gliome (WHO Grad III/IV)

- Tumoren glialen Ursprungs mit histologisch hoher Malignität:
  - anaplastisches Astrozytom WHO-Grad III

  - Oligodendrogliom
  - Glioblastoma multiforme WHO-Grad IV
- oder ungünstigem klinischem Verlauf (Hirnstamm-, Ponsgliom, Gliomatosis cerebri)
- 15 % der pädiatrischen Hirntumorerkrankungen
- Risikofaktoren:
  - vorausgegangene ZNS-Bestrahlung (ALL-/ Hirntumortherapie)
  - vorausgegangene Behandlung mit Antimetaboliten

■ **Klinik**

- kurze Anamnese
- Hirndrucksymptomatik (Kopfschmerzen, Erbrechen, Apathie) durch infiltratives Tumorwachstum mit Begleitödem
- Lokalisation in der Großhirnrinde → Krampfanfälle, motorische/ sensorische Ausfälle
- Hirnstammgliom → Hirnnervenausfälle, Hemiparese, Ataxie
- Hirndrucksymptome durch Verschlusshydozephalus

■ **Diagnostik**

- Kernspintomographie kranial/spinal
- Liquorzytologie (seltene multifokale Erkrankung, leptomeningeale Aussaat)
- Histologie

! Cave Zur Diagnose eines Hirnstammglioms genügen typische Anamnese, Klinik und typische Bildgebung; keine Biopsie wegen hohem Blutungsrisiko!

■ **Therapie**

- in Deutschland entsprechend HIT-HGG Studie der GPOH
- möglichst vollständige Tumorresektion (Ausnahme Hirnstammgliom)
- simultane Radio-Chemotherapie
- Erhaltungs-Chemotherapie
- experimentelle Therapieansätze werden in kontrollierten Studien geprüft

7.9.2 Primitive neuroektodermale Tumoren (PNET)

- embryonaler Hirntumor
- Entstehung aus wenig differenzierten neuroepithelialen Zellen
- Lokalisation
  - supratentoriell = **ZNS-PNET**
  - infratentoriell = **Medulloblastom** WHO-Grad IV
  - Medulloblastom:
    - häufigster maligner Hirntumor im Kindes- und Jugendalter
    - Lokalisation hintere Schädelgrube, Kleinhirnwurm/-hemisphären
    - Metastasierung über den Liquorweg

  - Risikofaktoren junges Alter, Resttumor postoperativ, Metastasen → prognostisch ungünstig
  - Histologie desmoplastisch (günstig), Standard, anaplastisch (ungünstig)

Klinik
- Hirndrucksymptome (Kopfschmerzen, Nüchternerbrechen)
- Hirnnervenausfälle
- Ataxie

Diagnostik
- Schädelsonographie (bei Säuglingen)
- Kernspintomographie kranial
- Kernspintomographie spinal (Abtropfmetastasen)
- Liquorzytologie

Therapie
- in Deutschland gemäß HIT-Studie der GPOH
  - > 4 Jahre: Operation → kraniospinale Bestrahlung → Erhaltungschemotherapie
  - < 4 Jahre: Operation → systemische und intraventrikuläre Chemotherapie → Bestrahlung, lokal, nur bei Pat. >18 Monate und ungünstiger Histologie
- Prognose: Langzeitüberleben von Patienten ohne Metastasen zum Diagnosezeitpunkt 79 %

7.9.3 Kraniopharyngeom

- niedrigmaligner intrakranieller embryonaler Fehlbildungstumor aus Überresten der Rathkeschen Tasche
- Erkrankungsalter 5–10 Jahre
- Lokalisation intra-/supra-/perisellär mit Nähe zu Hypophyse, Hypothalamus, Chiasma opticum
- Histologie: meist adamantinomatös mit Zystenbildung

Klinik
- Kopfschmerzen, Sehstörungen
- endokrine Ausfälle:
  - Pubertas praecox, Pubertas tarda
  - Wachstumsstörung
  - Hypothyreose
  - Diabetes insipidus

Diagnostik
- Labor: endokrinologische Untersuchungen
- Visusbestimmung, Funduskopie

- Kernspintomographie
- ggf. Computertomographie (Verkalkungen?)

▪ **Therapie**
- möglichst vollständige Resektion
- bei Progression nach partieller Resektion/Biopsie, ggf. perkutane Bestrahlung
- Problem Spätfolgen:
  - Visus-/Gesichtsfeldeinschränkung
  - endokrine Ausfälle (Diabetes insipidus, Wachstumshormonmangel, z. T. Panhypopituitarimus)
  - hypothalamische Essstörung mit erheblicher Adipositas
  - gestörter Tag-/Nachtrhythmus, emotionale Labilität, Gedächtnisstörung

7.9.4 Ependymom

- langsam wachsender Tumor
- geht von der ependymalen Auskleidung der Ventrikelwände und des Zentralkanals aus
- 8–12 % aller Tumoren des ZNS im Kindesalter
- 50 % bei Kindern unter 5 Jahren
- 90 % intrakraniell, 60 % in der hinteren Schädelgrube
- 30 % anaplastische Ependymome (WHO-Grad III/IV)

▪ **Klinik**
- abhängig von Alter und Lokalisation

▪ **Diagnostik**
- Kernspintomographie
- Liquordiagnostik
- Histologie

▪ **Therapie**
- Operation
- adjuvante Bestrahlung bei inkompletter Resektion
- sowie adjuvante Chemotherapie bei anaplastischem Subtyp
- Prognose: 70 % Langzeitüberleben bei kompletter Resektion; 32 % bei inkompletter Resektion

7.9.5 Spinale Tumoren

- im Kindesalter selten
- 1–6 % aller ZNS-Tumoren
- überwiegend histologisch benigne (◘ Tab. 7.15.)

Tab. 7.15 Lokalisation und Histologie von spinalen Tumoren

Tumorlokalisation	Histologie
Extradural	Neurinome/Schwannome, Neuroblastome
Intradural extramedullär	Ependymome, Meningeome, Abtropfmetastasen
Intradural intramedullär	Gliome

Klinik

- abhängig von Höhenlokalisation und der Beziehung zu Nervenwurzeln:
  - Schmerzen
  - motorische Störungen
  - Dysästhesien
  - Störung der Sphinkterfunktionen

> Memo Sekundär in den Spinalkanal einwachsende Tumoren (Neuroblastome, Ewing-Sarkome, parameningeale Weichteilsarkome, Non-Hodgkin-Lymphome) sind häufiger als primär intraspinale Tumoren!

Diagnostik

- Kernspintomographie
- ggf. Liquorzytologie

Therapie

- Tumorresektion (extraduraler/extraspinaler Tumor)
- Biopsie bei intramedullärem Tumor
- Chemotherapie- oder Bestrahlung entsprechend der Histologie

Tag 3: Rheumatologie und Immunologie

N. Wagner

B. Karges, N. Wagner (Hrsg.), *Pädiatrie in 5 Tagen*, Springer-Lehrbuch,
DOI 10.1007/978-3-662-52813-6_8

8.1 Rheumatologie

8.1.1 Juvenile idiopathische Arthritis (JIA)

- Arthritis mit Beginn vor dem 16. Geburtstag
- unklare Ätiologie
- Klassifikation der juvenilen idiopathischen Arthritis (International League of Associations for Rheumatology 1995):
  - systemische Arthritis (M. Still)
  - Oligoarthritis
  - Rheumafaktor-negative Polyarthritis
  - Rheumafaktor-positive Polyarthritis
  - Psoriasisarthritis
  - Enthesitis-assoziierte Arthritis
  - undifferenzierte Arthritis

Klinik

! Cave schwerkrankes Kind, Gelenkbeteiligung steht zu Beginn nicht im Vordergrund, imponiert wie Fieber unklarer Genese.

- bei Oligoarthritis (häufigste Form) vor allem Kniegelenk im Kleinkindalter betroffen
- bei systemischem Verlauf (M. Still) Trias aus anhaltend hohem Fieber, makulöses, wechselndes, lachsfarbenes Exanthem und Arthritis
- Rheumafaktor-positive Polyarthritis (selten) prognostisch ungünstig

Diagnostik

- Gelenkfunktion auffällig: z. B. Greifen, Flaschenöffnen, Mundöffnung, Rumpfbeuge
- Hepatosplenomegalie bei systemischem Verlauf
- Anämie, Thrombozytose (ausgeprägt bei systemischer Verlaufsform)
- antinukleäre Antikörper (ANA) bei Oligoarthritis
- Rheumafaktor-positiv bei wenigen Patienten mit Polyarthritis
- HLA-B27-Nachweis bei Enthesitis-assoziierter Arthritis
- sonographisch: Erguss, Synoviaschwellung, sensitiv
- Röntgen: Veränderungen erst nach langer Krankheitsdauer
- MRT: Inflammation der Synovia wird zuverlässig und früh nachgewiesen, sensitiv

Differenzialdiagnose

! Cave dringliche Diagnose, da unmittelbar Beginn einer Antibiose erforderlich.

- reaktive Arthritis, z. B. nach Streptokokkeninfekt
- Osteomyelitis; Fieber, hohe Entzündungszeichen, MRT Goldstandard
- Lyme-Arthritis, Borrelienserologie
- Kollagenosen
- Trauma
- aseptische Knochennekrosen (z. B. im Hüftkopf M. Perthes)

- maligne Erkrankungen: Leukämie, Osteosarkom, Ewing Sarkom, Neuroblastom
- hämatologische Erkrankungen: ossärer Infarkt bei Sichelzellkrise
- bei Verdacht auf systemischen Verlauf immer Bakteriämie/Sepsis ausschließen

Therapie

- Start mit nichtsteroidalen Antirheumatika, z. B. Naproxen, Ibuprofen
- intraartikuläre Injektion von Kortikosteroiden
- Methotrexat (MTX) bei hoher Aktivität
- Etanercept (TNF-Antagonist) bei Versagen von MTX
- bei systemischem Verlauf hochdosiert Kortikosteroide
- Synovektomie nur noch selten indiziert
- immer Krankengymnastik, ggf. Hilfsmittelversorgung (Schienen) und Ergotherapie
- psychosoziale Unterstützung von Patient und Familie

8.1.2 Kollagenosen

Systemischer Lupus erythematodes (SLE)

- polygen bedingte, B-Zell-vermittelte Autoimmunerkrankung unklarer Ätiologie
- komplementbindende Immunkomplexe verursachen eine Vaskulitis
- Anti-Doppelstrang-DNA-Antikörper typisch für SLE
- wesentliche Zielorgane: Haut, Niere, ZNS
- beteiligte Gene: HLA, Komplement, Fcγ-Rezeptoren, Apoptose-vermittelnde Gene, Zytokine
- Klassifikation des SLE (revidierte Kriterien des American College of Rheumatology 1997): Nachweis von mindestens 4 von 11 Kriterien erlaubt die Diagnose SLE:
  1. Schmetterlingserythem
  2. diskoide Hautveränderungen
  3. Photosensibilität
  4. orale Ulzeration
  5. Arthritis
  6. Serositis (Pleuritis oder Perikarditis)
  7. Nierenbeteiligung (Proteinurie oder Zellzylinder im Urin)
  8. neurologische Beteiligung (z. B. zerebrale Anfälle, Psychose)
  9. hämatologische Manifestation (hämolytische Anämie, Leukopenie oder Thrombozytopenie)
  10. immunologische Auffälligkeiten (Anti-DNA-Antikörper, Anti-Sm-Antikörper oder Antiphospholipidantikörper)
  11. antinukleäre Antikörper (ANA)

■ Klinik

- s. Klassifikation (s. oben)
- zudem Fieber, Allgemeinsymptome, Gewichtsverlust
- Schmetterlingserythem nur bei ca. 50 %
- ZNS-Beteiligung in bis zu 40 %
- Raynaud-Phänomen, Haarausfall
- Infektanfälligkeit
- nahezu alle Organe können betroffen sein: z. B. Myokarditis, Lungenblutung, Pankreatitis
- Lupusnephritis in über 70 %, schwererer Verlauf bei Kindern
- 20 % der Lupusnephritiden gehen in terminale Niereninsuffizienz über (◘ Tab. 8.1)

! Cave arterielle Hypertonie.

> Memo Das Ausmaß der Nephritis, der arteriellen Hypertonie und der ZNS-Beteiligung ist entscheidend für die Prognose des SLE.

■ Diagnostik

- Urin: Mikrohämaturie, Proteinurie → Nierenbiopsie
- Kreatininclearance
- bei Ödemen an nephrotisches Syndrom denken
- Blutbild: ein oder mehrere Zellreihen vermindert
- häufige Diskrepanz zwischen deutlich erhöhter BSG und normalem CRP
- Echokardiographie zum Ausschluss einer Karditis
- Röntgen-Thorax zum Ausschluss eines Pleuraergusses
- ZNS-Symptome wie Zephalgie, Depression, Psychose differenzialdiagnostisch schwer einzuordnen, ggf. EEG, MRT (teils wenig aussagekräftig)
- wichtig: ANA, ds-DNA-Antikörper, Antiphospholipidantikörper
- ggf. Knochenmarkbiopsie zum Ausschluss einer Leukämie

■ Differenzialdiagnose

- zu Beginn gelegentlich schwierig abzugrenzen von M. Still, Sepsis, Kawasaki-Syndrom oder Leukämie

■ Therapie

- bei leichten Verläufen: Prednison 0,5 mg/kg/d und Hydroxychloroquin
- bei schweren Verläufen: Prednison 2 mg/kg/d und Azathioprin oder Mycophenolatmofetil
- bei schwersten Verläufen: i.v. Pulssteroidtherapie und Cyclophosphamid
- nach Erreichen der Remission immer Prednison reduzieren unter die Cushing-Schwelle
- arterielle Hypertonie konsequent behandeln (ACE-Hemmer)
- Sonderform: neonataler Lupus
  - die Mutter leidet an einem SLE
  - mütterliche Antikörper werden diaplazentar übertragen und lösen den neonatalen Lupus aus

! Cave kongenitaler AV-Block, bereits präpartal auftretend, selten aber lebensbedrohlich → Schrittmacherimplantation!

Tab. 8.1 WHO-Klassifikation der Lupusnephritis

Nierenläsion		Häufigkeit (%)
Typ I	Normale Glomeruli	6
Typ II	Mesangioproliferative Glomerulonephritis	19
Typ III	Fokal-segmentale proliferative Glomerulonephritis	23
Typ IV	Diffuse proliferative Glomerulonephritis	43
Typ V	Membranöse Lupusnephritis	9
Typ VI	Chronische sklerosierende Glomerulonephritis	k.a.

- Sonderform: medikamenteninduzierter Lupus
  - Medikamente wie z. B. Phenytoin, Etanercept oder Interferon können einen SLE auslösen
  - Absetzen des Medikamentes führt innerhalb von Wochen zur Besserung

Dermatomyositis

- Entzündliche Bindegewebserkrankung der Haut und der Muskulatur
- Immunkomplexvaskulitis häufig nachweisbar
- Beteiligung des Gastrointestinaltrakts möglich
- Spätfolge: Calcinosis cutis (kutane und subkutane Kalkeinlagerung)

Klinik

- schleichender oder plötzlicher Beginn
- symmetrische, proximal betonte Muskelschwäche und -schmerzen, z. B. Schwierigkeiten beim Treppensteigen
- Fieber, Allgemeinsymptome, Ermüdbarkeit
- fliederfarbenes (heliotropes), ödematöses Exanthem periorbital mit Kreuzung der Nasenbrücke
- pathognomonisch: kleinfleckige, gerötete, makulopapulöse Effloreszenzen auf den Extensorenseiten der Extremitäten = Gottron-Papeln
- teleangiektatisch veränderte Kapillare mit Blutungspunkten in der Nagelfalz
- Kapillaritis im Nagelbett
- selten Dyspnoe und Dysphagie bei viszeraler Beteiligung

Diagnostik

- Testung der Muskelkraft (0/5: fehlende Muskelkontraktion bis 5/5: aktive Bewegung gegen deutlichen Widerstand)
- CK-Erhöhung, damit häufig auch Transaminasen und LDH erhöht

- normaler CK-Wert schließt Myositis jedoch nicht aus, wenn der entzündete Muskel klein ist
- MRT Goldstandard der Diagnostik, EMG obsolet
- Muskelbiopsie nur notwendig, wenn die o. g. Diagnostik uneindeutig bleibt
- Kapillarmikroskopie der Nagelfalz
- Lungenfunktionstestung und Ösophagusbreischluck bei viszeraler Beteiligung

■ **Differenzialdiagnose**
- hereditäre Muskeldystrophien (z. B. Becker) oder -atrophien (z. B. Werdnig-Hoffmann)
- Myopathien (z. B. hypokaliämische), Myotonien (z. B. Curschmann-Steinert)
- infektiöse oder postinfektiöse Myositis
- Guillain-Barré-Syndrom

■ **Therapie**
- hochdosierte Kortikosteroidtherapie zu Beginn: Prednison 2 mg/kg/d oder Pulssteroidtherapie (Methylprednisolon 25 mg/kg/d als Kurzinfusion für 3 Tage)
- anschließend sukzessive Reduktion unter die Cushingschwellendosis
- bei Steroidabhängigkeit oder -toxizität Gabe von Immunsuppressiva: Methotrexat oder Azathioprin
- intravenöse Immunglobuline sind eine mögliche Alternative, da diese bei Erwachsenen wahrscheinlich effektiv sind
- Physiotherapie

Sklerodermie

- systemische Sklerodermie: seltene und schwere Bindegewebserkrankung mit Ablagerung von Kollagen und vaskulitischen Veränderungen
- Prädilektionsorte: Haut, Gastrointestinaltrakt und kardiopulmonales System

■ **Klinik**
- Beginn mit Raynaud-Phänomen der Finger oder Zehen, gefolgt von einem Ödem und Überwärmung
- Ausbreitung nach proximal, zunehmende Verhärtung durch Fibrose
- Gelenkkontrakturen durch kutane und subkutane Pathologie
- Ulzera der Fingerspitzen: Rattenbissnekrosen
- gastrointestinale Beteiligung: Motilitäts- und Gedeihstörung
- kardiopulmonal: Belastungsdyspnoe durch interstitielle Fibrose und pulmonale Hypertonie

- **Diagnostik**
- Kapillarmikroskopie der Nagelfalz zeigt Kapillaritis
- Ösophagusszintigraphie zum Nachweis der Motilitätsstörung
- Lungenfunktion
- CT bei Verdacht auf pulmonale interstitielle Fibrose
- Echokardiographie: Rechtsherzbelastung
- antinukleäre Antikörper (ANA) in bis zu 90 % positiv
- Differenzierung der ANA: z. B. Anti-Scl-70
- Entzündungszeichen häufig nicht erhöht
- Gewichtsverlust erfragen zum Ausschluss einer Gedeihstörung

- **Differenzialdiagnose**
- lokalisierte Sklerodermie (Morphea, lineare Sklerodermie): ausschließlich auf die Haut begrenzte Veränderungen ohne viszerale Beteiligung
- Mischkollagenose („mixed connective tissue disease", Overlap-Syndrom, Sharp-Syndrom): die Erkrankung zeigt ein wechselndes Bild mit Elementen des SLE, der Dermatomyositis und der Sklerodermie; definiert durch Nachweis hochtitriger ANA vom Typ Anti-U1-RNP

- **Therapie**
- bei früher Diagnose im entzündlichen Stadium Immunsuppressiva wie z. B. Methotrexat hilfreich
- symptomatische Therapie von Raynaud-Phänomen, Motilitätsstörungen im Gastrointestinaltrakt oder pulmonaler Hypertension
- experimentell: autologe oder allogene Stammzelltransplantation

8.1.3 Vaskulitiden

- immunvermittelte Entzündungsreaktionen der Gefäßwand unklarer Ätiologie
- heterogene Krankheitsbilder unterschiedlicher Schwere
- Klassifikation richtet sich nach der Größe der betroffenen Gefäße (■ Tab. 8.2)
- Pathogenese ■ Tab. 8.2 und 8.3

Schoenlein-Hen2och-Purpura

- häufigste kindliche Vaskulitis mit guter Prognose
- leukozytoklastische Vaskulitis der Haut, des Darms und der Nieren
- IgA-Immunkompexablagerungen in den Gefäßen

- **Klinik**
- Petechien bis hin zu papulösen Purpura mit Begleitödem vor allem an den Unterschenkeln, Fußrücken und Gesäß

! Cave bei arterieller Hypertonie als Folge schwerer Nephritis schlechtere Prognose.

Tab. 8.2 Klassifikation kindlicher Vaskulitiden

I. Vaskulitis großer Gefäße	– Takayasu-Arteriitis
II. Vaskulitis mittelgroßer Gefäße	– Polyarteriitis nodosa – kutane Polyarteriitis – Kawasaki-Syndrom
III. Vaskulitis kleiner Gefäße	– granulomatös – Granulomatose mit Polyangiitis (Wegener-Granulomatose) – Churg-Strauss-Syndrom – nicht-granulomatös – mikroskopische Polyangiitis – Schoenlein-Henoch-Purpura – isoliert kutane leukozytoklastische Vaskulitis – hypokomplementämische urtikarielle Vaskulitis
IV. Andere Vaskulitiden	– M. Behçet – sekundäre Vaskulitis aufgrund von Infektion, Malignom und Medikamenten – Vaskulitis bei Kollagenosen – isolierte Vaskulitis des ZNS – Cogan-Syndrom – nicht klassifiziert

Tab. 8.3 Pathogenese der Vaskulitiden, Zuordnung zum Typ der Hypersensitivitätsreaktion

Typ	Vermittelt durch	Mechanismus	Beispiel einer Vaskulitis
I	IgE	Sofortreaktion, Mastzellaktivierung	Churg-Strauss-Syndrom
II	IgG	Autoantikörper-vermittelt	Wegener-Granulomatose, Kawasaki-Syndrom?
III	IgG	Immunkomplexe aus Antigen und Antikörpern	Schoenlein-Henoch-Purpura, SLE
IV	T-Zelle	Zytotoxizität	Takayasu-Arteriitis

- Arthralgie/Arthritis
- kein Fieber
- bei Darmbeteiligung: Übelkeit, Erbrechen, Bauchschmerzen, blutige Stühle
- bei Nierenbeteiligung: Hämaturie, Ödeme

Diagnostik

- Blutbild zum Ausschluss von Thrombopenie-assoziierter Petechien
- Stuhl auf okkultes Blut
- Urinstatus (Erythrozyten, Eiweiß)
- Nierenbiopsie meist überflüssig
- Sonographie Abdomen zum Ausschluss einer Invagination und eines Gallenblasenhydrops
- Labor: unergiebig

- **Differenzialdiagnose**
  - Petechien: Immunthrombopenie, Sepsis, Leukämie, hämolytisch urämisches Syndrom
  - Blutauflagerung auf dem Stuhl: Invagination, Colitis ulcerosa, M. Crohn
  - Arthritis: Osteomyelitis (meist fieberhaft), juvenile idiopathische Arthritis, Kollagenosen

- **Therapie**
  - Symptomlinderung steht im Vordergrund
  - Bettruhe kann hilfreich sein
  - nichtsteroidale Antirheumatika z. B. Ibuprofen, Naproxen; zurückhaltender Einsatz bei schwerer Nierenbeteiligung
  - Prednison bei kolikartigen Bauchschmerzen

Kawasaki-Syndrom

> Memo ca. 20 % unbehandelter Kinder entwickeln Koronararterienaneurysmen.

- Synonym: mukokutanes Lymphknotensyndrom
- nekrotisierende Vaskulitis kleiner und mitelgroßer Arterien ungeklärter Ätiologie
- zweithäufigste kindliche Vaskulitis

! Cave inkomplettes Kawasaki-Syndrom vor allem bei jungen Säuglingen.

- **Klinik**
  - Neben Fieber sind 4 der 5 anderen Symptome für die Diagnose des Kawasaki-Syndroms erforderlich (Tab. 8.4)
  - zeitlicher Verlauf: akuter Beginn mit hohem Fieber, Ausbildung der o. g. Symptome über ca. 5–10 Tage, nach 14–21 Tagen ohne Behandlung Entfieberung und Schuppung der Haut an den Extremitäten
  - weitere Symptome: Myokarditis, Perikarditis, paralytischer Ileus, Hepatomegalie, Ikterus, Gallenblasenhydrops

- **Diagnostik**
  - zunächst Diagnostik wie bei Fieber ohne Fokus, u. a. Blutkulturen, Röntgen-Thorax, Sonographie Abdomen
  - Echokardiographie zum Ausschluss einer Koronararterienerweiterung, Kontraktilitätsminderung, Erguss
  - typischer Zeitpunkt des Auftretens der Koronararterienaneurysmen in der 2.–3. Krankheitswoche
  - BSG und CRP deutlich erhöht
  - Leukozytose sowie deutliche Thrombozytose (Tag 7, diagnostisch hilfreich)
  - in Urin, Liquor und Gelenkpunktat mitunter steriler Leukozytennachweis

- **Differenzialdiagnose**
  - Infektionen (z. B. Staphylokokken, „toxic shock syndrom“; Lymphadenitis colli, Meningitis, Harnwegsinfekt)

Tab. 8.4 Diagnostische Kriterien des Kawasaki-Syndroms

Symptom	Erläuterung
Fieber	>5 Tage, antibiotikaresistent
Exanthem	polymorph, meist makulös
Konjunktivitis	Gefäßinjektion beider Augen
Palmar-, Plantarerythem	In der 3. Woche gefolgt von Schuppung
Lymphadenopathie	Nichteitrige Schwellung der Lymphknoten, häufig am Hals
Cheilitis, Erdbeerzunge	Hochrote sog. Lacklippen

- systemische Verlaufsform der juvenilen idiopathischen Arthritis (M. Still)

> Memo Frühzeitige Gabe von IVIG reduziert das Auftreten von Koronaraneurysmen um >80 % (hohe Evidenz), daher ist die rasche Diagnosestellung wichtig.

Therapie

- Azetylsalizylsäure 50 mg/kg/d bis zur Entfieberung, dann 5 mg/kg/d
- intravenöse Immunglobuline (IVIG) 2 g/kg einmalig

8.1.4 Reaktive Arthritis

- entzündliche Gelenkerkrankung ausgelöst durch eine zeitlich und örtlich getrennte Infektion
- je nach Studie sind 20–60 % der Patienten HLA-B27-positiv
- häufigste Erreger: Streptokokken, Yersinien, Salmonellen, Campylobacter

Klinik

- ca. 2–3 Wochen nach einer Infektion auftretend, z. B. Angina tonsillaris, Gastroenteritis
- Klinik ähnlich der juvenilen idiopathischen Arthritis, Schwellung, Überwärmung und Bewegungseinschränkung des betroffenen Gelenks
- häufig große Gelenke betroffen, aber auch Daktylitis
- bei HLA-B27-Nachweis zudem Enthesitis
- ein Teil der Patienten erleidet eine begleitende Uveitis

Diagnostik

- BSG und CRP erhöht
- ANA- und Rheumafaktor-negativ
- gezielte Serologie abhängig von der Infektionsanamnese
- Gelenksonograpgie
- zwecks Abgrenzung von einer Osteomyelitis: NMR

- **Differenzialdiagnose**
  - juvenile idiopathische Arthritis: häufig ANA-positiv
  - Lyme-Borreliose: Borrelienserologie

! Cave Osteomyelitis, Klinik kann initial ähnlich verlaufen.

- **Therapie**
  - Naproxen oder Ibuprofen
  - bei hoher Aktivität kurzfristig hochdosiertes Prednison
  - da die Prognose insgesamt gut ist, auf Immunsuppressiva wie MTX eher verzichten

Coxitis fugax

- flüchtige Arthritis des Hüftgelenks unbekannter Ursache
- Synonym „Hüftgelenksschnupfen"

- **Klinik**
  - plötzlich auftretende Gehunfähigkeit bzw. Schonhinken beim Kleinkind
  - evtl. vorausgegangener Infekt eruierbar
  - Projektion der Schmerzen häufig in das Kniegelenk oder den Bauch
  - in der Regel ohne Fieber
  - selbstlimitierend

- **Diagnostik**
  - BSG und CRP nicht erhöht
  - Gelenkpunktion nur bei Verdacht auf septische Arthritis (Fieber!)
  - Sonographie: Gelenkerguss, mit oder ohne Synoviaschwellung
  - Röntgenaufnahme in Lauenstein oder MRT nur bei Verdacht auf M. Perthes

- **Therapie**
  - Schonung der betroffenen Hüfte
  - nichtsteroidale Antirheumatika, z. B. Naproxen oder Ibuprofen

8.1.5 Rheumatisches Fieber

- sehr selten gewordene Arthritis und Karditis mit der Gefahr von erworbenen Klappenfehlern nach Infektion mit β-hämolysierenden Streptokokken der Gruppe A
- kreuzreagierende Antikörper gegen M-Protein der Erreger und Herzmuskelantigene ursächlich für die Karditis
- Diagnose anhand der Jones-Kriterien (◘ Tab. 8.5): Bei Hinweis auf eine vorangegangene Streptokokkeninfektion reichen 2 Hauptkriterien oder 1 Haupt- und 2 Nebenkriterien für die Diagnose

- **Klinik**
  - migratorische Arthritis betrifft meist große Gelenke, „springt von Gelenk zu Gelenk"

! Cave Neuauftreten eines Herzgeräusches.

Tab. 8.5 Jones-Kriterien zur Diagnostik des rheumatischen Fiebers

Hauptkriterien	Nebenkriterien
Karditis	Fieber
Polyarthritis	Arthralgien
Chorea minor (Sydenham)	BSG und CRP Erhöhung
Erythema marginatum	Verlängertes PR-Intervall
Subkutane Knötchen	

- deutliche lokale Entzündungszeichen an den betroffenen Gelenken
- Endo-, Myo- und Perikarditis
- Herzinsuffizienz und Rhythmusstörungen möglich
- Valvulitis führt zum Klappenfehler
- meist Mitralinsufizienz
- Chorea minor ist ein Spätsymptom
- Erythema marginatum und subkutane Knötchen sind sehr selten

Diagnostik
- Ausschluss einer Osteomyelitis
- EKG
- Echokardiographie

Differenzialdiagnose
- juvenile idiopathische Arthritis „springt nicht von Gelenk zu Gelenk"
- Chorea: M. Wilson, Tic, Medikament z. B. Metoclopramid

Therapie
- Penicillin V
- Naproxen
- Therapie der Herzinsuffizienz
- sekundäre Prävention: Benzathin-Penicillin G i.m. alle 4 Wochen 5 Jahre bis lebenslang (abhängig von Klinik)

8.2 Angeborene Immundefekte

8.2.1 Allgemeines

- Immundefekte sind durch schwere rezidivierende Infektionen, Autoimmunerkrankungen und erhöhte Neigung zu malignen Erkrankungen gekennzeichnet

■ Tab. 8.6 Score-System zur Entscheidung über Immundiagnostik (ab 20 Punkten erforderlich)

Gruppe	Anamnese	Punkte
Gruppe A	Lebensbedrohliche oder schwere Infektionen mit Krankenhausaufenthalt, z. B. Meningitis, Sepsis, Pneumonie, Osteomyelitis, septische Arthritis	Je 10 Punkte
Gruppe B (Infektionen in den letzten 12 Monaten)	Pharyngitis, Tonsillitis, Laryngitis mit Fieber (Kindergarten, Schulbesuch nicht möglich)	2
	Eitrige Otitis	3
	Bronchitis (ohne Krankenhausaufenthalt)	3
	Impetigo	4
	Staphylokokkenabszesse	6
	Anhaltende Diarrhö	6
	Fieber unklarer Ursache	4
Gruppe C	Primärer Immundefekt in der Familie	Je 20 Punkte
	Opportunistische Infektion (z. B. Pneumocystis-jiroveci-Pneumonie, Kryptosporidiose)	
	Nichtinfektiöse Symptome eines Immundefektes (z. B. Thrombopenie, Hypoparathyreoidismus, Ataxie)	
	Absolute Lymphopenie unter 1.500/µl im 1. Lebensjahr	

- verschiedene Zellreihen bzw. des Immunsystems können betroffen sein (z. B. T-Zellen, B-Zellen, Granulozyten, NK-Zellen, dendritische Zellen)
- mehr als 200 Immundefekte molekular charakterisiert
- Klassifikation der Immundefekte (ID) (■ Tab. 8.6):
  - Defekte der angeborenen Immunität (z. B. ektodermale Dysplasie mit ID: NEMO-Gen)
  - Defekte der Phagozyten (z. B. septische Granulomatose)
  - Komplementdefekte
  - Defekte von T- und B-Zellen (z. B. schwere kombinierte ID: IL2-Rezeptor-γ-Ketten-Gen)
  - humorale Defekte mit vorwiegendem Antikörpermangel (X-chromosomale Agammaglobulinämie)
  - Immundefekte mit charakteristischen Syndrombefunden (Wiskott-Aldrich-Syndrom)
  - Immundysregulation mit Lymphoproliferation (autoimmunes lymphoproliferatives Syndrom: CD95-Gen)
- Erhöhte Infektanfälligkeit (■ Tab. 8.7):
  - Malignome: Leukämie, Lymphom
  - iatrogen: Chemotherapie, Radiatio, Kortikosteroide, Immunsuppressiva
  - Infektionen: HIV, EBV, Mykobakterien
  - chronisch entzündliche Erkrankungen: SLE, juvenile idiopathische Arthritis, M. Crohn

> Memo physiologische Infektanfälligkeit des Kleinkindes durch bis zu 10 Infekte der oberen Luftwege/Jahr gekennzeichnet.

Tab. 8.7 Lokale Ursachen rezidivierender Infektionen

Infektion	Mögliche Ursachen
Hautinfektionen	Ekzem, Trauma, Verbrennung
Rezidivierende respiratorische Infekte	Mukoviszidose Bronchopulmonale Dysplasie „immotile cilia syndrome" Fremdkörperaspiration Bronchiale Fehlbildung
Rezidivierende Otitis media	Adenoide, allergische Rhinitis
Rezidivierende Meningitis	Neuroporus, Liquorfistel
Rezidivierende Harnwegsinfekte	Reflux, Fehlbildungen

- Eiweißverlust: Lymphangiektasie, nephrotisches Syndrom
- andere: Diabetes mellitus, Mangelernährung, Asplenie, Sichelzellanämie, Trisomie 21, Niereninsuffizienz

8.2.2 Schwere kombinierte Immundefekte

- „severe combined immunodeficiency" (SCID)
- schwere Reifungs- oder Funktionsstörung der T- und B-Zellen
- meist Beginn der schweren Infektionen im Säuglingsalter
- erforderliche Therapie: Stammzelltransplantation
- mehrere molekulare Defekte bekannt (IL2-Rezeptor-γ-Kette, JAK3, RAG-1 oder -2, Adenosindeaminase-Mangel etc.)

Klinik

- lebensbedrohliches Krankheitsbild
- beginnend ab dem 2.–3. Lebensmonat schwere Gedeihstörung mit rezidivierender Diarrhö
- respiratorische Insuffizienz bei persistierenden viralen Infekten
- Pneumocystis-jirovecii-Pneumonie
- rezidivierende Sepsis
- Candidiasis
- „graft versus host disease" (GvHD) nach Gabe unbestrahlter Transfusion
- GvHD durch maternale T-Zellen mit schwerer Dermatitis
- fehlende Lymphknoten, fehlender Thymus

Diagnostik

- im Blutbild Lymphopenie unter 1.000/µl, häufig Eosinophilie
- Durchflusszytometrie: fehlende T-Zellen mit oder ohne Nachweis von B-Zellen (B-positiver oder B-negativer SCID)

- fehlendes IgA und IgM, IgG zunächst mütterlicher Herkunft (diaplazentar übertragen) im weiteren Verlauf abfallend
- fehlende Impfantwort
- Knochenmark: fehlende Plasmazellen

▪ **Differenzialdiagnose**
- andere Immundefekte (z. B. mukokutane Candidiasis, DiGeorge-Sequenz)
- HIV-Infektion
- Gedeihstörung durch konnatale Diarrhö (z. B. Elektrolyt- oder Kohlenhydrat-Transporter Defekt)

▪ **Therapie**
- allogene Stammzelltransplantation idealerweise HLA-identisch und so früh wie möglich; auch haploidente Elternspende nach T-Zell-Depletion (Prognose schlechter)
- meist intravenöse Immunglobulinsubstitution erforderlich
- Prophylaxe gegen Pneumocystis jirovecii und Pilzinfektion
- Transfusion nur CMV-negativer und bestrahlter Konserven
- Gentherapie autologer Stammzellen im Einzelfall bereits erfolgreich durchgeführt
- Lebendimpfungen kontraindiziert
- bei Adenosindeaminase-Mangel Enzymsubstitution möglich

8.2.3 X-chromosomal vererbte Agammaglobulinämie

- Bruton-Agammaglobulinämie
- Defekt der B-Zell-Tyrosinkinase (Btk)
- Stop der B-Zell-Reifung von Pro- zu Prä-B-Zelle im Knochenmark
- Fehlen von B-Zellen und von Immunglobulinen

▪ **Klinik**
- Symptome erst ab dem 2. Lebenshalbjahr, häufig sogar später, wegen der mütterlich übertragenen Immunglobuline
- bakterielle Infektionen mit bekapselten Erregern (z. B. Pneumokokken, Staphylokokken, Haemophilus)
- Mastoiditis, Pneumonie, Meningitis, Osteomyelitis, Sepsis
- trotz Therapie mit Immunglobulinen und T-Zell-Kompetenz Echovirusinfektionen des ZNS mit ungünstiger Prognose
- Autoimmunerkrankungen wie sterile Arthritis

! Cave Auftreten von Bronchiektasen.

▪ **Diagnostik**
- IgG (incl. aller Subklassen), IgA, IgM und IgE im Serum nicht nachweisbar

! Cave Antikörper-basierte Nachweise bei der Suche nach Infektionen nicht möglich.

- in den ersten Lebensmonaten mütterliche IgG nachweisbar
- keine Impfantwort
- Tonsillen hypoplastisch
- durchflusszytometrisch keine B-Zellen im Blut nachweisbar

■ **Therapie**
- gepoolte Immunglobulinpräparate, virusinaktiviert (meist durch Hitzebehandlung), Substitution intravenös alle 3–4 Wochen oder wöchentlich subkutan, lebenslange Substitution
- Ziel: IgG-Spiegel in der unteren Altersnorm
- prompte Antibiose bei bakteriellen Infektionen

8.2.4 Wiskott-Aldrich-Syndrom

- Wiskott: Münchner Kinderarzt
- Defekt im Wiskott-Aldrich-Syndrom-Protein (Funktion: Signaltransduktion, Aktinpolymerisierung)
- Trias aus Thrombopenie, Ekzem, opportunistische Infektionen

■ **Klinik**
- Petechien aufgrund der Thrombopenie
- ernsthafte Blutungen in Abhängigkeit von der Thrombozytenzahl möglich
- Otitis, Meningitis, Sepsis durch bekapselte Erreger
- Ekzem wie bei atopischer Dermatitis
- Autoimmunerkrankungen: Arthritis, hämolytische Anämie, Vaskulitis
- Malignomrisiko deutlich erhöht

■ **Diagnostik**
- Thrombozyten erniedrigt und von geringer Größe
- IgM vermindert, IgA häufig erhöht
- Impfantikörper und Isoagglutinine fehlen
- Lympho- und Neutropenie können auftreten
- molekulargenetischer Nachweis der Mutation

■ **Differenzialdiagnose**
- atopisches Ekzem
- Immunthrombozytopenie
- Evans-Syndrom: Immunthrombozytopenie und hämolytische Anämie

■ **Therapie**
- konsequente antiinfektiöse Therapie
- antibiotische Prophylaxe

- Immunglobulinsubstitution
- HLA-identische Stammzelltransplantation in über 90 % erfolgreich
- bei bedrohlicher Blutung bestrahlte Thrombozytenkonzentrate verabreichen

8.2.5 Septische Granulomatose

- „chronic granulomatous disease" (CGD)
- X-chromosomal oder autosomal-rezessiv vererbt
- 4 molekulare Defekte bekannt: gp91-phox (X-chromosomal), p22-phox, p47-phox, p67-phox (autosomal-rezessiv)
- Defekt der Sauerstoffradikalbildung verhindert intrazelluläres Abtöten von Keimen bei intakter Phagozytose
- hohe Letalität

▪ Klinik

- rezidivierende bakterielle und Pilzinfektionen an der Haut, in der Lunge sowie in Lymphknoten, Milz und Leber
- überschießende Entzündungsreaktion mit Granulombildung und Organfibrose
- Granulome können Stenosen im Darm oder ableitenden Harnwegen verursachen
- Erreger: Staphylokokken, Enterobacter, Burkholderia cepacia, Aspergillus, Actinomyceten
- Wundheilung unter Ausbildung von Fisteln

▪ Diagnostik

- Messung der Sauerstoffradikalbildung (durchflusszytometrischer Dihydroxyrhodamintest)
- Molekulargenetik
- pränatale Diagnose möglich

> Memo bei Granulombildung der Haut oder in Hohlorganen an CGD denken.

▪ Therapie

- antibiotische und antimykotische Dauerprophylaxe mit Cotrimoxazol und Itraconazol
- konsequente antiinfektiöse Therapie
- Interferon-γ-Therapie kontrovers beurteilt
- Granulozytentransfusionen bei katastrophalen Infektionen
- Einsatz von Kortikosteroiden bei Stenosesymptomatik durch Granulome
- HLA-identische Stammzelltranplantation frühzeitig in Erwägung ziehen
- Gentherapie derzeit im experimentellen Einsatz

Tag 4: Erkrankungen des Gastrointestinaltraktes und der Leber

T. Wenzl

B. Karges, N. Wagner (Hrsg.), *Pädiatrie in 5 Tagen*, Springer-Lehrbuch,
DOI 10.1007/978-3-662-52813-6_9

9.1 Ösophaguserkrankungen

9.1.1 Ösophagusatresie

- Häufigkeit ca. 1:4.000 Lebendgeburten
  - meist sporadisch, Gendefekt auf 2p23–p24
  - Unterbrechung des Septierungsprozesses von Trachea und Ösophagus zwischen 22. und 26. Tag der Embryonalentwicklung
- Einteilung nach Vogt
  - häufigste Form (ca. 85 %): IIIb nach Vogt: proximaler Blindsack und distale tracheoösophageale Fistel
- ca. 55 % der Fälle mit begleitender Fehlbildung, am häufigsten kardiale ventrikuläre Septumdefekte
  - VATER-Syndrom: vertebrale, anorektale, tracheale, ösophageale (engl. esophageal) und renale Anomalien
  - VATERL-Syndrom: VATER + Extremitätenfehlbildung (limb)
  - VACTERL-Syndrom: VATERL + kardiale Fehlbildung (cardial)
- präpartal: Fruchtwasser kann nicht geschluckt werden: Polyhydramnion

Klinik

- keine Sondierbarkeit des Magens
- kein Schlucken von Speichel oder Milch
  - Dilatation des oberen Blindsacks durch Speichel
  - Aspiration durch Überlaufen von Speichel in die Trachea bzw. direkte Aspiration über die distale tracheoösophageale Fistel
- Husten und Würgen bei Fütterungsversuchen
- Hochbringen von unverdauter Milch

Diagnostik

- Versuch der Anlage einer Magensonde (Durchgängigkeit?)
- Röntgenübersichtaufnahme des Thorax mit Abdomen (Umschlag der Sonde?)
- Bronchoskopie/Tracheoskopie (Fistel?)

> Memo distale Fistel führt zur Belüftung des Intestinaltraktes.

! Cave Sonographie zum Ausschluss einer rechts deszendierender Aorta (Operationszugang!).

Therapie

- „Schlürf-Sonde“ im proximalen Stumpf
- Oberkörper-Hochlagerung
- antibiotische Therapie (Risiko der Aspirationspneumonie)
- Operation:
  - Fistelresektion und Ösophagus-Reanastomose (in der Regel am 1. Lebenstag)
  - bei Interpositionsoperation Überbrückung mit Gastrostomie
  - postoperative Relaxation und Nachbeatmung über 1–2 Tage

9.1.2 Gastroösophagealer Reflux (GÖR)

- meist transiente Relaxation des unteren Ösophagus-Sphinkters
- pathologisch erst durch assoziierte Symptome
- Symptome ausgelöst durch Zusammensetzung des GÖR oder durch Bolus selbst
- primärer GÖR: bei funktionellen oder anatomischen Störungen der ösophagogastralen Einheit, oder zur Druckentlastung des Magens (z. B. bei intestinaler Obstruktion, Pylorusstenose)
- sekundärer GÖR: z. B. bei Gastroenteritis, Nahrungsmittelunverträglichkeiten, ZNS-Erkrankungen (z. B. Hirndruck), Intoxikationen usw.

Klinik

- Übergänge zwischen physiologischen und pathologischen Befunden fließend
- Symptome verursacht durch Säure oder Volumenbolus
- Erbrechen, Regurgitation
- retrosternaler Schmerz, Sodbrennen → Dysphagie, Odynophagie, Nahrungsverweigerung
- Ösophagitis
- Barrett-Ösophagus: Defektheilung bei chronischer Refluxösophagitis
- Mallory-Weiss-Syndrom: longitudinale ösophageale Schleimhauteinrisse
- Boerhaave-Syndrom: Ösophagusruptur
- kardiorespiratorische Symptome (Apnoen, Bradykardien): rezidivierende Aspirationen/Pneumonien
- dentale Erosionen
- Sandifer-Sutcliffe-Syndrom: dystone Bewegungsstörung bei saurem GÖR
- BIRDY: „bolus induced reflux dystonia" bei nicht-saurem GÖR

Diagnostik

> Memo ggf. Funduskopie (Hirndruck?).

- nach vermuteter Grundkrankheit
- kombinierte 24-h-pH-Impedanzmessung zur Erfassung saurer und nicht-saurer GÖR (Anzahl, pH, Steighöhe, Dauer, Symptomassoziation?)
- evtl. Ösophagogastroskopie mit Biopsien/Histologie (Ösophagitis?)

Therapie

▫ Tabelle 9.1

9.1.3 Hiatushernie

- Durchtritt von Magenanteilen durch den Hiatus des Zwerchfells

■ Tab. 9.1 Stufentherapie des gastroösophagealen Refluxes

Stufe 1	Beratung Angedickte Nahrung Verzicht auf Kuhmilcheiweiß
Stufe 2	Prokinetika (aktuell keine wirksamen zugelassen)
Stufe 3	Lagerung
Stufe 4	Protonenpumpeninhibitoren (PPI) H2-Rezeptor-Antagonisten Antazida Alginate Ggf. Kombinationstherapie (z.B. PPI plus Alginate)
Stufe 5	Endoskopische oder chirurgische Antirefluxtherapie

- Sonderform der Zwerchfellhernie
- meist axial (90 %), seltener paraösophageal

■ **Klinik**
- GÖR, Sodbrennen, Refluxösophagitis

■ **Diagnostik**
- Röntgenkontrast-Darstellung (Hernie?)
- Ösophagogastroskopie (Hernie, Kardia, ektope Schleimhaut?)

■ **Therapie**
- medikamentöse Therapie des GÖR
- Fundoplicatio
- Gastropexie

9.1.4 Achalasie

- Störung der Ösophagusmotilität mit unzureichender reflektorischer Relaxation des unteren Ösophagussphinkters bei der Boluspassage und Erhöhung des basalen Sphinkterdruckes
- Degeneration der Nervenzellen des Plexus myentericus
- primäre Ursache ungeklärt (Autoimmunerkrankung?)

■ **Klinik**
- Dysphagie
- GÖR
- retrosternaler Schmerz

■ **Diagnostik**
- Ösophagus-Manometrie (Druckerhöhung?)
- Röntgenkontrast-Darstellung (Dilatation des Ösophagus?)
- Ösophagogastroskopie mit Biopsien/Histologie

Therapie
- pharmakologische Therapie wenig effektiv
- endoskopische Bougierung
- (laparoskopische) Myotomie nach Heller
- endoskopische Botulinumtoxin-Injektion in den Ösophagussphinkter

! Cave Rezidive.

9.1.5 Ösophagitis

- zahlreiche Ursachen: z. B. chemisch (saurer GÖR, Ingestion), infektiös (Candida, Herpes simplex), thermisch (Ingestion), eosinophil

Klinik
- bei Refluxösophagitis (▶ Abschn. 9.1.2)
- retrosternaler Schmerz
  - Sodbrennen
  - Dysphagie/Odynophagie
- evtl. Regurgitation/Erbrechen
  - evtl. Hämatemesis

Diagnostik
- Ösophagogastroskopie mit Biopsien/Histologie (Barrett?)
- kombinierte 24-h-pH-Impedanzmessung (Reflux?)
- ggf. mikrobiologische Untersuchungen (Candida, Herpesviren, CMV?)
- ggf. Allergiediagnostik (eosinophile Ösophagitis?)

Therapie
- bei Refluxösophagitis (▶ Abschn. 9.1.2)
- bei chemischer/thermischer Schädigung/Stenose: evtl. endoskopische Dilatation, Injektion von Mitomycin C
- ggf. antimikrobielle Therapie
- ggf. Allergenkarenz

9.2 Magenerkrankungen

9.2.1 Infantile hypertrophe Pylorusstenose

- Hypertrophie der Pylorusmuskulatur mit Stenose
- Häufigkeit 1:300–400, Knaben häufiger als Mädchen

Klinik
- Auftreten typischerweise in der 4.–7. Lebenswoche
- nicht-galliges schwallartiges Erbrechen, meist kurz nach der Mahlzeit

- sichtbare peristaltische Wellen des Magens
- fehlende Gewichtszunahme
- Elektrolytentgleisung (Hypokaliämie), hypochlorämische Alkalose

■ **Diagnostik**
- Laborwerte: Elektrolytentgleisung, Hypoglykämie, Blutgasanalyse (Alkalose)
- Sonographie: Pylorusmuskulatur Länge >18 mm, Querschnitt >13 mm, Wanddicke >4 mm; Beachtung der „passierenden" Flüssigkeitsmenge
- radiologische obere Magen-Darm-Passage meist nicht notwendig

■ **Therapie**
- Nahrungskarenz
- parenterale Ernährung mit Ausgleich der Elektrolyte
- häufig chirurgisch: Pyloromyotomie nach Weber-Ramstedt: Längsspaltung der Pylorusmuskulatur ohne Eröffnung der Mukosa

9.2.2 Gastritis

- zahlreiche Ursachen: z. B. infektiös (Helicobacter pylori [Hp]), chemisch-toxisch (Rauchen, Alkohol, Medikamente), immunologisch (eosinophile Gastritis), stressinduziert, Gastritis bei M. Crohn, Zollinger-Ellison-Syndrom (gastrinproduzierender Tumor)
- akut oder chronisch
- Erosionen und Ulzera durch Einwirkung von Magensäure
- gelegentlich Schleimhautatrophie/intestinale Metaplasie

■ **Klinik**
- kann asymptomatisch sein
- epigastrische Bauchschmerzen, Übelkeit

> Memo die meisten Hp-infizierten Kinder sind beschwerdefrei.

■ **Diagnostik**
- Laborwerte: Eisenmangelanämie?
- Ösophagogastroduodenoskopie (Hp: „Gänsehautmagen"?) mit Biopsien/Histologie (Entzündung?)
- mikrobiologische Diagnostik, ggf. Hp-Resistenzbestimmung

! Cave signifikante Blutungen möglich.

■ **Therapie**
- abhängig von Ätiologie
- auslösende Noxen meiden
- medikamentöse Therapie: Protonenpumpeninhibitoren (PPI) 1. Wahl

> Memo ggf. Stressulkusprophylaxe mit PPI.

! Cave Hp-(Doppel-)Resistenzen beachten, ggf. Resistenztestung.

- Hp-Infektion: Eradikation mittels Triple-Therapie (Amoxicillin, Clarithromycin, Omeprazol) für 1 Woche
- Ggf. Stuhl-Antigen bzw. ^{13}C-Harnstoff-Atemtest zur Hp-Eradikationskontrolle

! Cave Serum-, Urin-, Speichel-Tests auf Hp sind unzuverlässig.

9.3 Pankreaserkrankungen

9.3.1 Pankreatitis

- Pathogenese: Ungleichgewicht von Proteasen und ihren Inhibitoren: Autodigestion
- zahlreiche Ursachen: hereditär, systemische Erkrankungen (z. B. zystische Fibrose, Sepsis), anatomische Anomalien/Gallensteine, infektiös (z. B. EBV, Salmonellen), toxisch (Medikamente, Alkohol), traumatisch, idiopathisch
- akut oder chronisch
- hereditär oder erworben

9

Klinik

- akuter Oberbauchschmerz mit Ausstrahlung in den Rücken
- abdomineller Druckschmerz, akutes Abdomen
- Übelkeit, Erbrechen
- Kreislaufschock
- bei hämorrhagischer Pankreatitis evtl. Hauteinblutungen (Ekchymosen) um den Bauchnabel oder im Flankenbereich
- bei chronischer Pankreatitis evtl. exokrine/endokrine Insuffizienz

Diagnostik

- Laborwerte: u. a. Lipase, CRP (jeweils erhöht), Elektrolytentgleisung
- Zeichen der Maldigestion
- Sonographie: vergrößertes, echoarmes Organ, evtl. mit Fettgewebsnekrosen
- ggf. Computertomographie (CT)/Magnetresonanztomographie (MRT)
- evtl. endoskopische retrograde Cholangio-Pankreatikographie (ERCP)/MRCP (Magnetresonanz-CP) bei chronisch-rezidivierender Pankreatitis (Ganganomalien?)
- genetische Untersuchung (PRSS1/SPINK1-Mutationen)

Therapie

- bei akuter Pankreatitis: stationäre Aufnahme, Analgesie, Volumen, Antibiotika
- Noxen meiden (Alkohol)
- Therapie der exokrinen/endokrinen Pankreasinsuffizienz
- Therapie der Grundkrankheit

> Memo Nahrungskarenz nicht effektiv, „Pankreas-Diät" obsolet.

9.3.2 Exokrine Pankreasinsuffizienz

- zahlreiche Ursachen: Pankreatitis (▶ Abschn. 9.3.1), zystische Fibrose, sekundär bei Dünndarmerkrankungen und Gallesekretionsstörungen, angeborene Fehlbildungen, seltene Syndrome (Shwachman-Diamond-Syndrom, Pearson-Syndrom, Johanson-Blizzard-Syndrom), seltene isolierte kongenitale Enzymdefekte, Trauma, Tumoren

> Memo Symptome der Maldigestion erst bei einer Minderung der Sekretionsleistung <10 % der Norm.

Klinik
- (Protein-)Maldigestion
- Steatorrhö: voluminöse, fettglänzende, übelriechende Stühle
- Ödeme
- Gedeihstörung, Dystrophie, Pubertätsverzögerung, Leistungsminderung, Vitaminmangel-Symptome

Diagnostik
- Laborwerte: Blutbild, Albumin erniedrigt, Lipase erhöht, fettlösliche Vitamine erniedrigt
- Schweißtest (Chlorid im Schweiß erhöht)
- Sonographie (inhomogene Echostruktur, Organgröße?)
- CT/MRT
- ggf. ERCP (Ganganomalien?)
- fäkale Elastase, fäkale Chymotrypsinaktivität (jeweils erniedrigt)

Therapie
- symptomatisch
- Enzymsubstitution (Lipase)
- Behandlung der Grundkrankheit

9.4 Darmerkrankungen

9.4.1 Kongenitale Anomalien

Duodenalatresie

- Hemmungsfehlbildung proximal oder distal der Papilla Vateri
- 20 % mit Pancreas anulare
- Diagnose wird meist bereits präpartal gestellt: Polyhydramnion, weit gestellte, flüssigkeitsgefüllte Darmschlingen. Impliziert den Ausschluss von Chromosomen-Anomalien, Herzfehlbildung und Fehlbildung der Harnwege

Klinik
- meist galliges Erbrechen
- Vorwölbung des Oberbauches und eingefallener Unterbauch (Kahnbauch)
- Mekoniumabgang meist zeitgerecht

Tab. 9.2 Einteilung der Atresien von Jejunum und Ileum

Typ 1	Solitäre Atresie mit intraluminalem Diaphragma
Typ 2	Solitäre Atresie mit narbigem Strang
Typ 3	Solitäre Atresie mit Mesenteriallücke (Sonderform „Apple-peel"-Syndrom)
Typ 4	Multiple Atresien

> Memo Differenzialdiagnose Volvulus/Malrotation.

- **Diagnostik**
- Röntgenübersicht des Abdomens im Hängen (Double-bubble-Phänomen?)
- Sonographie (Ausschluss von Fehlbildungen)

! Cave membranöse Atresie mit Einschluss von Ductus choledochus/pancreaticus.

- **Therapie**
- chirurgisch mit Duodenoduodenostomie

Atresie von Jejunum und Ileum

Tabelle 9.2
- meist mit Polyhydramnion, Begleitfehlbildungen selten

> Memo je höher die Atresie, desto eher galliges Erbrechen und desto geringer die Abdominaldistension.

- **Klinik**
- galliges Erbrechen
- distendiertes Abdomen
- hochgestellte Darmgeräusche
- verzögerter Mekoniumabgang

- **Diagnostik**
- Röntgenübersicht des Abdomens im Hängen: mehrere Spiegel im Oberbauch, gasleerer Unterbauch
- Differenzialdiagnose Volvulus/Mekoniumileus/langstreckiger M. Hirschsprung

- **Therapie**
- Ausgleich des Flüssigkeit- und Elektrolythaushaltes
- chirurgische Korrektur der Dünndarmatresie mit Primäranastomose, evtl. passagere Enterostomie

Meckel-Divertikel

- Rudiment des Ductus omphaloentericus
- Inzidenz ca. 2 %, meist Zufallsbefund
- meist 40–80 cm proximal der Bauhin-Klappe

- **Klinik**
- meist asymptomatisch

- rezidivierende Bauchschmerzen
- intestinale Blutung oder Obstruktion
  - profuse Blutauflagerungen im Stuhl, meist durch peptische Ulzerationen aufgrund dystoper Magenschleimhaut

- **Diagnostik**
- szintigraphischer Nachweis dystoper Magenschleimhaut
- Laparoskopie

- **Therapie**
- chirurgische (laparoskopische) Resektion

9.4.2 Zöliakie

- nichtinfektiöse, autoimmune Entzündung der Dünndarmschleimhaut, die durch alkohollösliche Proteinanteile (Prolamine) von Weizen (Gliadin aus Gluten), Roggen, Gerste und Hafer ausgelöst und unterhalten wird
- komplexe, chronische, reversible Immunreaktion, solange die immunogenen Bestandteile der Nahrung nicht entzogen werden
- synonym: glutensensitive Enteropathie (ältere Bezeichnung: heimische Sprue)
- diätetisch zuverlässig und nebenwirkungsfrei behandelbare Erkrankung
- Prävalenz ca. 1:200, häufigste Malabsorptionserkrankung im Kindesalter, hohe „Dunkelziffer"
- genetische Disposition (HLA-DQ2 und HLA-DQ8)
- assoziierte Erkrankungen: IgA-Mangel, Diabetes mellitus Typ 1, Turner-Syndrom, Down-Syndrom, Autoimmunthyreoiditis, rheumatische Erkrankungen

- **Klinik**
- Zeichen der Malabsorption: Gedeihstörung, Gewichtsabnahme, Kleinwuchs
  - sekundäre Laktosemalabsorption (▶ Abschn. 9.4.3)
  - sog. „Tabakbeutelgesäß" durch vermindertes subkutanes Fettgewebe
  - Muskelhypotonie, Müdigkeit
  - Eisenmangelanämie
  - verzögerte Pubertät, Infertilität
  - Zahnschmelzdefekte
- Bauchschmerz, ausladendes Abdomen
- chronische Diarrhö, Erbrechen, Appetitlosigkeit, Obstipation (bei 10 % der Patienten)
- Verhaltensauffälligkeiten, Misslaunigkeit, neuropsychiatrische Symptome, Konzentrationsschwäche, Müdigkeit
- Hepatopathie

Tab. 9.3 Histologische Einteilung nach Marsh

Typ 0	Präinfiltrativer Typ, Normalbefund
Typ 1	Infiltrativer Typ
Typ 2	Hyperplastischer Typ
Typ 3	Destruktiver Typ

- extraintestinaler Organbefall
- bei Kindern selten: Dermatitis herpetiformis Duhring
- silenter, mono- oder oligosymptomatischer Verlauf möglich

Diagnostik

- Anamnese/klinische Untersuchung: Zeitpunkt der Einführung prolaminhaltiger Nahrung, Gewichts-/Längenentwicklung, „Abweichen" von der Perzentile
- Labor incl. Eisenstatus (Eisenmangel), Leberwerte (erhöht), Gesamt-IgA
- Zöliakie-Serologie: deamidierte Gliadinpeptid-Antikörper, Anti-Gewebetransglutaminase-Antikörper, IgG und IgA; regelmäßig durchzuführen (Screening) auch bei Diabetes mellitus Typ 1, M. Down etc.

! Cave bei IgA-Mangel kann die Serologie falsch-negativ sein.

- Ösophagogastroduodenoskopie mit Biopsien/Lupenmikroskopie (Dünndarmzotten-Atrophie)/Histologie, Durchführung bei zöliakieverdächtigen Symptomen auch bei negativer Serologie

! Cave Biopsie/Histologie nur unter Glutenbelastung, sonst uneindeutiger oder falsch-negativer Befund möglich.

- Histologie: Einteilung nach Marsh incl. Quantifizierung der intraepithelialen Lymphozyten (IEL, Norm <20/100 Epithelzellen) (Tabelle. 9.3)
- bei „unspezifischer Duodenitis" sollte eine Zöliakie hinterfragt werden

> Memo keine Korrelation zwischen Symptomatik und Schleimhautschaden.

- Normalisierung von Serologie und Symptomatik unter Therapie
- Serologisches „Screening" bei allen erstgradigen Verwandten
- ev. HLA-Diagnostik (HLA-DQ2/DQ8)
- Kontrollbiopsie/Glutenbelastung nur bei Zweifel an der Diagnose

! Cave eher keine Behandlung mit glutenfreier Diät ex juvantibus, d. h. ohne Durchführung von Serologie und Histologie.

Therapie

- lebenslange strikte glutenfreie Diät
  - Ernährungsberatung
  - Kenntnis über (auch „versteckten) Glutengehalt aller Produkte (z. B. auch Zahncreme, Pflegeprodukte)

> Memo nur bei gesicherter Diagnose!

- regelmäßige klinische Kontrolle von Wachstum und Entwicklung
- Serologie als Compliance-Parameter jährlich im Verlauf

9.4.3 Laktosemalabsorption

- Laktase (Enzym des duodenalen Bürstensaums) spaltet Laktose in Glukose und Galaktose
- primär (adulte Hypolaktasie) oder sekundär (z. B. bei unbehandelter Zöliakie)

! Cave nicht zu verwechseln mit kongenitalem Laktasemangel (lebensbedrohliche Symptomatik nach Beginn des Stillens, schwere Diarrhö, Dehydration, Azidose).

- **Klinik**
- Bauchschmerzen
- Meteorismus
- Diarrhö

- **Diagnostik**
- Ernährungsanamnese
- H_2-Atemtest (bei der bakteriellen Fermentation von Kohlenhydraten im Darm entstehendes H_2 wird in der Ausatemluft gemessen: erhöht?), sensitivster Parameter zur Erfassung einer Laktosemalabsorption

- **Therapie**
- laktosearme Diät: Reduktion der Laktosezufuhr bis zur Symptomfreiheit
- Ernährungsberatung
- Kalziumsubstitution
- evtl. Laktasepräparate

9.4.4 Chronisch entzündliche Darmerkrankungen

- idiopathische entzündliche Erkrankungen des Gastrointestinaltraktes, chronisch rezidivierender Verlauf

Morbus Crohn

- kann den ganzen Gastrointestinaltrakt („mouth to anus") betreffen, überwiegend jedoch den distalen Dünndarm (Ileitis terminalis) und proximalen Dickdarm
- Inzidenz und Prävalenz zunehmend, ca. 2–5 pädiatrische Patienten/100.000 Einwohner, ca. 130 Erwachsene/100.000 Einwohner
- 30 % klinische Manifestation vor dem 18. Lebensjahr
- Ätiologie nicht vollständig geklärt, multifaktoriell: genetische Komponente, Umweltfaktoren, Infektionen führen zu einer inadäquaten und anhaltenden Aktivierung des intestinalen Immunsystems und spezifischer und unspezifischer Entzündungskaskaden
- Prognose abhängig von frühzeitiger Diagnosestellung, raschem Erreichen der anhaltenden Remission und Komplikationen

▪ **Klinik**

- intestinal:
  - (chronische) Bauchschmerzen
  - Gewichtsverlust, Wachstumsstillstand
  - (chronische) Diarrhö, selten blutig
  - aphthöse Ulzerationen, Stomatitis, Gingivitis
    - Cheilitis granulomatosa
  - perianale Hautveränderungen: Abszesse, Fissuren, Fisteln
  - Dysphagie/Odynophagie bei ösophagealer Beteiligung
  - typischerweise diskontinuierliche Verteilung der entzündlichen Veränderungen
- extraintestinal:
  - extraintestinale Symptome bei >40 % der Patienten, gehen der intestinalen Symptomatik gelegentlich um Jahre voraus
  - Fieber
  - Arthritis/Arthralgien
  - Erythema nodosum/Pyoderma gangraenosum, v. a. der Unterschenkel
  - Uveitis/Retinitis
  - Wachstumsverzögerung, verzögerte Pubertät
  - Osteoporose
  - Cholezystolithiasis
  - Pankreatitis
  - selten primär sklerosierende Cholangitis

▪ **Diagnostik**

- Laborwerte: Blutbild (Anämie, Leukozytose, Thrombozytose), erhöhte Entzündungszeichen (CRP, BSG), Hypoalbuminämie, Leber-/Nieren-/Pankreaswerte, Gerinnung
- mikrobiologische Stuhldiagnostik (u.a. Clostridien, Yersinien, Lamblien?)
- fäkales Calprotectin/Lactoferrin (jeweils erhöht)
- Sonographie (verdickte Darmwände, Lymphknoten, freie Flüssigkeit)
- Ileokoloskopie mit Stufenbiopsien/Histologie: tiefe Ulzerationen, Pflastersteinrelief (Fissuren und Ulzerationen zwischen intakter Mukosa), Strikturen, Abszesse, Fissuren, Fisteln, ileale Beteiligung, transmurale Entzündung, epitheloidzellige Granulome (in ca. 50 % nachweisbar);
- Ösophagogastroduodenoskopie mit Stufenbiopsien/Histologie
- Doppelkontrast-Hydro-MRT („MR-Enteroklysma"), ggf. Abdomen-CT bei Abszessverdacht
- Aktivitätsindizes zur Bestimmung der Krankheitsaktivität, auch im Verlauf, insbesondere PCDAI („Pediatric Crohns Disease Activity Index"), zusammengesetzt aus klinischer Symptomatik, Laborbefunden, körperlichem Untersuchungsbefund und extraintestinalen Manifestationen

! Cave Differenzialdiagnose: intestinale Tuberkulose, Yersiniose.

- Röntgen linke Hand: Knochenalter?
- jährliche augenärztliche Untersuchung (Iritis/Uveitis?)

Colitis ulcerosa

- meist kontinuierlicher Befall des unteren Gastrointestinaltraktes von distal, variable Ausdehnung
- Verhältnis M. Crohn zu Colitis ulcerosa ca: 2–3:1
- Ätiologie nicht vollständig geklärt, multifaktoriell (s. oben)
- Prognose abhängig von frühzeitiger Diagnosestellung, raschem Erreichen der anhaltenden Remission und Komplikationen

▪ Klinik

- körperlicher Untersuchungsbefund seltener auffällig als bei M. Crohn, Symptomatik aber dann oft typischer, daher diagnostische Latenz oft kürzer als bei M. Crohn
- häufig (>90 %) chronische blutige Diarrhö
- Leistungsknick
- Gewichtsverlust
- seltener Bauchschmerzen (Warnsignal: umschriebene Lokalisation)/Tenesmen
- ausnahmsweise Fieber und perianale Läsionen
- selten extraintestinale Manifestationen (s. oben), z. B. Augenbeteiligung bei <1 %, dennoch regelmäßige ophthalmologische Kontrolle
- primär sklerosierende Cholangitis (PSC) häufiger als bei M. Crohn, gelegentlich als sog. Overlap-Syndrom mit Autoimmunhepatitis, PSC und Colitis ulcerosa
- Pankreatitis
- fast nie Manifestationen im orofazialen Bereich
- langfristig erhöhtes Risiko für ein kolorektales Karzinom

▪ Diagnostik

- Laborwerte: Blutbild (Anämie, Leukozytose, Thrombozytose), erhöhte Entzündungszeichen (CRP, BSG), Hypoalbuminämie, Leber-/Nieren-/Pankreaswerte, Gerinnung
- mikrobiologische Stuhldiagnostik (Yersinien, Lamblien?)
- fäkales Calprotectin/Lactoferrin (jeweils erhöht)
- Sonographie (verdickte Darmwände, Lymphknoten, freie Flüssigkeit)
- Ileokoloskopie mit Stufenbiopsien/Histologie: kontinuierliches Verteilungsmuster von distal, verletzliche Schleimhaut, häufig entzündliche Pseudopolypen, Kryptenabszesse, auf Mukosa beschränkte Entzündung (69 % Pankolitis, 7 % subtotale Kolitis, 24 % Linksseitenkolitis), evtl. „Backwash-Ileitis" (3 %)
- ggf. Ösophagogastroduodenoskopie mit Stufenbiopsien/Histologie

- evtl. Doppelkontrast-Hydro-MRT („MR-Enteroklysma"), ggf. Abdomen-CT bei Abszessverdacht
- Aktivitätsindizes zur Bestimmung der Krankheitsaktivität, auch im Verlauf, insbesondere PUCAI („Pediatric Ulcerative Colitis Activity Index"), zusammengesetzt aus klinischer Symptomatik, Laborbefunden, körperlichem Untersuchungsbefund und extraintestinalen Manifestationen
- Röntgen linke Hand: Knochenalter?

Therapie chronisch-entzündlicher Darmerkrankungen

- Therapieziele: Remissions-Induktion/Remissionserhalt/altersentsprechende somatische und psychosoziale Entwicklung/ungestörte Schul- und Berufsausbildung
- individuelle Therapie unter Berücksichtigung von Befallmuster, Krankheitsaktivität und Alter
  - Ausgleich der chronischen Malnutrition (M. Crohn)
  - Minimierung von Nebenwirkungen, Lebensqualität
  - begleitende psychosoziale Therapie sinnvoll
- Stufen-/Kombinationstherapie
  - Aminosalizylate (Sulfasalazin, Mesalazin)
    - topisch oder systemisch
  - Glukokortikoide
    - Prednison/Prednisolon systemisch, nur zur Behandlung der akuten Entzündung, nicht zum Remissionserhalt bzw. zur Dauertherapie
    - oder Budenosid; bei distalem Befall auch topische Steroide als Klysmen oder Rektalschaum (Colitis ulcerosa)
  - Ernährungstherapie
    - ausschließliche enterale Ernährungstherapie mit bilanzierter Trinknahrung über 6–8 Wochen, gleiche Rate der Remissionsinduktion wie Steroide bei deutlich weniger Nebenwirkungen
    - primärer Einsatz bei Erstmanifestation mit mildem, moderatem Befall v. a. der Ileozökalregion (M. Crohn)
    - Effekt bei Colitis ulcerosa nicht ausreichend belegt, als Nahrungsergänzung im Einzelfall sinnvoll
  - Immunsuppressiva
    - Azathioprin/6-Mercaptopurin (Purinanaloga), v. a. bei schwerem Verlauf, zunehmend auch früh im Erkrankungsverlauf eingesetzt, Wirkungseintritt erst nach mehreren Wochen bis Monaten, regelmäßige Verlaufskontrollen aufgrund der Nebenwirkungen (toxische Knochenmarksuppression, Hepatopathie, akute Pankreatitis)
    - Methotrexat (Folsäureantagonist), unter Folsäuresubstitution
    - Cyclosporin A (Calcineurininhibitor), zur immunsuppressiven Therapieeskalation; bei schwerem therapierefrakrären

! Cave TPMT (Thiopurin-Methyltransferase)-Aktivität, falls erniedrigt, verminderter Abbau von Purinanaloga und damit erhöhte Nebenwirkungsrate.

Verlauf und zur Überbrückung des Zeitraums zwischen Therapiebeginn mit Azathioprin und dem Einsetzen dessen Wirksamkeit
  - Infliximab (chimärer Tumornekrosefaktor (TNF)-α-Antikörper), bei therapierefraktärem, steroiddependenten oder steroidresistenten Verlauf, auch zum Remissionserhalt geeignet, bei Komedikation mit Azathioprin wird ein erhöhtes Lymphomrisiko vermutet; regelmäßige intravenöse Applikation
  - Adalimumab (humaner TNF-α-Antikörper). Regelmäßige subkutane Applikation.
  - zahlreiche neue sog. Biologicals (u. a. Golimumab, Vedolizumab, Etrolizumab) in der klinischen Erprobung
- Antibiotika (Metronidazol, Ciprofloxazin)
  - je nach Symptomatik und entzündlicher Aktivität; Wirksamkeit auf die primäre Krankheitsaktivität nicht nachgewiesen
- chirurgische Therapie
  - erhebliches Rezidivrisiko auch nach primär erfolgreicher chirurgischer Therapie bei M. Crohn
  - bei Komplikationen (Fisteln, Abszesse, Strikturen) im Einzelfall indiziert
  - im Gegensatz zum M. Crohn ist eine Teil-, subtotale oder totale Kolektomie bei Colitis ulcerosa gelegentlich sehr erfolgreich und im Sinne der Krankheitsaktivität kurativ. Auch bei erfolgloser, maximaler medikamentöser Therapie oder unstillbarer Blutung (meist im Erwachsenenalter) in Anbetracht des Karzinomrisikos zu erwägen
  - meist Proktomukosektomie und Anlage eines ileoanalen Pouches mit Erhalt der Kontinuität des Gastrointestinaltraktes und der Kontinenz

! Cave Pouchitis.

9.4.5 Invagination

- „Einstülpung eines Darmabschnittes in sich selbst“, meist ileozökal (90 %)
- meist im Alter zwischen 4. Lebensmonat und 4. Lebensjahr, aber in jedem Alter möglich
- zahlreiche Ursachen: infektiöse Enteritis, mesenteriale Lymphknoten (als Führungspunkt), intestinale Polypen (häufige Erstmanifestation) oder Duplikaturen, Meckel-Divertikel, Tumoren

Klinik

- akut einsetzende kolikartige Schmerzen
- Würgen, Erbrechen
- Absetzen von blutigem Schleim

- tastbare „Walze" im rechten Unterbauch
- akutes Abdomen, Ileussymptomatik
- Kreislaufschock

Diagnostik

- Sonographie: Kokarde im Transversalschnitt, mesenteriale Lymphknoten, Darmwandverdickung
- ggf. Röntgen-Abdomenübersicht: Ileuszeichen ?

Therapie

! Cave Perforationsgefahr.

- hydrostatische Reposition mit wasserlöslichem Kontrastmittel unter Durchleuchtung
- ggf. chirurgische Therapie

9.4.6 Obstipation

- Prävalenz bei Kindern bis zu 35 %
- chronische Obstipation bei Symptomatik >3 Monate
- bei 90 % der Kinder ohne organische Ursache (habituelle Obstipation)

Klinik

! Cave paradoxe Diarrhö.

- seltener Stuhlgang
  - „Pressen" bei der Defäkation
  - harter und/oder großvolumiger Stuhl
  - Defäkationsschmerz, Analfissuren
  - Stuhleinhaltemanöver
  - Stuhlschmieren/sekundäre Enkopresis
- abdominelle Distension, tastbare Skybala
- chronisch rezidivierende Bauchschmerzen
- gelegentlich bis zum Ileus/akuten Abdomen

Diagnostik

> Memo rektal-digitale und neurologische Untersuchung obligat.

- Anamnese: Symptombeginn, Mekoniumabgang, Sauberkeitserziehung, Enkopresis, Enuresis
- klinische Untersuchung
  - Ernährungs-, Stuhl- und Beschwerdeprotokoll (Schmerzen, Blut- und Schleimbeimengungen, Form/Farbe/Geruch des Stuhls)
- Laborwerte: incl. Schilddrüsenparameter (TSH erhöht?), Zöliakie-Serologie mit Gesamt-IgA
- Schweißtest
- Sonographie des Abdomens
- evtl. Röntgen Abdomen-Übersicht (Stuhl/Luft-Verteilung?)
- evtl. Kolon-Kontrasteinlauf (Megakolon?)
- bei Verdacht auf M. Hirschsprung: tiefe Rektumbiopsie (Aganglionose?)

- **Therapie**
  - Aufklärung („Teufelskreis"), Erlernen eines normalen Defäkationsrhythmus, Ausnutzung des gastrokolischen Reflexes
  - Ernährungsberatung (optimierte Mischkost, ausreichend Flüssigkeit, Ballaststoffe)
  - initiale Desimpaktation, ggf. in Sedierung
  - Dauerbehandlung zur Vermeidung erneuter Stuhlakkumulation (Polyethylenglykol), möglichst ohne regelmäßige anale Irritationen
  - Hautpflege bei Analfissuren, evtl. mit lokalanästhetischer Creme
  - ggf. Behandlung der Grundkrankheit

! Cave Meteorismus als Nebenwirkung der osmotischen Laxanzien (Laktulose).

9.5 Erkrankungen der Leber und Gallenwege

9.5.1 Hyperbilirubinämie

- Erhöhung der Bilirubinkonzentration im Blut
- nach Konjugation des indirekten Bilirubins im RES der Hepatozyten Bilirubinfreisetzung in konjugierter (direktes Bilirubin) Form in die Galle
- Ursachen der indirekten Hyperbilirubinämie: Neugeborenen-Hyperbilirubinämie, Hämolyse, Rhabdomyolyse, Hepatitis (▶ Abschn. 9.5.3), Leberzirrhose (▶ Abschn. 9.5.5), Cholangitis, Salmonellose, Intoxikation, Gilbert-Syndrom, Crigler-Najjar-Syndrom, Dubin-Johnson-Syndrom
- Ursachen der direkten Hyperbilirubinämie: Cholestase, Cholelithiasis, Pankreatitis (▶ Abschn. 9.3.1), Gallengangatresie

- **Klinik**
  - Ikterus
  - Pruritus
  - entfärbter Stuhl
  - dunkel gefärbter Urin

- **Diagnostik**
  - Bestimmung von Gesamtbilirubin, indirektem und direktem Bilirubin

- **Therapie**
  - Behandlung der Grundkrankheit

9.5.2 Extrahepatische Gallengangatresie

- konnataler Verschluss außerhalb der Leber gelegener Abschnitte des Gallengangsystems
- selten, Inzidenz ca. 1:18.000 Neugeborene
- Ätiologie unbekannt

- **Klinik**
  - Ikterus (Icterus prolongatus?)
  - entfärbter (acholischer) Stuhl
  - dunkler, bzw. gefärbter Urin
  - Hepatomegalie
  - im Verlauf Splenomegalie und Aszites (portale Hypertension)
  - Juckreiz

> Memo Neugeborene.

- **Diagnostik**
  - Laborwerte: Bilirubin (Gesamt-, direkt und indirekt, jeweils erhöht, Anteil des direkten Bilirubins deutlich erhöht), Blutbild, Leberwerte, Gallensäuren, alkalische Phosphatase
  - Nüchtern-Sonographie der Leber- und Gallewege (Gallenblase darstellbar? Echogenität erhöht?)
  - ggf. hepatobiliäre Sequenzszintigraphie (Exkretion von Galle in den Darm?)
  - ggf. ERCP (endoskopische retrograde Cholangiopankreatikographie), MRCP (Darstellung der Gallewege)
  - Leberbiopsie mit Histologie

> Memo Diagnose muss innerhalb der ersten 6 Lebenswochen gestellt werden, um eine irreversible Schädigung der Leber zu vermeiden.

- **Therapie**
  - operativ: Hepatoporto-Enterostomie nach Kasai (Wiederherstellung des Galleflusses durch seitliche Verbindung einer Darmschlinge mit der offenen Leberpforte)
  - evtl. Ursodesoxycholsäure (kann den Gallefluss verbessern)
  - Therapie des chologenen Pruritus
    - evtl. Enzyminduktion (Phenobarbital, Rifampicin)
    - evtl. intestinale Gallebinder (Colestyramin)
  - Lebertransplantation (bei verspäteter Diagnose, primärem Versagen der Kasai-Operation oder bei zunehmender Leberzirrhose)

9.5.3 Virushepatitis

Hepatitis A

- RNA-Virus
- endemisch in Ländern mit niedrigem sozioökonomischen Status, Durchseuchung bei Erwachsenen hier bis zu 100 %
- in westlichen Industrieländern eher Erkrankung des Erwachsenenalters, typische Reisekrankheit, Prävalenz bei Kindern <10 %
- Übertragung in der Regel fäkal-oral durch kontaminiertes Wasser, verunreinigte Lebensmittel oder direkten Kontakt mit Infizierten
- Inkubationszeit 2–7 Wochen

- **Klinik**
- häufig asymptomatisch, keine Chronifizierung, keine dauerhaften Leberschäden
- uncharakteristisch: Übelkeit, Erbrechen, Durchfall, Bauchschmerzen
- Ikterus, Fieber, Müdigkeit
- Dauer meist 2–4 Wochen, selbstlimitierend, protrahierter oder fulminanter Verlauf selten

- **Diagnostik**
- Laborwerte: Blutbild (Leukozytose?); Leberwerte, Bilirubin, Gallensäuren (jeweils erhöht?)
- serologischer Nachweis von Anti-HAV-Antikörpern
- Sonographie Leber und Gallenwege (Echoinhomogenität, Zirrhosezeichen?)

- **Therapie**
- symptomatisch
- Meldepflicht
- Aufklärung/hygienische Maßnahmen
- Prophylaxe durch aktive Immunisierung

Hepatitis B

- DNA-Virus
- weltweit ca. 250 Mio. chronische HBsAG-Träger als persistierende Infektionsquelle
- Übertragung bei Kindern überwiegend mittels vertikaler Infektion, horizontale Infektion v. a. durch ungeschützten Geschlechtsverkehr, parenterale Infektion durch Blutprodukte inzwischen selten
- Inkubationszeit 40–180 Tage

- **Klinik**
- akute oder chronisch verlaufende Lebererkrankung
  - akute Infektion oft asymptomatisch
  - uncharakteristisch: Übelkeit, Erbrechen, Durchfall, Bauchschmerzen
- Ikterus, Fieber, Müdigkeit
- selten extrahepatische Begleitsymptome: Arthralgien, Myalgien, Exanthem
- Dauer meist 3–6 Wochen
  - fulminanter Verlauf einer akuten Hepatitis B bei 1 %
  - Chronifizierung altersabhängig 10–90 %
- Komplikationen der chronischen Hepatitis B: Leberzirrhose (► Abschn. 9.5.5), Leberkarzinom

> Memo regelmäßige Kontrollen: Serokonversion von HBeAG zu Anti-HBe bzw. von HBsAG zu Anti-HBs?

- **Diagnostik**
- Laborwerte: Blutbild (Leukozytose?); Leberwerte, Bilirubin, Gallensäuren (jeweils erhöht?)
- serologischer Nachweis von HBsAG, HBeAG, Anti-HBs-Anti-HBe- und Anti-HBc-Antikörpern; HBV-DNA quantitativ mittels PCR
- Sonographie Leber und Gallenwege (Echoinhomogenität, Zirrhosezeichen?)
- ggf. Leberbiopsie mit Histologie (Zirrhose, Fibrose?)

- **Therapie**
- akute Hepatitis B: symptomatisch
- chronische Hepatitis B (HBs-AG-Persistenz >6 Monate): pegyliertes Interferon-α oder Tenofovir (ab 12. Lebensjahr) oder Entecavir (ab 6. Lebensjahr)
- Meldepflicht
- Aufklärung/hygienische Maßnahmen
- Prophylaxe durch aktive (STIKO-Empfehlung) und ggf. passive Immunisierung

Hepatitis C

- RNA-Virus
- Prävalenz in Deutschland 0,4 % chronische HCV-Infektion
- Chronifizierung 60–80 %
- Übertragung durch Blutprodukte (selten) oder vertikal
- Inkubationszeit variabel, im Mittel 8 Wochen

- **Klinik**
- häufig asymptomatisch
- uncharakteristisch: Übelkeit, Erbrechen, Durchfall, Bauchschmerzen
- Ikterus, Fieber, Müdigkeit
- extrahepatische Begleitsymptome möglich
- akuter Verlauf selten
- Komplikationen der chronischen Hepatitis C: Leberzirrhose, Leberkarzinom

- **Diagnostik**
- Laborwerte: Blutbild (Leukozytose?); Leberwerte, Bilirubin, Gallensäuren (jeweils erhöht?)
- serologischer Nachweis von Anti-HCV-Antikörpern; HCV-RNA quantitativ mittels PCR; Genotypisierung
- Sonographie Leber und Gallenwege (Echoinhomogenität, Zirrhosezeichen?)
- ggf. Leberbiopsie mit Histologie (Zirrhose, Fibrose?)

> Memo regelmäßige Kontrollen: HCV-RNA-Persistenz?

- **Therapie**
  - unbehandelt >60 % chronischer Verlauf
  - Meldepflicht
  - bei nachgewiesener akuter Hepatitis C: pegyliertes Interferon-α über 3–6 Monate
  - chronische Hepatitis C (HCV-RNA-Nachweis >6 Monate): pegyliertes Interferon-α und Ribavirin
  - Zulassungsstudien mit Sofosbuvir (sowie zahlreichen anderen neuen Präparaten) und Ribavirin laufen, Ziel: Interferon-freie Behandlung
  - bisher keine aktive Immunisierung

Hepatitis D

- defektes RNA-Virus
- Ko-Infektion chronischer HBs-AG-Träger
- verschlechtert die Prognose einer Hepatitis B
- Inkubationszeit 2–8 Wochen

- **Klinik**
  - meist asymptomatisch
  - akuter Verlauf sehr selten
  - Dauer meist 2–4 Wochen

- **Diagnostik**
  - Laborwerte: Blutbild (Leukozytose?); Leberwerte, Bilirubin, Gallensäuren (jeweils erhöht?)
  - serologischer Nachweis von Anti-HDV-Antikörpern; HDV-RNA mittels PCR
  - Sonographie Leber und Gallenwege (Echoinhomogenität, Zirrhosezeichen?)
  - ggf. Leberbiopsie mit Histologie (Zirrhose, Fibrose?)

- **Therapie**
  - symptomatisch im Rahmen der Hepatitis B
  - Meldepflicht
  - bisher keine aktive Immunisierung, Prophylaxe durch Hepatitis-B-Impfung

Hepatitis E

- RNA-Virus
- in westlichen Industrieländern selten, Reisekrankheit
- Übertragung in der Regel fäkal-oral durch kontaminiertes Wasser, verunreinigte Lebensmittel oder direkten Kontakt mit Infizierten
- Inkubationszeit 20–75 Tage

- **Klinik**
  - häufig asymptomatisch, keine Chronifizierung, keine dauerhaften Leberschäden
  - uncharakteristisch: Übelkeit, Erbrechen, Durchfall, Bauchschmerzen
  - Ikterus, Fieber, Müdigkeit
  - Dauer meist 2–3 Wochen

- **Diagnostik**
  - Laborwerte: Blutbild (Leukozytose?); Leberwerte, Bilirubin, Gallensäuren (jeweils erhöht?)
  - serologischer Nachweis von Anti-HEV-Antikörpern; HEV-RNA mittels PCR
  - Sonographie Leber und Gallenwege (Echoinhomogenität, Zirrhosezeichen?)

- **Therapie**
  - symptomatisch
  - Meldepflicht
  - bisher keine aktive Immunisierung

9.5.4 Autoimmunhepatitis

- selten, Prävalenz 1:1 Mio
- chronisch aktive Hepatitis unklarer Genese mit fortschreitender Zerstörung des Leberparenchyms
- serologische und histologische Überlappung mit primär sklerosierender Cholangitis (Overlap-Syndrom) möglich

- **Klinik**
  - kann lange Zeit silent verlaufen, daher bei der Diagnosestellung häufig schon erhebliche Leberzellschädigung/ Leberzirrhose
  - uncharakteristisch: Übelkeit, Erbrechen, Durchfall, Bauchschmerzen
  - Ikterus, Hepatosplenomegalie, Fieber, Müdigkeit
  - extrahepatische Begleiterkrankungen möglich
  - bei längerem Verlauf „lebertypische" Hautveränderungen
  - fulminanter Verlauf selten
  - hohe Rezidivrate

> Memo Leberbiopsie mit Histologie obligat (lymphoplasmazytäre Infiltration, Zirrhose?).

- **Diagnostik**
  - Laborwerte: Blutbild (Leukozytose?); Leberwerte, Bilirubin, Gallensäuren (jeweils erhöht?)
  - Gesamt-IgG (deutlich erhöht)
  - Auto-Antikörper: ANA (Typ 1), LKM1 (Typ 2), SMA, SLA/LP, LC1 (jeweils erhöht)

- Sonographie Leber und Gallenwege (Echoinhomogenität, Zirrhosezeichen?)

- **Therapie**
- Immunsuppression: Steroide und Azathioprin, auch bei Rezidivfreiheit über längeren Zeitraum (5 Jahre); ggf. Cyclosporin
- ggf. Lebertransplantation

9.5.5 Leberzirrhose

- WHO: diffuser Umbauprozess mit Ersatz der ursprünglichen Leberarchitektur durch Fibrose, Nekrose und Bildung nodulärer Strukturen
- Endstadium praktisch aller schweren progressiven Lebererkrankungen
- zahlreiche Ursachen: u. a. Gallengangmalformationen (z. B. Gallengangatresie), Infektionen (z. B. Hepatitis B), Autoimmunerkrankungen (z. B. Autoimmunhepatitis), vaskuläre Erkrankungen (z. B. angeborene Herzfehler), Stoffwechselerkrankungen (z. B. M. Wilson), toxisch

- **Klinik**
- Zeichen der zunehmenden Leberzellschädigung und -funktionsstörung:
  - Blutungen, Koagulopathie
  - Aszites
  - Cholestase
- Hepatosplenomegalie
- portale Hypertension durch Anstieg des Widerstands in den intrahepatischen Blutgefäßen mit Bildung von Kollateralkreisläufen
  - Ösophagus-/Fundusvarizen
  - Caput medusae: kutane, periumbilikale Kollateralenbildung
- hepatopulmonales Syndrom mit Belastungsdyspnoe und Zyanose
- hepatorenales Syndrom mit progressiver renaler Insuffizienz
- endokrine Veränderungen
- hepatische Enzephalopathie

- **Diagnostik**
- entsprechend der Grundkrankheit, globale Leberleistung reduziert
- Leberbiopsie mit Histologie

! Cave erhöhtes Komplikations- und Blutungsrisiko.

- **Therapie**
- entsprechend der Grundkrankheit
- supportive Maßnahmen/Substitution
- ggf. Lebertransplantation

9.5.6 Morbus Wilson

- Synonym: hepatolentikuläre Degeneration
- autosomal-rezessive Stoffwechselerkrankung (Mutation auf Chromosom 13)
- Störung der biliären Kupfersekretion und der Sekretion in das Plasma (Coeruloplasmin-gebunden)
- erhöhte (toxische) Kupferbeladung der Hepatozyten
- Syntheseverminderung des Kupfertransportproteins Coeruloplasmin, damit vermehrte Bindung an Albumin, Einlagerung in Organe und vermehrte Ausscheidung im Urin
- pathologische Speicherung von Kupfer in Leber, ZNS (incl. Augen), Nieren, Blut und anderen Organen

Klinik

- Folgen der Kupfertoxizität, gelegentlich sehr uncharakteristisch
- Hepatopathie, Leberzirrhose
- Ikterus, Pruritus, Blutungsneigung, Hämolyse, Aszites, portale Hypertension, hepatische Enzephalopathie, Leberversagen
- Kaiser-Fleischer-Kornealring (Kupferablagerung in der Kornea)
- evtl. neuropsychiatrische Symptome
- Nierenbeteiligung
- Skelettbeteiligung mit Knochendemineralisation
- Herzrhythmusstörungen, Kardiomyopathie

Diagnostik

- Laborwerte: Blutbild, Leberwerte, Bilirubin, Gerinnung und nach klinischer Symptomatik
- Coeruloplasmin im Serum (erniedrigt)
- Kupfer im Serum (oft erhöht)
- Kupferausscheidung im 24-h-Sammelurin (deutlich erhöht)
- Penicillamin-Belastungstest (bei uneindeutigen Befunden: Kupfer im Urin deutlich erhöht)
- Leberbiopsie mit Histologie UND Bestimmung des Kupfergehaltes im Trockengewicht (deutlich erhöht)
- ggf. Mutationsanalyse (ATP7B bzw. „Wilson-Gen" auf Chromosom 13)

Therapie

- Chelatbildner: D-Penicillamin, Triethylentetramin zur Kupferelimination
- ev. Zink zur Reduktion der Kupferaufnahme im Darm
- Therapie der Begleiterkrankungen
- evtl. im fortgeschrittenen Stadium: Lebertransplantation

> Memo Therapie des Pruritus kann sehr unbefriedigend sein.

9.5.7 Akutes Leberversagen

- Definition im Kindesalter: schwere Beeinträchtigung der Leberfunktion mit Hyperbilirubinämie (▶ Abschn. 9.5.1), Lebersynthesestörung und Transaminasenerhöhung innerhalb von 8 Wochen bei Patienten ohne vorher bekannte Lebererkrankung, unabhängig vom Vorliegen einer Enzephalopathie
- selten, schlechte Prognose (Letalität 70–95 %)
- zahlreiche Ursachen: infektiös (z. B. Hepatitis B, ▶ Abschn. 9.5.3), Stoffwechselerkrankungen (z. B. M. Wilson, ▶ Abschn. 9.5.6), (Arzneimittel-)toxisch (z. B. Paracetamol, Valproat, Methotrexat), Autoimmunerkrankungen (z. B. Autoimmunhepatitis, ▶ Abschn. 9.5.4), ischämische Ursachen (z. B. akuter Kreislaufschock), infiltrativ (z. B. Leukämie), traumatisch, Reye-Syndrom (akutes Leberversagen letztlich unklarer Ursache, möglicherweise durch Einnahme von Azetylsalizylsäure nach vorangegangenem akuten Virusinfekt, mit Enzephalopathie und mikrovesikuläre Lebersteatose)

Klinik

- Zeichen der akuten Leberinsuffizienz (s. o.)

Diagnostik

- Laborwerte (▶ Abschn. 9.5.5): Blutbild, Leberwerte, Bilirubin, Gerinnung, Elektrolyte, Retentionswerte, Ammoniak, Laktat, Lipase
- Virus-Serologie (virale Hepatitis?)
- ggf. Lumbalpunktion (Differenzialdiagnose: nicht-hepatische Enzephalitis)
- Sonographie von Abdomen und ggf. Schädel
- Echokardiographie (Pumpfunktion?)
- Röntgen-Thorax (Kardiomegalie, pulmonale Stauung?)
- EEG (bei Enzephalopathie)
- kraniale CT/MRT (bei Enzephalopathie)

! Cave Leberbiopsie mit deutlich erhöhtem Blutungsrisiko verbunden.

Therapie

- frühzeitige, rasche und „aggressive" supportive intensivmedizinische Behandlung
- evtl. „systemische Detoxifikation" durch „Leber-Dialyse"-Verfahren
- spezifische Therapie der Grundkrankheit
- „High-urgency"-Lebertransplantation

Tag 4: Nephrologie und Urogenitalerkrankungen

C. Stollbrink-Peschgens

B. Karges, N. Wagner (Hrsg.), *Pädiatrie in 5 Tagen*, Springer-Lehrbuch,
DOI 10.1007/978-3-662-52813-6_10

10.1 Fehlbildungen der Niere und ableitenden Harnwege

10.1.1 Entwicklungsstörungen

Ureteropelvine Stenose („Ureterabgangsstenose")

- Einengung des ureteropelvinen Übergangs durch kongenitale Texturstörung des Harnleiters (intrinsische Stenose) oder Einengung des Ureters von außen durch aberrierendes Polgefäß (extrinsische Stenose)

Klinik

- häufig (solange kompensiert) stumm
- sonst tastbare Raumforderung, Harnwegsinfekte, Oberbauch- oder Flankenschmerzen, Nierensteine

Diagnostik

- Sonographie, oft bereits pränatal
- Isotopennephrographie (ING) zur Beurteilung der Nierenfunktion in der seitengetrennten Clearance und des Abflusses aus der betroffenen Niere mit Furosemidtest (relevante Abflussstörung im Sinne einer operationsbedürftigen Stenose?)
- Magnetresonanz-Uro-Angiogramm (MRT) zur Beurteilung des pyeloureteralen Überganges (v. a. Darstellung des aberrierenden Gefäßes bei Verdacht auf extrinsische Stenose)

> Memo Die i.v. Urographie ist in der Diagnostik der ureteropelvinen Stenose obsolet, da bessere („strahlensparende«) Diagnosemethoden (ING, MRT) zur Verfügung stehen.

Therapie

- bei konnataler Ureterabgangsstenose häufig keine Therapie, sondern „kontrolliertes Zuwarten" unter sonographischer Kontrolle möglich, da ein großer Teil der angeborenen Ureterabgangsstenosen im Verlauf spontan „maturiert"
- Operation nur im Fall der nachgewiesenen Obstruktion (= relevante, die Nierenfunktion auf Dauer schädigende Abflussbehinderung)
- falls operative Therapie: Pyeloplastik, in der Regel nach Anderson-Hynes

! Cave Bei Pyonephrose ist zur kurzfristigen Entlastung des Nierenbeckenkelchsystems die perkutane Nephrostomie dringend indiziert.

Megaureter

- Dilatation des Harnleiters
- primärer Megaureter durch Störungen in der Muskelfaseranordnung und im Kollagengehalt des vesikoureteralen Übergangs mit prävesikal engem Segment (obstruktiver Megaureter)
- sekundärer Megaureter durch Störungen der Blase oder Harnröhre (neurogene Blase, Harnröhrenklappe) oder durch vesikoureteralen Reflux

- nicht-obstruktiver, nicht-refluxiver Megaureter ohne fassbare Anomalie im pyeloureteralen Übergang (spontane „Maturation") in hohem Prozentsatz

▪ **Klinik**
- Harnwegsinfekte
- Bauch-und Flankenschmerzen
- Nierensteine

▪ **Diagnostik**
- Sonographie (häufig schon pränatal diagnostiziert)
- Isotopennephrographie (Nierenfunktionsbestimmung, Abflusskinetik)
- MR-Urographie (Klärung der Anatomie des vesikoureteralen Überganges, ektope Mündung?)

> Memo Bei Doppelnieren mit Megaureter gehört dieser zum oberen Nierenanteil und mündet häufig dystop, evtl. auch außerhalb der Harnblase (Meyer-Weigert-Regel).

▪ **Therapie**
- beim primär-obstruktiven Megaureter: operative Harnleiter-Neueinpflanzung
- beim sekundären Megaureter: Beseitigung der zugrunde liegenden Pathologie (Inzision einer Harnröhrenklappe, Normalisierung der Blasenfunktion)
- beim nicht-obstruktiven, nicht-refluxiven Megaureter: Zuwarten unter sonographischer Verlaufskontrolle und antibiotischer (Langzeit-)Prophylaxe

Ureterozele

- zystische Aufweitung des distalen intravesikalen Uretersegmentes
- intravesikale Ureterozelen: Ostium der Ureterozele in der Blase
- extravesikale Ureterozelen: Ostium im Bereich des Blasenhalses oder der Urethra

▪ **Klinik**
- Harnwegsinfekte
- Konkrementbildungen
- Bauchschmerzen
- tastbare Raumforderung

! Cave Ureterozelenprolaps in die Urethra (bei ektoper Form) kann zum Harnverhalt führen (Neonaten, kleine Säuglinge).

▪ **Diagnostik**
- Sonographie
- Miktionszysturethrogramm
- Isotopennephrogramm oder DMSA (Dimercaptosuccinat)-Szintigraphie (bei Doppelnieren) zur Bestimmung des Funktionsanteils des Nierenoberpols zur Therapieplanung (Erhalt oder Resektion)

- **Therapie**
  - minimalinvasiver Eingriff beim Neonaten: Ureterozelenpunktion zur Schaffung eines sofortigen Abflusses
  - später in der Regel Ureterozelenexzision und Harnleiterneueinpflanzung, bei Doppelsystemen abhängig von der Funktion des zugehörigen Oberpols auch Heminephroureterektomie

Vesikoureteraler Reflux

- intermittierender Rückfluss von Blasenurin in die Harnleiter/Nierenbecken
- primärer vesikoureteraler Reflux: angeboren in Folge einer Ostieninkompetenz (bedingt u. a. durch z. B. unzureichende Länge des intramuralen, submukösen Ureteranteils)
- sekundärer vesikoureteraler Reflux: Folge einer pathologischen Druckerhöhung in der Harnblase (z. B. bei Harnröhrenklappe, Meatusstenose, Detrusor-Sphinkter-Dyskoordination, neurogene Blase bei Myelozele u. Ä.)
- pränatale Beeinträchtigung der Nierendifferenzierung möglich → konnatale Nierendysplasie
- bei zusätzlich vorliegender infravesikaler Abflussstörung (Harnröhrenklappen) Druckschädigung des Nierenparenchyms durch „Wasserhammereffekt" möglich
- Reflux in Kombination mit Harnwegsinfekten → Pyelonephritis → pyelonephritische Nierennarben → Niereninsuffizienz
- Refluxinzidenz bei gesunden Kindern unklar, bei Patienten mit Pyelonephritiden bis zu 50 %. Je jünger ein Patient mit Pyelonephritis, desto höher ist die Wahrscheinlichkeit, dass ein vesikoureteraler Reflux vorliegt!

> Memo Das Vollbild des Refluxschadens ist die Refluxnephropathie, die zur Dialysepflichtigkeit führen kann.

- **Klinik**
  - keine charakteristischen Symptome, aber häufiger febrile Harnwegsinfekte

- **Diagnostik**
  - „Goldstandard" → Miktionszysturethrogramm („MCU") über transurethralen oder suprapubischen Zugang, dabei Graduierung des Refluxes nach Pakkulainen in 5 Grade und Darstellung der Harnröhre
  - alternativ („strahlenfrei") sonographische Refluxprüfung mittels spezieller Kontrastmittel, die Gasbläschen enthalten (allerdings keine Refluxgraduierung möglich, Nachweis niedriggradiger Refluxe unsicher, keine Harnröhrendarstellung)
  - Isotopenzystographie mit z. B. Technetium-MAG3 mit Gamma-Kamera über dem Nierenbecken nach transurethraler Blasenfüllung
  - indirekte Isotopenzystographie nach Injektion des Nuklides intravenös, Abwarten einer Blasenfüllung und möglichst Miktion

> Memo Immer refluxbegünstigende Faktoren wie z. B. pathologisches Wasserlassverhalten (Miktionsaufschub, verspannte Miktion, chronische Obstipation) aktiv erfragen!

des Kindes mit Registrierung eines (erneuten) Aktivitätsanstiegs über dem Nierenbecken
- Nachweis von Nierennarben: DMSA-Szintigraphie gut geeignet, Narben erscheinen als Speicherdefekte
- i.v. Pyelographie zur Beurteilung von Nierennarben ist bei Anwendung der o. g. Untersuchungsmethoden obsolet (hohe Strahlenbelastung, Nierennarben erst spät erkennbar, Kontrastmittelzwischenfälle)

- **Therapie**
- da „Refluxmaturation" (spontanes Ausheilen des Refluxes) in vielen Fällen konservatives wie auch operatives Procedere denkbar
- nicht-operatives Refluxmanagement
  - längerfristige Antibiotikaprophylaxe mit z. B. Trimethoprim oder Nitrofurantoin bis zur Ausheilung
  - alternativ konsequente sofortige Diagnostik/Behandlung von Harnwegsinfekten
  - falls erforderlich: Normalisierung eines pathologischen Miktionsverhaltens (z. B. bei Miktionsaufschub)
  - Normalisierung pathologischer Detrusordrücke: Resektion einer Harnröhrenklappe, Biofeedbackbehandlung einer Detrusor-Sphinkter-Dyskoordination
- operative Refluxbehandlung (Antirefluxplastik) indiziert u. a. bei Compliance-Problemen, nicht maturierenden Refluxen, wiederholten Durchbruchsinfekten u. ä.
- verschiedene operative Verfahren je nach Refluxgrad, Vorliegen zusätzlicher Fehlbildungen etc. möglich
- häufigste gebräuchliche Verfahren Antirefluxplastik nach Lich-Gregoir, Cohen, Politano-Leadbetter, Psoas-Hitch
- alternativ „Refluxunterspritzung" durch Applikation eines Polsters von z. B. Hyaluronsäure unter das betroffene Ostium, bei hochgradigen Refluxen aber häufig Zweit-/Mehrfachunterspritzung erforderlich, auch hier Vollnarkose für Endoskopie der Blase erforderlich.

> Memo Regelmäßige Urinkontrollen, sonographische Kontrollen des Nierenwachstums sowie bei Bedarf DMSA-Szintigraphiekontrollen und erneute Refluxprüfungen gehören zur Nachsorge bei versikoureteralem Reflux und konservativem Procedere.

! Cave Konservatives Procedere setzt elterliche Compliance voraus! Ist diese nicht gegeben, operative Behandlung anstreben!

Harnröhrenklappen

- das Harnröhrenlumen verlegende Schleimhautsegel (embryonale Entwicklungsstörung) mit konsekutiver Harnabflusstörung unterschiedlichen Ausmaßes (konnatale Niereninsuffizienz möglich)
- Klassifikation der (häufigeren) hinteren Klappen in 3 Typen nach Young

- **Klinik**
- pränatal beidseits Hydronephrose, ggf. mit Oligohydramnion
- bei Geburt tastbare Harnblase, Harnverhalt, Harnstauungsnieren, Niereninsuffizienz, Harnwegsinfektion

! Cave pränatale Behandlung (vesikoamnialer Shunt) keine Routinemaßnahme, Erfahrung auf einzelne Zentren begrenzt, hohes Operationsrisiko!

> Memo Prognostisch wichtig ist der Kreatininwert am Ende des ersten Lebensjahres, der idealerweise <1 mg/dl sein sollte!

- **Diagnostik**
  - Sonographie
  - Miktionszysturethrographie (über suprapubischen Zugang)
  - Isotopennephrogramm (Nierenfunktion, Abflussverhältnisse)

- **Therapie**
  - neonatale Therapie: als minimal-invasiver Eingriff suprapubische Harnableitung (Cystofix)
  - endoskopische Klappeninzision
  - bei Fortbestehen der Harnstauung ggf. auch passagere Nephrostomieanlage

Zystische Nierenerkrankungen

- polyzystische Nieren vom autosomal dominanten Typ (ADPKD)
- Inzidenz 1:1.000, Vererbung autosomal-dominant
- Nieren haben Zysten verschiedenen Durchmessers, pathoanatomisch können alle Nierenstrukturen betroffen sein (Glomeruli, Tubuli, Sammelrohre)
- Nieren mit unregelmäßiger, höckeriger Oberfläche
- Zystenbildungen auch in anderen Organen möglich (Leber, Pankreas, Milz), ggf. Kombination mit Aneurysmen von Hirnarterien

- **Klinik**
  - Manifestation meist bei Erwachsenen zwischen 30 und 50 Jahren mit Flankenschmerzen, Hämaturie, Nierensteinen, Harnwegsinfekten, Hypertonie oft schon früher, aber auch Manifestationen im Kindesalter möglich (selten)

! Cave Diagnose bei jüngeren Patienten in der Regel sonographisch nicht zu stellen, da Manifestation typischerweise im 3.–4. Dezennium, d. h. Betroffene haben häufig schon eigene Kinder mit 50 % Wiederholungsrisiko.

- **Diagnostik**
  - in der Regel mittels Sonographie (falls möglich, auch Eltern untersuchen!)
  - in Zweifelsfällen Nierenbiopsie/Histologie
  - u. U. humangenetische Diagnostik (keine Routine!) >PKD1/PKD2-Gen

- **Therapie**
  - Hypertoniebehandlung
  - Dialyse
  - Nierentransplantation

> Memo Eine Leberfibrose mit portaler Betonung gehört immer mit zum Krankheitsbild! Da die Hepatozyten nicht betroffen sind, kann die Leberfunktion lange ungestört erscheinen. Es entsteht auf die Dauer aber eine portale Hypertension.

Polyzystische Nieren vom autosomal-rezessiven Typ (ARPKD)

- Inzidenz mindestens 1:20.000, wahrscheinlich häufiger, Vererbung autosomal-rezessiv
- zystische Veränderungen auf der Ebene der Sammelrohre, Glomeruli normal, deshalb Niereninsuffizienz nicht obligat

■ **Klinik**

- bei Geburt massiv vergrößerte, das Abdomen auftreibende Nieren
- bei einem Teil der Kinder Lungenhypoplasie, die in der Regel unter dem Bild des respiratorischen Versagens rasch zum Tod führt
- renale Hypertonie (oft massiv und schwer einstellbar)
- Leberbeteiligung im Sinne einer portalen Hypertension mit Ösöphagusvarizen etc. typischerweise erst im 2. Dezennium bemerkbar
- Niereninsuffizienz

■ **Diagnostik**

- in der Regel sonographisch (auch Eltern untersuchen, die ohne pathologischen Befund sein sollten)
- in Zweifelsfällen Biopsie von Niere und Leber (!)
- Pränataldiagnostik
  - Nierenauffälligkeiten bei der ARPKD sonographisch erst spät (ca. ab der 24. SSW) zu diagnostizieren
  - molekulargenetische Diagnostik bei nachfolgenden Geschwistern von betroffenen Kindern möglich

■ **Therapie**

- medikamentöse Einstellung der Hypertonie oft schwierig, manchmal bei massivem, therapierefraktären Verlauf Nephrektomie beidseits notwendig
- Dialyse, Nierentransplantation

Multizystisch-dysplastische Niere

- einseitig, da bilaterales Auftreten nicht mit dem Leben vereinbar
- Ursache fehlerhafte Differenzierung, (meist) kein Gendefekt
- gruppierte, unterschiedlich große Zysten ohne nennenswertes Parenchym, zugehöriger Harnleiter atretisch, szintigraphisch stumme Niere
- kontralaterale Niere häufiger von Reflux oder Ureterabgangsstenose betroffen

■ **Klinik**

- häufig klinisch stumm
- Zufallsbefund im Sonoscreening
- seltener tastbare Raumforderung

■ **Diagnostik**

- in der Regel sonographisch
- ggf. zusätzlich Nierenszintigraphie zum Nachweis der Funktionslosigkeit
- sehr selten Abgrenzung zu malignen Tumoren mittels Entfernung/Histologie erforderlich

Tab. 10.1 Verschiedene Formen der Harnwegsinfektionen (HWI)

Afebriler HWI	Zystitis
Febriler HWI	Pyelonephritis
Unkomplizierter HWI	Ohne Vorliegen von Fehlbildungen
Komplizierter HWI	Mit Vorliegen von Fehlbildungen
Asymptomatisch	Ohne klinische Symptome
Symptomatisch	Mit klinischen Symptomen

> Memo Oft „involutiert" die multizystisch-dysplastische Niere derart, dass sie später nicht mehr darstellbar ist. Lediglich die Anamnese erlaubt dann klinisch noch die Abgrenzung von der primären Nierenagenesie.

Therapie

- meist nicht erforderlich, aber Überwachung einer regelrechten Entwicklung der kontralateralen Niere
- falls (sehr selten) Hypertonieentwicklung: Nephrektomie

10.2 Harnwegsinfektionen, Pyelonephritis, Hydronephrose

- Vorkommen von Mikroorganismen im Harntrakt (Bakterien, Viren, Pilze)
- verschiedene Einteilungen gebräuchlich (Tab. 10.1)
- asymptomatische Bakteriurie: Keime im Urin nachweisbar, aber keine begleitende Entzündungsreaktion im Sinne einer Leukozyturie.
- Durchbruchsinfekt: HWI unter einer antibiotischen Prophylaxe
- Infektionsweg meist aszendierend (Darmkeime), bei jüngeren Kindern auch hämatogen
- Erreger: in ca. 80 % E. coli
- Risikofaktoren für HWI-Entwicklung:
  - Obstipation
  - Harntraktfehlbildungen (obstruktiver Megaureter)
  - Blasenentleerungsstörungen (neurogene Blase/Detrusor-Sphinkter-Dyskoordination)
  - Miktionsfehlverhalten (Aufschub der Miktion)
  - vesikoureteraler Reflux
  - verminderte uroepitheliale Abwehr

Klinik

! Cave Entwicklung einer Urosepsis.

- Zystitis: Pollakisurie, Dysurie, sekundäre Enuresis nocturna/diurna, erhöhte Temperatur, übelriechender Urin, Hämaturie
- Pyelonephritis: Bauchschmerzen, hohes Fieber, Übelkeit, Erbrechen; bei kleinen Säuglingen aber oft „nur" blass-graues Hautkolorit, Nahrungsverweigerung, kein Fieber trotz schwerer Infektion!
- Komplikationen/Spätfolgen: akute Niereninsuffizienz (z. B. Pyelonephritis in Einzelniere), Nierennarben bei vesikoureteralem

Reflux mit Niereninsuffizienz und/oder arterieller Hypertonie, später Schwangerschaftskomplikationen (Pyelonephritiden, EPH-Gestose, Frühgeburten)

> Memo Je jünger der Patient, desto unspezifischer die Klinik! Jedes Kind, insbesondere jeder Säugling, der fiebert, ist bis zum Beweis des Gegenteils verdächtig auf eine Pyelonephritis.

- **Diagnostik**
- Uringewinnung: bei Patienten mit Miktionskontrolle: Mittelstrahlurin nach Säubern des Genitale mit warmem Wasser oder geeignetem Desinfektionsmittel, ansonsten Urinbeutel, in bestimmten Fällen Katheterurin oder Blasenpunktionsurin
- sichere Zeichen eines HWI
  - Keimnachweis im Punktions- oder Katheterurin
  - $>10^5$ Keime/ml (Monokultur) im Spontanurin (Mittelstrahlurin oder Beutelurin nach Säuberung des Genitale mit warmem Wasser oder geeignetem Desinfektionsmittel) oder mehr als 50 Leukozyten/ml im unzentrifugierten Harn (Zählkammer oder Durchflusszytometrie)
- fraglicher HWI
  - Mischkulturen im Spontanurin
  - <50 Leukozyten/ml Urin
- kein HWI
  - Punktions- oder Katheterurin steril
  - $<10^3$ Keime im Spontanurin
  - <20 Leukozyten/ml Urin
- Akutdiagnostik: Sonographie, bei schwerkranken Kindern sofort, bei allen anderen möglichst in den ersten 24 h zum Ausschluss von Komplikationen/Fehlbildungen (Abszedierung, Harnstauungsniere)
- Blutkultur vor Behandlungsbeginn bei jedem fiebernden oder „klinisch kranken" Kind anlegen!
- unauffälliger Urinstix macht den HWI weniger wahrscheinlich, schließt ihn aber nicht aus! Nicht alle uropathogenen Keime bilden Nitrit!
- Urinuntersuchung mittels Durchflusszytometrie oder Zählkammer sollte Standard sein!

> Memo Bei jungen Kindern mit häufigen Miktionen manchmal keine hohen Keimzahlen. Obwohl keine „signifikante Keimzahl" erreicht wird, kann dann trotzdem ein HWI vorliegen!

> Memo Die Untersuchung mittels Teststreifen (Urinstix) kann aufgrund möglicher falsch-positiver/-negativer Befunde nur zur Orientierung dienen!

- **Therapie**
- Behandlung mittels Antibiotika
- begleitende Maßnahmen wie ausreichende Flüssigkeitszufuhr, Beseitigung einer Koprostase sowie Antipyrese
- Indikationen zur stationären intravenösen Antibiotikatherapie:
  - grundsätzlich alle Säuglinge unter 6 Monaten (Sepsis!)
  - jedes Kind unabhängig vom Alter:
    - bei Verdacht auf Urosepsis
    - bei schlechtem Allgemeinzustand
    - bei Nahrungs-und Flüssigkeitsverweigerung
    - bei Zweifeln an elterlicher Compliance
    - bei kompliziertem HWI
- Auswahl der Antibiotika (Vorschlag):

! Cave Bei bestimmten Harnabflussstörungen muss eine urologisch-invasive Intervention erfolgen (perkutane Ableitung einer vereiterten Hydronephrose). Bei dilatierendem vesikoureteralen Reflux sollte ggf. in den ersten 24–48 h eine transurethrale Harnableitung erfolgen.

- Pyelonephritis: Ampicillin plus Tobramycin
- komplizierte Pyelonephritis/Sepsis: Ceftazidim plus Ampicillin
- unkomplizierte Pyelonephritis: ambulant oral Cefuroxim
- Zystitis: Trimethoprim oder Cotrimoxazol oder Cefuroxim
- asymptomatische Bakteriurie: keine antibiotische Therapie

! Cave In der Therapie der Pyelonephritis haben Trimethoprim-Monopräparate oder Cotrimoxazol keinen Platz!

- Therapiedauer:
  - Pyelonephritis (Neugeborenes): 14 Tage i.v.
  - Pyelonephritis (1. Lebenshalbjahr): 10 Tage, mindestens 7 Tage i.v.
  - Pyelonephritis (älter 6 Monate): 7–10 Tage
- Nachsorgeuntersuchungen:
  - Sonographie der Nieren/Harnwege für jedes Kind
  - Miktionszysturethrogramm zum Ausschluss eines vesikoureteralen Refluxes nach der ersten Pyelonephritis (febriler HWI) bei jedem Säugling/Kleinkind unabhängig vom Geschlecht nach Ausheilen der Infektion (nach Abschluss der antibiotischen Therapie)

> Memo Kein Routine-MCU nach Zystitis (afebriler HWI), wohl aber Suche nach prädisponierenden Faktoren (Miktionsaufschub, Obstipation etc.).

- in bestimmten Fällen spezielle Diagnostik erforderlich:
  - DMSA-Szintigraphie zum Nachweis von Nierennarben
  - Isotopennephrographie zum Ausschluss einer Harntransportstörung
- Indikationen zur antibiotischen Infektionsprophylaxe:
  - nach dem ersten febrilen HWI bis 3 Tage nach Miktionszysturethrogramm
  - Vorliegen eines vesiko-ureteralen Refluxes
  - Megaureter (nicht subpelvine Stenose!)
  - rezidivierende HWI bei funktionellen Blasenstörungen
  - Nierensteine, insbesondere Infektsteine bis nach der Sanierung
- Substanzen für die antibiotische Infektionsprophylaxe:
  - Säuglinge kleiner 3 Monat: Cefuroximaxetil
  - Kinder ab 4. Lebensmonat: Trimethoprim oder Cotrimoxazol oder Nitrofurantoin

> Memo Bei Durchbruchsinfekten Therapie an der „Therapielücke" des bisher gegebenen Antibiotikums orientieren!

▪ Tabelle 10.2

10.3 Glomeruläre Erkrankungen

10.3.1 IgA-Nephritis

- kennzeichnend ist die Ablagerung von IgA im Mesangium der Glomeruli
- Pathogenese unklar, Überproduktion von IgA im Knochenmark, möglicherweise induziert durch exogene Antigene
- Differenzialdiagnose autonome IgA-Überproduktion als Ausdruck einer gestörten Immunmodulation
- Ausheilung möglich, aber auch Entwicklung einer dialysepflichtigen Niereninsuffizienz
- Jungen deutlich häufiger betroffen als Mädchen

Tab. 10.2 Initialtherapie bei Durchbruchsinfekten

Initialtherapie	Wahrscheinlicher Keim	Empfohlene Substanz
Trimethoprim	E. coli	Cephalosporin
Nitrofurantoin	Pseudomonas	Ceftazidim, Tobramycin, ggf. Ciprofloxacin
Cephalosporin	Enterokokken	Amoxicillin

- **Klinik**
- braun-roter Urin als Ausdruck der Makrohämaturie meist im Anschluss an banalen Luftwegsinfekt
- Flankenschmerzen

! Cave Die IgA-Nephritis kann sich zunächst auch als „banale" Mikrohämaturie oder als nephrotisches Syndrom manifestieren!

- **Diagnostik**
- erhöhtes Serum-IgA möglich, aber nicht beweisend
- Nierenbiopsie mit Nachweis von IgA-Ablagerungen in Glomeruli/Mesangium entscheidend

- **Therapie**
- Verläufe mit rezidivierenden Makrohämaturieschüben/Mikrohämaturie ohne Zeichen der Proteinurie/Hypertonie/Nierenfunktionseinschränkung: regelmäßiges Monitoring ausreichend
- bei Entwicklung einer Hypertonie/Nierenfunktionseinschränkung: immunsuppressive Therapie mit z. B. hochdosierten Prednisolongaben, Mycophenolat etc.
- zur „Nephroprotektion" bei Proteinurie (die eo ipso durch vermehrte Stimulation der mesangialen Proliferation schädlich ist): frühzeitiger Einsatz von ACE-Hemmern

10.3.2 Akute postinfektiöse Glomerulonephritis

- Immunkomplexnephritis
- Streptokokken der Gruppe A, aber auch andere Erreger (Staphylokokken, Pneumokokken, Klebsiellen, Yersinien, Salmonellen, Mykoplasmen, Viren)
- Auftreten ca. 1–2 Wochen nach Angina tonsillaris oder eitriger Hautinfektion (Impetigo)
- eine der häufigsten Glomerulonephritiden im Kindesalter
- Jungen häufiger betroffen als Mädchen

- **Klinik**
- oft stummer Verlauf, Zufallsbefund
- nephritisches Syndrom = Makrohämaturie, Hypertonie, Niereninsuffizienz/Oligurie

! Cave Die Hypertonie kann so gravierend sein, dass eine hypertensive Enzephalopathie mit Hirndruckzeichen und Krampfanfällen auftreten kann!

- **Diagnostik**
  - Erythrozytenzylinder im Urinsediment, dysmorphe Erythrozyten im Phasenkontrast
  - Streptokokken-Antikörper (möglichst im Verlauf)
  - erniedrigter Komplement (C3)-Spiegel
  - Leukozytose, BSG-Beschleunigung, Anämie
  - Harnstoff/Kreatinin erhöht im Serum
  - mikrobiologische Erregersuche (Serologie, PCR)
  - sonographisch ggf. diffus vergrößerte Nieren
  - in unklaren Fällen Nierenbiopsie mit Nachweis diffuser mesangial-proliferativer Glomerulonephritis, immunhistochemisch mit Ablagerung von IgG und C3-Komplement

> Memo Die meisten Fälle von postinfektiöser (Streptokokken-) Glomerulonephritis heilen aus, Formen mit rascher Entwicklung einer terminalen Niereninsuffizienz sind aber möglich.

- **Therapie**
  - großzügig indizierte Penicillintherapie (auch bei Verdacht)
  - Bilanzierung, Flüssigkeitsrestriktion, Diuretika, Antihypertensiva, ggf. vorübergehende Dialyse

10.3.3 Andere Glomerulonephritiden

Hämolytisch-urämisches Syndrom

- lebensbedrohliches Krankheitsbild mit Kombination aus hämolytischer Anämie mit Thrombozytopenie und akuter Niereninsuffizienz
- meist bei Säuglingen und Vorschulkindern
- klassischerweise im Anschluss an eine (hämorrhagische) Gastroenteritis
- histologisch thrombotische Mikroangiopathie bis zur Nierenrindennekrose
- sowohl völlige Wiederherstellung als auch Entwicklung einer chronischen Niereninsuffizienz möglich
- in der Akutphase bis zu 70 % der Patienten dialysepflichtig
- Auslöser: bakterielle Toxine von verotoxinbildenden E. coli (EHEC), aber auch von Salmonellen, Shigellen, Yersinien, Campylobacter

- **Klinik**
  - Fieber
  - (blutige) Diarrhö
  - Bauchschmerzen
  - zunehmende Blässe
  - Makrohämaturie, Oligurie
  - Hypertonie

- **Diagnostik**
  - erhöht: LDH, Bilirubin, Retikulozyten, Kreatinin, Harnstoff

- erniedrigt: Haptoglobin, Hämoglobin, Thrombozyten
- zusätzlich: Fragmentozyten im Blutausstrich

Therapie

- gesichert effektiv: frühzeitige Dialyse
- andere Ansätze (Effekt nicht gesichert): Austauschtransfusionen, Urokinase, Prostazyklin, Steroide, Dipyridamol

Alport-Syndrom

- Erkrankung der glomerulären Basalmembran mit (Mikro-) Hämaturie, Proteinurie, zunehmender Niereninsuffizienz und Hochtonschwerhörigkeit und Augenveränderungen
- verschiedene Erbgänge möglich, klassischerweise X-chromosomal-dominant
- häufigste hereditäre progrediente Nierenerkrankung, Inzidenz ca. 1:7.000
- überwiegend männliche Patienten betroffen
- elektronenmikroskopisch Verdünnung und Aufsplitterung der glomerulären Basalmembran infolge struktureller Veränderungen im COL4A5-Gen

Klinik

- Hämaturie
- zunehmende Niereninsuffizienz
- Schwerhörigkeit
- Myopie durch Lentikonus

Diagnostik

- Urindiagnostik (Hämaturie, Proteinurie)
- Audiometrie ((Hochton-)Schwerhörigkeit)
- augenärztliche Untersuchung (Lentikonus/Myopie)
- Nierenbiopsie
- ggf. Genetik

Therapie

- symptomatisch (Behandlung der Niereninsuffizienz)
- Nierentransplantation

10.3.4 Rezidivierende Hämaturie

- Definition: Ausscheidung von mehr als 10 Erythrozyten/μl
- Makrohämaturie: mit bloßem Auge sichtbar
- Mikrohämaturie: nur mikroskopisch nachweisbar
- isolierte Mikrohämaturie: nur Erythrozyten nachweisbar, keine Begleitproteinurie
- breite Differenzialdiagnose:

- mehrere Familienmitglieder betroffen: familiäre Mikrohämaturie
- rezidivierende Schübe von Makro-/Mikrohämaturie: IgA-Nephritis
- Zustand nach Tonsillitis/Impetigo: Poststreptokokken-Glomerulonephritis
- schmerzhafte Makro-/Mikrohämaturie: Nierensteine
- Dysurie, Pollakisurie: hämorrhagische Zystitis
- Hörstörung, positive Familienanamnese: Alport-Syndrom
- Hautveränderungen: Purpura-Schoenlein-Henoch
- Blutungsanamnese (Epistaxis): Gerinnungsstörungen
- abdominelle Raumforderung: Wilms-Tumor

> Memo Die Diagnose einer Hämaturie bedarf des mikroskopischen Nachweises von Erythrozyten im Urin. Die Differenzialdiagnose der Hämaturie ist breit, die Anamnese ist deshalb von besonderer Bedeutung. Begleitende Befunde müssen sorgfältig gesucht werden.

! Cave Hämaturie kann – insbesondere bei Kleinkindern – ein Tumorsymptom (Wilms-Tumor, Rhabdomyosarkom) sein. Umgehende Sonographie ist unerlässlich!

Klinik

- meist Zufallsbefund, z. B. im Rahmen von Vorsorgeuntersuchungen
- Braun-oder Rotfärbung des Urins muss nicht durch Erythrozyten bedingt sein! Es kann sich auch um Myoglobin, Färbung durch Nahrungsmittel oder Medikamente handeln.

Diagnostik

- Sonographie
- Urinmikroskopie/Durchflusszytometrie
- Phasenkontrastmikroskopie (glomeruläre/nicht glomeruläre Hämaturie)
- Urinkultur
- Bestimmung lithogener Substanzen im Urin (Nephrokalzinose!)
- sorgfältige Familienanamnese (familiäre „benigne" Hämaturie, Alport-Syndrom)
- evtl. Ausschluss Hochtonschwerhörigkeit/Augenveränderungen (Alport-Syndrom)
- Suchen nach (Begleit-)Proteinurie
- Labordiagnostik (C3, IgA, Kreatinin, Harnstoff, Gerinnung, ASL-Titer etc.)
- ggf. erweiterte Bildgebung (MCU, IVP, CT, MRT)
- ggf. Nierenbiopsie

Therapie

- je nach Grunderkrankung, falls möglich

> Memo Bei isolierter Mikrohämaturie kann unter regelmäßigem Monitoring der Nierenfunktion auf eine Nierenbiopsie in aller Regel verzichtet werden. Bei Zeichen einer signifikante Proteinurie, einer Hypertonie oder laborchemischer Zeichen einer sich verschlechternden Nierenfunktion, umgehende Nierenbiopsie/Histologie!

10.3.5 Nephrotisches Syndrom

- „Große" Proteinurie von mindestens 40 $mg/m^2/h$ (1 $g/m^2/24$ h) plus Hypalbuminämie von <25 g/l
- in der Regel Ödeme und Hypercholesterinämie (letztere zur Diagnosestellung nicht obligat)
- 90 % „idiopathisch", Rest im Rahmen anderer Erkrankungen

- „Minimal-change"-Nephritis in 85 % der Fälle zugrunde liegende Histologie
- initial Natriumretention mit Hypervolämie, dann Albuminleck über Kapillarendothel → Hypalbuminämie → sinkender onkotischer Druck → intravasale Hypovolämie → Stimulation Renin-Angiotensin-Aldosteron → Ödeme

■ **Klinik**
- Ödeme (Lider, prätibial)
- Gewichtszunahme
- Aszites
- Pleuraergüsse
- Bauchschmerzen
- Erbrechen
- Inappetenz
- Infektionen
- hypovolämischer Schock möglich

! Cave Schwere Infektionen wie Sepsis und Peritonitis (Pneumokokken!) können ebenso lebensbedrohlich sein wie Thromboembolien (Sinusvenen, Beinvenen, Lungenvenen etc.).

■ **Diagnostik**
- Nachweis von Albumin im Urin per Streifentest
- Quantifizierung der Proteinurie mittels Sammelurinuntersuchung
- Nachweis der Hypalbuminämie und Hyperlipidämie (insbesondere Cholesterin) im Serum
- im Serum erhöht: Kreatinin, Harnstoff, Cholesterin
- im Serum erniedrigt: Albumin, ATIII, ggf. C3, C4
- ggf. Hypertonie
- Sonographie Abdomen und Pleura (Ergüsse)

■ **Therapie**
- proteinreiche Ernährung sinnlos, aber altersbezogen ausreichende Kalorienzufuhr
- Flüssigkeitsbilanzierung
- Reduktion der Natriumzufuhr (natriumarme Ernährung)
- nur bei Hypovolämiezeichen Albumininfusionen in Kombination mit Diuretika
- bei ausgeprägten Ödemen/Aszites Infektionsprophylaxe mit z. B. Cefuroxim
- zur Prophylaxe von Thromboembolien möglichst frühe Mobilisierung, ggf. niedrig dosiert Aspirin oder Heparin s.c.
- bei Thromboembolie hochdosiert Heparin, ggf. Lysetherapie mit Urokinase erwägen
- falls erforderlich, Hypertoniebehandlung (vorzugsweise ACE-Hemmer)
- hochdosiert Steroide
  - Standardschema bei Erstmanifestation: 60 mg Prednison/m^2/KOF (max. 80 mg) in 3 Dosen für 6 Wochen oral, anschließend

40 mg/m²/KOF in einer Dosis morgens alternierend = jeden 2. Tag für weitere 6 Wochen, Absetzen ohne Ausschleichen!
  - Rezidivbehandlung mit hoher Dosis (s. o.) bis Urin 3 Tage eiweißfrei, dann reduzierte Dosis (s. o.) alternierend für 4 Wochen
- nur eine Minderheit der Patienten hat eine Hypovolämie und profitiert von Humanalbumininfusionen!
- Ansprechen/Nichtansprechen auf die Steroidtherapie wichtiger prognostischer Parameter
  - steroidsensibel: Patient ist nach längstens 4-wöchiger Steroidtherapie in Remission
  - steroidresistent: Patient zeigt auch nach 4-wöchiger Steroidtherapie keine Remission (= Eiweißfreiheit des Urins)
- „Minimal-change-Nephritis“
  - die dem idiopathischen nephrotischen Syndrom mit Ansprechen auf Steroide am häufigsten zugrunde liegende Histologie
  - Bezeichnung „minimal change“, weil lichtmikroskopisch praktisch keine Auffälligkeiten sichtbar, in der Elektronenmikroskopie aber ein Verlust von Podozytenfortsätzen erkennbar
- in „Standardsituation“ (Vorschulalter, gutes Ansprechen auf Steroide, normale Nierenfunktion, keine Hypertonie) keine bioptische Klärung des Krankheitsbildes erforderlich
- Nierenbiopsie aber immer indiziert bei
  - Verdacht auf sekundäres NS
  - beginnender Niereninsuffizienz
  - Hypertonie
  - Makrohämaturie
  - primärer oder sekundärer Steroidresistenz
  - häufig rezidivierenden NS vor Beginn einer Therapie mit z. B. Ciclosporin

! Cave Der unkritische Gebrauch von Diuretika kann zu schweren thromboembolischen Komplikationen führen (Sinusvenenthrombose)!

> Memo Das nephrotische Syndrom ist eine Symptomenkonstellation, der sehr verschiedene Histologien mit unterschiedlicher Prognose zugrunde liegen können, z. B. fokal-segmentale Glomerulosklerose oder membranoproliferative Glomerulonephritis mit Entwicklung einer Niereninsuffizienz.

10.4 Tubulointerstitielle Erkrankungen

10.4.1 Tubulopathien

- Störungen einzelner oder mehrerer Tubulusfunktionen, in der Regel angeboren
- erworbene Tubulopathien in erster Linie medikamentös-toxisch bedingt (Schmerzmittelabusus, nichtsteroidale Antirheumatika)
- hereditäre Tubulopathien meist primär in der Regel eine einzelne Tubulusfunktion, die im Rahmen eines genetischen Defektes gestört ist, betreffend
- sekundäre Tubulopathien meist durch Störung mehrerer Partialfunktionen gekennzeichnet, in der Regel auf der Basis

Tab. 10.3 Ursachen von Tubulopathien (exemplarisch) und deren klinische Symptome

Funktionsstörung	Erkrankung	Symptome
Phosphatresorption	Phosphatdiabetes	Rachitis
Glukoseresorption	Renale Glukosurie	Keine
Zystinresorption	Zystinurie	Blasen-, Nierensteine
Bikarbonat/H-Ionen Sekretion	Tubuläre Azidose	Gedeihstörung, Rachitis, Nierensteine
Kombinierte proximale Tubulusdefekte mit Verlust von Wasser, Aminosäuren, Elekrolyten	De-Toni-Debre-Fanconi-Syndrom	Gedeihstörung, Dehydratation, Rachitis, Niereninsuffizienz
Wasserresorption	Diabetes insipidus renalis	Dehydratation, Hypernatriämie
Kalium-/Chloridverlust	Bartter-Syndrom	Alkalose, Dehydratation, Gedeihstörung
Natrium-/Chloridverlust	Gitelman-Syndrom	Alkalose, Hypomagnesiämie, Hypokalzämie, Hypokaliämie

angeborener, übergeordneter Stoffwechseldefekte, bei denen die Niere nur eines von mehreren betroffenen Organen darstellt

- **Klinik**
- je nach Funktionsstörung (Tab. 10.3)

- **Diagnostik**
- entsprechend der vielfältigen Störungsmuster:
  - Elektrolyte im Serum/Urin
  - Aminosäuren im Serum/Urin
  - Bikarbonat und H-Ionen im Urin/Blutgasanalyse
  - Serumosmolalität
  - Blutzucker
  - Prostaglandine im Urin
  - Renin, Aldosteron, Vasopressin im Serum
  - 24-h-Sammelurin (Bilanzierung)
  - Dursttest mit ADH-Gabe
  - 24-h-Blutdruckprofil
  - Sonographie der Nieren (Nephrokalzinose?)

- **Therapie**
- meist symptomatisch, je nach Krankheitsbild u. a.:
  - Elektrolytsubstitution
  - Wassersubstitution
  - Vitamin D-Gabe
  - Azidoseausgleich
  - Harndilution
  - Indomethacin
  - Diuretika

10.4.2 Tubulointerstitielle Nephritis

- Entzündliche oder toxische Schädigung des tubulo-interstitiellen Apparates ohne nennenswerte Beteiligung der Glomeruli
- „idiopathisch" z. T. mit Uveitis
- Intoxikation durch Schmerzmittel, Antibiotika, nichtsteroidale Antirheumatika oder Schwermetalle
- Infektionen (z. B. viral durch Hantaviren/HepatitisB/EBV/HIV)
- Autoimmunreaktion (Lupusnephritis, IgA-Nephritis, M. Wegener)
- „urologisch" durch Harnwegsobstruktion (Harnröhrenklappen, Refluxnephropathie)

Klinik

- anfangs unspezifische Symptome wie Müdigkeit, Gewichtsabnahme, Bauchschmerzen, Erbrechen, Fieber, Arthralgien
- Uveitis in ca. 30 %
- Polyurie, Polydipsie

Diagnostik

- Kreatinin und Harnstoff im Serum erhöht
- tubuläre Proteinurie (α-1-Mikroglobulin erhöht)
- pathologisches Urinsediment (Leukozyturie, Erythrozyturie)
- Sonographie (vergrößerte Nieren)
- Nierenbiopsie

Therapie

- falls möglich Behandlung der Grundkrankheit
- sonst symptomatisch

10.5 Niereninsuffizienz

10.5.1 Akutes Nierenversagen

- akute Reduktion der Nierenfunktion um mindestens 50 %
  - Ursachen des akuten Nierenversagen (NV)
  - prärenal: nicht in der Niere selbst begründete Minderperfusion führt zum Nierenschaden (z. B. hypovolämischer Schock durch Blutung, Dehydratation, Herzinsuffizienz)
  - renal: Nierenparenchymschaden z. B. Nierenvenenthrombose/Glomerulonephritis/Toxizität durch Medikamente/Crushniere durch akute Hämolyse)
  - postrenal: akute Harnwegsobstruktion (z. B. Steinobstruktion/Harnverhalt oder Tumor im kleinen Becken)

Klinik

- Oligurie/Anurie später auch Polyurie
- Überwässerung (Hirnödem, Lungenödem, periphere Ödeme)

- arterielle Hypertonie
- Hyperkaliämie mit konsekutiven Herzrhythmusstörungen

▪ **Diagnostik**
- Labor: Kreatininanstieg, Harnstofferhöhung, Elektrolytimbalance (Hyperkaliämie), Blutgasanalyse (Azidose), Proteinurie
- Urinsediment, 24-h-Sammelurin (Zylinder? Proteinurie?)
- EKG (überhöhte T-Welle? PQ-Verlängerung? Schenkelblock?)
- Sonographie Abdomen (Nierenvergrößerung? Nierenstau? Aszites?)
- Nierendoppler (Thrombose?)
- Nierenbiopsie

> Memo Eine fraktionelle Natriumexkretion von <1 % spricht für ein prärenales, eine Natriumexkretion von >2 % für ein renales Nierenversagen! (bei prärenalem NV Tubulusfunktionen weniger geschädigt als bei renalem NV).

▪ **Therapie**
- Behandlung des Grundleidens (falls möglich)
- Bilanzierung von Flüssigkeit und Elektrolyten
- Azidoseausgleich (Bikarbonat)
- Kaliumsenkung (Insulin/Glukoseinfusionen, Ionenaustauscher [Resonium®])
- Diuretika
- (passagere) Dialyse

10.5.2 Chronisches Nierenversagen

- irreversible Nierenfunktionseinschränkung mit Verminderung der GFR unter 60 ml/min/1,73 m^2
- Inzidenz ca. 5:1 Mio. Kinder (<16 Jahre)
- Ursachen:
  - „urologisch“: Refluxnephropathie, obstruktive Uropathie (Harnröhrenklappen), neurogene Blase
  - „nephrologisch“: zystische Nierenerkrankungen (ADPKD, ARPKD), Glomerulonephritiden (IgA-Nephritis), hämolytisch-urämisches Syndrom

▪ **Klinik**
- Polyurie/Polydipsie, (sekundäre) Enuresis
- Gedeihstörung, Minderwuchs, Pubertätsverzögerung
- renale Osteopathie (Knochenschmerzen, X-Beine)
- Anämie (mangelhafte Belastbarkeit, Hypotonie, Kopfschmerzen)
- Hypertonie (Gefäßkomplikationen)

▪ **Diagnostik**
- wie akute Niereninsuffizienz

▪ **Therapie**
- frühe Kontaktherstellung zu kindernephrologischem Zentrum!
- Behandlung urologischer Erkrankungen (z. B. Harnröhrenklappenresektion)

> Memo Die früher favorisierte eiweißarme Ernährung ist obsolet, da der Progress des Nierenversagens nur geringfügig verzögert wird, die negativen Effekte auf Wachstum und Gedeihen jedoch erheblich sind.

! Cave beim niereninsuffizienten Kind auf die Durchführung von Impfungen achten (u. a. Hepatitis B)!

- Azidoseausgleich (Natriumbikarbonat)
- ggf. Phosphatbinder (Kalziumkarbonat- oder Azetat)
- Natriumsubstitution bei Salzverlust
- Anämiebehandlung mit Erythropoetin und Eisengabe
- Rachitisprävention/-therapie mit 1,25$(OH)_2$D3
- ggf. Wachstumshormonbehandlung
- ggf. Hypertoniebehandlung
- ggf. PEG-Sondenanlage bei Malnutrition
- psychosoziale Betreuung
- Dialyse/Nierentransplantation

10.6 Arterielle Hypertonie

! Cave Blutdruckwerte sind geschlechts- und körpergrößenabhängig!

- Definition: eine arterielle Hypertonie liegt vor, wenn in 3 unabhängigen Messungen Blutdruckwerte oberhalb der altersbezogenen 95. Perzentile gemessen werden
- Ursachen akuter/chronischer Hypertonie (Beispiele):
  - vaskulär: Herzfehler, Aortenisthmusstenose
  - renal: Nierenarterienstenose, Glomerulonephritis, Refluxnephropathie, Hydronephrose
  - endokrin: Phäochromozytom, M. Cushing
  - zentral: Hirndrucksteigerung, Hirntumor
  - Adipositas
  - medikamenteninduziert: Ovulationshemmer

Klinik

- oft unspezifisch oder keine Symptome oder
- Kopfschmerzen, Palpitationen, Sehstörungen, Nasenbluten, Schlafstörungen, unklare Unruhezustände bei Säuglingen, hypertone Enzephalopathie mit Krampfanfällen und Bewusstseinsstörung

Diagnostik

> Memo Je jünger ein Patient bei der Erstdiagnose ist, desto eher liegt eine sekundäre arterielle Hypertonie vor. Diagnose einer primären/essenziellen Hypertonie ist im Kindesalter eine Ausnahme.

- Blutdruckmessungen (an allen Extremitäten!)
- 24-h-Langzeit-Blutdruckmessung
- Echokardiographie, EKG
- Augenfundus (Fundus hypertonicus?)
- endokrinologische Diagnostik (Schilddrüsenparameter, Katecholaminausscheidung)
- Schädelsonographie, kraniale Bildgebung (bei Tumorverdacht)
- Laborwerte (Kreatinin, Harnstoff, Renin, Aldosteron, Kortisol, ACTH etc.)
- Nieren(doppler)sonographie

Therapie

- falls möglich, Behandlung der Grundkrankheit
- Antihypertensiva (nach Stufenschemata)

- grundsätzlich z. B. ACE-Hemmer, Diuretika (Thiazide) Kalziumantagonisten (Nifedipin, Amlodipin), β-Blocker (Atenolol), in der Regel im Rahmen von Stufenschemata
- bei renaler Hypertonie, insbesondere bei Proteinurie ACE-Hemmer bevorzugen („nephroprotektiver Effekt")

10.7 Fehlbildungen und Erkrankungen des äußeren Genitale

10.7.1 Krankheiten des männlichen Genitale

Hypospadie

- embryonale Fusionsstörung der Urethralrinne
- Harnröhrenmündung dystop, glandulär/koronar, aber auch penile, penoskrotale und perineale Form
- bindegewebige Chordastränge führen zu unterschiedlich ausgeprägter Schaftverkrümmung
- volles Ausmaß oft erst bei Erektion sichtbar

▪ **Klinik**

- Harnstrahlabweichung, selten Abschwächung
- veränderter Aspekt, ggf. mit Peniskrümmung → psychische Beeinträchtigung, spätere Behinderung bei Kohabitation

▪ **Diagnostik**

- Blickdiagnose
- Therapie: operativ, bestes Zeitfenster, 6.–18. Lebensmonat (psychologische Gründe), sonst wieder ab dem 5. Lebensjahr, idealerweise vor dem Schuleintritt

! Cave Da für die Rekonstruktion der Urethra insbesondere bei ausgeprägter Hypospadie u. U. Vorhaut gebraucht wird, muss eine Zirkumzision (z. B. aus religiösen Gründen) vor der Hypospadiekorrektur unterbleiben!

> Memo Bei proximaler Hypospadie, insbesondere in Kombination mit uni-oder bilateralem Kryptorchismus, entsteht ein uneindeutiger Genitalaspekt. Schnelle Klärung des Geschlechtes bzw. der zugrunde liegenden Erkrankungen (z. B. adrenogenitales Syndrom!) ist essenziell.

Hydrocele testis/funiculi spermatici

- fehlender oder unvollständiger Verschluss des Processus vaginalis mit prallelastischer Schwellung des Skrotums oder Abschnitten des Samenstranges
- Schwellungszustand kann wechseln, differenzialdiagnostisch Leistenbruch ausschließen

▪ **Klinik**

- prall-elastische, schmerzlose Schwellung des Skrotums

▪ **Diagnostik**

- Diaphanoskopie positiv
- im Zweifel Sonographie

- **Therapie**
- operativ, aber nicht vor Ende des zweiten Lebensjahres, da häufige Spontanremissionen

Phimose

> Memo Bei Säuglingen und Kleinkindern Phimose „physiologisch". Retraktionsversuche kontraindiziert → narbige Einrisse des Präputiums → narbige Phimose.

- Verengung der Vorhaut, so dass die Glans penis nicht freigelegt werden kann. Spontane Lösung des Präputiums in der Mehrzahl der Fälle erst im 1.–2. Lebensjahr
- Therapieindikation:
  - eitrige Sekretion aus dem Präputium
  - Behinderung der Miktion (Ballonierung der Vorhaut bei der Miktion)

- **Klinik**
- bei entzündlichen Veränderungen Schmerzen, insbesondere bei der Miktion oder Erektion

- **Diagnostik**
- klinische Diagnose

- **Therapie**

! Cave zu frühe Indikationsstellung bis zum 5.–6. Lebensjahr.

- konservativ mittels 0,5 %-iger Hydrokortisoncreme oder operativ (Zirkumzision in Narkose) (Zirkumzision aus „hygienischen" oder religiös-traditionellen Gründen umstritten!)

Balanitis

- Entzündung der Vorhaut, meist bei Phimose, oft nach Manipulation i. S. von Dehnungsversuchen

- **Klinik**
- Rötung, Schwellung, eitrige Sekretion, Schmerzen

- **Diagnostik**
- Blickdiagnose

- **Therapie**
- Behandlung in aller Regel lokal (desinfizierende Bäder mit z. B. Jod-Polyvidon-Lösung, Kamillenextrakt, Salbenbehandlung, nur in Ausnahmefällen antibiotische Therapie)
- später dann Zirkumzision indiziert (nicht bei akuter Infektion)

Hodentorsion

! Cave urologischer Notfall, der umgehend operativ therapiert werden muss, da sonst durch Strangulation der Hodengefäße hämorrhagische Infarzierung des Hodens!

- akute Torquierung des Samenstranges mit konsekutiver Durchblutungsstörung des Hodens
- Prädilektionsalter 1. Lebensjahr und Pubertät

- **Klinik**
  - akute Schmerzen, die in das Abdomen ausstrahlen, Übelkeit, Erbrechen, Schwellung, gelegentlich auch Rötung des Hemiskrotums

- **Diagnostik**
  - Anheben des Hodens vermindert die Schmerzen (im Gegensatz zur Epididymitis) nicht (negatives Prehnsches Zeichen)
  - Nachweis der gestörten Durchblutung in der Doppler-Sonographie (unauffällige Untersuchung schließt Torsion nicht sicher aus!)

- **Therapie**
  - operative Hodenfreilegung, Detorquierung, skrotale Fixation zur Verhinderung eines Rezidivs (auch beim primär nicht betroffenen Hoden)
  - bei Verdacht auf Torsion keine langwierige Diagnostik, sondern (Kinder-)Urologen sofort hinzuziehen!

> Memo Je länger die Torsion besteht, desto schlechter ist die Prognose bezüglich der Erholung des betroffenen Hodens (kritische Zeitgrenze bei nur 6 h!).

Epididymitis

- bakterielle Infektion des Nebenhodens mit schmerzhafter Schwellung

- **Klinik**
  - ähnlich wie bei Torsion
  - Schmerzen, Schwellung, Rötung des Skrotums
  - Anamnese meist etwas länger als bei Torsion

- **Diagnostik**
  - Prehn-Zeichen positiv (Anheben des Hodens = Schmerzlinderung)
  - Sonographie der Hoden
  - Tastbefund!
  - ggf. pathologischer Urinbefund

- **Therapie**
  - Antibiose (Medikamente wie bei Harnwegsinfekt) in der Regel zunächst intravenös, Hodenhochlagerung, vorsichtige Kühlung
  - nach Beendigung der Therapie immer Untersuchung, ob prädisponierende Faktoren vorliegen (vesikoureteraler Reflux? Harnröhrenklappe?)

! Cave bei geringsten Zweifeln Hodenfreilegung zum Ausschluss einer Hodentorsion!

> Memo Anlegen einer Urinkultur nicht vergessen!

Hydatidentorsion

- Reste des Müller-Ganges verbleiben am oberen Pol des Hodens als sog. Hydatide, die torquieren kann

- **Klinik**
  - ähnlich wie bei Hodentorsion oder Epididymitis, meist weniger akut
  - oft Hydatide als kleiner Tumor am Hodenoberpol abgrenzbar.

- **Diagnostik**
  - (Doppler-)Sonographie der Hoden
  - Tastbefund

- **Therapie**
  - im Akutstadium bei Unklarheit Hodenfreilegung und Hydatidenabtragung, bei bereits länger bestehender Symptomatik oder aber bei sicherem Ausschluss einer Hodentorsion abwartendes Verhalten.

Orchitis

- Definition: bakterielle oder virale infektion des Hodengewebes, fortgeleitet oder durch hämatogene Streuung

- **Klinik**
  - wie bei Torsion oder Epididymitis
  - Ätiologie: aszendierend über den Nebenhoden („Orchidoepididymitis"), hämatogen oder (meist) einseitig bei Mumps oder Vaskulitiden (Schoenlein-Henoch-Purpura)

- **Diagnostik**
  - (Doppler-)Sonographie der Hoden
  - Tastbefund

- **Therapie**
  - Antibiose, bei Mumps oder Vaskulitis nur symptomatisch (Hodenhochlagerung, Schmerzmittel!)
  - Mumpsorchitis Risiko für eine spätere Infertilität (durch Impfung vermeidbar)

! Cave Bei geringsten Zweifeln an der Genese der Hodenschwellung operative Freilegung immer indiziert!

Varikozele

- Varizenbildung des Plexus pampiniformis des Samenstranges

- **Klinik**
  - oft keine Beschwerden
  - Schmerzen, Zug- oder Druckgefühl möglich, insbesondere beim Pressen vermehrte Venenfüllung mit krampfaderartiger Schwellung der Gefäße

- **Diagnostik**
  - klinische Tastuntersuchung (stehender Patient, Valsalva-Manöver!)

- Sonographie der Hoden und des Abdomens (Tumorausschluss)
- sekundär Entstehung durch z. B. Raumforderungen retroperitoneal oder im kleinen Becken möglich (Sonographie des Abdomens zwingend!)

> Memo Aufgrund der anatomischen Verhältnisse findet sich die Varikozele fast immer auf der linken Seite.

- **Therapie**
- Indikation zur Therapie nicht zwangsläufig
- Therapie (operative Korrektur) aber indiziert:
  - wenn der Hoden der betroffenen Seite im Wachstum zurückbleibt
  - wenn Schmerzen bestehen
  - bei der sekundären Varikozele
  - bei pathologischem Spermiogramm (Jugendliche)

Hodenhochstand

- zum Geburtszeitpunkt sind die Hoden in der Regel bis ins Skrotum deszendiert; etwa 5 % aller reif geborenen Jungen haben einen Hodenhochstand, also eine Fehllage eines/beider Hoden; bei Frühgeborenen Rate entsprechend höher
- je nach Lage unterscheidet man:
  - Gleithoden: Hoden sind oberhalb des Skrotums tastbar und lassen sich nur unter Spannung ins Skrotum verlagern, sie nehmen spontan ihre regelwidrige Lage wieder ein, der Processus vaginalis ist offen.
  - Bauchhoden: Hoden sind nicht tastbar und lassen sich sonographisch praktisch nie, kernspintomographisch auch nicht regelhaft nachweisen, wohl aber laparoskopisch.
  - Pendelhoden: Hoden liegen oft außerhalb des Skrotums, lassen sich aber spannungsfrei nach distal mobilisieren und bleiben auch ohne Spannung im Skrotum liegen.

! Cave Ein Hodenhochstand muss zwingend spätestens zum Ende des ersten Lebensjahres behandelt werden, da sonst spätere Infertilität und ein erhöhtes Risiko der Malignomentwicklung zu verzeichnen ist!

- **Klinik**
- Hoden ein- oder beidseitig nicht vollständig im Skrotum deszendiert
- subjektiv in der Regel keine Beschwerden

- **Diagnostik**
- klinisch durch Palpation
- bei Bedarf Sonographie, Kernspintomographie, Laparaskopie

- **Therapie**
- je nach klinischem Befund (Lage des Hodens abdominell/inguinal/ektop)
- primär chirurgisch (Orchidolyse) oder in geeigneten Fällen konservativ mittels intranasaler Verabreichung von LHRH oder intramuskulärer Gabe von HCG

> Memo Der Hodenhochstand kann Ausdruck eines zugrunde liegenden Gendefektes oder einer hormonellen Störung sein, deshalb weiterführende Untersuchungen (Chromosomenanalyse, Hormonanalysen) im Verdachtsfall!

10.7.2 Krankheiten des weiblichen Genitale

Hymenalatresie

- ausbleibende Perforation des Uterovaginalkanals

■ **Klinik**
- beim Neonaten ggf. mittelständige, tastbare abdominale Raumforderung (Hydrometrokolpos) sowie Ausbleiben des physiologischen Fluor albus
- ggf. prall-elastische Vorwölbung interlabial sichtbar

! Cave im Extremfall Harnstauungsniere sowie Infektion des unter mütterlichem Hormoneinfluss gebildeten Gebärmutterschleimhautsekretes mit Entwicklung eines Hydro-/Pyometrokolpos möglich.

■ **Diagnostik**
- klinische Untersuchung
- Abdomensonographie

■ **Therapie**
- operative Therapie

Labiensynechie

> Memo In ausgeprägten Fällen Urinentleerung nur noch möglich über eine punktförmige Öffnung der kleinen Labien, meist unmittelbar subklitoridal, Begünstigung von Harnwegsinfekten!

- meist infolge hormoneller kindlicher Ruhephase vermehrte Vulnerabilität der kleinen Labien durch z. B. scheuernde Windeln, Puderanwendung, Windeldermatitis mit sekundärer (entzündlicher) Fusion der kleinen Labien (primäre nichtentzündliche Form möglich)

■ **Klinik**
- häufig Zufallsbefund bei Vorsorge oder bei Abklärung von Harnwegsinfekten

■ **Diagnostik**
- klinische Untersuchung

> Memo Anschließendes „Offenhalten" der Labien zur Vermeidung einer neuerlichen Adhäsion essenziell! (Demonstration einer angemessenen Genitalpflege nicht vergessen!).

■ **Therapie**
- nach Vorbehandlung mittels Östrogensalbe über eine Woche Auflockerung der Verklebungslinie, anschließend vorsichtige stumpfe Lösung mittels sterilen Wattetupfers nach ausreichend langer Einwirkung eines als Creme aufzubringenden Lokalanästhetikums (bei sehr hartnäckiger Verklebung operative Trennung der Labien in Narkose)

Vulvovaginitis

- bei Neonaten und kleinen Säuglingen in der Regel als Windeldermatitis (Candida!) auf Vulva und Vagina beschränkt
- bei älteren (präpubertären) Kindern aufgrund hormoneller Ruhephase des vulvovaginalen Epithels unspezifische bakterielle Vulvovaginitis möglich, meist begünstigt durch falsche

Genitalhygiene, Einbringen von Fremdkörpern (Spielperlen, kleine Baukastenteile), allergische Lokalreaktionen auf Pflegemittel etc.

- **Klinik**
  - vaginaler Ausfluss, z. T. eitrig, fötider Geruch, Brennen beim Wasserlassen, Juckreiz, Schmerzen
  - im Rahmen von eitrigen Infekten der Halsregion (eitrige Angina) eitrige Mitinfektion des äußeren Genitales möglich

> Memo Auch ein Zuviel an Genitalhygiene (nicht indizierte Sitzbäder, Intimsprays, dauerndes Tragen von Slipeinlagen) kann ursächlich sein!

- **Diagnostik**
  - Inspektion
  - Vaginoskopie (Narkose)
  - Abstriche für Mikrobiologie

! Cave Spezifische Infektionen (Neisserien, Chlamydien, Trichomonaden, Herpes simplex oder humanes Papillomavirus) müssen ggf. an sexuellen Missbrauch denken lassen!

- **Therapie**
  - ggf. Fremdkörperentfernung
  - lokalantibiotische Therapie, in bestimmten Fällen auch systemische Antibiotikagabe
  - Sitzbäder mit desinfizierenden Lösungen
  - Regeneration des Epithels mittels Östrogensalben

Tag 4: Endokrinologie

B. Karges

B. Karges, N. Wagner (Hrsg.), *Pädiatrie in 5 Tagen*, Springer-Lehrbuch,
DOI 10.1007/978-3-662-52813-6_11

11.1 Wachstumsstörungen

11.1.1 Kleinwuchs

- Körperhöhe <3. Perzentile, (d. h. <2 SD unterhalb des Bevölkerungsmittels), Referenz: Standardwachstumskurve (z. B. von Brandt-Reinken oder Prader, für Jungen oder Mädchen)
- Ursachen:
  - häufig Normvarianten z. B. familiärer Kleinwuchs, konstitutionelle Verzögerung von Wachstum und Pubertät
  - andere primäre Wachstumsstörungen z. B. Turner-Syndrom, Skelettdysplasien, Fetopathien (z. B. intrauterine Infektion, Alkohol), Noonan-, Silver-Russell-Syndrom
  - sekundäre Wachstumsstörung z. B. bei Wachstumshormon (GH)-Mangel, Hypothyreose, Glukokortikoidexzess, Zöliakie, Mukoviszidose, Niereninsuffizienz, Rachitis, psychosoziale Vernachlässigung

Klinik

- Wachstum <3. Perzentile verglichen mit alters- und geschlechtsspezifischem Kollektiv
- Schneiden der Wachstumskurve nach unten (nachlassende Wachstumsgeschwindigkeit)
- evtl. verzögerte Pubertät (bei konstitutioneller Entwicklungsverzögerung, KEV)
- ggf. typische syndromale Stigmata z. B. Turner-Syndrom (Mädchen), Skelettdysplasie

Diagnostik

- Basisdiagnostik bei Wachstumsstörungen:
  - standardisierte Längenmessung (Kinder <2 Jahre: Liegeschale, ≥2 Jahre: im Stehen mit Harpenden-Stadiometer)
  - Anlage einer Wachstumskurve, Berechnung der Wachstumsgeschwindigkeit → Messung im Zeitabstand von mindestens 6 Monaten
  - Berechnung der familiären (d. h. genetischen) Zielgröße = (Größe der Mutter + Größe des Vaters in cm)/2, plus 6,5 cm (Jungen) bzw. minus 6,5 cm (Mädchen)
  - Bestimmung des Knochenalters (nach Greulich und Pyle) durch Röntgen der linken Hand
  - Bestimmung der prospektive Endgröße (nach Bayley und Pinneau) mittels Knochenalter und Ist-Größe → individuelle Wachstumsprognose
  - Körperproportionen: Sitzhöhe, Oberlänge/Unterlänge, Armspannweite, Kopfumfang
  - Pubertätsstadium nach Tanner

> Memo GH-Einzelmessung diagnostisch ohne Bedeutung wegen pulsatiler Sekretion!

- weitere Diagnostik:
  - Insulin-like growth factor (IGF)-1, IGF Bindungsprotein (BP)-3 im Serum als Screening für Wachstumshormon (growth hormone, GH) Mangel
  - bei Verdacht auf GH-Mangel: GH-Stimulationstests (z. B. mit Arginin oder Insulin) → unzureichender GH-Anstieg in zwei Tests zur definitiven Diagnose des GH-Mangels
  - MRT-Hypophyse bei GH-Mangel (zum Ausschluss eines Hirntumors)
  - fT3, fT4, TSH (zum Ausschluss einer Hypothyreose)
  - Schweißtest (zum Ausschluss einer Mukoviszidose)
  - Transglutaminase-IgA, deamidierte Gliadin-Peptide IgA und Gesamt IgA (zum Ausschluss einer Zöliakie)
  - Chromosomenanalyse bei Verdacht auf Turner-Syndrom (45,X0)
  - Ausschluss anderer Erkrankungen z. B. Anämie, M. Crohn/Kolitis, Knochenstoffwechsel

Therapie

> Memo Aufholwachstum mit Therapie (bzw. bei KEV spontan) bestätigt Diagnose!

- Beeinflussung des Längenwachstums grundsätzlich nur möglich bei noch offenen Epiphysenfugen (Röntgen der linken Hand)
- bei konstitutioneller Entwicklungsverzögerung (KEV) wird Zielgröße spontan erreicht (keine Therapie notwendig), Beratung und Wachstumsprognose sind wichtige Behandlungsziele!
- Behandlung der Grunderkankung bei sekundärem Kleinwuchs (z. B. Hormonsubstitution bei Hypothyreose, Wachstumshormonmangel oder glutenfreie Diät bei Zöliakie)
- Milieuwechsel (z. B. Pflegefamilie) bei psychosozialer Deprivation verbessert Wachstum

11.1.2 Hochwuchs

- Körpergröße >97. Perzentile
- Ursachen
  - meist Normvarianten: familiär, konstitutionelle Beschleunigung von Wachstum und Pubertät
  - chromosomale Anomalien z. B. Klinefelter-Syndrom
  - seltener hormonelle Ursachen z. B. GH-Exzess, Hyperthyreose, vermehrte Östrogen- oder Androgenproduktion (u. a. Pubertas praecox, adrenogenitales Syndrom (AGS))
  - andere: Homozystinurie, syndromal: Marfan-, Sotos-, Wiedemann-Beckwith-Syndrom

Klinik

- vorzeitige Pubertät (Tanner-Pubertätsstadium!) oder Hypogonadismus (→Klinefelter-Syndrom)
- Dysproportionierung, Skelettveränderungen z. B. Skoliose, Trichterbrust bei Marfan-Syndrom

- Makrozephalie bei Sotos-Syndrom
- Makroglossie, Bauchwanddefekte, Hypoglykämie bei Wiedemann-Beckwith-Syndrom

▪ Diagnostik

- s. Basisdiagnostik bei Wachstumsstörungen
  - Schneiden der Perzentilen nach oben → Verdacht auf GH- oder Sexualhormonexzess
  - Wachstumsprognose < Zielgröße bei Pubertas praecox oder adrenogenitalem Syndrom
- IGF-1 ↑ bei GH-Exzess → oraler Glukosetoleranztest (OGT): fehlende GH-Suppression
- ft4, TSH, Prolaktin
- Testosteron, Östradiol, LH, FSH, ggf. GnRH-Test bei Verdacht auf Pubertas präcox
- 17-OH Progesteron (↑ bei AGS)
- Echokardiographie bei Verdacht auf Marfan-Syndrom (zum Ausschluss einer Aorteninsuffzienz)
- Chromosomenanalyse bei Verdacht auf Klinefelter-Syndrom (47,XXY)

▪ Therapie

- je nach Grunderkrankung
  - GH-Exzess
    - operativ: transsphenoidale Resektion eines Hypophysenadenoms
    - Definition „Heilung": GH ≤1 µg/l im OGT und IGF-1 alterentsprechend normal
    - bei persistierendem GH-Exzess: Somatostatinanaloga oder Pegvisomant (GH-Rezeptor Antagonist)
    - Folgeerkrankungen nach Therapie beachten (z. B. Hypophyseninsuffizienz)
    - Therapie von metabolischen (→ Diabetes) und kardiovaskulären (→ arterielle Hypertonie) Komplikationen
  - Hyperthyreose: Thyreostatika
  - Pubertas praecox centralis: GnRH-Agonist alle 28 Tage s.c.
  - adrenogenitales Syndrom (AGS): Substitution von Hydrokortison und Mineralkortikoid
  - Hoden-/Ovartumor: chirurgische Therapie
- medikamentöse Wachstumsbremsung zur Endgrößenreduktion möglich
  - Prinzip: hochdosierte Sexualhormongabe (Östrogen/Gestagen Therapie bei Mädchen, Testosteron bei Jungen) → vorzeitiger Epiphysenschluss
  - Indikationen: Dysproportionierung, Skoliose, familiärer Hochwuchs (psychische Belastung) falls Wachstumsprognose >202–205 cm (Jungen) oder >185–187 cm (Mädchen)

> Memo Thrombophiliediagnostik bei Mädchen vor hochdosierter Östrogentherapie.

Tab. 11.1 Nomenklatur und Klassifikation von Störungen der Geschlechtsentwicklung (DSD)*

Geschlechtschromosomale DSD	46,XY-DSD	46,XX-DSD
47,XXY (Klinefelter-Syndrom) 45,X (Turner-Syndrom) 45,X/46,XY (gemischte Gonadendysgenesie) 46,XX/46,XY (Chimärismus)	Störung der Hodenentwicklung Störung der Androgensynthese oder - wirkung Störung des Anti-Müller-Hormons oder dessen Rezeptor Andere z. B. schwere Hypospadie	Störung der Ovarentwicklung Fetaler Androgenexzess Maternaler Androgenexzess Andere z.B. Störung der Müllerschen Gänge

*Stellungnahme Bundesärztekammer 2015

11.2 Störungen der Sexualentwicklung

11.2.1 Varianten/Störungen der Geschlechtsentwicklung (DSD)

> Memo Begriffe wie „Intersexualität", „Hermaphroditismus" sollten nicht mehr verwendet werden.

- heterogene Gruppe angeborener Entwicklungsstörungen des chromosomalen, gonadalen oder anatomischen Geschlechts, („disorder of sex development", DSD)
- Häufigkeit ca. 1:8.000
- Formen und Ursachen:
  - virilisiertes Mädchen durch fetale/maternale Androgene (z. B. adrenogenitales Syndrom (AGS) durch 21-Hydroxylase-mangel, Nebennierenrindentumor, Aromatasedefekt)
  - unzureichende Maskulinisierung beim Jungen infolge Gonadendysgenesie (z. B.X0/XY, SRY-Mutation), Androgenbiosynthesedefekt (z. B. inaktiver LH/CG-Rezeptor, 5α-Reduktasemangel), Androgenresistenz (Androgenrezeptordefekt)
  - Präsenz von Hoden- und Ovargewebe (Karyotyp XX häufig, XY selten, XX/XY Mosaike oder Chimären möglich)
  - syndromal (z. B. Denys Drash-, Frasier-)

Tabelle 11.1

Klinik

- uneindeutiges äußeres Genitale
- weiblicher Phänotyp mit Klitorishypertrophie, Labienfusion oder labiale/inguinale Resistenz
- männlicher Phänotyp mit Hodenhochstand, Mikropenis oder Hypospadie
- Diskordanz zwischen äußerem Genitale und Karyotyp
- Kleinwuchs (z. B. Turner-Syndrom) oder Hochwuchs (z. B. Klinefelter-Syndrom)
- fehlende/unvollständige Pubertät, primäre Amenorrhö und Virilisierung (weibliche Individuen), Gynäkomastie (männliche Individuen)

- evtl. Nebennierenrindeninsuffizienz (bei Synthesedefekt adrenaler Steroidhormone)
- Nephropathie, Wilms-Tumor (Denys-Drash-, Frasier-Syndrom)

▪ **Diagnostik**
- genaue Untersuchung des äußeren Genitale: Phallusgröße, Urethralöffnung, Labioskrotalfalten, Gonaden tastbar, Virilisierungsgrad (Prader 1–5), Photodokumentation
- Chromosomenanalyse (Karyotyp)
- ggf. Nachweis von Y-spezifischem Genmaterial durch Bestimmung von SRY mittels FISH
- 17α-OH Progesteron, Elektrolyte, Blutzucker, Renin, Kortisol, ACTH (bei Verdacht auf AGS), Testosteron, Östradiol, LH, FSH, Inhibin B
- hCG Test: Testosteron, Androstendion, Dihydrotestosteron basal und stimuliert (überprüft Androgensynthese)
- Steroidanalyse im Urin → identifiziert Enzymdefekt, Tumor
- Ultraschall inneres Genitale, Gonaden, Niere, Nebenniere, evtl. MRT Gonaden
- bei unklaren Fällen: Zystourethroskopie, Genitographie, evtl. Laparoskopie mit Gonadenbiopsie
- Molekulargenetik bei Verdacht auf 21-Hydroxylasemangel (AGS), 5α-Reduktasemangel (Androgensynthesestörung), Androgenrezeptor-Defekt (Androgenresistenz)

▪ **Therapie**
- Geschlechtszuordnung individuell unter Berücksichtigung
  - anatomischer Verhältnisse und funktioneller Ursache der DSD
  - kulturellen/familiären Besonderheiten
  - generell abhängig vom Ausmaß der Genitalfehlbildung
  - Konsens zwischen Pädiater, Operateur, Familie, ggf. Psychologe
- Langzeitbetreuung durch interdisziplinäres, erfahrenes Team (s. o.)
- Indikation zur operativen Korrektur des äußeren Genitales im 1. Lebensjahr restriktiv stellen, evtl. in Pubertät (zweite) Korrekturoperation (Ziele: Kontinenzerhalt, normale Sexualfunktion und Fertilität)
- bei NNR-Insuffizienz Substitution von Hydrokortison, Mineralkortikoid
- ggf. hormonelle Induktion der Pubertät (Östrogen/Gestagen oder Testosteron)

> Memo: Geschlechtszuordnung kann freigelassen werden (Personenstandsgesetz wurde geändert).

! Cave bei XY-Gonadendysgenesie: Risiko für Keimzelltumor (12–35 %) → regelmäßige Bildgebung, Biopsie, ggf. Gonadektomie.

11.2.2 Störungen der Pubertätsentwicklung

Normale Pubertätsentwicklung
- physiologischer „Motor" der Pubertätsentwicklung: Aktivierung des GnRH-Pulsgenerators im Hypothalamus stimuliert LH/FSH Sekretion → Sexualhormonsynthese in Ovar/Hoden

- zeitlicher Ablauf der Pubertät (Mittelwert ± 2SD)
  - Mädchen:
    - beginnende Pubesbehaarung (Pubarche) mit 10,4 Jahren (8,0–12,8 Jahre)
    - beginnende Brustentwicklung (Thelarche) mit 10,9 Jahren (8,5–13,3 Jahre)
    - Gipfel des pubertären Wachstumsschubes mit 12,2 Jahren (10,1–14,1 Jahre)
    - erste Regelblutung (Menarche) mit 13,4 Jahren (11,2–15,6 Jahre)
    - Dauer zwischen Beginn der Brustentwicklung (B2) und Menarche 2,2 Jahre (0–4,4 Jahre)
  - Jungen:
    - Vergrößerung des Hodenvolumens ≥3 ml mit 11,8 (10,0–13,6) Jahren
    - Pubarche im Durchschnitt mit 12,2 Jahren (9,2–15,2 Jahre)
    - Gipfel des pubertären Wachstumsschubes mit 13,9 Jahren (12,8–15,8 Jahre)
    - Stimmbruch mit 14,6 Jahren (12–17 Jahre)
    - Dauer zwischen G2 und G5 3,5 Jahre (1,3–5,7 Jahre)
    - Pubertätsgynäkomastie tritt bei ca. 70 % als Normvariante auf, meist spontan rückläufig

Tabelle 11.2

Pubertas tarda

- fehlender Pubertätsbeginn (Tanner 1) bei Mädchen >13 Jahre, bei Jungen >14 Jahre
- Ursachen
  - häufig konstitutionelle Entwicklungsverzögerung (Ausschlussdiagnose!)
  - seltener hypothalamisch/hypophysäre Störung z. B. GnRH-, LH/FSH-Mangel, ZNS-Tumor
  - Gonadeninsuffizienz (z. B. Turner-, Klinefelter-Syndrom)
  - schwere Allgemeinerkrankung (z. B. Zöliakie, Mukoviszidose, Anämie, Anorexie) oder Leistungssport

Klinik

- fehlende Brustentwicklung (Stadium B1) bei Mädchen >13 Jahre bzw. Hodenvolumen <3 ml (G1) bei Jungen >14 Jahre, ggf. Hodenhochstand
- fehlender pubertärer Wachstumsschub
- evtl. Dymorphiestigmata z. B. Pterygium colli und Kleinwuchs bei Turner-Syndrom, Adipositas bei Prader-Willi-Syndrom, Dysproportionierung und Hochwuchs bei Klinefelter-Syndrom
- Anosmie (Aplasie von Bulbus olfaktorius und GnRH-Neuronen) bei Kallmann-Syndrom

Tab. 11.2 Definition der Pubertätsstadien nach Tanner

Stadien	Brustentwicklung (Mädchen)	Pubesbehaarung (beide Geschlechter)[a]	Genitalentwicklung (Jungen)
1	Keine	Keine	Infantil, Hoden ≤2 ml
2	Leichte Erhebung der Brust und Brustwarze	Spärliches Wachstum langer pigmentierter Haare	Hoden und Skrotum vergrößert, Penis nicht/gering vergrößert
3	Brustdrüse ist stärker vergrößert als Warzenhof	Wesentlich dunklere, dichtere und gekräuselte Haare über Symphyse	weitere Vergrößerung von Hoden, Skrotum und Penis (vor allem in der Länge)
4	Gesonderte Vorwölbung des Warzenhofes	Wie beim Erwachsenen jedoch mit geringerer Ausdehnung ohne Übergang auf Oberschenkel	Penis: Wachstum in Länge und Breite, Entwicklung der Glans; weitere Vergrößerung von Hoden und Skrotum, Skrotalhaut dunkler
5	Adult	Horizontale obere Begrenzung, Ausbreitung auf Oberschenkel	Adult

[a]P6 = weitere Ausdehnung dreieckförmig auf Linea alba gegen den Nabel, bei 80 % der Männer, 10 % der Frauen

- **Diagnostik**

- genaue Dokumentation des klinischen Pubertätsstadiums (Tanner-Stadium 1–5)
- Bestimmung des Hodenvolumens mittels Orchidometer
- Röntgen der linken Hand (Knochenalter reflektiert biologisches Alter)
- LH, FSH (↑ bei Gonadeninsuffizienz, ↓ bei hypothalamisch-hypophysärer Störung)
- GnRH-Test (kein Anstieg von LH/FSH bei hypophysärer Störung)
- Riechtest bei zentralem Hypogonadismus (Kallmann-Syndrom)
- Chromosomenanalyse (bei Verdacht auf auf Turner-/Klinefelter-Syndrom)
- Sonographie inneres Genitale (zum Ausschluss Anlagestörung)
- bei DSD: hCG-Test, Steroidanalyse (Urin), ggf. Androgenrezeptoranalyse
- bei Verdacht auf Hypophyseninsuffizienz ggf. Hypophysenfunktionstest und MRT
- Ausschluss anderer chronischer Erkrankungen, z. B. Anämie, Hypothyreose, Zöliakie

- **Therapie**

- bei Verdacht auf konstitutionelle Entwicklungsverzögerung zunächst nur Verlaufskontrolle
- Therapieziel: Pubertätsinduktion, vollständige Ausbildung sekundärer Geschlechtsmerkmale

  - bei Mädchen: Östradiolvalerat (oder konjugierte Östrogene) z. B. Beginn mit 0,2 mg/d, stufenweise Dosissteigerung bis 2,0 mg/d im 3. Jahr, nach 12 Monaten zusätzliche Gestagengabe
  - bei Jungen Testosteronenanthat 50–250 mg i.m./Monat (Dosis alle 6 Monate steigern)

Pubertas praecox

- vorzeitiger Beginn der Pubertätsentwicklung, Mädchen <8 Jahre, Jungen <9 Jahre
- betrifft Mädchen 5-mal häufiger als Jungen
- Ursachen:
  - meist hypothalamisch-hypophysär ausgelöste zentrale Pubertätsentwicklung mit vorzeitiger Aktivierung der GnRH Neurone (in 80 % idiopathisch, selten Hirntumor, z. B. hypothalamisches Hamartom)
  - selten Pseudopubertas praecox ohne Aktivierung des GnRH Pulsgenerators, durch autonome Östrogen- oder Androgenbildung in Ovar, Hoden, Nebenniere, (intrakraniellen) Keimzelltumor oder exogene Hormonzufuhr

Klinik

- Wachstumsbeschleunigung (Schneiden der Perzentilen nach oben)
- Brustentwicklung bei Mädchen <8 Jahre, beginnende Pubesbehaarung oder Hodenvergrößerung (≥3 ml) bei Jungen <9 Jahre
- bei Pseudopubertas praecox disharmonischer Pubertätsverlauf z. B. bei adrenogenitalem Syndrom (AGS) keine Hodenvergrößerung (→ Androgenbildung in Nebenniere!)
- vorzeitiger Epiphysenfugenschluss (Knochenalterakzeleration) → Kleinwuchs als Erwachsener

Diagnostik

- Röntgen linke Hand: akzeleriertes Knochenalter, Wachstumsprognose < elterliche Zielgröße
- TSH, fT4, Prolaktin, Testosteron, Östradiol, LH, FSH
- GnRH-Test (LH/FSH stimuliert >1 bei zentraler Pubertät und <1 bei Pseudopubertas praecox)
- bei Verdacht auf Pseudopubertas praecox
  - 17-OH-Progesteron (Serum) (↑ bei AGS), β-HCG (Serum) (↑ bei Keimzelltumor)
  - Steroidanalyse (Urin) (pathologisch bei AGS und Nebennierenrindentumor)
  - ggf. Lokalisationsdiagnostik (Hoden, Ovar, Nebenniere, Hypophyse) mit Sonographie, MRT

> Memo Wichtig ist Unterschied zwischen Normvariante und pathologischer Pubertätsentwicklung.

Differenzialdiagnose

- isolierte prämature Pubarche oder Thelarche ohne weitere Pubertätszeichen und ohne Progredienz (kein Behandlungsbedarf!)

- **Therapie**
- Ziele:
  - Unterbrechung des Pubertätsverlaufs, Regression sekundärer Geschlechtsmerkmale
  - Verbesserung der Endgröße
  - Synchronisierung von körperlicher und seelischer/geistiger Entwicklung
- Behandlung der zentralen Pubertas praecox mit GnRH-Agonist 1× monatlich s.c. (verstärkte und verlängerte Wirkung → Down-Regulation und Desensitivierung der GnRH-Rezeptoren)
- Beseitigung der auslösenden Ursache, z. B. Tumorentfernung, Hydrocortison bei AGS

11.3 Erkrankungen von Hypophyse und Hypothalamus

11.3.1 Hypophyseninsuffizienz

- totaler oder partieller Ausfall der Hypophysenvorderlappen (HVL) Hormone: Wachstumshormon (GH), TSH, LH, FSH, ACTH, Prolaktin
- bei Ausfall des Hinterlappens (selten): Diabetes insipidus durch ADH-Mangel
- Prävalenz des GH-Mangels 1:4.000 bis 1:30.000
- Ursachen im Kindesalter: häufig idiopathisch, seltener andere u. a.
  - kongenital: z. B. Anlagestörung (durch Defekte hypophysärer Transkriptionsfaktoren z. B. PIT1, PROP1) oder isolierter GH-Mangel (z. B. GH-, oder GHRHR-Genmutation)
  - Hypophysenadenome oder andere Tumoren (z. B. Kraniopharyngeom)
  - iatrogen (Radiatio, postoperativ) oder posttraumatisch (z. B. Hypophysenstielabriss)
  - sehr selten: Meningitis, Granulome, Ischämie

- **Klinik**
- Symptome abhängig vom Zeitpunkt des Erkrankungsbeginns
  - Säuglinge: Hypoglykämien (GH-, ACTH-Mangel), Ikterus prolongatus (TSH-Mangel), Mikropenis, Hodenhochstand (LH/FSH-Mangel)
  - Kinder: Kleinwuchs (GH-, TSH-Mangel)
  - Jugendliche: fehlende Pubertät, Amenorrhö (LH/FSH-Mangel), Adynamie (ACTH-, TSH-Mangel)
- Polyurie, Polydipsie bei Diabetes insipidus
- Symptome der auslösenden Erkrankung (z. B. Kopfschmerzen, Sehstörung)

- **Diagnostik**
- erniedrigte basale Hormonwerte (fT4, TSH, IgF-1, Kortisol, ACTH, LH, FSH, Östradiol, Testosteron, Prolaktin)
- Diagnosesicherung durch Hypophysenkombinationstest (Insulinhypoglykämie-Test oder Releasing-Hormon Test)
- augenärztliche Untersuchung, evtl. Perimetrie
- Ursachenklärung: MRT der Hypophyse, ggf. Gendiagnostik

- **Therapie**
- ggf. neurochirurgische Entfernung eines intrakraniellen Tumors
- Substitution von Wachstumshormon, Thyroxin, Hydrocortison, Testosteron bzw. Östrogen/Gestagen
- Überwachung der Therapie (Wachstumskurve, Entwicklung, Knochendichte etc.) und möglicher Nebenwirkungen (z. B. iatrogener Cushing), regelmäßiges Follow-up
- Notfallausweis und genaue Patienteninformation erforderlich

! Cave Dosiserhöhung von Hydrokortison (3- bis 8-fach) bei akuter Krankheit oder Operation lebenswichtig!

11.3.2 Diabetes insipidus

- fehlende Urinkonzentration, Polyurie durch verminderte Sekretion (zentral) oder renale Wirkung (renal) von antidiuretischem Hormon (ADH, Synonym: Vasopressin)
- Synthese von ADH (Peptid, 9 Aminosäuren) im Hypothalamus, Sekretion durch Neurohypophyse, hemmt Wasserdiurese im Sammelrohr der Niere
- Ursachen des zentralen Diabetes insipidus:
  - Tumore in Hypothalamus/Hypophyse: Kraniopharyngeom, Germinom (35 %)
  - Langerhanszell-Histiozytose (15 %)
  - anatomische Fehlbildung (z. B. septo-optische Dysplasie)
  - postoperativ oder posttraumatisch
  - familiäre Form (Mutationen im Neurophysin-, Vasopressin-Gen)
- renaler (nephrogener) Diabetes insipidus sehr selten, entweder familiär (z. B. Mutationen von Vasopressin-V2-Rezeptor oder Aquaporin 2) oder erworben (z. B. Medikamente)

- **Klinik**
- Polyurie (>2 l/m^2 Körperoberfläche täglich), verdünnter Urin „hell wie Wasser“
- starker Durst, hohe Trinkmenge (Polydipsie), auch nachts
- ggf. Symptome von Grund- oder Begleiterkrankungen (z. B. HVL-Insuffizienz, Sehstörung)

- **Diagnostik**
- Ausschluss anderer Polyurieursachen: Diabetes mellitus, Hyperkalzämie, Diuretika

- bei begründetem klinischen Verdacht: kontrollierter Durstversuch (stationäre Durchführung)
  - mit Analyse von Urinvolumen, Urin-/Serumosmolarität, Körpergewicht, Blutdruck, ggf. ADH
- bei Diabetes insipidus fehlende Urinkonzentration >300 mosmol/l, anhaltend hohe Urinvolumina trotz Exsikkose (Serum Natrium ↑, Chlorid ↑, Serumosmolarität ↑)
  - anschließend Gabe von DDAVP (Desmopressin, Vasopressin-Analogon), „DDAVP-Test": bei Diabetes insipidus centralis Urinosmolarität ansteigend, Urinvolumen sinkt ab
- wenn zentraler Diabetes insipidus bestätigt: MRT Hypophyse/Hypothalamus
- zusätzlich Diagnostik von Grund- oder Begleiterkrankungen

- **Therapie**
- bei zentralem Diabetes insipidus: DDAVP (Desamin-D-Arg-Vasopressin) intranasal 1–2× täglich 10–20 µg, Behandlungsziel: normale Urinmenge, alternativ DDAVP parenteral (s.c.)
- bei renalem Diabetes insipidus (selten): natriumarme Diät, Thiaziddiuretikum
- Therapie der Grund- und Begleiterkrankungen

11.3.3 Syndrom der inadäquaten ADH-Sekretion

- überschießende Sekretion von antidiuretischem Hormon (ADH) führt zu Wasserretention mit Verdünnungshyponatriämie (euvolämische Hyponatriämie)
- Synonym: SIADH, Schwartz-Bartter Syndrom
- Ursachen:
  - ZNS-Erkrankungen (z. B. Meningoenzephalitis, Trauma)
  - Lungenerkrankungen (z. B. Infektionen, Beatmung)
  - Medikamente (u. a. Carbamazepin, Vincristin, Cyclophosphamid)
  - paraneoplastische ADH-Produktion (maligne Tumoren z. B. Lymphom)
  - andere, z. B. stressinduziert

- **Klinik**
- Schwindel, Übelkeit, Kopfschmerzen, Somnolenz, zerebraler Krampfanfall, Koma

- **Diagnostik**
- Hyponatriämie (<135 mmol/l), Hypoosmolalität im Serum (<275 mosm/kg)
- Urinnatrium >20 mmol/l
- Urinosmolalität >100 mosm/kg
- Kreatinin im Serum ↓, Harnstoff ↓, Harnsäure ↓, Cystatin C (normal)
- Euvolämie, d. h. keine Dehydratation, keine Ödeme

- **Differenzialdiagnose**
  - hypovolämische Hyponatriämie (Renin ↑), z. B. Gastroenteritis, Diuretika, Mineralkortikoidmangel (Nebennierenrindeninsuffizienz)
  - hypervolämische Hyponatriämie (z. B. Herzinsuffizienz, nephrotisches Syndrom)
  - Behandlung mit ADH-Analogon Desmopressin (Überdosierung)

- **Therapie**
  - Ziele: Symptomfreiheit/Normalisierung der Serumosmolarität, Behandlung der Grundkrankheit
  - Flüssigkeitsrestriktion (60 % des Bedarfs)
  - langsame Normalisierung des Serumnatriums (Anstieg von Natrium um maximal 0,5 mmol/l/h oder 8–12 mmol/l/24 h): **Gefahr der osmotischen Demyelinisierung!**
  - Vermeidung nichtosmotischer Stimuli der ADH Sekretion (Erbrechen, Schwindel, Schmerz)
  - falls Flüssigkeitsrestriktion erfolglos/nicht möglich: Therapie mit V2 Rezeptor Antagonist Tolvaptan

11.4 Schilddrüsenerkrankungen

11.4.1 Angeborene Hypothyreose

- meist primäre Hypothyreose, Häufigkeit 1:3.500
  - durch Aplasie/Hypoplasie der Schilddrüse in 80 % (z. B. Defekt thyreoidaler Transkriptionsfaktoren)
  - seltener Störungen der Schilddrüsenhormonsynthese in 15–20 %, (z. B. Defekt der Thyreoperoxidase)
  - wird im Neugeborenen TSH-Screening am 3. Lebenstag erfasst
- zentrale Hypothyreose durch TSH-Mangel, 1:20.000
  - isoliert (z. B. TSHβ-Gendefekt) oder Hypophyseninsuffizienz
- transiente Hypothyreose durch Jodkontamination, mütterliche Thyreostatika, Jodmangel oder blockierende TSH-Rezeptor Antikörper (TRAK)

! Cave Neugeborenen TSH-Screening erkennt zentrale Hypothyreose nicht! Bei Verdacht zusätzlich fT4 bestimmen!

- **Klinik**
  - Makroglossie, heiseres Schreien, Ikterus, Nabelbruch, Muskelhypotonie, Müdigkeit, offene kleine Fontanelle
  - Kleinwuchs mit erniedrigter Wachstumsgeschwindigkeit
  - ggf. Struma (u. a. bei Thyreoperoxidasedefekt)
  - Myxödem, (Kardio-)Myopathie, Bradykardie

! Cave Entwicklungsverzögerung bis schwere irreversible psychomotorische Retardierung.

- **Diagnostik**
  - fT4 ↓, fT3 ↓, TSH ↑ (bei intakter Hypophysenfunktion)
  - Thyreoglobulin (Maß für aktives Schilddrüsengewebe)

- bei Verdacht auf zentrale Hypothyreose: thyroxinbindendes Globulin (TBG), Hypophysenfunktionstest
- Schilddrüsensonographie (Anlagestörung, Struma)
- Schilddrüsenszintigraphie (nur bei Verdacht auf Schilddrüsen Ektopie)
- evtl. Schilddrüsenantikörper TRAK, TPO (mütterliche Autoimmunthyreoiditis mit transplazentarem Antikörpertransfer)
- Knochenalter retardiert (fehlende Ossifikationskerne in Knie und Sprunggelenk)
- bei Verdacht auf hereditäre Ursache ggf. Gendiagnostik und fT4/TSH bei Geburt weiterer Kinder

Therapie

- L-Thyroxin initial 10–15 µg/kg/d p.o., Therapiebeginn möglichst früh nach Geburt
- Dosisanpassung nach TSH (Ziel: niedrig normal 0,2–2,5 mU/ml) und fT4 (Ziel: hoch normal)
- Kontrolle von Wachstum und Entwicklung, insbesondere Sprachentwicklung, Hörvermögen
- bei großer Struma ggf. operative Intervention (Resektion)
- Voraussetzungen für normale Entwicklung bei angeborener Hypothyreose:
  - Behandlungsbeginn vor 13. Lebenstag
  - LT4-Dosis 10–15 µg/kg/d
  - fT4 und TSH in 2 bzw. 4 Wochen normal
  - fT4-Werte hochnormal im 1.–3. Lebensjahr

11.4.2 Autoimmunthyreoiditis Hashimoto

- chronisch lymphozytäre Autoimmunthyreoiditis (AT) mit langsam progredientem (Monate bis Jahre) Funktionsverlust der Schilddrüse
- genetische Prädisposition, Manifestationsfaktor hohe Jodidzufuhr
- häufigste Ursache der erworbenen Hypothyreose in Europa
- positiver Antikörpernachweis gegen Thyreoperoxidase (TPO) und Thyreoglobulin (TAK) bei ca. 3–4 % der Schulkinder, 7 % der Erwachsenen
- Mädchen 3- bis 4mal häufiger betroffen als Jungen
- mit vergrößerter (hypertrophe AT, Struma) oder verkleinerter Schilddrüse (atrophe AT)

Klinik

- Beschwerden korrelieren direkt mit Schilddrüsenfunktion: initial meist symptomlos, mit zunehmender Hypothyreose: Müdigkeit, Gewichtszunahme, Leistungsminderung, Kälteintoleranz, Wachstumsstörung, fehlende Pubertät

- bei großer Struma ggf. Globusgefühl, Stridor, Schluckbeschwerden
- selten initial (transiente) Hyperthyreose (<10 % der Patienten)
- ggf. Symptome anderer Autoimmunendokrinopathien (z. B. Kortisolmangel, Diabetes)

▪ **Diagnostik**
- Auto-Antikörper gegen Thyreoperoxidase (TPO) und Thyreoglobulin (TAK) im Serum positiv
- Schilddrüsensonographie:
  - typisches echoarmes inhomogenes Parenchym
  - Volumenmessung (alters- und geschlechtsabhängige Referenzwerte beachten)
- fT3, fT4, TSH
- Abgrenzung zum M. Basedow (Autoimmunhyperthyreose) durch TSH-Rezeptor-Antikörper Status (TRAK-positiv bei M. Basedow, negativ bei Autoimmunthyreoiditis, selten: blockierende TRAK mit Hypothyreose)
- Assoziation mit anderen endokrinen Autoimmunerkrankungen häufig, daher regelmäßiges Screening (Klinik/Labor) auf u. a. M. Addison, Typ 1 Diabetes, atrophische Gastritis

▪ **Differenzialdiagnose**
- Jodmangel(-struma)

▪ **Therapie**

! Cave vor LT4-Substitution bei schwerer Hypothyreose Ausschluss eines Kortisolmangels (Gefahr der Addison-Krise).

- L-Thyroxin (LT4) bei Hypothyreose
  - ca. 50–150 µg/d LT4, Ziel: TSH im unteren Normbereich, fT4 hochnormal
- bei normaler Schilddrüsenfunktion und Größe generell keine LT4-Therapie, Antikörpernachweis per se keine Behandlungsindikation
- bei Hyperthyreose (selten) thyreostatische Therapie

11.4.3 M. Basedow

- chronische T- und B-Zell-abhängige Autoimmunerkrankung der Schilddrüse
- häufigste Ursache der Hyperthyreose im Kindes-, und Jugendalter
- oft chronisch-rezidivierender Verlauf
- Mädchen 3- bis 4-mal häufiger betroffen als Jungen
- typischer Nachweis von TSH-Rezeptor-Antikörpern (TRAK) → stimulierende Wirkung
- selten Auftreten einer endokrinen Orbitopathie, wahrscheinlich durch T-Zell-Reaktivität gegen gemeinsame Antigene in Schilddrüse und Augenmuskulatur/Orbitagewebe (u. a. TSH-Rezeptor)

- **Klinik**
  - Tachykardie, innere Unruhe, Wärmeintoleranz, Gewichtsverlust, Gedeihstörung, Herzrhythmusstörungen, seltener Diarrhö, Nykturie, psychische Symptome
  - bei großer Struma ggf. Globusgefühl, Schluckbeschwerden
  - ggf. Symptome der endokrinen Orbitopathie: „trockenes Auge", Exophthalmus (häufig symmetrisch), Doppelbilder, Visusminderung (Notfall!)
  - selten infiltrative Dermopathie (v. a. prätibial)

- **Diagnostik**
  - TSH basal ↓ ist sensitiver Parameter zum Nachweis der Hyperthyreose
  - fT4 und fT3 ↑, TRAK im Serum positiv
  - Schilddrüsensonographie: echoarmes, inhomogenes Parenchym; Volumen oft vergrößert; Perfusion im Doppler verstärkt
  - ophthalmologische Untersuchung, bei endokriner Orbitopathie evtl. Orbita-MRT

- **Therapie**
  - Thyreostatika: z. B. Carbimazol, initial 0,5 mg/kg/d in 2–3 Dosen, dann 0,25 mg/kg/d über 24 Monate, Dosisreduktion je nach fT4 und fT3
    - TSH auch unter thyreostatischer Therapie supprimiert → nicht geeignet zur Dosisanpassung
    - mögliche Nebenwirkungen beachten (v. a. Blutbild, Leberwerte, Hautveränderungen)
  - nach Erreichen der Euthyreose zusätzlich niedrig dosiert L-Thyroxin (Ausschalten der strumigenen Wirkung bei TSH-Anstieg trotz Reduktion der thyreostatischen Dosis)
  - symptomatisch ggf. β-Blocker (z. B. Propranolol)
  - Nikotinkarenz! (signifikanter Risikofaktor für Manifestation einer Endokrinen Orbitopathie)
  - Operationsindikation: Thyreoidektomie bei wiederholten Rezidiven, großer Struma/Progression, Tumorverdacht, Thyreostatikaintoleranz
  - alternativ zur langfristigen thyreostatischen Therapie: ablative Radiojodtherapie bei Jugendlichen ≥14–16 Jahren
  - Behandlung der endokrinen Orbitopathie interdisziplinär in spezialisierten Zentren

! Cave möglichst niedrige Erhaltungsdosis, da Nebenwirkungen dosisabhängig.

11.4.4 Schilddrüsentumoren

- Schilddrüsenknoten durch regressive Veränderungen (z. B. von Zysten) oder Neoplasien
- Schilddrüsenkarzinom: papillär (85 %), follikulär (10 %), medullär (C-Zell-Karzinom, familiär, 5 %)

! Cave isolierter Schilddrüsenknoten → potenziell maligne → sorgfältig abklären.

- Risikofaktoren: ionisierende Strahlung, Radioaktivität, genetische Faktoren (C-Zell-Karzinom)

Klinik
- asymmetrische symptomlose Schilddrüsenvergrößerung
- Knoten von harter/derber Konsistenz, schmerzlos, nicht verschieblich, rasches Wachstum → malignitätsverdächtig
- bei Schilddrüsenkarzinom in 50 % bei Erstvorstellung Metastasen (regionale Lymphknotenvergrößerung, Lunge)

Diagnostik
- fT4, fT3, TSH (normal)
- Kalzitonin ↑ bei medullärem Karzinom
- Schilddrüsensonographie: meist echoarme, unregelmäßig begrenzte Areale mit verstärkter Perfusion
- Schilddrüsenszintigraphie mit ^{99m}Tc-Pertechnetat: Nachweis hypofunktioneller „kalter“ Knoten
- Feinnadelbiopsie bei sonographisch echoarmen und szintigraphisch kalten Knoten
- bei familiärem C-Zell-Karzinom: molekulargenetische Analyse des RET-Protoonkogens, bei positivem Mutationsnachweis ist genetisches Screening von erstgradig Verwandten obligat
- Thyreoglobulin (dient als Tumormarker nach Therapie von papillären/follikulären Karzinomen)
- im Rahmen von Staging und Nachsorge MRT Halsregion, CT-Thorax
- Skelettszintigraphie, evtl. ^{18}F-FDG-PET/CT oder -/MRT (bei Verdacht auf ossäre Metastasierung)
- Ganzkörperszintigraphie mit ^{131}J zum Staging nach Thyreoidektomie eines papillären/follikulären Karzinoms sowie nach Radiojodtherapie (lymphogene und pulmonale Metastasensuche)

Therapie
- Schilddrüsenknoten: Indikation zur Operation ist Malignitätsverdacht
- bei Karzinom: totale Thyreoidektomie mit zervikaler Lymphknotendissektion, anschließende (2–3 Wochen postoperativ) Radiojodtherapie mit ^{131}J (bei papillären/follikulären Karzinomen)
- L-Thyroxin-Substitution, Ziel: TSH-Suppression (≤0,1 mU/l)
- Lebenserwartung von Kindern mit komplett entferntem papillärem Karzinom nicht reduziert
- bei multipler endokriner Neoplasie (MEN-2-Syndrom) bzw. nachgewiesener RET-Mutation: prophylaktische Thyreoidektomie, regelmäßige Untersuchung auf Phäochromozytom und primären Hyperparathyreoidismus

11.5 Erkrankungen des Kalzium-Phosphat-Stoffwechsels

11.5.1 Hypoparathyreoidismus

- Unterfunktion der Nebenschilddrüse mit verminderter Parathormon (PTH)-Sekretion
- Ursachen:
  - selten primär (Nebenschilddrüsenaplasie, Mutation im PTH-Gen, autosomal-dominant erbliche hyperkalziurische Hypokalzämie infolge aktivierender Mutation im Kalziumrezeptor-Gen)
  - häufiger durch Hypomagnesiämie (funktioneller Hypoparathyreoidismus)
  - transitorisch bei Früh- und Neugeborenen
  - postoperativ nach Schilddrüsenoperation
  - syndromatisch kombiniert mit z. B. DiGeorge-Syndrom (Mikrodeletionssyndrom 22q11.2), Autoimmunpolyendokrinopathie

Klinik

- Hypokalzämie mit Pfötchenstellung, Tetanie, Parästhesien, Krampfanfällen
- paradoxe Verkalkungen in Augenlinse, Stammganglien, psychomotorische Retardierung (chronische Verläufe)
- Reizbarkeit, psychische Auffälligkeiten

Diagnostik

- Hypokalzämie: Gesamtkalzium (Serum) <2,1 mmol/l und Parathormon (Serum) ↓
- Hyperphosphatämie (Serumphosphat bei Säuglingen >2,6 mmol/l, ältere Kinder >1,9 mmol/l)
- Magnesium (Serum) (Ausschluss Hypomagnesiämie)
- Kalzium und Phosphat (Urin)
- Nierensonographie, kraniales CT
- Differenzierung isolierter von syndromatischen Formen: u. a. Echokardiographie, ACTH-Test

Differenzialdiagnose

- Pseudohypoparathyreoidismus: fehlende Wirkung von erhöhtem Parathormon
- hereditäre Albright-Osteodystrophie (sehr selten) mit Kleinwuchs, Adipositas, geistiger Retardierung, Brachydaktylie (→ Röntgen Hand/Fuss) und Pseudohypoparathyreoidismus

Therapie

- akut bei Tetanie, Krampfanfall: 10 %-ige Kalziumglukonatlösung 1–2 ml/kg langsam i.v.

- Dauertherapie:
  - Kalzium 0,5–1 g p.o.
  - Vitamin D_3 50 µg/kg/d oder Kalzitriol 15–30 ng/kg/d (Rocaltrol®, besser steuerbar)
    - Therapieziel: Serumkalzium unterster Normbereich
    - Kalzium im Urin soll <0,1 mmol/kg/d bzw. <0,7 mmol Kalzium/mmol Kreatinin sein
    - bei Hyperkalziurie: Hydrochlorothiazid 1–2 mg/kg/d, natriumarme/kaliumreiche Kost

! Cave Hyperkalzämie,-kalziurie.

! Cave bei Immobilisierung Vitamin D3/Kalzitriol reduzieren → Gefahr der Hyperkalzämie, -kalziurie!

11.5.2 Hyperparathyreoidismus

- primärer Hyperparathyreoidismus (pHPT): Adenom, Hyperplasie oder bei multipler endokriner Neoplasie (MEN)
  - im Kindesalter sehr selten
  - in ca. 50 % der Fälle familiäre Ursache mit autosomal-dominanter Vererbung: bei Neugeborenen inaktivierende Mutation im Kalziumrezeptor Gen (CaSR) mit hypokalziurischer Hyperkalzämie, bei älteren Kindern MEN (MEN1→MENIN Gen, MEN2A→RET Gen) oder andere
- sekundärer HPT (sHPT): bei kalzipenischer Rachitis, Niereninsuffizienz, Pseudohypoparathyreoidismus

Klinik

- Neugeborene: Muskelhypotonie, Erbrechen, Lethargie, Irritabilität, Gedeihstörung
- ältere Kinder: unspezifische gastrointestinale, renale, muskuloskelettale, neurologische Symptome, bei Diagnose in 80 % Endorganschäden
- bei pHPT:
  - Hyperkalzämie mit Übelkeit, Erbrechen, Anorexie, Blutdruck ↑, Müdigkeit, psychische Veränderung
  - Hyperkalziurie: Polyurie, Polydipsie, Nephrolithiasis, Nephrokalzinose
  - Knochenschmerzen, subperiostale Defekte (PTH-Wirkung am Skelett)
  - MEN1: kombiniert mit Hypophysenadenom, neuroendokriner Pankreastumor, Angiofibrom, Nebennierenadenom
  - MEN2A: kombiniert mit medullärem Schilddrüsenkarzinom, Phäochromozytom
- bei sHPT: Zeichen der Grunderkrankung, ggf. milde Hypokalzämie

Diagnostik

- Gesamtkalzium (Serum) ↑ >2,6 mmol/l, Hyperkalziurie
- Phosphat (Serum) ↓
- Parathormon (Serum) ↑ (>6 pmol/l)

- 25-Hydroxyvitamin D (Serum)
- Kreatinin (Serum und Urin)
- Nierensonographie (Nephrokalzinose)
- Nebenschilddrüsensonographie, ggf. (^{99m}Tc-Sestamibi-) Szintigraphie
- ggf. molekulargenetische Diagnostik (z. B. CaSR- oder MENIN-Gen)

▪ **Therapie**

- bei pHPT:
  - chirurgische Exploration: Entfernung eines Adenoms, bei Hyperplasie aller 4 Nebenschilddrüsen → totale Parathyreoidektomie mit Autotransplantation von Nebenschilddrüsengewebe in Muskulatur z. B. in M. sternocleidomastoideus oder M. brachioradialis
- bei asymptomatischem pHPT (Serumkalzium <2,95 mmol/l, normale Kreatininclearance)
  - ggf. konservatives Vorgehen möglich, d. h. ausreichende Flüssigkeitszufuhr und regelmäßige Kontrollen
  - medikamentöse Therapie der Hyperkalzämie mit Bisphosphonaten (z. B. Pamidronat 0,5–3 mg/kg) oder Kalzimimetika (z. B. Cinacalcet, hemmt Parathormon-Sekretion durch CaSR-Stimulation) möglich
- bei sHPT: Therapie der Grunderkrankung

11.5.3 Rachitis

- gestörte Mineralisierung und Struktur der Wachstumsfuge infolge vermindertem Kalzium- oder Phosphatangebot; dank Vitamin D-Prophylaxe heute seltener
  - Kalziummangel durch verminderte Vitamin D-Synthese/-Wirkung, geringe Kalziumzufuhr
  - Phosphatmangel durch gestörte tubuläre Rückresorption, zu geringe Phosphatzufuhr
- Ursachen des Vitamin D-Mangels
  - eingeschränkte Vitamin D-Synthese in der Haut (niedrige Sonneneinstrahlung)
  - unzureichende Zufuhr (Nahrung) oder Malabsorption
  - Antikonvulsiva
  - chronische Niereninsuffizienz, Leber- und Gallenwegserkrankungen
  - hereditäre autosomal-rezessive Vitamin D-Synthesestörung (VDAR I) oder Endorganresistenz (VDARII)
- Phosphatdiabetes (familiäre hypophosphatämische Rachitis): X-chromosomal erbliche Störung der tubulären Phosphatrückresorption und der Vitamin D-Stoffwechselregulation (Mutation im PHEX-Gen)

> Memo Risikogruppen sind Säuglinge und Adoleszenten ohne Vitamin D-Prophylaxe, Vegetarier, Migranten aus Asien/Afrika (Ernährungsgewohnheiten, dunkles Hautpiment, Bekleidung).

Klinik

- typisches Manifestationsalter: 1. und 2. Lebensjahr, Pubertät (hohe Wachstumsrate)
- Tetanie, Krampfanfall infolge Hypokalzämie
- Skelettveränderungen: Verdickung von Hand- und Fußgelenken (Verdoppelung der Malleoli), Kraniotabes, rachitischer Rosenkranz (Auftreibung der Knorpel-Knochen-Grenze an vorderen Rippenenden), Genua valga oder vara
- Myopathie (Bewegungsarmut, Muskelhypotonie), motorische Entwicklungsverzögerung
- Wachstumsverzögerung
- Infektneigung
- Zahnschmelzdefekte, Zahnabszesse

Diagnostik

- Anamnese: Sonnenlichtexposition, Ernährung, Vitamin D-Prophylaxe, familiäre Formen
- Kalzium (Serum) (niedrig normal)
- Phosphat (Serum) ↓ (erniedrigte tubuläre Phosphatrückresorption)
- Kalzium und Phosphat im Urin
- Parathormon (Serum) ↑ (sekundärer Hyperparathyreoidismus)
- Alkalische Phosphatase (Serum) ↑ (gesteigerter Knochenumsatz)
- 25-OH Vitamin D und 1,25$(OH)_2$ Vitamin D (Serum) ↓
- Kreatinin (Serum und Urin)
- Röntgen linke Hand: Auftreibung und Becherung der metaphysären Wachstumsfugen, weitere radiolog. Veränderungen: Grünholzfrakturen, Auftreibungen der vorderen Rippenenden

Therapie

- Vitamin D-Mangel-Rachitis : Vitamin D_3 per os, Säuglinge <12 Monate 2.000 IE/d, Kleinkinder und Jugendliche 3.000–6.000 IE/d, zusätzlich Kalzium 0,5 g/d per os, Behandlung über mindestens 3 Monate, anschließend Substitution von Vitamin D_3 mit 400–600 IE/d
  - Normalisierung der Serumspiegel von Kalzium, Phosphat, Parathormon in 1–2 Wochen
  - alkalische Phosphatase im Serum kann unter Therapie noch ansteigen, normalisiert sich nach Wochen/Monaten
  - Rückbildung der (radiologischen) Skelettveränderungen innerhalb von Wochen/Monaten
- Phosphatdiabetes:
  - Phosphat 10–40 mg/kg/d in 4–6 Dosen oral und
  - Kalzitriol (1,25$(OH)_2D_3$) initial 15–20 ng/kg/d p.o. in 2 Dosen, bei Hyperkalziurie Dosis ↓
  - Mitbetreuung durch Kinderorthopäden, da häufig progrediente Knochendeformierungen

11.6 Erkrankungen der Nebenniere

11.6.1 Adrenogenitales Syndrom

- kongenitaler autosomal-rezessiv erblicher Defekt der Nebennieren-Steroidbiosynthese
- Ursachen: in >90 % inaktivierende Mutation des 21-Hydroxylase-Gens, seltener andere Defekte z. B. der 11-Hydroxylase oder 3-β-Hydroxysteroiddehydrogenase
- 21-Hydroxylasedefekt verursacht Glukokortikoid- und Mineralkortikoid-Mangel → ACTH Anstieg stimuliert intakte Androgensynthese aus akkumuliertem 17-OH-Progesteron vor Enzymblock
- Formen (infolge unterschiedlich ausgeprägtem 21-Hydroxylasemangel):
  - klassisches AGS mit Salzverlust (häufigste Form, kompletter 21-Hydroxylasedefekt)
  - einfach virilisierendes AGS, klassisches AGS ohne Salzverlust (partieller Enzymdefekt)
  - nicht-klassisches AGS (sehr milder 21-Hydroxylasemangel)
- Prävalenz klassisches AGS 1:12.000, wird im Neugeborenen-Screening am 3. Lebenstag untersucht

> Memo kompletter 21-Hydroxylasedefekt → Kortisol-, Aldosteronmangel und Androgenexzess!

- **Klinik**
- klinische Ausprägung stark abhängig vom Genotyp (korreliert mit residueller Enzymaktivität)
- Trinkschwäche, Erbrechen, Gedeihstörung, Salzverlustkrise und Hypoglykämie in 2.–4. Lebenswoche (lebensbedrohlich!)
- Virilisierung weiblicher Patienten: Klitorishypertrophie, Fusion der Labien, gemeinsame Öffnung von Vagina und Urethra (Uterus, Vagina, Tuben, Ovarien normal angelegt)
- Pseudopubertas praecox mit Großwuchs als Kind
- Kleinwuchs als Erwachsener (durch frühen Epiphysenschluss)
- nicht-klassische Form: prämature Adrenarche, Zyklusstörung, Hirsutismus, Akne, Infertilität

- **Diagnostik**
- 17 OH-Progesteron (↑ bei 21-Hydroxylasemangel) → Neugeborenen-Screening 3. Lebenstag
- Testosteron ↑, Androstendion ↑, DHEA-S ↑ (Androgenexzess)
- Kortisol ↓, Blutzucker ↓, ACTH ↑ (Kortisolmangel)
- Natrium ↓, Kalium ↑, Renin ↑ (Mineralkortikoidmangel)
- Röntgen linke Hand: Knochenalter akzeleriert
- Steroidanalyse im Urin (Standard zum Nachweis des spezifischen Steroidsynthesedefektes)
- Molekulargenetik (21-Hydroxylase-Gen) zur Diagnosesicherung und Pränataldiagnostik

- **Therapie**
  - Ziele: Verhinderung adrenaler Krisen, normales Wachstum und Gewichtsentwicklung, Vermeidung einer Virilisierung, normale Pubertät, Sexualfunktion, Fertilität
  - Dauertherapie: Hydrokortison 10–15 mg/m²/d p.o., 50 % morgens, je 25 % mittags und abends
    - bei Salzverlust: Fludrocortison 25–300 μg/d p.o., NaCl 0,5–1 g/d p.o. bei Säuglingen
    - Notfallausweis und wiederholte genaue Patienteninformation
  - operative Korrektur des virilisierten weiblichen Genitales (restriktive Indikation, interdisziplinäre Beratung Betroffener)
  - Risiko von adrenalen und gonadalen Tumoren erhöht (v. a. bei unzureichender Substitution) → regelmäßige sonographische Kontrolle
  - bei AGS Wiederholungsrisiko: in erneuter Schwangerschaft (experimentelle) Therapie mit Dexamethason (20 μg/kg/d) in 5. SSW beginnen, Koordination und Dokumentation durch Studienzentrum, nur bei pränatalem Nachweis von AGS bei weiblichem Fetus Fortsetzung der Therapie bis zur Geburt (verhindert Virilisierung)

! Cave Hydrocortison-Therapie niemals unterbrechen!

! Cave in Krisensituation (Fieber, Operation, schwere Erkrankung) 3- bis 8-fache Dosis, ggf. parenteral.

11.6.2 Nebennierenrindeninsuffizienz

- Glukokortikoid (Kortisol)- und Mineralokortikoid (Aldosteron)-Mangel durch Ausfall der Nebennierenrinden (NNR)-Funktion
- primäre NNR-Insuffizienz (Morbus Addison): ACTH ↑
  - meist kongenitale Störung der Steroidhormonbiosynthese (Enzymdefekt bei AGS), NNR-Hypoplasie (X-chromosomal erbliche DAX-1 Gen Mutation), seltener Adrenoleukodystrophie, ACTH-Resistenz (familiärer Glukokortikoidmangel)
  - Autoimmunadrenalitis, isoliert oder im Rahmen eines autoimmunen polyendokrinen Syndroms (APS):
    - APS Typ 1: M. Addison und Hypoparathyreoidismus, mukokutane Candidiasis, andere
    - APS Typ 2: M. Addison und (fakultativ) Hashimoto-Thyreoiditis, Typ 1 Diabetes, Ovarialinsuffizienz, Vitiligo oder andere
  - NNR-Infektionen (Tbc, CMV)
  - NNR-Einblutung (perinatal, Waterhouse-Friedrichsen-Syndrom bei Sepsis)
- sekundäre/tertiäre NNR-Insuffizienz infolge fehlender Stimulation durch Hypophyse/Hypothalamus: ACTH ↓
  - bei Hypophysenvorderlappeninsuffizienz

- häufig iatrogen nach abruptem Ende einer langdauernden Steroidtherapie

■ **Klinik**

- Neugeborene und Säuglinge akut: Hypoglykämie, Dehydratation, Erbrechen, Gedeihstörung, Cholestase, lebensbedrohliche Salzverlustkrise
- Symptome bei langsam progressivem Verlauf: Schwäche, Müdigkeit, Abgeschlagenheit, Gewichtsabnahme, Leistungsabfall
- Hyperpigmentierung (auch an „sonnenfernen" Stellen)
- arterielle Hypotension
- Übelkeit, Erbrechen, Durchfall
- akute NNR-Insuffizienz bei Manifestation oder als Komplikation („Addison-Krise"): Kreislaufinsuffizienz, Vigilanzstörung bis zum Koma, Erbrechen, schwere Elektrolytstörungen (Na ↓, K ↑), Hypoglykämie
- evtl. Symptome von assoziierten Erkrankungen (z. B. bei Autoimmunpolyendokrinopathie)

■ **Diagnostik**

- Kalium ↑, Natrium ↓
- ACTH ↑, Kortisol (Serum/24-h-Urin) ↓
- Aldosteron im Serum ↓, Plasma Renin ↑
- ggf. ACTH Kurztest (weist unzureichenden Kortisolanstieg nach)
- ggf. NNR-Autoantikörper
- bei Autoimmun-Addison: andere endokrine Störungen ausschließen
- Ursachendiagnostik je nach klinischem Verdacht

! Cave Akutbehandlung darf nicht durch Diagnostik verzögert werden!

■ **Therapie**

- Akuttherapie (bei Manifestation oder „Addison-Krise"):
  - initial Hydrokortison 100–200 mg/m^2 i.v. (alternativ: Prednisolon 25–50 mg/m^2 i.v.)
  - dann Hydrokortison 100–200 mg/m^2/24 h i.v. bis zur Überwindung der Krise
  - Volumensubstitution mit NaCl 0,9 % oder NaCl 0,9 % und 10 %-ige Glukose 1:1
  - Intensivtherapie und Monitoring (nach Klinik)
- chronische NNR-Insuffizienz → lebensbegleitende Substitutionstherapie:
  - Hydrocortison 10 mg/m^2/d p.o., 50 % morgens, je 25 % mittags und abends
  - Fludrocortison 25–300 µg/Tag p.o. (Dosisanpassung nach Blutdruck, Natrium, Renin)
- Notfallausweis, ausführliche Patienteninformation (Verhalten in Krisensituationen, Reisen, Notfallmedikation für i.m. Glukokortikoid oder Suppositorien)

! Cave bei schwerer Allgemeinerkrankung, Infektion, Operationen etc.: gesteigerter Kortisolbedarf → 3- bis 8-fache Hydrocortisondosis erforderlich, ggf. i.v. Gabe (bei Erbrechen, Diarrhö).

11.6.3 Hyperkortisolismus (Cushing-Syndrom)

- im Kindesalter häufig iatrogen bei Langzeittherapie mit hochdosierter Glukokortikoid- oder ACTH Therapie
- häufigste endogene Ursache ist übermäßige Produktion von Kortisol durch Nebennierenadenome/-karzinome oder seltener ACTH-produzierendes Hypophysenadenom (M. Cushing), sehr selten hypothalamische Störung oder ektope, paraneoplastische ACTH-Produktion

▪ Klinik

> Memo Wachstumshemmung und starke Gewichtszunahme → Verdacht auf Hyperkortisolismus.

- zentrale Adipositas mit rundem Gesicht („Vollmond") und Nackenpolster
- Wachstumshemmung!
- Akne und Follikulitis, rötliche Striae, in ausgeprägten Fällen dünne, leicht verletzliche Haut mit Neigung zu Hämatomen, bei Mädchen: Hirsutismus, Zyklusstörungen
- arterielle Hypertonie (durch Natrium- und Flüssigkeitsretention)
- gestörte Glukosetoleranz (sekundärer Diabetes mellitus)
- Muskelschwäche, psychische Veränderungen (u. a. Euphorie, Depression, Psychose)

▪ Diagnostik

> Memo: endokrinologische Funktionsdiagnostik vor Bildgebung!

! Cave: bei M. Cushing oft NNR Hyperplasie, keine NNR Operation aufgrund des CT-morphologischen Befundes ohne vorherige Funktionsdiagnostik.

- bei klinischem Verdacht:
  - Screening mit Dexamethason-Suppressionstest (Kurztest: 1 × 1,5 mg/m^2 p.o. um 23.00 Uhr) → normal: Kortisol <3 µg/dl am nächsten Morgen um 8.00 Uhr
  - alternativ: freies Kortisol im 24-h-Sammelurin
- Einzelmessung von Serumkortisol diagnostisch unzureichend (Ausnahme: Messung um 24 Uhr, Spiegel physiologisch <3 µg/dl), Kortisoltagesprofil (aufgehobene Nachtsenke)
- ACTH im Serum:
  - falls ACTH ↑: MRT Hypophyse und andere Hypophysenfunktionstests
  - wenn ACTH normal/niedrig: Nebennieren/Abdomen MRT oder CT
  - selektive Venenblutentnahme („Stufenkatheter") mit ACTH Bestimmung zur Tumorlokalisation selten indiziert (z. B. Sinus-petrosus-Katheter)

▪ Therapie

- chirurgische Entfernung eines adrenalen Tumors
- bei unvollständiger Entfernung eines NNR-Karzinoms Chemotherapie gemäß GPOH-MET Protokoll
- neurochirurgische Resektion des Hypophysenadenoms (Standardzugang: transnasal-transsphenoidal), selten Radiatio
- postoperativ Hydrocortison Substitution (Steroidentzugssyndrom)

- Diagnostik und ggf. Therapie einer Hypophyseninsuffizienz
- regelmäßiges neurochirurgisches/endokrinologisches Follow-up
- ggf. Behandlung der Folgeerkrankungen (arterielle Hypertonie, Diabetes)

11.6.4 Aldosteronsynthesestörungen

Isolierter Hypoaldosteronismus

- Seltener, autosomal-rezessiv erblicher Defekt der Aldosteronsynthetase → Mineralkortikoidmangel

Klinik

- je nach Ausmaß des Enzymdefektes: schwere Salzverlustkrise bei Neugeborenen oder Gedeihstörung im Kleinkindalter

Diagnostik

- Natrium ↓, Kalium ↑, metabolische Azidose (Salzverlust)
- Renin (Plasma) ↑
- Aldosteron (Serum) ↓
- 18-Hydroxykortikosteron (Serum) ↑

Therapie

- Fludrocortison (Astonin H® oder Florinef®) 50–300 µg/m²/d p.o. und NaCl-Substitution 0,5–1 g/d p.o.
- mit zunehmendem Alter spontane Besserung der Salzverlustsymptomatik

Primärer Hyperaldosteronismus

- erhöhte Aldosteronproduktion, im Kindesalter sehr selten
- Ursachen: Nebennierenrindenadenom, bilaterale adrenokortikale Hyperplasie oder Glukokortioid-supprimierbarer Hyperaldosteronismus (ACTH-abhängig), sehr selten autonome Aldosteronproduktion (Conn-Syndrom)

Klinik

- arterieller Hypertonus
- Polyurie/Polydipsie
- Myopathie

Diagnostik

- Natrium ↑, Kalium ↓, metabolische Alkalose
- Renin (Plasma) ↓
- Aldosteron (Serum) ↑

- **Differenzialdiagnose**
  - sekundärer Hyperaldosteronismus, „high-renin hypertension", z. B. renovaskuläre Fehlbildung
  - renaltubuläre Ionenkanal-/Transporter-Erkrankung (z. B. Bartter-Syndrom)
  - AGS mit 11β-Hydroxylasedefekt und konsekutiv vermehrter Desoxykortikosteronbildung
  - Cushing-Syndrom
  - Pseudohyperaldosteronismus: Klinik wie bei Mineralkortikoidexzess, aber Aldosteron ↓ und Renin ↓, bei Defekt der 11β-Hydroxysteroiddehydrogenase oder Lakritzabusus

- **Therapie**
  - chirurgisch: Entfernung aldosteronproduzierender Adenome der Nebennierenrinde
  - bei Glukokortikoid-supprimierbarem Hyperaldosteronismus: ACTH-suppressive Gabe von Glukokortikoiden

11.6.5 Phäochromozytom und Paragangliom

- Tumore neuroektodermalen Ursprungs, meist hormonell aktiv mit Katecholamin Produktion, in ca. 10 % maligne
- Lokalisation Nebennierenmark (Phäochromozytom, ca. 70 %) oder extraadrenal (sympathische Ganglien, Paragangliom, ca. 30 %), in 20–40 % bilaterale adrenale Tumore, multifokale Tumore bei hereditären Formen
- Sekretion von Adrenalin, Noradrenalin, Dopamin führen zu typischen Symptomen und arterieller Hypertonie
- ca. 50 % der Phäochromozytome/Paragangliome entstehen im Rahmen eines autosomal-dominanten genetischen Tumorsyndroms (multiple endokrine Neoplasie (MEN) 2, von-Hippel-Lindau (vHL)-Syndrom, Neurofibromatose, familiäre Paragangliome)

- **Klinik**
  - arterielle Hypertonie (dauerhaft oder anfallsweise („Krise"))
  - anfallsweise Kopfschmerzen, Schwitzen, Tachykardie, Herzklopfen, Nervosität, Übelkeit, Schwäche, Blässe, Zittern, Angst
  - bei konstanter Katecholaminausschüttung oft keine typischen krisenartigen Symptome
  - lokale Beschwerden durch Tumormasse

- **Diagnostik**
  - Metanephrine (direkte Katecholaminmetabolite) im angesäuerten 24 h Urin und Plasma ↑ (wiederholte Untersuchung, altersabhängige Normwerte beachten)
  - Chromogranin A im Plasma (Tumormarker, auch bei hormonell inaktiven Tumoren)

! Cave diagnostische Punktion von Nebennierentumoren erst nach Ausschluss eines Phäochromozytoms (Gefahr der hypertensiven Krise!)

- Lokalisationsdiagnostik durch Sonographie, CT oder MRT, ggf. Szintigraphie/SPECT mit ^{123}J-MIBG (Metajodbenzylguanidin) oder ^{18}F DOPA-PET/CT
- Molekulargenetische Untersuchung nach klinischer Priorisierung (z. B. VHL-Gen bei Phäochromozytom, SDHD-Gen bei Paragangliom)

Therapie

- medikamentöse präoperative Blutdruckeinstellung mit α-Rezeptor-Blocker (Phenoxybenzamin)
- dann chirurgische Resektion des Tumors (laparaskopisch) en bloc, besonderes intraoperatives Management erforderlich
- postoperativ nach Adrenalektomie: Hydrocortison Substitution bzw. Diagnostik der Nebennierenrindeninsuffizienz

! Cave: Hypotension und Hypoglykämie infolge Glukokortikoidmangel.

11.7 Diabetes mellitus

- Gruppe chronischer Störungen des Glukosemetabolismus mit:
  - Hyperglykämie
  - erhöhtem Risiko für Akutkomplikationen (Ketoazidose, Hypoglykämie als Therapiefolge)
  - erhöhtem Risiko für mikro- und makrovaskuläre Spätkomplikationen
- zur Diagnosesicherung Glukosebestimmung im Plasma mit Referenzmethode notwendig (nicht mit Blutzuckerteststreifen)

Tabelle 11.3

- weitere Diagnosekriterien des Diabetes mellitus:
  - klassische Symptome (Polyurie, Polydipsie, Gewichtsabnahme) und ein Gelegenheitsblutzucker ≥200 mg/dl oder

Tab. 11.3 Diagnostische Kriterien des Diabetes und Prädiabetes

	Nüchternglukose (mg/dl[c])	2-h-Glukosewert (mg/dl[c]) im OGTT*
Normal	<100	<140
Prädiabetes (IFG[a])	100–125	–
Prädiabetes (IGT[b])	–	140–199
Diabetes	>125	≥200

*oraler Glukose Toleranztest
[a]IFG: impaired fasting glucose
[b]IGT: impaired glucose tolerance
[c]Umrechnungsfaktor von mg/dl in mmol/l: 0,055

Tab. 11.4 Korrelation zwischen HbA1c und geschätztem mittleren Blutzucker (ADAG-Formel)

HbA1c (%)	5,0	6,0	7,0	8,0	9,0	10,0
BZ (mg/dl)	97	126	154	183	212	240
Berechnung des mittleren Blutzucker (BZ) Wertes aus dem HbA1c: BZ (mg/dl) = 28.7 × HbA1c – 46.7						

  - wiederholte Bestätigung eines Gelegenheitsblutzuckers ≥200 mg/dl oder
  - HbA1c ≥6,5 %

Tabelle 11.4

- Klassifikation des Diabetes mellitus nach American Diabetes Association/Deutsche Diabetes Gesellschaft (ADA/DDG):
  - Typ 1 Diabetes mit absolutem Insulinmangel (immunologisch bedingt oder idiopathisch)
  - Typ 2 Diabetes mit relativem Insulinmangel infolge Insulinresistenz und gestörter -sekretion
  - andere Diabetesformen:
    - genetische Defekte der Betazell-Funktion : z. B. MODY „maturity onset diabetes of the young"
    - genetischer Defekt der Insulinwirkung
    - Krankheiten des exokrinen Pankreas z. B. Mukoviszidose
    - Endokrinopathien z. B. Hyperkortisolismus, Akromegalie, Hyperthyreose
    - Medikamentös z. B. Glukokortikoide
    - Infektionen z. B. Zytomegalievirus, kongenitale Rötelninfektion
    - seltene immunvermittelte Formen
    - genetische Syndrome mit Diabetes z. B. M. Down-, Turner-, Klinefelter-Syndrom
  - Gestationsdiabetes (ca. 3 % aller Schwangeren)

11.7.1 Typ 1 Diabetes

- häufigste Stoffwechselerkrankung im Kindes- und Jugendalter
- betrifft ca.30.000 Kinder und Jugendliche in Deutschland, ca. 3.000 Neuerkrankungen/Jahr
- in >90 % Ursache des Diabetes mellitus im Kindes- und Jugendalter
- Inzidenzanstieg um 3–5 % pro Jahr betrifft insbesondere jüngere Altersgruppen
- T-Zell-abhängige Autoimmunerkrankung mit genetischer Prädisposition (HLA-DR3, HLA-DR4) führt zu chronischer Zerstörung der pankreatischen β-Zellen mit:
  - absolutem Insulinmangel → gesteigerte Lipolyse, Ketogenese und metabolische Azidose

  - Ketoazidose ist vital bedrohliche Akutkomplikation, ausgelöst durch schweren Insulinmangel (bei Manifestation, fehlender Insulinzufuhr z. B. Therapiefehler, Infekt, Trauma/Stress mit Insulinresistenz, erhöhtem Insulinbedarf)
  - gemeinsames Vorkommen mit anderen Autoimmunerkrankungen (Thyreoiditis, Zöliakie)
- sehr selten nicht-immunologisch bedingter Typ 1 Diabetes (z. B. durch Insulin Genmutation)

Klinik

- Polyurie und Polydipsie, Exsikkose
- akutes, schweres Krankheitsgefühl mit Schwäche, Müdigkeit, Apathie, Gewichtsabnahme
- zunehmende Bewusstseinsstörung bis zum Koma
- Erbrechen, abdominelle Schmerzen (Pseudoperitonitis bei Ketoazidose)
- vertiefte (Kussmaul-) Atmung, Azetonfötor

! Cave Eine diabetische Ketoazidose kann sich bei Kindern innerhalb kurzer Zeit entwickeln!

Diagnostik

- bei Manifestation:
  - Hyperglykämie (Blutzucker meist zwischen 250 und >500 mg/dl), HbA1c ↑↑
  - Ketoazidose pH <7,3, Bikarbonat <15 mmol/l
  - Keton im Urin +++, β-Hydroxybutyrat >3 mmol/l im Plasma
  - positive Insel-Autoantikörper (GADA, IA2A, ICA, IAA)
  - C-Peptid niedrig
- regelmäßige Kontrolluntersuchungen im Behandlungsverlauf:
  - HbA1c vierteljährlich kontrollieren (zur Beurteilung der Stoffwechseleinstellung)
  - Urin: quantitative Albuminausscheidung mindestens 1-mal jährlich, Serumkreatinin
  - augenärztliche Untersuchung (Funduskopie in Mydriasis) bezüglich Retinopathie 1-mal jährlich
  - Pulsstatus, neurologischer Status, Fußinspektion mindestens 1-mal jährlich
  - Blutdruck vierteljährlich kontrollieren, ggf. ambulante 24-h-Blutdruckmessung
  - HDL- und LDL-Cholesterin, Triglyzeride jährlich kontrollieren
  - fT4, TSH, Autoantikörper TRAK, TPO (assoziierte Autoimmunthyreopathie) alle 1–2 Jahre
  - Anti-Transglutaminase-IgA-Antikörper (assoziierte Zöliakie) alle 1–2 Jahre, ggf. Dünndarmbiopsie

Therapie

- Therapie der Ketoazidose:
  - Flüssigkeitssubstitution mit NaCl 0,9 % über 48 h. i.v., und Kaliumsubstitution

! Cave vorsichtige Blutzuckersenkung und kontrollierte Rehydratation (<3.000 ml/m²/d) über 48 h senkt Gefahr des Hirnödems.

   - Insulintherapie: initial i.v. 0,05–0,1 IE/kg/h oder s.c. 1 IE/kg/d
   - Ziel: Blutzuckersenkung um 40–90 mg/dl/h, dann Blutzucker bei 200–250 mg/dl halten, wenn Blutzucker <250 mg/dl: Glukoseinfusion, engmaschige Blutzuckerkontrolle und Insulin-Dosiskorrektur
- Dauertherapie mit Insulin nach individuellen Gesichtspunkten:
   - intensivierte Insulintherapie (Basis-/Boluskonzept): an die Nahrungsaufnahme angepasste bedarfsgerechte Insulinzufuhr, Standardtherapie des Typ 1 Diabetes
      - mehrfach täglich s.c. Injektionen von Normalinsulin oder kurzwirksamen Insulinanaloga (Lispro, Aspart, Glulisin) zu den Mahlzeiten sowie Basalinsulin (NPH, Detemir oder Glargin 1- bis 2-mal täglich)
      - Insulinpumpentherapie mit kontinuierlicher subkutaner Insulininfusion (CSII) von kurzwirksamem Insulin, Einteilung in Basalrate (pro Stunde) und Bolusinsulin (zur Mahlzeit und Korrektur hoher Blutzuckerwerte)
   - konventionelle Insulintherapie: Anpassung der Mahlzeiten an vorgegebenes Insulinschema z. B. Verwendung eines Mischinsulins (30 % schnell wirksam, 70 % langwirksam); wird nur noch in Ausnahmefällen angewandt, wenn intensivierte Insulintherapie nicht möglich
- altersadaptierte strukturierte Schulung der Familie über:
   - Blutzuckerselbstmessung, Insulindosisberechnung und -injektion, Ketonmessung in Urin oder Blut
   - gesunde Ernährung, Berechnung der Kohlenhydrate
   - Förderung regelmäßiger körperlicher Aktivität
   - Anpassung der Diabetestherapie bei Sport, Krankheit, Reisen
- psychosoziale Unterstützung der Familie und ggf. Intervention
- ggf. Therapie von Begleiterkrankungen und Komplikationen, Nikotinverzicht
- Ziele der Diabetestherapie
   - „norm-nahe" Blutzuckereinstellung, HbA1c <7,5 %
   - Vermeidung akuter Stoffwechselentgleisungen (schwere Hypoglykämie, Ketoazidose)
   - Prävention diabetesbedingter mikro- und makrovaskulärer Komplikationen
   - altersentsprechend normale Entwicklung und Leistungsfähigkeit

> Memo Ziele der Diabetestherapie nur durch regelmäßige diabetologische Betreuung und Monitoring erreichbar!

11.7.2 Typ 2 Diabetes

- polygen vererbt, begünstigt durch geringe körperliche Aktivität, hyperkalorische Ernährung
- Insulinresistenz und verminderte Insulinsekretion führen zu relativem Insulinmangel
- Risikofaktoren:

   - positive Familienanamnese für Diabetes mellitus Typ 2 bei Verwandten 1. oder 2. Grades
   - Adipositas (BMI >97. Perzentile)
   - Zugehörigkeit zu einer ethnischen Gruppe mit erhöhtem Typ 2 Diabetesrisiko (u. a. indianische, hispanische, asiatische, afrikanische Herkunft)
   - klinische Zeichen der Insulinresistenz: Acanthosis nigricans, polyzystisches Ovarsyndrom
- Prävalenz bei Kindern und Jugendlichen in Deutschland 2,3/100.000, in Japan 14/100.000

▪ **Klinik**
- bei Diagnosestellung meist asymptomatisch, oft Adipositas
- „klassische" Symptome wie Polyurie und Polydipsie eher selten
- sehr selten diabetische Ketoazidose oder hyperglykämischer hyperosmolarer Status
- Acanthosis nigricans (schmutzig braun-graue Hautveränderungen in Achselhöhlen, Nacken, Gelenkbeugen, Genitale) bei 56–92 % der Patienten → Hinweis auf Insulinresistenz
- polyzystisches Ovarsyndrom: Hirsutismus, Zeichen der Hyperandrogenämie, Oligomenorrhö

▪ **Diagnostik**
- Diagnosesicherung und -klassifikation:
   - Hyperglykämie (nüchtern, im OGTT ◘ Tab. 11.3 oder Gelegenheitsblutzucker ≥200 mg/dl), HbA1c ↑
   - C-Peptid (normal), Insel-Autoantikörper (negativ) (zur Abgrenzung vom Typ 1 Diabetes)
- Begleiterkrankungen:
   - Steatosis hepatis, Gallensteine, Transaminasen (oft ↑), Sonographie des Abdomens
   - arterielle Hypertonie: Blutdruckmessung mindestens 1-mal jährlich, ggf. 24-h-Blutdruckmessung
   - Hyperlipoproteinämie: Gesamt-, HDL-, LDL-Cholesterin, Triglyzeride jährlich bestimmen
- regelmäßige Kontrolluntersuchungen:
   - HbA1c vierteljährlich kontrollieren (zur Beurteilung der Stoffwechseleinstellung)
   - Urin: quantitative Albuminausscheidung mindestens 1-mal jährlich, Serumkreatinin
   - augenärztliche Untersuchung (Funduskopie in Mydriasis) bezüglich Retinopathie 1-mal jährlich

▪ **Therapie**
- nachhaltige Verhaltensänderung bezüglich Ernährung und Bewegung → Gewichtsreduktion
- Basismaßnahmen: Ernährungsschulung, Blutzuckerselbstmessung, regelmäßig Sport

- Metformin 1 × 500 mg bis 2 × 1.000 mg/d
- Insulin, falls Diät und Metformin nicht ausreichend und initial bei Ketoazidose → intensivierte Insulintherapie s. o.
- Ziel: „normnahe" Blutzuckereinstellung, HbA1c <7,0 %, Nüchternglukose <126 mg/dl
- ggf. Therapie von Begleiterkrankungen und Komplikationen, Nikotinverzicht

11.7.3 MODY

- „Maturity onset diabetes of the young", Prävalenz 2,4/100.000
- Gruppe von Diabetesformen durch monogenetische Defekte der Betazell-Funktion
- autosomal-dominante Vererbung, typischerweise mehrere Generationen betroffen
- Ursachen: Mutation von Transkriptionsfaktoren (MODY 1, 3, 4, 5), Glukokinase (MODY 2) oder andere Störung (13 bekannte MODY-Formen) → gestörte Insulinsekretion der Betazelle:
  - häufigste Formen sind Glukokinase-MODY (MODY 2) und HNF1A-MODY (MODY 3) (in jeweils 20–50 %)
- Alter bei Manifestation <25 Jahre, oft in früher Kindheit
- primär meist nicht insulinpflichtig, keine Ketoazidose, Verlauf variabel

Klinik

- häufig asymptomatisch: erhöhte Blutglukose als Zufallsbefund
- langsamer Beginn von klinischen Symptomen, z. B. Polyurie, Polydipsie, Gewichtsabnahme
- MODY 3: deutliche Hyperglykämie, Glukosurie bei Blutzucker <180 mg/dl, häufig vaskuläre Spätkomplikationen
- MODY 2: oft milde Hyperglykämie, selten Organkomplikationen

Diagnostik

- Hyperglykämie (nüchtern, im OGTT ▣ Tab. 11.3 oder Gelegenheitsblutzucker ≥200 mg/dl), HbA1c ↑
- positive Familienanamnese für Diabetes
- Body-Mass-Index (BMI, kg/m^2) meist normal d. h. keine Adipositas
- Urinketone und Blut pH normal, Insel-Autoantikörper (negativ), C-Peptid (normal)
- molekulargenetische Untersuchung (Mutationsscreening) möglich

Therapie

- Ziel: „norm-nahe" Blutzuckereinstellung, HbA1c <7,0 %, Nüchternglukose <126 mg/dl
- Basismaßnahmen: Ernährungsschulung, Blutzuckerselbstmessung, regelmäßig Sport

- Sulfonylharnstoffe (Glibenclamid, Glimipirid), hohe Sensitivität bei MODY 3! (→niedrige Dosis)
- Insulin, falls Diät und orale Antidiabetika nicht ausreichend → intensivierte Insulintherapie
- regelmäßige diabetologische Betreuung und Monitoring u. a. Augen, Niere, Blutdruck, Lipide
- ggf. Therapie von Begleiterkrankungen und Komplikationen, Nikotinverzicht

> Memo Therapie mit Sulfonylharnstoffen verbessert Insulinsekretion bei Patienten mit MODY 3!

11.8 Adipositas

- Definition: Body-Mass-Index (BMI, kg/m^2) >97. Perzentile; Übergewicht: BMI zwischen 90. und 97. Perzentile
- Prävalenz bei Schulkindern: Adipositas in 4–8 %, Übergewicht in 10–18 %
- häufig Persistenz von Übergewicht/Adipositas bei Kindern bis ins Erwachsenenalter, bedeutsam sind Folgeerkrankungen z. B. Typ 2 Diabetes, funktionelle Einschränkungen
- Ursachen: meist polygenetisch, begünstigt durch Übernährung, Bewegungsmangel:
  - selten monogene Formen z. B. Melanokortin-4-Rezeptor, Leptin-, Leptinrezeptor-Mutation
  - syndromal z. B. Prader-Willi-Syndrom, Pseudohypoparathyreoidismus
  - sekundär bei Endokrinopathien (z. B. Hypothyreose, M. Cushing), Steroidhormontherapie

Klinik

- generalisierte Adipositas, oft Striae distensae
- Acanthosis nigricans (Zeichen der Insulinresistenz)
- reduziertes Selbstwertgefühl, evtl. reaktive Depression
- Beschleunigung von Längenwachstum und Skelettreife
- Pseudogynäkomastie und -hypogenitalismus bei Jungen
- evtl. Hirsutismus, frühe Pubertät, Oligomenorrhö, polyzystisches Ovarsyndrom (Mädchen)
- evtl. Hypogonadismus (bei Prader-Willi-Syndrom)

Diagnostik

- Ausschluss endokriner Ursachen: fT4, TSH, Kortisol, ACTH, IgF-1, Kalzium, Phosphat
- Triglyzeride, Cholesterin nüchtern, falls pathologisch kompletter Lipidstatus
- Transaminasen, Sonographie Abdomen (Fettleber, Gallensteine)
- Blutdruckmessung (ambulant Langzeitblutdruck über 24 h)
- Blutzucker nüchtern, oraler Glukosetoleranztest (gestörte Glukosetoleranz in 10 %):

- Indikation zur Durchführung eines oralen Glukosetoleranztestes: BMI >90. Perzentile ab 10. Lebensjahr plus 2 der folgenden Risikofaktoren:
  - Typ 2 Diabetes bei Verwandten 1. oder 2. Grades
  - extreme Adipositas mit BMI >99,5. Perzentile
  - Zugehörigkeit zu einer ethnischen Gruppe mit erhöhtem Typ 2 Diabetesrisiko (z. B. Ostasiaten, Afroamerikaner, Hispanier)
  - Zeichen der Insulinresistenz oder mit ihr assoziierter Veränderungen (Acanthosis nigricans, polyzystisches Ovarsyndrom, RR ↑, Lipide ↑, Transaminasen ↑)

> Memo Therapie von Übergewicht/Adipositas hat große präventive Bedeutung!

Therapie

- Schulung von Patient, Familie und Bezugspersonen über gesunde Ernährung, Steigerung der körperlichen Aktivität, Essverhaltenstraining, ggf. Teilnahme an strukturiertem, multidisziplinärem Therapieprogramm über ein Jahr
  - Ziel: Energiezufuhr um 200–500 kcal/d reduzieren, Gewichtsreduktion um 450 g/Monat
- leitliniengerechte Behandlung von Komorbiditäten z. B. gestörte Glukosetoleranz, Diabetes, arterielle Hypertonie, Fettstoffwechselstörung, Depression

Tag 5: Neurologische Erkrankungen

M. Häusler

B. Karges, N. Wagner (Hrsg.), *Pädiatrie in 5 Tagen*, Springer-Lehrbuch,
DOI 10.1007/978-3-662-52813-6_12

- Erfassung kindlicher Entwicklung in verschiedenen Domänen (z. B. Motorik, Sprache, soziale Kompetenz)
- Feststellung von Entwicklungsstörungen oder neurologischen Erkrankungen sowie deren ätiologische Klärung
- Erstellung von Therapieplänen zur Korrektur der Störung (Entwicklungsverzögerung = transiente Problematik) oder Milderung der Folgen dauerhafter Behinderung

12.1 Störungen der kindlichen Entwicklung

- genetische Störungen (z. B. syndromal mit ZNS-Fehlbildungen)
- exogene Störungen (Kindesmisshandlung)
- perinatale Schädigung: Frühgeburtlichkeit (Hirnblutung, periventrikuläre Leukomalazie), Asphyxie
- entzündliche Erkrankungen (z. B. Infektionen, Autoimmunerkrankungen)
- Stoffwechselerkrankungen
- bei Lernbehinderung oder geistiger Behinderung ohne zusätzliche neurologische Defizite oft keine Ursache fassbar

Klinik

- von der Norm abweichender, verlangsamter oder ausbleibender Erwerb von Fähigkeiten in Entwicklungsbereichen (z. B. Sprache, Feinmotorik, Grobmotorik, soziales Verhalten, Lesen, Schreiben) oder global
- Teilleistungsstörung: Signifikantes isoliertes Defizit in einem Bereich bei normalen globalen Fähigkeiten (z. B. Lesen, Rechtschreibung, Rechnen, Sprache)

> Memo Unterschiedliche Lerngeschwindigkeiten in verschiedenen Bereichen nicht per se pathologisch.

! Cave Vorschnelle Diagnosestellung vermeiden! Große physiologische Bandbreite normaler Entwicklung!

Diagnostik

- klinisch-neurologische Untersuchung
- Testung:
  - standardisierte Entwicklungsdiagnostik, z. B. differenziert nach Entwicklungsdomänen (z. B. Münchner funktionelle Entwicklungsdiagnostik, Bailey Scales)
  - weitere Testsysteme zur Erfassung von Intelligenz (z. B. Kaufmann-Test, HAWIK), Konzentration, Lebensqualität, Lesefähigkeit, Rechenfähigkeit etc
- Genetik bei spezifischem Verdacht (z. B. Fragiles-X-Syndrom, Mikrodeletionssyndrome)
- Bildgebung bei Verdacht auf Neurodegeneration, Fehlbildung, sekundärem Schaden, Infektion, Tumor
- Stoffwechseluntersuchungen insbesondere bei Organdysfunktion, Degeneration, krisenhaften Episoden

> Memo Genaue Beurteilung der kindlichen Entwicklung oft nur durch wiederholte Untersuchungen, auch durch verschiedene Fachdisziplinen (Ärzte, Psychologen, Physiotherapie, Ergotherapie) möglich.

Therapie

- Grunderkrankung, sofern therapierbar

- Physiotherapie, orthopädische Therapie bei Schäden am Muskel- und Skelettsystem
- Förderung der kognitiven Entwicklung mittels Ergotherapie, Heilpädagogik, Logopädie
- Maßnahmen zur Stützung der Familie (Sozialarbeit, staatliche Hilfen)

12.2 Fehlbildungen des Nervensystems

- heterogene genetische Störungen
- exogene Noxen (Infektionen, Medikamente, Folsäuremangel, intrauterine Hyperglykämie bei mütterlichem Diabetes) besonders bei Einwirkung in Frühschwangerschaft
- Stoffwechselstörungen (z. B. CDG-Syndrom (▶ Abschn. 12.11), peroxisomale Erkrankungen)
- Auftreten isoliert oder assoziiert mit weiteren Fehlbildungen

12.2.1 Neuralrohrerkrankungen

- fehlerhafter embryonaler Neuralrohrverschluss

Klinik

- Spina bifida
  - occulta: äußerlich nicht sichtbar, radiologisch Bogenschlussstörung der Wirbelsäule, eventuell assoziierte Rückenmarksfehlbildung wie „tethered cord" (▶ Abschn. 12.2.3)
  - aperta: äußerlich sichtbar, variabler Inhalt (Meningozele, nur Meningen; Meningomyelozele: auch Rückenmarksanteile)
- korreliert mit Rückenmarkssegment (gravierender bei hohem Befall) und Ausmaß der Fehlbildung
- Hauptfolgen Rückenmarksläsion: Schlaffe oder spastische Parese, neurogene Blase (Gefahr Nierenschädigung), Darmfunktionsstörung, trophische Störungen
- Assoziation mit Arnold-Chiari-Malformation (Tiefertreten der Kleinhirntonsillen in Foramen magnum → Hirnstammkompression) → Hydrozephalus → weitere ZNS-Fehlbildungen (z. B. Migrationsstörung) → mentale Retardierung und Epilepsie

Diagnostik

- initial: neurologische Untersuchung, Bildgebung (MRT kranial und spinal), Elektrophysiologie
- regelmäßige Kontrolle klinisch-neurologischer und orthopädischer Befunde, Nieren- und Harnwege, Blasen-Mastdarmfunktion zur Erfassung von Komplikationen

Therapie

- problemorientiert bei erheblicher Langzeitmorbidität: Spastik (▶ Abschn. 12.3), Anfallsleiden (▶ Abschn. 12.6), urogenitale

Probleme (Blasenentleerungsstörung, Dauerkatheterisierung, Risiko Niereninsuffizienz), Hydrozephalus (siehe dort), Darmentleerungsstörung, Immobilitätsosteoporose (Frakturen), Kniegelenksfehlstellung, sekundäre Rückenmarksprobleme (Syringomyelie, Arnold-Chiari-Syndrom mit Hirnstammkompression, spinales „re-teathering")
- hohes Risiko einer Latexallergie bei Dauerkatheterisierung; prophylaktisch latexfreie Therapie

> Memo Patienten mit Spina bifida sind oft multimorbide, sie sollten interdisziplinär und von Spezialisten mit Erfahrung mit dem Krankheitsbild behandelt werden.

12.2.2 Migrationsstörungen

- fehlende Differenzierung des Hirngewebes, isoliert oder in Assoziation mit weiteren Fehlbildungen (z. B. bei Spina bifida), z. B. beeinträchtigte Migration periventrikulärer Stammzellen in Richtung Kortex und fehlerhafte Vernetzung
- wichtige Formen: Lissenzephalie (global kaum Mark-Rinden-differenzierung oder Gyrierung), periventrikuläre noduläre Heterotopie (periventrikuläre Zellaggregate), fokale Pachy- oder Mikrogyrien → multiple genetische Störungen

Klinik
- mentale Retardierung
- Anfallsleiden
- motorische Schwäche bis Zerebralparese

Diagnostik
- kraniale Bildgebung, MRT
- klinische Untersuchung

Therapie
- keine spezifische Therapie
- oft schwere Epilepsie; bei fokalen Veränderungen Epilepsiechirurgie

12.2.3 Syringomyelie

- pathologische Zentralkanalerweiterung bedingt motorische, sensorische, autonome Störungen
- primäre Formen
- sekundäre Formen z. B. Arnold-Chiari-Malformation bei Meningomyelozele (zervikale Syringomyelie) und „tethered cord" (Verklebung Rückenmark mit Spinalkanal → Rückenmarksdehnung während Wachstum)

! Cave An Rückenmarkstumor mit sekundärer Syringomyelie denken!

Klinik
- klinische Zeichen der Rückenmarksfehlfunktion (► Abschn. 12.2.1)

- **Diagnostik**
- klinische Untersuchung
- Bildgebung (Kernspintomographie)
- (Elektrophysiologie)

- **Therapie**
- chirurgisch bei progredienter Klinik, zunehmend bereits mittels intrauteriner Chirurgie
- schwierig zu korrigieren

12.2.4 Kraniosynostosen

> Memo Eine Mikrozephalie beruht meist nicht auf einer Nahtsynostose.

- vorzeitige Verknöcherung verschiedener Schädelsuturen
- primär oder syndromal mit weiteren Fehlbildungen (z. B. M. Crouzon)

- **Klinik**
- meist Schädelfehlform:
  - Kahnschädel/Skaphozephalus (Sagittalnaht)
  - Turmschädel/Turrizephalus oder Brachyzephalus (Koronarnaht)
  - Trigonozephalus (Sutura metopica)
  - hinterer Plagiozephalus (Lambdanaht) Schiefschädel/Plagiozephalus (Verknöcherung eines Teils einer Naht)
- nur sehr selten Hirndruckzeichen durch Platzmangel

- **Diagnostik**
- Klinik meist richtungsweisend
- kraniale Bildgebung
- Abklärung syndromale Erkrankung

- **Therapie**
- frühzeitige chirurgische Korrektur

12.3 Zerebralparese – Folgen neonataler Hirnschädigung

- Lähmung nach Schädigung des ersten Motoneurons, Wegfall inhibierender spinaler Nervenaktion, übersteigerte Wirkung spinaler Reflexe (ca. 1–2/1.000 Geburten)
  - meist perinatal (Hirnblutung, periventrikuläre Leukomalazie, hypoxisch-ischämische Enzephalopathie des Reifgeborenen)
  - postpartale Formen: Infarkt, Trauma, Tumor
  - selten neurodegenerative Erkrankungen (Speicherkrankheiten, Mitochondriopathien, lysosomale Enzephalopathien, Zeroidlipofuszinosen, peroxisomale Erkrankungen)
  - Differenzialdiagnosen: Dystonien, Läsionen peripherer Nerven, spinale Erkrankungen

- **Klinik**
- spastische, ataktische und dyskinetische Formen (► Abschn. 12.9), meist Mischformen bei Dominanz der Spastik
  - Paraparese: beide Beine betroffen
  - Tetraparese: Arme und Beine betroffen
  - Hemiparese: eine Körperseite betroffen
- bei dyskinetischer Form: dystone Unterform (muskuläre Hypertonie) und choreoathetoide Unterform (muskuläre Hypotonie)
- gesteigerte und pathologische Reflexe, Reflexzonenverbreiterung, trophische Störungen
- dauerhafte Innervations-Imbalance verursacht Spitzfüße, Hüftluxation, Hüftadduktion, Kniegelenks- und Ellbogen-Beugekontrakturen, Handkontrakturen, Skoliose
- Deformierungen zunächst tonisch und reversibel, im Verlauf bindegewebig fixiert und irreversibel
- Komorbiditäten: Bettlägrigkeit, Rollstuhlpflicht, Retardierung, psychische Probleme, Epilepsie

> Memo Die Zerebralparese führt zu sehr heterogenen klinischen Phänotypen.

- **Diagnostik**
- neurologische Untersuchung
- Bildgebung (MRT)

- **Therapie**
- Physiotherapie (dauerhaft), operative Korrekturen an den Sehnen (Verlängerung, Durchtrennung; irreversibles Stadium), Botulinumtoxin A (reversible Fehlstellung)
- Medikamente (Baclofen, Tetrazepam, selten Tizanidin, Memantine) hemmen spinal gesteigerte Reflexantwort (Baclofen auch intrathekal via Pumpe). Dennoch oft zunehmende Verformung des Muskel- und Skelettsystems → Immobilität (Rollstuhlpflicht) → Schmerzen

> Memo Schmerztherapie wichtig → gefährliche Infektionen, z. B. Pneumonie bei Skoliose.

12.4 Hydrozephalus

- Liquorabflusstörung verursacht Erweiterung innerer (Hydrocephalus internus) oder äußerer (Hydrocephalus externus) Liquorräume
- alle oder einzelne Ventrikelkompartimente betroffen
  - posthämorrhagisch: z. B. neonatale Ventrikelblutung und Verklebung von Foraminae monroei, luschkae, magendi oder Aquädukt
  - bei komplexer ZNS-Fehlbildung (eventuell zusätzlich intrazerebrale Zysten)
  - isoliert angeborene Aquäduktstenose
  - tumorbedingt (Kleinhirn: oft Medulloblastom; supratentoriell z. B. Riesenzellastrozytom bei tuberöser Sklerose)

Klinik

! Cave Vor Fontanellenschluss fehlen oft klassische Hirndruckzeichen!

- vor Fontanellenschluss: rasch progredientes Kopfwachstum (Perzentilensprung), Sonnenuntergangsphänomen Augen, kognitive und motorische Entwicklungsstörung
- nach Fontanellenschluss: (Nüchtern-)Erbrechen, Kopfschmerzen, zunehmende kognitive Schwäche bis progrediente Bewusstseinsstörung, Hirnnervenparesen (N. abducens)

Diagnostik

! Cave Liquordruckmessung bei Hydrocephalus occlusus, Einklemmungsgefahr.

- Kopfumfangskurve
- Sonographie Kopf bzw. CCT oder MRT
- Augenhintergrund (Stauungspapille)

Therapie

- Drainage durch ventrikuloperitonealen (selten: ventrikulo-lumbaren/-atrialen) Shunt
- Shuntsysteme mit einstellbarem Druckventil (Liquorabfluss über definierter Druckstufe)
- endoskopische Fensterung zystisch-abflussgestörter Kompartimente
- Ventrikulozisternostomie (z. B. Boden dritter Ventrikel bei Aquäduktstenose)
- akuter Hydrozephalus (z. B. tumorbedingt): notfallmäßig externe Ventrikeldrainage

12

12.4.1 Pseudotumor cerebri

- Druckerhöhung durch Liquorresorptionsstörung
- Differenzialdiagnose: Infektion, Sinusvenenthrombose, medikamentös (z. B. Tetrazykline), Hyperaldosteronismus, M. Addison, Schilddrüsenerkrankungen, Vitamin D-Mangel, Schlafapnoe-Syndrom, Vitamin A, Steroide
- Morphologie von Ventrikel und ZNS meist normal, eventuell Strikturen kranialer Sinus
- oft transient
- Therapie durch serielle Liquorpunktionen; selten Anlage eines Shunts nötig; Effizienz medikamentöser Therapien (Acetazolamid, Topiramat) unklar

12.4.2 Hydrocephalus e vacuo

- Erweiterung der Liquorräume ohne Druckerhöhung
- z. B. bei Steroidtherapie, kongenital vermindertem Gehirngewebe, Stoffwechselstörung mit progredientem Gewebsabbau (z. B. Mitochondriopathie)
- keine Drainage indiziert

12.5 Neurokutane Syndrome

- autosomal-dominante Erkrankungen mit Manifestation an Haut und Nervensystem (gemeinsame Abstammung von Ektoderm)
- häufig: Neurofibromatose Typ 1 und Typ 2, Sturge-Weber-Syndrom, tuberöse Sklerose
- selten: von-Hippel-Lindau-Erkrankung, Hypomelanosis Ito, lineares Nävus-Syndrom, PHACE-Syndrom, Ataxia telangiectasia

12.5.1 Neurofibromatose Typ 1

- Mutationen im NF-1-Gen (Neurofibromin, Tumorsuppressorprotein)

Klinik
- deformierende, entstellende Neurofibromwucherungen im Bereich peripherer Nerven
- schwere muskuloskelettale Beeinträchtigungen, Optikusgliome (Folge: Erblindung), ZNS-Tumoren meist niedrigen Grades, Phäochromozytom, zerebrale Perfusionsstörungen, Nierenarterienstenosen, arterielle Hypertension
- assoziiert mit Konzentrationsstörungen (ADS, ADHD), Sprachentwicklungsverzögerung, Intelligenzminderung, Epilepsie, psychologischen Problemen

Diagnostik
- zentriert auf klinische Symptome
- Diagnosekriterien: Zur Diagnosestellung müssen ≥2 der folgenden Kriterien erfüllt werden
  - ≥6 Café-au-lait-Flecken von:
    - > 5 mm Durchmesser präpubertär
    - >15 mm Durchmesser postpubertär
  - axilläres oder inguinales Freckling
  - ≥2 Lisch-Knötchen der Iris
  - ≥2 Neurofibrome oder ≥1 plexiformes Neurofibrom
  - charakteristische ossäre Läsionen (z. B. sphenoidale Dysplasie)
  - Optikusgliome
  - Verwandter 1. Grades mit NF-1
- MRT: multiple intrakranielle signalintense Veränderungen
- Genetik nur bei spezieller Indikation

Therapie
- keine kausale Therapie
- Resektion beeinträchtigender peripherer Fibrome
- orthopädische Versorgung
- Fördermaßnahmen bezüglich kognitiver Entwicklung
- Chemotherapie bei Optikusgliom

12.5.2 Neurofibromatose Typ 2

- Mutationen im NF-2-Gen (Merlin)

Klinik

- Kriterien: A oder B oder C müssen erfüllt sein:
  - A: bilaterales Akustikusneurinom
  - B: Elternteil, Geschwister oder Kind mit NF-2 + unilaterales Akustikusneurinom
  - C: Elternteil, Geschwister oder Kind mit NF-2 + zwei der folgenden Kriterien:
    - Meningeom
    - Gliom
    - Schwannom
    - juvenile subkapsuläre dorsale Linsentrübung
    - juveniler kortikaler Katarakt

Diagnostik

- klinische Kriterien
- Genetik

Therapie

- keine kausale Therapie verfügbar
- Hauptproblem: Hörverlust durch bilaterale Akustikusneurinome, nach Diagnose Gebärdensprache lernen
- onkologische Überwachung

12.5.3 Sturge-Weber Syndrom

Klinik

- meist unilateraler Naevus flammeus im Gesicht, intrakraniale verkalkende Hämangiomatose (MRT)
- Glaukom, Buphthalmus, Aderhautangiom
- mentale Retardierung
- Probleme durch assoziierte Epilepsie und Progredienz der intrazerebralen Verkalkung/Läsion

Diagnostik

- klinische Kriterien
- kraniale Bildgebung
- ophthalmologische Untersuchung

Therapie

- symptomatisch (Antiepileptika)
- chirurgische Resektion des intrazerebralen Befundes (schwierig)
- Glaukomtherapie

12.5.4 Tuberöse Sklerose

- Mutationen im TSC-1-Gen (Hamartin, Chromosom 9) oder TSC-2-Gen (Tuberin, Chromosom 16)
- beide Mutationen mit gleichem Phänotyp
- ca. 50 % Spontanmutationen

Klinik und Diagnostik

- sehr heterogen: kortikale Tubera +intrazerebrale subependymale Tubera (gestörte ZNS-Architektur) → schwere, therapieresistente Epilepsie
- Haut: hypopigmentierte Areale, Adenoma sebaceum, „Shagreen patch"
- sonst: subunguale/periunguale Fibrome, retinale Maulbeertumoren oder Phakome, kardiale Rhabdomyome, renal Hamartome oder polyzystische Nieren, pulmonale Angiomylipome, mentale Retardierung, retinale Astrozytome

Therapie

- symptomatisch
- Antiepileptika
- chirurgisch

12.6 Zerebrale Anfälle und Epilepsien

12.6.1 Übersicht

- Nervenzellen depolarisieren ohne adäquaten Stimulus (exzitatorische Neurotransmitter) durch andere Nervenzellen und erregen weitere gesunde Neurone
- hypersynchrone elektrische neuronale Aktivität, das Gehirn teilweise oder ganz erfassend, verursacht „Anfälle"
  - partiell = fokal: ohne Bewusstseinsverlust, fokale Symptome
  - generalisiert: mit Bewusstseinsverlust, generalisiert pathologische Muskelaktivität
  - komplex-partiell = komplex-fokal: sekundär Bewusstseinsverlust
- betreffen mehr als 50 % neuropädiatrischer Patienten
- Auftreten als Primärerkrankung oder als Folge weiterer, das ZNS schädigender Faktoren

> Memo Die meisten Anfallsleiden manifestieren sich in der Pädiatrie nicht durch klassische Grand-mal-Anfälle.

Klinik

- typische Grand-mal-Anfallssequenz:
  - plötzlicher Bewusstseinsverlust (Hirnstamm involviert)
  - dann tonische Verkrampfung durch hochfrequente neuronale Entladungen (Initialschrei durch tonische Zwerchfellkontraktionen)

- dann niederfrequente Myoklonien (neuronale Entladungsfrequenz sinkt)
- Muskelentspannung und „Terminalschlaf"
- dann Aufwachen
- neurologische Topographie des ZNS bestimmt Symptomatik fokaler Anfälle mit
  - motorischer Kortex (Myoklonien)
  - Frontalhirn (komplexe motorische Phänomene)
  - Temporallappen (akustische, gustatorische, visuelle, epigastrische, emotionale Phänomene)
  - sensorischer Kortex (sensorische Phänomene)
  - Sehrinde (visuelle Phänomene)
- Aura: wiederkehrende Wahrnehmung vergleichbarer Empfindungen zu Beginn eines Anfalls

Diagnostik

> Memo Eine Epilepsie wird klinisch diagnostiziert!

- genaue klinische Beschreibung
- Ursachenabklärung
- transiente neuronale Funktionsstörungen (Hypoglykämie, Hypoxie, Azidose, Elektrolytstörungen [Mg^{++}, Ca^{++}, Na^{+}])
- Ionenkanalerkrankungen (genetisch, nur eingeschränkt möglich)
- ZNS-Fehlbildungen und Migrationsstörungen, Diagnose via MRT (Folge: fokal oder generalisiert pathologische neuronale Funktion und Vernetzung)
  - Stoffwechselerkrankungen (Beeinträchtigung der neuronalen Energieversorgung, des Auf- oder Abbaus zellulärer Strukturkomponenten)
  - entzündliche Erkrankungen (Infektionen, Autoimmunprozesse)
  - ZNS-Trauma (Blutung, Hypoxie, Scherverletzung, Ödem, Dissekat)
  - Gefäßerkrankungen (Ischämie, Angiome)
- Elektroenzephalographie (EEG, ▶ Abschn. 12.6.2)
- Einordnung in Klassifikationsschema: zwei komplementäre Klassifikationen (internationale Liga gegen Epilepsie, ILAE) differenzierend nach Semiologie bzw. Epilepsiesyndromen (Konstellation typischer klinischer Phänomene) (◘ Tab. 12.1). Klassifikation unterliegt kontinuierlicher Veränderung (◘ Tab. 12.2)

> Memo bei erstmaligem akutem Anfall immer Elektrolyte, Blutzucker, Säure-Base-Haushalt kontrollieren, bei fokalen Anfällen großzügig Bildgebung.

12.6.2 Elektroenzephalographie

> Memo EEG ist nur Hilfsmittel.

- EEG-Technik:erfasst elektrische Aktivität oberflächlicher Kortexschichten
  - erfasst postsynaptische Potenziale (PSP), induziert durch exzitatorische (EPSP) oder inhibierende (IPSP) Neurotransmitter an Dendriten im Synapsenbereich

Tab. 12.1 Anfallsklassifikation nach Semiologie (Auswahl, Details s. www.ilae.org)

Fokale Anfälle	Ursprung in Netzwerken einer Hemisphäre	Charakterisiert durch spezielle subjektive (Aura), motorische, autonome oder dyskognitive Symptome
Generalisierte Anfälle	Absencen	– Typisch – Atypisch
	Tonisch-klonisch	
	Tonisch	
	Klonisch	
	Myoklonisch	
	Aton	
Infantile Spasmen Unklassifiziert		

Tab. 12.2 Genetische und entwicklungsbezogene Epilepsiesyndrome nach Alter bei Manifestation (Auswahl, Details s. www.ilae.org)

Neonatalperiode	– Benigne familiäre Neugeborenenanfälle – Benigne neonatale Anfälle – Frühe Myoklonus-Enzephalopathie
Säuglingsalter/frühe Kindheit	– West-Syndrom (BNS-Epilepsie)
Kindheit	– Myoklonisch-atone Anfälle – Gutartige Epilepsie mit zentrotemporalen Spitzen – Lennox-Gastaut-Syndrom – CSWS, Epilepsie mit kontinuierlichen „spikes" und „slow waves" im Schlaf (einschließlich Landau-Kleffner-Syndrom) – Absence-Epilepsie der Kindheit – Fieberkrämpfe
Adoleszenz	– Juvenile Absence-Epilepsie – Juvenile Myoklonus-Epilepsie – Epilepsie mit generalisierten tonisch-klonischen Anfällen
Weniger altersgebunden	– Familiäre Temporallappenepilepsien

  - misst das Summenpotenzial unter den Elektroden
  - stellt berechnete Differenz der durch zwei Elektroden gemessenen Summenpotenziale dar
- ausgewertet werden:
  - Grundaktivität: alpha (8–13 Hz; typisch für wach, Ruhe, Augen zu), beta (>13 Hz; typisch für wach, Augen geöffnet), Theta (4–7 Hz, typisch für Müdigkeit), Delta (1–3 Hz; typisch für Tiefschlaf, schwere Intoxikation). Grundaktivität auch altersabhängig (Kleinkind Theta, Schulkind Alpha)
  - seitendifferente oder abnorme Grundaktivität

  - fokal oder generalisiert pathologische Graphoelemente (Spike, Sharp wave)
  - Reaktion auf Provokation (Augen öffnen, Photostimulation, Hyperventilation)
- pathologische Erregung: „spikes“ (Dauer ≤70 ms) und „sharp waves“ (Dauer 70–200 ms)

12.6.3 Exemplarische wichtige Anfallsleiden

Neugeborenenanfall

- **Klinik**
- oft symptomatisch: Elektrolyte, Azidose, Hypoxie, Hypoglykämie, Blutung, Infektion
- oft fokaler Charakter (schlechte Generalisierung wegen geringer neuronaler Vernetzung)
- atypische Symptome: Apnoen, Schmatzen, Blutdruckschwankungen, Augenbewegungsstörung

> Memo Entscheidend ist die Klinik. Myoklonien, die nur im Schlaf bzw. Einschlafen auftreten, sind meist nicht epileptogen.

- **Diagnostik**
- Klinik und EEG (heterogene Veränderungen)

- **Differenzialdiagnose**
- Sonderform benigne familiäre Neugeborenenanfälle. Beginn nach einigen Lebenstagen, genetisch bedingt
- benigne Schlafmyoklonien

- **Therapie**
- Ursache behandeln (im Zweifel antibiotische und antivirale Therapie)
- Phenobarbital

West-Syndrom (vormals BNS-Epilepsie)

- **Klinik**
- typische Säuglingsepilepsie mit einschießenden Spasmen (Arme ausgebreitet dann verschränkt, Kopf beugen)
- oft ZNS-Vorschädigung (neonatale Hypoxie, periventrikuläre Leukomalazie, Stoffwechseldefekt)

- **Diagnostik**
- EEG: Hypsarrhythmie

- **Therapie**
- schwer therapierbar mit Antiepileptika, eventuell hochdosiert Steroide/ACTH
- Vigabatrin bei tuberöser Sklerose

Absence-Epilepsie

- **Klinik**
  - typische Epilepsie des bis dato gesunden Schulkindes
  - plötzliches Innehalten/Filmriss für wenige Sekunden, eventuell mit diskreten Myoklonien von Augen und Mund; Nesteln der Hände; selten auch Grand-mal-Anfälle

- **Diagnostik**
  - EEG: 3/s Spike-slow-wave-Komplexe

- **Therapie**
  - meist gut therapierbar (Valproinsäure, Ethosuximid, Lamotrigin)

Läsioneller Anfall

- ausgehend von ZNS-Läsion heterogener Ätiologie (Infarkt, Tumor, Trauma, entzündlich)
- Symptomatik abhängig von Geschwindigkeit der Erregungsausbreitung
  - ohne Bewusstseinsstörung (früher: einfacher Partialanfall)
  - mit Bewusstseinsstörung (vormals: komplex-partieller Anfall)
- EEG: fokale Spitzen/Verlangsamung

- **Therapie**
  - läsionell bedingte Anfälle oft schwer therapierbar

Temporallappenepilepsie

- Ätiologe multifaktoriell: fokale neuronale Migrationsstörung, sekundäre Gewebsschädigung bei chronischen Anfällen (entzündlich, metabolisch, infektiös, autoimmun)

- **Klinik**
  - Symptomatik heterogen: Absencen, Automatismen, variabel Bewusstseinsstörung, tonische Anfälle, atone Anfälle, dysmnestische Symptome, kognitive Beeinträchtigung, affektive Störungen
  - Auren: epigastrisch, olfaktorisch, gustatorisch, déjà vu, Derealisation, optisch, vestibulär

- **Diagnostik**
  - EEG: temporal Spitzen bzw Verlangsamung; eventuell nur durch Tiefenelektroden fassbar

- **Therapie**
  - medikamentös oft schwierig
  - Epilepsiechirurgie erwägen

Gelegenheitsanfall (mit Auslöser)

- Auslöser z. B. Fieber, Alkohol, Schlafentzug, Stress?, Hyperventilation, Elektrolytentgleisung, Hypoglykämie, Hyperglykämie

Klinik
- heterogen

Diagnostik
- Je nach Auslöser

Therapie
- Ursache behandeln
- akut Antiepileptika

Status epilepticus

Klinik
- protrahierte Anfallstätigkeit bzw. in kurzen Abständen wiederholte Anfallstätigkeit die nicht spontan sistiert.
  - Formen: Jackson-Anfall, Epilepsia partialis continua, sensorischer Status, aphasischer Status, visueller Status (z. B. iktal blind), autonomer Status, unilateraler Status, Absencen-Status, Grand-Mal-Status.
  - Tonisch-klonischer SE: Nach 5 Minuten Anfalltätigkeit (ZNS-Schädigung nach 30 Minuten zu erwarten)
  - Fokaler SE mit Bewusstseinsstörung: Nach 10 Minuten Anfallstätigkeit (ZNS-Schädigung nach > 60 Minuten zu erwarten)
  - Absencen-Status: nach 10–15 Minuten Anfallstätigkeit

Diagnostik
- EEG: Durchgehend oder repetitiv fokal bis generalisierend Spitzen, Verlangsamung, oder rhythmische Graphoelemente

> Memo Ein Status epilepticus ist ein Notfall, der bei protrahierter Dauer zum ZNS-Schaden führen kann!

Therapie
- Therapie medikamentös
- falls erforderlich Narkose unter Intensivtherapie

Fieberkrämpfe

Klinik
- epileptischer Anfall beim fiebernden Kleinkind (3 Monate bis 5 Jahre). Auch vor dem Fieber, vermutlich getriggert durch Zytokine + genetische Prädisposition + unreifes ZNS
  - unkompliziert: generalisiert, kurz, einmalig
  - kompliziert: >15 min, fokal, hemiplegisch, wiederholt

- **Diagnostik**
  - ZNS-Infektion ausschließen (großzügig Lumbalpunktion im ersten Lebensjahr)
  - EEG: in der Regel unauffällig

- **Therapie**
  - medikamentöse Anfallsunterbrechung im akuten Anfall (z. B. Diazepam)
  - Prophyaxe:
    - wiederholt Diazepam Suppositorien bei fieberhaften Infekten (Effektivität umstritten)
    - antiepileptische Dauertherapie bei wiederholten Fieberkrämpfen (Notwendigkeit umstritten)
  - Prognose: allgemein gut, leicht erhöhtes Epilepsierisiko im Verlauf

Jackson-Anfall

- Beginn korrelierend zum betroffenen ZNS-Areal mit einseitigen Gesichtsmyoklonien, dann Ausbreitung auf gesamte Körperhälfte

12.6.4 Langzeittherapie der Epilepsie

- Medikamente wirken meist an Ionenkanälen (◘ Tab. 12.3) bzw. über Neurotansmitter-Metabolismus, stabilisieren Membranpotenzial, erschweren spontane Depolarisation
- erst ein Medikament, nach Aufdosierung und Beobachtung Erweiterung um bzw. Umstellung auf ein weiteres
- in der Regel keine Spiegelkontrolle zur Dosisfindung (Ausnahme Phenytoin)
- Spiegelkontrolle zur Kontrolle von Compliance, Resorptionsproblemen bei Nichtansprechen
- in der Regel Auslassversuch (ausschleichen!) nach 2–3 Jahren Anfallsfreiheit (geringer Evidenzgrad)
- Kontrolle Therapieerfolg über Anfallskalender, durch Patienten bzw. Eltern zu führen
- prognostisch günstig: normale ZNS-Morphologie in Bildgebung, rasches Ansprechen auf Medikamente, normale Entwicklung des Patienten bis zur Diagnose der Epilepsie
- bei symptomatischer Epilepsie und fehlendem Ansprechen auf 2 Medikamente Erwägung von Epilepsiechirurgie
- Nebenwirkungen Medikamente: Müdigkeit + gastrointestinal + Gingivahyperplasie (Phenytoin), Haarausfall + Tremor + Hepatopathie (Valproat), Knochenmarkssuppression (Phenytoin, Phenobarbital)!

! Cave Interaktion mit Antikontrazeptiva sowie anderen Antiepileptika.

Tab. 12.3 Ansatzpunkte wichtiger Antiepileptika (Auswahl)

	Na-Kanal	GABA-erg	Anti-glutamaterg	Carboanhydrase-Hemmung	Ca-Kanal
Benzodiazepine	+	+			
Carbamazepin	+				
Lamotrigin	+				+ (L-Typ)
Gabapentin					+ (L-Typ)
Ocarbamazepin	+				+ (L-Typ)
Phenobarbital	+	+			
Phenytoin	+				
Topiramat	+	+	+	+	+ (L-Typ)
Valproat	+	+			
Vigabatrin		+			
Zonisamid	+		+		+ (L-Typ)
Sultiam				+	
Ethosuximid					+ (L-Typ)

- verschiedene Medikamente können Anfälle verschlimmern
  - Absencen durch Carbamazepin, Phenytoin
  - myoklonische Anfälle durch Lamotrigin, Vigabatrin, Gabapentin (Tab. 12.3)

12.7 Neuromuskuläre Erkrankungen

- Erkrankungen des Muskels, des Nervens und der synaptischen Übertragung

Klinik

> Memo Die klinische Symptomatik ist im Kindes- und Jugendalter nicht selten uncharakteristisch, Vollbild entwickelt sich oft erst im Verlauf.

- allgemeine Charakteristika neuromuskulärer Erkrankungen (Tab. 12.4)
- Kennmuskeln für einzelne Rückenmarkssegmente Tab. 12.5
- kongenitale oder im Verlauf auftretende zunehmende Muskelschwäche generalisiert oder mit Schwerpunkt auf bestimmte Muskelgruppen

Diagnostik

> Memo Familienanamnese ist oft wegweisend für die Diagnosestellung.

- Schritt 1: Erhebung klinischer Basisparameter
  - typische Symptome (Tab. 12.4)
  - Elektrophysiologie (Elektromyographie – EMG; Elektroneurographie – ENG; akustisch evozierte Potenziale – AEP;

Tab. 12.4 Wichtige Symptome von Muskel- und Nervenerkrankungen

	Nervenerkrankung	Muskelerkrankung
Generalisierte Schwäche	Ja; z. B. spinale Muskelatrophie	Ja
Regionale Schwäche	Ja; z. B. N.-peronaeus-Läsion	Ja; z. B. Gliedergürtel-Muskeldystrophien
Faszikulationen	Ja; z. B. Degeneration 2. Motoneuron	Untypisch
Distale Muskelatrophie	Ja; typisch für HMSN	Möglich
Parästhesien, Dysästhesien	Ja	Untypisch
Verminderte Sensibilität	Ja	Untypisch
Reflexabschwächung	Ja	Spätstadium
Reflexverstärkung	Degeneration 1. Motoneuron (Spastik)	Nein
Warm-up-Phänomen	Nein	Kanalerkrankungen
Hohlfuß	Ja; z. B. HSMN	Ja; z. B. Muskeldystrophie Duchenne
Ataxie	Ja; z. B. spinozerebelläre Ataxien	Ja; möglich als Folge der Muskelschwäche
Herzerkrankung	Ja; insbesondere Rhythmusstörungen	Ja; Rhythmusstörung und Kardiomyopathie
Hörverlust	Möglich	Selten (z. B. myotone Dystrophie)
Endokrinopathie	Untypisch	Selten (z. B. myotone Dystrophie)
Hepatopathie	Möglich (z. B. Mitochondropathie)	Möglich (z. B. Mitochondropathie)
Mentale Retardierung	Möglich	Möglich
Ophthalmoplegie	Möglich	Möglich
Gower-Zeichen	Möglich	Ja; Typisch für MD Duchenne

visuell evozierte Potenziale – VEP; somatosensorisch evozierte Potenziale – SEP)
- Bildgebung:
  - Muskel: Verteilungsmuster betroffener Muskelgruppen
  - kranial: begleitende Fehlbildung/Myelinisierungsstörung
  - thorakal: Zwerchfellmotilität
- Labordiagnostik (Stoffwechsel, Organfunktion) bezüglich systemischer Erkrankung
- kardiologische Untersuchung: Kardiomyopathie?, Rhythmusstörung?

> Memo Kooperationsbedingt eingeschränkte Aussagekraft von EMG und ENG bei Kleinkindern, klinischer Befund ist entscheidend.

- Schritt 2: vorläufige klinische Einordnung in Klassifikationssystem (Tab. 12.5)
- Schritt 3: nach klinischem Verdacht gezielte genetische Untersuchung gefolgt von Muskel- und/oder Nervenbiospie, falls ohne Befund (z. B. Muskeldystrophie Duchenne) oder Muskel- und/oder Nervenbiopsie eventuell gefolgt von gezielter genetischer Untersuchung
- Schritt 4: erneute Einordnung in Klassifikationssystem (Tab. 12.6); oft keine definitve Diagnose möglich

! Cave Biopsie bei jungen Säuglingen aufgrund von Reifungsprozessen oft eingeschränkt aussagekräftig.

Tab. 12.5 Rückenmarkssegmente und ihre Kennmuskeln bzw Reflexe

C5	M. biceps brachii (Bizepsreflex)
C6	M. extensor carpi radialis, M. brachioradialis (Radius-Periostreflex)
C7	M. triceps brachii
C8	Kleine Handmuskeln
Th 6–12	Bauchhautreflexe
L1–2	M. cremaster
L3	M. quadriceps femoris (Patellarsehnenreflex)
L4	M. tibialis anterior
L5	M. extensor hallucis longus
S1	Mm. peronaeus longus et brevis, M. triceps surae (Achillessehnenreflex)
S3–5	Analreflex

12.7.1 Muskeldystrophie Duchenne/Becker

! Cave Risiko der malignen Hyperthermie: Narkose mit Inhalationsnarkotika, Muskelrelaxanzien, Neuroleptika verursacht Myolyse, Hyperthermie, Herzrhythmusstörung (sonst bei familiären Ryanodin-Rezeptor-Mutationen).

- X-linked vererbte Mutationen des Dystrophin-Gens
- schwere Dystrophin-Defizienz Typ Duchenne
- leichte Dystrophin-Defizienz Typ Becker
- Folge: progrediente Verfettung/Fibrose der Muskeln

Klinik

- Muskeldystrophie Duchenne:
  - progrediente generalisierte Muskelschwäche
  - Gower-Zeichen positiv
  - Wadenpseudohypertrophie, Spitzfußentwicklung, Lordose
  - Kardiomyopathie
  - rezidivierende Lungeninfekte
  - Kontrakturen
  - nächtliche Hypoventilation
  - oft Intelligenz beeinträchtigt
  - Verlust der Gehfähigkeit Anfang 2. Dekade, Tod vor Ende 2. Dekade
- Muskeldystrophie Becker:
  - langsamer progredient
  - Kardiomyopathie mit Herzrhythmusstörungen evtl. prognostisch limitierend
  - Wadenpseudohypertrophie
  - Kontrakturen
  - Hohlfüße

Tab. 12.6 Klassifikation neuromuskulärer Erkrankungen

Muskelerkrankungen	Muskeldystrophien, i. d. R. progredient; z. B. Duchenne-, Becker-, Emery-Dreifuss-, Fazioskapulohumerale-, Gliedergürtel-, kongenitale Muskeldystrophie; oft defektes Protein im molekularen Kontraktionsapparat
	Kongenitale Myopathien, teilweise progredient. z. B. myotubulär, kongenitale Muskelfaserdysproportion, Nemaline, Central-Core, Minicore, Desminopathie
	Entzündlich (▶ Kap. 8)
	Ionenkanalerkrankungen (z. B. periodische Paralysen)
	Metabolisch (z. B. Mitochondriopathie, Glykogenosen, Vitamin E-Mangel)
	Myotonien (z. B. myotone Dystrophie Curschmann-Steinert)
	Toxisch (Alkohol)
Nervenerkrankungen	Traumatisch – Neurapraxie = funktionelle Störung – Axonotmesis = Ausfall Axon bei Erhalt Myelinscheide – Neurotmesis = völlige Durchtrennung (Kennmuskeln Tab. 12.5)
	Erkrankungen des 2. Motoneurons (z. B. spinale Muskelatrophien, progressive Bulbärparalyse)
	Erkrankungen des peripheren Nervensystems – hereditäre motorisch-sensorische Neuropathien (HMSN), z. B. CMT, peroneale Muskelatrophie, Dejerine-Sottas, HNPP, HSAN, Riesenaxonneuropathie – entzündliche Erkrankungen (Guillain-Barré-Syndrom, infektiöse Neuritiden wie Fazialisparese, chronisch-inflammatorische demyelinisierende Neuropathien)
	Spinozerebelläre Ataxien
	Bei Stoffwechselerkrankungen: z. B. M. Refsum, M. Fabry, Leukodystrophien, mitochondrial
Erkrankungen der Synapse	Autoimmun (Myasthenia gravis)
	Kongenitale myasthene Syndrome (Störungen der synaptischen Signaltransduktion), z. B. Azetylcholin-Rezeptormutationen, Störungen Azetylcholinmetabolismus

- **Diagnostik**
  - Kreatininkinase deutlich erhöht
  - Multiplex-PCR (erfasst nicht alle Mutationen) bzw. Dystrophin-Mangel im Biopsat

- **Therapie**
  - symptomatisch: Physiotherapie, Orthopädie, psychologische Begleitung
  - Steroide, eventuell nächtliche Masken-Heimbeatmung
  - Verschiedene auf genetischer Ebene wirksame Medikamente in Erprobung
  - ggf. kardiologische Therapie

12.7.2 Mitochondriale Myopathien

- gestörte zelluläre Energieversorgung bei Defizienz Atmungskette, Zitratzyklus bzw. Substrateinschleusung in Mitochondrien
- Mutationen am mitochondrial oder nukleär kodierten Genom

- **Klinik**
  - falls mitochondrial vererbt (Mitochondrien von Mutter): Organbeteiligung abhängig vom Verteilungsmuster gesunder und kranker Mitochondrien (Heteroplasmie)
  - typische Symptome:
    - Myopathie als Haupt- oder Zusatzsymptom, (hypertrophe) Kardiomyopathie, Muskelschmerzen, Belastungsintoleranz
    - Ophthalmoplegie, Retinopathie
    - Epilepsie, fokal-neurologische Ausfälle, „stroke-like episodes“
    - Hörverlust, Neuropathie
    - Enzephalopathie, kognitive Störungen
    - Nierenfunktionsstörung, Hepatopathie, endokrine Störungen
  - spezielle Formen/Symptomkonstellationen:
    - MELAS: „mitochondrial encephalomyopathy with lactic acidosis and stroke“
    - MERRF: „myoclonus epilepsy with ragged red fibers“
    - Leigh-Syndrom: „necrotizing encephalomyelopathy and lactic acidosis“
    - Lebersche hereditäre Optikusatrophie
    - Kearns-Sayre-Syndrom

! Cave wegen Heteroplasmie Veränderungen nicht in allen Geweben nachweisbar.

> Memo Diagnose oft nur funktionell am Gewebe möglich.

- **Diagnostik**
  - Histologie/Elektronenmikroskopie (Mitochondrienmorphologie)
  - Enzymanalyse am Muskel (Leber)
  - Genetik
  - Hinweis: Laktat im Blut erhöht; pathologisches Muster der organischen Säuren im Urin bzw. der Acylcarnitine im Serum

- **Therapie**
  - Myopathie: Orthopädie, Physiotherapie
  - Metabolik: Coenzym Q10, Antioxidantien (kasuistisch belegt), Carnitin
  - Antiepileptika
  - viele kleine kohlenhydratreiche Mahlzeiten

12.7.3 Myotone Dystrophie Curschmann-Steinert

- CTG-Expansion DMPK-Gen
- autosomal-dominant
- Multisystemerkrankung

- **Klinik**
  - distal betonte Muskelschwäche, Facies myopathica, Myotonie, Ptosis, Atrophie Kau- und Gesichtsmuskulatur, hängende Kiefer, geöffneter Mund, Schluckstörung, Kardiomyopathie
  - Katarakt, Schwerhörigkeit

Tab. 12.7 Hauptformen spinaler Muskelatrophien

Typ	Details
Typ 1, Werdning-Hoffmann	Autosomal-rezessive SMN-1-Gen-Mutation; infantil, bereits präpartal verminderte Bewegungen, Saug-Schluck-Atemstörung, kaum Kopfkontrolle, schwache Muskeleigenreflexe, meist Tod im ersten Lebensjahr an Ateminsuffizienz
Typ 2	Intermediäre Form. autosomal-rezessive Mutation SMN-1-Gen; chronisch proximale Erkrankung; nach Erreichen des freien Sitzens zunehmend beinbetonte Muskelhypotonie, Tremor Hände
Typ 3, Kugelberg-Welander	Juvenil-adulte Form; autosomal-rezessiv; besonders Becken- und Schultergürtel; oft lange gehfähig; Handtremor; CK erhöht; Herzbeteiligung
Sonstige	Variabel: z. B. X-linked bulbospinal, hereditäre progressive Bulbärparalyse etc.

- endokrine Störungen, Gonadeninsuffizienz
- mentale Retardierung, kognitiver Abbau
- periphere Neuropathie

Diagnostik
- klinische Symptome, insbesondere Myotonie bei repetitiven Kontraktionen, z. B. Hände oder Gesichtsmuskeln
- EMG: typische myotone Entladungen
- Genetik

> Memo eventuell EMG bei Mutter richtungsweisend.

Therapie
- Membranstabilisatoren (Phenytoin, Procainamid)
- Physiotherapie, Orthopädie
- Hormontherapie, Kardiaka, Herzschrittmacher
- schlechte Prognose

12.7.4 Spinale Muskelatrophien

- verschiedene Krankheitsbilder mit generalisierter proximal betonter Muskelhypotonie, Atrophien, Zungenfaszikulationen, Tremor der Hände
- Degeneration α-Motoneurone, selten auch bulbäre Kerne Hirnstamm

Klinik

Tabelle 12.7

Diagnostik
- Klinik (Symptome s. oben)
- Elektrophysiologie (schwere Beeinträchtigung motorische Nervenleitung)
- Genetik

- **Therapie**
  - nicht kausal möglich, symptomatisch
  - Herzerkrankung eventuell limitierend

12.7.5 Hereditäre motorisch-sensorische Neuropathien (HMSN)

- heterogene Gruppe mit Erkrankung motorischer und sensorischer Nerven (Synonym: CMT – Charcot-Marie-Tooth-Erkrankungen)
- genetisch z. B. Duplikation peripheres Myelin-Protein 22, Mutation MPZ, Mutation Cx32

- **Klinik**
  - insbesondere distal betonte Muskelschwäche + Atrophie, Verlust Muskeleigenreflexe; Sensibilitätsstörung, autonome Störung, Fußheberschwäche
  - eventuell Schluckstörung, Atemstörung, Hörstörung, Optikusatrophie

- **Diagnostik**
  - klinische Untersuchung
  - Elektrophysiologie zum Nachweis einer motorischen und/oder sensiblen Neuropathie
  - Genetik (erfasst nur Teil der Erkrankungen), bei negativer Genetik evtl. Nervenbiopsie (N. suralis)

- **Therapie**
  - symptomatisch
  - bei spastischem Bild vergleiche Zerebralparese

12.7.6 Guillain-Barré-Syndrom

- immunvermittelte demyelinisierende Polyradikuloneuritis
- Erwachsene: z. B. Antigangliosid-Antikörper (GM-1, GD1b) nach Campylobacter-Infektion

- **Klinik**
  - akut aufsteigende Muskelschwäche, erloschene Reflexe, Ateminsuffizienz, Dysästhesien bis Schmerzen, autonome Störungen
  - Sonderform: Miller-Fisher-Syndrom mit absteigender Paralyse

- **Diagnostik**
  - typische Klinik
  - Elektrophysiologie: schwere Reizleitungsstörung mehrerer peripherer Nerven (sensibel und motorisch)
  - Liquor: Eiweißerhöhung ohne Zellzahlerhöhung

- **Therapie**
  - hochdosiert Immunglobuline i.v. bei drohender Ateminsuffizienz
  - Plasmapherese

12.7.7 Spinozerebelläre Ataxie – Beispiel Friedreich-Ataxie

- Repeat-Gen-Erkrankung am Frataxin-Gen. Folge: Eisenüberladung und Mitochondriendysfunktion durch oxidativen Stress

- **Klinik**
  - progrediente Ataxie mit komplexer Degeneration von Hintersträngen, spinozerebellären und kortikospinalen Bahnen
  - Erlöschen der Muskeleigenreflexe, schwere Störung sensorischer Afferenzen (somatosensorisch evozierte Potenziale – SEP, Hinterstrangaffektion), Sensibilitätsstörung, axonale Neuropathie, Nystagmus, Hörverlust, Optikusatrophie, Skoliose, Dysarthrie, Pes cavus, Muskelschwäche
  - zusätzlich Kardiomyopathie (schwere Herzrhythmusstörungen), Endokrinopathie, Diabetes mellitus

- **Diagnostik**
  - richtungsweisend oft „Ataxie + Kardiomyopathie + pathologische SEP"
  - dann Genetik

- **Therapie**
  - keine kausale Therapie bekannt
  - Therapie Herzrhythmusstörungen
  - schlechte Prognose

12.7.8 Myasthenia gravis

- Autoimmunerkrankung durch Antikörper gegen Azetylcholin-Rezeptoren (neuromuskuläre Endplatte)
- Antikörper im Kindesalter nicht immer nachweisbar

- **Klinik**
  - generalisierte Muskelschwäche (Ptosis!), Verschlechterung im Tagesverlauf
  - im Kindesalter auch transiente Formen

- **Diagnostik**
  - Simpson-Test, repetitive Bewegungen, Halteversuch, Azetylcholin-Rezeptor-Antikörper, Probatorische Mestinongabe
  - EMG-Ermüdung unter repetitiver Stimulation

! Cave Myasthene und cholinerge Krise. Gemeinsam: Schwäche, Atemstörung, Schluck-, Kau- und Sprechstörung, Schwitzen, Unruhe.

- **Therapie**
- Cholinergika als Dauertherapie, Immunglobuline und Plasmapherese im schweren Schub. Thymektomie bei Chronizität
- myasthene Krise: Blässe, Tachykardie, weite Pupillen, Hypotonie, Hyporeflexie
- cholinerge Krise bei Cholinergikatherapie: enge Pupillen, gerötete Haut, Bradykardie Speichelfluss, Verschleimung, Bewusstseinsstörung, Durchfall, Erbrechen, Bronchialsekretion

12.8 Vaskuläre ZNS-Erkrankungen

- arteriell (bei Kindern meist Media-Stromgebiet betroffen):
  - primär (z. B. Hämangiom, Moya-Moya)
  - bei Grunderkrankung (z. B. Phakomatosen, Vaskulitis bei rheumatoider Erkrankung)
  - Apoplex bei Thrombophilie (Protein C, S; APC-Resistenz; Lipoprotein-a-Erhöhung, Antithrombin-III-Mangel, MTHFR-Mutation, Homozystinämie, Anti-Phospholipid-Autoantikörper)
  - posttraumatisch (Dissekat)
  - postinfektiös (Post-Varizellen-Schlaganfall mit chronischer vaskulärer Virusinfektion, basale Meningitis bei Tuberkulose)
  - paradoxe Embolie, offenes foramen Ovale
- venös:
  - Sinusvenenthrombose
  - venöses Hämaniom
- Kavernome

- **Klinik**
- TIA bzw. fokal-neurologische Ausfälle, Bewusstseinsstörung bis Koma (Angiomblutung; Basilaristhrombose), (fokale) Krampfanfälle
- Herzinsuffizienz bei Angiom mit großem Shuntvolumen

- **Diagnostik**
- zerebrale Bildgebung (MRT), eventuell mit MRT-Angiographie oder konventioneller Angiographie; transkranielle Dopplersonographie bei arteriellen Erkrankungen

- **Therapie**
- niedriges Evidenzniveau
- symptomatisch: Intensivtherapie, Antiepileptika
- bei Gefäßverschluss primär Antikoagulierung mit Heparin (fraktioniert/unfraktioniert), Azetylsalizylsäure
- Vaskulitis: Immunsuppression (primär Steroide) im Verlauf Grunderkrankung behandeln (siehe auch Rheumatologie)

Tab. 12.8 Hauptsymptome bei Bewegungsstörungen

Symptom	Beschreibung
Ataxie	Unkoordinierte Bewegung (trunkal, Extremitäten), Stand/Gangataxie, Dysmetrie, Intentionstremor – Vermisläsion: Rumpf-, Gang- und Standataxie – Hemisphärenläsion: Dysmetrie, Dyssynergie, Intentionsstremor
Athetose	Langsam-wurmartige Bewegung insbesondere distaler Muskeln
Chorea	Rasche zufällige unkoordinierte generalisierte Muskelkontraktionen bei muskulärer Hypotonie
Ballismus	Massive schleudernde Extremitätenbewegungen, Kontraktionen proximaler Muskeln
Dystonie	irreguläre, langsame Kontraktion von Extremitäten und trunkalen Muskeln, fokal oder generalisiert.

- Langzeittherapie arterieller Verschluss: Azetylsalizylsäure (Dauer unklar)
- Langzeittherapie venöser Verschluss: Marcumar (Dauer unklar)
- evtl. interventionell Lysetherapie: Gefäßverschluss, Embolisation von Angiomen im Verlauf (experimenteller Ansatz)

12.9 Bewegungsstörungen

- Störungen von Systemen, die einen physiologischen Bewegungsablauf ermöglichen
  - motorische Bahnen: Spastik (Läsion 1. Motoneuron, ► Abschn. 12.3), schlaffe Lähmung (Läsion 2. Motoneuron)
  - extrapyramidales System: Basalganglienerkrankung, z. B. M. Wilson, M. Parkinson, Tic-Erkrankungen/rheumatisches Fieber. Heterogene zum Teil genetisch nicht geklärte hereditäre Erkrankungen (Stoffwechseldefekte, L-DOPA-responsive Dystonie)
  - spinozerebelläres System: z. B. Ataxia telangiectasia, ► Abschn. 12.7.7 und Kleinhirnerkrankungen
- Hauptsymptome Tab. 12.8

12.9.1 M. Wilson

- autosomal-rezessive Mutation im ATP7B-Gen

Klinik

- Kupferakkumulierung inbesondere in Leber (Hepatopathie), Auge (Kayser-Fleischer-Ringe) und Basalganglien (Striatum/Choreoatethose), seltener Hermuskel, Nieren, Erythrozyten

Diagnostik

- Leberbiopsie und Genetik bei positivem D-Penicillamin-Test

- **Therapie**
  - Chelatbildner (z. B. D-Penicillamin oder Trientin)

12.9.2 Tic-Erkrankungen

- **Klinik**
  - unwillkürliche Myoklonien, diskret Mundwinkel und Auge bis ausgeprägte Schleuderbewegungen der Extremitäten
    - bei Tourette-Erkrankung: zusätzlich komplexe verbale Tics
    - als Post-Streptokokken-Erkrankung isoliert, in Kombination mit obsessiv-kompulsiven Symptomen oder als Teil des rheumatischen Fiebers
    - stressinduziert, in Verbindung mit ADHD, hier oft spontan sistierend

- **Diagose**
  - Klinik, Abklärung Streptokokkeninfektion

- **Therapie**
  - bei Streptokokkeninfektion Therapieversuch mit Penicillin (niedrige Evidenz)
  - bei rheumatischem Fieber Penicillin-Langzeitprophylaxe
  - symptomatisch z. B. Neuroleptika wie Tiapridex

12.9.3 Spinozerebelläre Ataxie

► Abschn. 12.7.7

12.10 Spezielle Erkrankungen des Kleinhirns

- statische Formen: z. B. kongenitale Fehlbildung, Dandy-Walker-Syndrom
- progressive Formen: insbesondere metabolisch: mitochondrial (► Abschn. 12.7.2), im Rahmen spinozerebellärer Ataxien (► Abschn. 12.7.7), Ataxia telangiectasia
- erworbene Formen: Tumoren (► Kap. 7), infektiös-parainfektiös, Intoxikationen, Trauma, vaskulär

12.10.1 Ataxia telangiectasia

- autosomal-rezessiv-vererbte DNS-Repair-Erkrankung durch Mutation am ATM-Gen (Reparatur von Doppelstrangbrüchen)

■ **Klinik**
- progrediente zerebelläre Ataxie bis zur Rollstuhlpflichtigkeit, Sprechstörung, Tremor, Chorea, Dysarthrie, kognitiver Abbau, okuläre Apraxie
- Immundefekt bei Thymushypoplasie (Infektneigung und Malignomneigung)
- typische okulokutane Telangiektasien

■ **Diagnostik**
- α-Fetoprotein erhöht
- (Genetik)

■ **Therapie**
- nicht kausal möglich
- Immunglobulinsubstitution
- orthopädische Behandlung

12.10.2 Dandy-Walker-Malformation

- Vermishypoplasie mit breiter Kommunikation zwischen 4. Ventrikel und retrozerebellärem Liquorraum; oft Verschluss der Foraminae Luschkae/Magendi
- meist bei übergeordnetem ZNS-Fehlbildungssyndrom oder allgemein syndromaler Erkrankung
- heterogene Klinik, eventuell ataktische Symptomatik, Hydrozephalus, Nystagmus

12.10.3 Zerebellitis

- im Rahmen verschiedener Infektionen durch direkten Befall, postinfektiös oder autoimmun möglich

■ **Klinik**
- Leitsymptom: akute Ataxie Tage bis wenige Wochen nach Infekt (typisch: post-Varizellen-Zerebellitis)

■ **Diagnostik**
- Klinik
- zerebrale Bildgebung zum Nachweis der Entzündung des Zerebellum, sowie zum Ausschluss Infarkt, Tumor, Enzephalitis, Intoxikation (Alkohol, Ingestionsunfälle bei Kindern)
- bei postinfektiösem Geschehen i. d. R. unauffällige Bildgebung

■ **Therapie**
- eventuell gezielt antibiotisch-antivirale Therapie
- Behandlung Grunderkrankung

12.10.4 Pontozerebelläre Hypoplasie

- kombinierte, meist progressive Hypoplasie von Pons und Cerebellum
- oft mit weiteren ZNS-Fehlbildungen
- oft autosomal-rezessiv

Klinik
- evtl. früh klinisch-motorische, später kognitive Entwicklungsproblematik bzw. Verlust von Fähigkeiten (Sprache, Sehvermögen, Motorik). Eventuell Chorea, Dystonien, Krampfanfälle

Diagnostik
- Klinik und Bildgebung
- (Genetik)

Therapie
- symptomatisch

12.11 Spezielle syndromale Erkrankungen

► Kapitel 3.

12.11.1 Rett-Syndrom

- nur Mädchen betroffen
- meist Mutation im MECP-2-Gen (Regulation von Methylierungsprozessen der DNS)
- genauer Pathomechanismus unklar

Klinik
- nach unaufälliger früher Säuglingsperiode progrediente Mikrozephalie, Verlust rudimentärer Sprachfunktionen, zunehmend spontane Hyperventilation, Waschbewegungen der Hände, Krampfanfälle
- autistische Verhaltenszüge, schwere geistige Behinderung
- Verlust der Gehfunktion bis Tetraspastik und Skoliose

Diagnostik
- Klinik
- MECP-2-Genetik (nicht immer positiv)

Therapie
- nicht kausal möglich
- symptomatisch Antiepileptika und orthopädische Versorgung

12.11.2 Kaudales Regressionssyndrom

- **Klinik**
- komplexe Fehlbildung bzw. Hypoplasie von distaler Wirbelsäule, distalem Rückenmark, Becken, Hüften, unteren Extremitäten, Fehlen des Os sacrum
- primär oder sekundär (z. B. bei schlecht therapiertem mütterlichem Diabetes mellitus)
- evtl. zusätzlich weitere Fehlbildungen
- Folgeschäden an Blase und Niere bzw. Darmentleerungsstörung ähnlich Myelomeningozele. Selten Gehfähigkeit

- **Diagnostik**
- Klinik
- Bildgebung (Rückenmark, Becken, untere Extremitäten, intraabdominelle Organe)

- **Therapie**
- symptomatisch
- Vorbeugung renaler, intestinaler, muskuloskelettaler und neurologischer Komplikationen

12.11.3 CDG-Syndrom

- defekte Glykosylierungsprozesse führen zu Funktionsstörung glykosylierter Moleküle (z. B. Glykoproteine)
- mehr als 20 Formen bekannt

- **Klinik**
- Multisystemerkrankung mit z. B. Hepatopathie, Myopathie, Herzfehlbildung bzw. Herzinsuffizienz, Gerinnungsstörung, Infektanfälligkeit, Retinopathie, auffällige Fettverteilung (Polster am Gesäß), invertierte Brustwarzen, Skoliose, Osteoporose, ZNS-Fehlbildung, kognitive Störung, Gedeihstörung, Hypotonie, Ataxie
  - Walker-Warburg-Syndrom: (O-Mannosyl-Transferase-Defekt) Lissenzephalie, muskuläre Hypotonie, Augenfehlbildung, Kleinhirnhypoplasie, Hydrozephalus, schwere mentale Retardierung, Epilepsie, Gedeihstörung, CK-Erhöhung/Myopathie
  - „muscle-eye-brain-disease" (PomGnT1-Defekt): Lissenzephalie, muskuläre Hypotonie, Augenfehlbildungen, Kleinhirndysplasie, psychomotorische Retardierung, Dysmorphie, Epilepsie, CK-Erhöhung

- **Diagnostik**
- Screening mittels isoelektrischer Fokussierung von Transferrin (erfasst nicht alle Typen)
- sonst Messung der Enzymaktivität oder Molekulargenetik

Therapie
- meist nur symptomatisch möglich
- Mannose bei CDGIb (Phosphomannose-Isomerase-Mangel)
- L-Fucose bei CDGIIc (Golgi-GDP-Fucose-Transporter)

12.12 Autoimmunerkrankungen des ZNS

12.12.1 Multiple Sklerose

- häufigste chronisch-entzündliche ZNS-Erkrankung des (Kindes-) und Jugendalters

Klinik
- Hauptsymptome: Optikus-Affektion, Retrobulbärneuritis, Sensibilitätsstörungen, Doppelbilder, internukleäre Ophthalmoplegie, dissoziierter Nystagmus, Trigeminusneuralgie, Dysarthrie, Ataxie, Detrusor-Sphinkter-Dyssynergie, Müdigkeit:
  - tonische Hirnstammanfälle: schmerzhafte, Minuten dauernde tonische unilaterale Extremitätenverkrampfung
  - Uthoff-Phänomen: Verschlechterung bei Wärme
  - Lhermitte-Zeichen: Wirbelsäulen-Parästhesie bei Kopf beugen
  - Charcot-Trias: Intentionstremor, Nystagmus, skandierende Sprache (Kleinhirnzeichen)
- klinische Verlaufsformen:
  - primär schubförmig (RRMS)
  - primär chronisch-progredient (PPMS)
  - sekundär chronisch (SPMS)
  - Sonderformen: Schilder-Sklerose, konzentrische Sklerose, maligne monophasische MS

Diagnostik
- Diagnose anhand modifizierter McDonald-Kriterien
- Nachweis mehrerer Schübe mit räumlicher und zeitlicher Dissemination
- Diagnose zweiter Schub auch über MRT (nach ≥3 Monaten)
- initial wichtigste Differenzialdiagnose: ADEM (akut disseminierte Enzephalomyelitis)
- MRT: insbesondere Sehnerv, Pons, Kleinhirn, Pyramidenbahn, Rückenmark-Hinterstränge

Therapie
- kaum pädiatrische Therapiestudien
- Methylprednisolon akuter Schub, insbesondere bei Optikusneuritis
- Dauertherapie: Glatiramerazetat oder β-Interferone, zunehmend im Kindes- und Jugendalter Anti-Integrin-Antikörper (Tysabri®);

bisher wenig Erfahrung mit neuen Medikamenten wie Fumarsäure, Teriflunomid oder Alemtuzumab

12.12.2 Akute transverse Myelitis (ATM)

- heterogene Ätiologie, infektiöse (bakteriell, viral; häufiger als im Erwachsenenalter), parainfektiöse (Antigene bisher unbekannt) und autoimmune (+ Optikusneuritis = Neuromyelitis optica) Prozesse

- **Klinik**
- akute motorische oder sensorische Ausfälle bzw. vegetative Störungen, nicht immer sicher Rückenmarkssegment zuzuordnen
- typisch: Gefühlsstörung kaudal Nabel, Beinschwäche, Blasen-Mastdarm-Störung
- Sonderform Neuromyelitis optica (NMO): Neuritis nervi optici + langstreckige ATM + Anti-Aquaporin-Kanal-Antikörper

- **Diagnostik**
- Klinik
- Bildgebung (MRT) zum Nachweis Myelon-Entzündung
- Elektrophysiologie (Latenzverzögerung SEP)

- **Therapie**
- hochdosiert Steroide (Methylprednisolon), Evidenz niedrig
- bei Unklarheit antivirale und antibakterielle Therapie
- bei NMO hochdosiert Steroide, evtl. gefolgt von Azathioprin-Langzeittherapie

12.12.3 Akut disseminierte Enzephalomyelitis (ADEM)

- akute Autoimmunerkrankung (vermutlich humoral) mit fleckigen Demyelinisierungen insbesondere supra- (+ infra-) tentorielles Marklager, selten auch Kortex
- Auslöser z. B. parainfektiös verschiedene Erreger

- **Klinik**
- akute Enzephalopathie mit Bewusstseinsstörung, oft Krampfanfälle, fokal-neurologische Ausfälle (bei MS meist keine Enzephalopathie)

- **Diagnostik**
- Klinik + Kernspintomographie
- Liquor: kein charakteristischer Befund

! Cave multiple Sklerose als wichtige Differenzialdiagnose erst im Verlauf diagnostizierbar!

- **Therapie**
  - hochdosiert Methylprednisolon für 3–5 Tage
  - bei schweren Verläufen Immunglobuline, Plasmapherese

12.12.4 Opsoklonus-Myoklonus-Syndrom

- vermutlich Autoantikörper gegen Purkinjezellen. Isoliert oder paraneoplastisch bei Neuroblastom im Kindesalter (siehe dort)

- **Klinik und Diagnostik**
  - Myoklonien, spontan-ruckartig-unwillkürliche Pupillenbewegungen, motorischer Abbau, Ataxie
  - Stimmungslabilität

- **Therapie**
  - hochdosiert Steroide/ACTH, oft über langen Zeitraum erforderlich
  - ggf. Tumortherapie

12.13 Besonderheiten kindlicher ZNS-Infektionen

- Schädigung des ZNS im Rahmen verschiedener Infektionskrankheiten möglich (▶ Kap. 4)
- Prädisposition durch anatomische Besonderheiten (z. B. Liquorfistel), unreifes Immunsystem (z. B. intrauterin CMV, Toxoplasmose, Röteln), besondere Virulenz (z. B. HSV, Tuberkulose), Immunschwäche (HIV, iatrogene Immunsuppression, angeborener Immundefekt), spezieller Neurotropismus (z. B. HSV, VZV, EBV, CMV)
- Schädigungsmechanismen:
  - direkter Erregerbefall (Abszesshöhle, Lyse infizierter Zellen)
  - Toxine der Erreger
  - systemische Entzündungsreaktion im Rahmen der Infektion
  - erregerinduzierte Autoimmunreaktion
  - persistierende ZNS-Infektion unterhält dauerhaft Erreger-bedingte (z. B. SSPE) oder entzündungsvermittelte Schädigung
  - direkt erregervermittelte (VZV) oder inflammatorisch bedingte Vaskulopathie

- **Klinik**
  - fokale Ausfälle, Meningismus, Hirndruck, Krampfanfälle, Bewusstseinsstörung

- **Diagnostik**
  - Goldstandard Erregernachweis im Liquor (Kultur, PCR); nicht immer möglich

- daher erregerspezifisch Verfahren auswählen (z. B. Immunoblot für Mykoplasmen, Borrelien)
- bei Parenchymläsion eventuell nur bioptisch Diagnose möglich (Koinfektion bei HIV; Pilzinfektionen)
- Bildgebung zur Erfassung von Komplikationen (Abszess, Infarkt, Hydrozephalus)

- **Therapie**
- Ziele:
  - Eliminierung Erreger: nur bei klassischen bakteriellen Infektionen möglich (z. B. neonatal B-Streptokokken, E. coli, Listerien; Kleinkind Haemophilus; Schulkind Meningokokken, Borrelien); Therapiedauer meist einige Wochen
  - Latenzbildung Erreger: viele Erreger persistieren lebenslang im ZNS; mehrwöchige bis mehrmonatige Therapie soll virulente Infektion in latente Infektion umwandeln (z. B. neonatale CMV, Toxoplasmose. HSV-Infekt des Schulkindes)
  - Suppression Erreger: insbesondere bei Immundefizienz (z. B. HIV) sowie bei einigen Mykosen keine Eliminierung bzw. Latenzbildung möglich; hier evtl. Dauertherapie bzw. Therapie bis zur Immunrekonstitution
  - Vermeidung immunvermittelten Schadens: genaue Bedeutung bzw. Pathomechanismen unklar; effektive Steroidtherapie gesichert bei Toxoplasmose-Retinitis, ZNS-Tuberkulose, HiB-Meningitis; bei einigen Erregern dominiert vermutlich parainfektiöser Schaden (Influenza A, Mykoplasmen); Mechansimen oft unklar
  - Imunmodulation: gezielte Chemotherapie nicht immer möglich; evtl. immunmodulierende Interferontherapie effektiv (z. B. α-Interferon bei SSPE)
  - Therapiekontrolle: zur Erfolgskontrolle evtl. wiederholt Liquoruntersuchung bzw. Erregerlastbestimmung

> Memo oft hohe Medikamentendosen erforderlich (Penetranz in das ZNS).

12.14 Aufmerksamkeits- und Konzentrationsstörung

- „attention deficiency hyperactivity syndrome“ (ADHS)
- Veränderung zerebraler Dopamin-, evtl. auch Noradrenalin- und Serotoninstoffwechsel
- Risikofaktoren: Nikotin und Alkohol in Schwangerschaft, familiär (genetisch, psychosozial)

- **Klinik**
- Hauptsymptome (situationsübergreifend, ≥6 Monate), in der Regel bereits ab Kleinkindesalter
  - Aufmerksamkeitsstörung (Ablenkbarkeit, kurze Konzentrationsspanne)

Tab. 12.9 IHS-Klassifikation primärer Kopfschmerzerkrankungen (Auswahl, Details www.ihs-classification.org)

Migräne	– Migräne ohne Aura – Migräne mit Aura – Periodische Syndrome in der Kindheit, die meist Vorläufer einer Migräne sind
Wahrscheinliche Migräne	– Ohne Aura – Mit Aura – Wahrscheinliche chronische Migräne
Kopfschmerz von Spannungstyp	– Sporadisch auftretender episodischer Kopfschmerz vom Spannungstyp – Häufig auftretender episodischer Kopfschmerz vom Spannungstyp – Chronischer Kopfschmerz vom Spannungstyp – Wahrscheinlicher Kopfschmerz vom Spannungstyp
Clusterkopfschmerz und andere trigemino-autonome Kopfschmerzerkrankungen	– Im Kindesalter selten
Andere primäre Kopfschmerzen	– Im Kindesalter selten

  - Impulsivität (kognitiv, motivatorisch, emotional)
  - Hyperaktivität
- Komorbiditäten: Aggressionen, dissoziales Verhalten, Angst, Depression, Tics, Teilleistungsstörungen, Legasthenie, Einschlafstörung, Somatisierungsstörung

Diagnostik

- störungsspezifische Diagnostik, allgemeine Entwicklungsdiagnostik, störungsrelevante Rahmenbedingungen (Familie, Schule usw.), Komorbiditäten

Therapie

- pädagogischer Ansatz: Familie einbeziehen, strukturierter Tagesablauf, Grenzen setzen
- Medikamentös: Amphetaminpräparate, z. B. Methylphenidat

12.15 Kopfschmerzen im Kindes- und Jugendalter

- häufig bei Kindern und Jugendlichen; die meisten von Erwachsenen bekannten Formen auch hier nachweisbar (Tab. 12.9)

Klinik

- Hauptformen: Spannungskopfschmerz und kindliche Migräne; klinisch nicht immer scharfe Trennung möglich
  - kindliche Migräne
    - Diagnosekriterien (Tab. 12.10) bei kindlicher Migräne nicht immer erfüllt

Tab. 12.10 Diagnosekriterien der einfachen Migräne nach der IHS (Details siehe www.ihs-classification.org)

A	Mindestens 5 Attacken, die die Kriterien B–D erfüllen
B	Kopfschmerzattacken, die unbehandelt oder erfolglos behandelt 4–72 h anhalten
C	Kopfschmerz zeigt wenigstens 2 der folgenden Charakteristika – Einseitige Lokalisation – Pulsierender Charakter – Mittlere oder starke Schmerzintensität – Verstärkung durch körperliche Routineaktivitäten oder führt zu deren Vermeidung
D	Während des Kopfschmerzes besteht mindestens eines der folgenden Symptome – Übelkeit und/oder Erbrechen – Photophobie und Phonophobie
E	Nicht auf andere Erkrankung zurückzuführen

  - typisch wiederkehrend, unilateral, auch mit Plus-Symptomen (Hemiplegie, Parästhesie, Erbrechen), eventuell Triggerfaktoren (Wetterumschwung, spezielle Nahrungsmittel)
  - im Intervall vollständige Symptomrückbildung und Beschwerdefreiheit
  - positive Familienanamnese
- klassischer Spannungskopfschmerz
  - Auftreten im Rahmen von Belastungssituationen (familiär, sozial, Schule)
  - Auftreten eher nach der Schule
  - Lokalisation bilateral
  - auch als Hinweis auf Konzentrationsstörung oder schulische Überforderung

Diagnostik

- neurologische Untersuchung, Anamnese (Belastungsfaktoren, Familienanamnese), Blutdruck, Kopfschmerzprotokoll
- Bildgebung nicht in jedem Fall nötig, jedoch oft zur Beruhigung wichtig
- kognitive Testung bei Verdacht auf Überlastungssituation

> Memo wichtigstes diagnostisches Mittel ist das Kopfschmerzprotokoll!

Therapie

- Stufentherapie der Migräne:
  - Stufe 1: Paracetamol, Ibuprofen, Azetylsalizylsäure, Reduktion von Stressfaktoren
  - Stufe 2: + Antiemetikum
  - Stufe 3a: Triptanpräparat bei seltenen sonst therapieresistenten Anfällen
  - Stufe 3b: Langzeitprophylaxe mit β-Blocker, Kalziumantagonisten, eventuell Antiepileptika (Lamotrigin, Valproat, Carbamazepin) bei sehr häufigen Attacken
- Begleittherapie: Entspannungstechniken, Biofeedback

Tag 5: Dermatologische Erkrankungen

H. Ott, A. Reimer

B. Karges, N. Wagner (Hrsg.), *Pädiatrie in 5 Tagen*, Springer-Lehrbuch,
DOI 10.1007/978-3-662-52813-6_13

13.1 Transiente Hautveränderungen im Neugeborenenalter

! Cave differenzialdiagnostische Abgrenzung schwerer Haut- und Systemerkrankungen bei zusätzlichen Symptomen (Trinkschwäche, Hypothermie, Irritabilität etc.) stets erforderlich!

- in den ersten 28 Lebenstagen auftretende, spontan rückläufige Effloreszenzen

13.1.1 Postnatale Desquamation

- innerhalb der ersten Lebenstage auftretende, physiologische Adaptation an extrauterines Milieu → transepidermaler Wasserverlust → trockene Haut, Abschuppung (Desquamation)
- gehäuftes Auftreten bei Gestationsalter >40. SSW

Klinik

- fein- bis mittellamelläre Schuppung im Bereich des gesamten Integuments

Diagnostik

- klinische Diagnose

> Memo bei persistierender Desquamation wichtigste Differenzialdiagnose: kongenitale Ichthyose → dermatologisches Konsil.

Therapie

- nicht erforderlich

13.1.2 Erythema toxicum neonatorum

- bei bis zu 70 % reifer Neugeborener, seltener bei Frühgeborenen
- Ätiologie unbekannt

Klinik

- stammbetonte, erythematöse Papulovesikel unter Aussparung der Palmoplantarregion
- guter Allgemeinzustand, keine Schleimhautbeteiligung
- Beginn in der ersten Lebenswoche, spontanes Abklingen (Tage bis wenige Wochen)

Diagnostik

- klinische Diagnose

Therapie

- Beruhigung der Eltern, keine spezifische Therapie

13.1.3 Miliaria

- Synonym: „Schweißbläschen", bei ca. 15 % aller Neugeborenen

- übermäßiges Schwitzen → Obstruktion, Ruptur der Ausführungsgänge ekkriner Schweißdrüsen im Stratum corneum (Miliaria cristallina) oder intraepidermal (Miliaria rubra)

Klinik

- Miliaria cristallina: „wasserklare", stecknadelkopfgroße Papulovesikel auf ansonsten gesunder Haut
- Miliaria rubra: wenige Millimeter große, erythematöse Papulovesikel, begleitende Entzündungsreaktion

Diagnostik

- klinische Diagnose

Therapie

- Eine Therapie ist bei selbstlimitierendem Verlauf häufig nicht erforderlich
- Vermeidung übermäßigen Schwitzens
- Trockenpinselung mit Zinkschüttelmixturen

13.1.4 Cutis marmorata

- vasomotorische Reaktion Neugeborener auf Kältereize

Klinik

- retikuläre, teils livide Gefäßzeichnung der Haut
- rasches Abklingen nach Erwärmung

Diagnostik

- klinische Diagnose

Therapie

- kalte Umgebungstemperatur vermeiden, ausreichender textiler Kälteschutz

bei assoziierten Auffälligkeiten (Körperasymmetrie, Makrozephalus) an Cutis marmorata teleangiectatica congenita denken → Konsil Dermatologie, Neuropädiatrie.

13.1.5 Milien

- epidermale Retentionszysten ohne Krankheitswert bei bis zu 40 % der Neugeborenen

Klinik

- bis 2 mm große, weißliche Papeln („milk spots")
- Prädilektionsstellen: Nasenrücken, Wangen, Stirn
- als „Epstein-Perlen" im Bereich des harten Gaumens, als „Bohn-Noduli" an der Zahnleiste

- **Diagnostik**
  - klinische Diagnose

- **Therapie**
  - Spontanregredienz, spezifische Therapie nicht erforderlich

13.2 Infektiöse Hauterkrankungen

13.2.1 Bakterielle Hautinfektionen

Impetigo contagiosa

! Cave sehr hohe Kontagiosität, Ausbreitung in Kindergartengruppen etc.!

- häufigste bakterielle Hauterkrankung im Kindesalter, Altersgipfel 3.–8. Lebensjahr
- Erreger: Staphylococcus aureus (2/3) und Streptococcus pyogenes (1/3)

! Cave Ausbildung großer Blasen: Hinweis auf hämatogene Toxinwirkung → Übergang in großflächige „Hautablösung" (Dermatitis exfoliativa, Synonym: „staphylococcal scalded skin syndrome", SSSS, M. Ritter) möglich.

- **Klinik**
  - rasch erodierende Vesikel, „honiggelbe" Krusten auf erythematösem Grund
  - Prädilektionsstellen: Zentrofazialregion, Hände
  - Sonderform „Impetigo bullosa": schlaffe, rasch erodierende Blasen mit narbenloser Abheilung
  - bei Persistenz frühzeitig an Differenzialdiagnosen der blasenbildender Dermatosen im Neugeborenen- und Säuglingsalter denken
    - angeboren
      - Epidermolysis bullosa simplex, Epidermolysis bullosa junctionalis, Epidermolysis bullosa dystrophicans
      - Ichthyosis bullosa Siemens
      - epidermolytische Hyperkeratose
      - Incontinentia pigmenti
    - erworben:
      - neonataler Pemphigus vulgaris
      - diffuse kutane Mastozytose
      - kongenitale Syphilisinfektion
      - Stevens-Johnson-Syndrom
      - toxisch-epidermale Nekrolyse

- **Diagnostik**
  - klinische Diagnose
  - mikrobiologischer Hautabstrich inkl. Resistogramm

! Cave Primärresistenz von Staphylococcus aureus: Penicillin V/G bis 90 %, Erythromycin bis 30 %.

- **Therapie**
  - in der Regel (wenn ≥3–5 % KOF betroffen) systemische Antibiotika in Kombination mit topischen Antiseptika

- Mittel der Wahl: Cephalosporine 1. Generation (z. B. Cefadroxil), Amoxicillin + Clavulansäure
- intensive Aufkärung über hochgradige Kontagiosität, initial kein Kindergarten-/Schulbesuch!

Perianale Streptokokken-Dermatitis

- durch β-hämolysierende Streptokokken der Gruppe A hervorgerufene, typischerweise im Kleinkindesalter unmittelbar perianal auftretende Infektionserkrankung (= Sonderform des Erysipels)

Klinik

- perianal lokalisiertes, scharf begrenztes Erythem mit vereinzelten Rhagaden
- starker Berührungs- und Defäkationsschmerz → Komplikation: Obstipation, Stuhlverhalt

Diagnostik

- klinische Diagnose
- mikrobiologischer Hautabstrich inkl. Resistogramm

Therapie

- systemische Therapie mit z. B. Penicillin V oder Cefuroxim

13.2.2 Virale Infektionen der Haut

Gingivostomatitis herpetica

- Syn. Stomatitis aphtosa, „Mundfäule"

Klinik

- Klinisches Korrelat der Primärinfektion, im Kindesalter zumeist durch HSV1
- unspezifisches Prodromalstadium (Fieber, Trinkschwäche)
- im Verlauf Hypersalivation, Enanthem, Foetor ex ore
- stark schmerzhafte Vesikel und Aphthen im Bereich der oralen Mucosa

! Cave Dehydratation bei Trinkschwäche und Nahrungsverweigerung!

Diagnostik

- klinische Diagnose, virologische Abstriche zur HSV-PCR nur in Ausnahmefällen erforderlich

Therapie

- supportive Therapie (Analgesie, Lokalanästhetika-Mundgel, Speiseeis anbieten; falls nicht erfolgreich intravenöse Rehydratation); Aciclovir i.v. (s. u.) nur bei schweren Verläufen

Kutane Herpes-simplex-Infektion

- Hautinfektion durch HSV 1 („Extragenitaltyp") oder HSV 2 („Genitaltyp")

Klinik

- perioral, nasal oder an Fingern gruppierte, schmerzhafte Papulovesikel auf erythematösem Grund
- wiederholtes Auftreten in gleicher Lokalisation = Herpes simplex recidivans in loco

Diagnostik

- klinische Diagnose, virologische Abstriche zur HSV-PCR nur in Ausnahmefällen erforderlich

Therapie

- Aciclovir Creme 5-mal täglich im Frühstadium der Erkrankung

Eczema herpeticatum

> Memo bei Komplikationen Aciclovir i.v., bei Niereninsuffizienz → Dosisanpassung!

! Cave schwer kranke Kinder, stationäre Aufnahme!

- bei Kindern mit atopischem Ekzem und Immunsupprimierten
- disseminierte Papulovesikel, „ausgestanzte" Hauterosionen und Ulcera, Fieber
- Gefahr der Abszessbildung und Lymphadenopathie, bakterielle Superinfektion (Erreger meist Staphylococcus aureus ► Abschn. 13.2.1)

Erythema exsudativum multiforme

- parainfektiös vor allem bei Herpesinfektion und Mykoplasmen-Infektion auftretende, „infektallergische" Hauterkrankung
- Kokarden-artige Plaques, Ausbreitung auf gesamtes Integument möglich
- Schleimhautbeteiligung: apthoide Läsionen an Mund-, Konjunktival- und Genitalschleimhaut

Keratoconjunctivitis herpetica

! Cave Hornhautnarben, Uvea- und Retinabeteiligung.

- Photophobie, starke konjunktivale Injektion → ophthalmologisches Konsil!

Meningoencephalitis herpetica, perinatale HSV-Infektion

► Kapitel 4

13.2.3 Mollusca contagiosa

- Synonym: Dellwarzen
- vorwiegend im Kindesalter auftretende Hautinfektion mit Mollusca contagiosa-Virus

Klinik

- meist isoliert stehende, zentral genabelte, hautfarbene Papeln, Durchmesser bis 10 mm
- Spontanheilung bei ansonsten gesunden Patienten
- bei Atopischem Ekzem häufig multiple, disseminierte Mollusca contagiosa („Eczema molluscatum")
- bei Immunsuppression Auftreten sog. „Riesen-Mollusken" (Molluscum contagiosum giganteum)
- Inhalt der Dellwarzen ist kontagiös → Aufkratzen/Manipulation führt zu Autoinokulation

Diagnostik

- klinische Diagnose
- nur bei unklaren klinischen Befunden Exzisionsbiopsie und histologische Diagnostik

Therapie

- bei immunkompetenten Patienten kann Spontanheilung abgewartet werden
- bei Immunsuppression, atopischem Ekzem, kosmetischer Beeinträchtigung
  - Therapie erster Wahl: konservative Therapie (Stimulation des wirtseigenen Immunsystems): Tretinoin-Gel, 10 %-ige KOH-Lösung, Imiquimod-Creme (off-label/individueller Heilversuch)
  - alternativ: Kürettage in Lokalanästhesie, ggf. in Vollnarkose bei disseminiertem Befall

13.2.4 Coxsackievirus-Infektionen

Hand-Fuß-Mund-Krankheit

- Papulovesikel an Händen, Füßen sowie peri- und enoral
- häufig verursacht durch Coxsackievirus A16, A6 und Enterovirus 71
- meist geringes Krankheitsgefühl
- häufig endemische Ausbrüche in Kindergärten, Krippen
- Wochen bis Monate nach der Infektion kann es zu Onychomadese kommen (v.a. bei Subtyp Coxsackie A6), die Nägel wachsen nach

Gloves-and-Socks-Erkrankung

- Erscheinungsbild einer Coxsackie-Infektion bei älteren Kindern
- socken- und handschuhförmiges, papulomakuläres Exanthem im Bereich von Armen und Beinen

Diagnostik

- Klinische und anamnestische Diagnosestellung

Therapie

- meist nicht erforderlich, ggf. symptomatisch (▶ Abschn. 13.2.2 Gingivostomatitis herpetica)

13.2.5 Fungale Infektionen der Haut

▶ Abschn. 4.5.1

13.2.6 Parasitäre Infektionen der Haut

▶ Abschn. 4.8

13.3 Erythematosquamöse Erkrankungen

- heterogene Gruppe entzündlicher Hauterkrankungen, die mit Hautrötung und Schuppung einhergehen:
  - Ekzeme
  - Psoriasis vulgaris
  - Pityriasis rubra pilaris (im Kindesalter selten)
  - Parapsoriasis (im Kindesalter sehr selten)

13.3.1 Ekzeme

Atopisches Ekzem (AE)

> Memo chronische, nicht-kontagiöse Hauterkrankung bei gestörter epidermaler Barrierefunktion mit kutaner Entzündungsreaktion in charakteristischer Lokalisation.

- Synonyme: Neurodermitis, atopische Dermatitis, endogenes Ekzem
- Prävalenz im Kindesalter bis zu 20 % („Zivilisationskrankheit"), >85 % aller Erkrankungsfälle vor dem 5. Lebensjahr, >50 % vor dem 1. Lebensjahr
- multifaktorielle Ätiologie/Pathogenese:
  - genetische Prädisposition (75 % Konkordanzrate bei homozygoten Zwillingen)
  - Mutationen im epidermalen Differenzierungskomplex (Chromosom 1q21), insbesondere Filaggrin → erhöhte transkutane Allergen-Penetration, transepidermaler Wasserverlust

  - immunologische Dysbalance, Überwiegen des Th2-Lymphozytensubtyps → typisches Zytokinprofil (IL-4, IL-5, IL-13), erhöhtes Gesamt-IgE, Eosinophilie
  - gestörte Synthese epidermaler Lipide (Ceramide, Glycosphingolipide)
  - verminderte kutane Produktion antimikrobieller Peptide (beta-Defensine, Cathelicidine)
- unterschiedliche Triggerfaktoren: Inhalations-/Kontaktallergene, Stress, Irritanzien (Wolle, Reinigungsmittel), mikrobielle Kolonisation (Staph. aureus, Malassezia furfur), Klima, im Säuglings- und Kleinkindalter auch Nahrungsmittelallergene (am häufigsten Kuhmilchprotein, Hühnereiweiß, Erdnuss) etc.

■ **Klinik**

- altersabhängig unterschiedlicher klinischer Phänotyp!
  - Säuglings- und Kleinkindesalter: stark juckende, häufig exkoriierte, exsudativ-nässende Erytheme im Wangenbereich und an den Streckseiten der Extremitäten
  - Schulkind- und Adoleszentenalter: ausgeprägte Hauttrockenheit, starker Juckreiz und Beugen-betonte, lichenifizierte Erytheme; Hand- und Fußekzeme
- häufige Assoziation mit weiteren atopischen Erkrankungen (ca. 30 % Nahrungsmittelallergie)
- nicht selten Superinfektion mit Staphylococcus aureus: Impetigo contagiosa (► Abschn. 13.2.1), Coxsackieviren (Eczema coxsackium ► Abschn. 13.2.2) und Dellwarzen (Eczema molluscatum ► Abschn. 13.2.2)

! Cave schwerer Verlauf kutanter Herpes-simplex-Infektionen: Eczema herpeticatum.

- klinische Diagnosekriterien nach Hanifin und Rajka:
  - 4 Majorkriterien:
    - Juckreiz
    - typische Morphologie und Lokalisation
    - chronischer oder chronisch-rezidivierender Verlauf
    - Atopie-Familienanamnese (Asthma bronchiale, allergische Rhinitis, atopisches Ekzem)
- 23 Minorkriterien ◘ Tab. 13.1

> Memo 3 Majorkriterien + 3 Minorkriterien = Diagnose „atopisches Ekzem".

■ **Diagnostik**

- Anamnese:
  - atopische Erkrankungen bei Verwandten ersten Grades
  - bisheriger Krankheitsverlauf (Triggerfaktoren, Komplikationen)
  - Begleiterkrankungen (Asthma bronchiale, Nahrungsmittelallergie, Heuschnupfen)
  - Einschränkung Lebensqualität (Schlafstörungen, Schulfehlzeiten etc.)
  - bisherige Lokal- (Kortikosteroide, Immunmodulatoren) und Systemtherapie (Kortikosteroide, Antibiotika, Immunsuppressiva)

Tab. 13.1 Diagnostische Minorkriterien nach Hanifin und Rajka 1980 (Auswahl)

Minorkriterium	Erläuterung
Xerosis cutis	Ausgeprägte Hauttrockenheit
Cheilitis	Abakterielle Entzündung der Lippen
Dennie-Morgan-Falte	Doppelte Unterlid-/Infraorbitalfalte
Pityriasis alba	Feinlamelläre Schuppung
Neigung zu kutanen Infektionen	Herpes simplex, Staphylococcus aureus
Nahrungsmittelallerige	Häufig: Hühnerei, Kuhmilch, Soja, Erdnuss
Weißer Dermographismus	Weiße Hautstreifen nach tangentialem Druck
Keratosis pilaris	Perifollikuläre Hyperkeratose („Reibeisenhaut")
Pulpitis sicca	Entzündung der Finger- und Zehenkuppen
Keratokonus	Kegelförmige Verformung der Kornea

- körperliche Untersuchung gemäß klinischer Diagnosekriterien nach Hanifin & Rajka (s. o.), Schweregradeinteilung mittels SCORAD-Score (SCORing Atopic Dermatitis, bezieht neben objektiven Kriterien auch subjektive Beeinträchtigungen wie Juckreiz und Schlaflosigkeit ein)
- Labor: Gesamt-IgE, allergenspezifische IgE-Antikörper, Differenzialblutbild (Eosinophilie)
- bei V.a. Superinfektion Mikrobiologie, Virologie: Hautabstrich (bakteriologische Kultur, ggf. HSV-PCR)

Therapie

- Triggerfaktoren meiden
- Lokaltherapie:
  - rehydrierende Basistherapie: stadien-, alters- und lokalisationsabhängige Behandlung mit Externa unterschiedlichen Wasser- und Lipidgehalts (Lotio, Creme, Salbe, Fettsalbe)
  - Antiseptika: Farbstoffe (z. B. wässriges Eosin 1 %, Methylrosanilin 0,5 %), Polihexanid-Gel 0,04 % u. a.
  - topische Glukokortikoide:
    - einmal tägliche Anwendung ausreichend, Therapiedauer bis zum Abklingen akuter Beschwerden, in der Regel <10 Tage, ggf. anschließend proaktive Therapie 2x/Woche über mehrere Monate
  - topische Immunmodulatoren (Pimecrolimus, Tacrolimus), zugelassen ab dem 2. Lebensjahr
    - Indikation: topische Glukokortikoide nicht ausreichend wirksam oder dauerhaft erforderlich

! Cave Nebenwirkungen: Hautatrophie, Teleangiektasien, Hypertrichose, Striae rubrae, systemische Resorption → Nebennierenrindeninsuffizienz.

! Cave Lichtschutz gemäß Fachinformation empfehlenswert, keine Anwendung bei viraler Hautinfektion!

13

  - langfristige Anwendung ohne Risiko glukokortikoid-typischer Nebenwirkungen möglich, ggf. proaktive Therapie 2x/Woche
- systemische Therapie bei schwerem AE
  - starker Juckreiz und Einschlafstörungen: kurzfristig sedierende Antihistaminika der 1. Generation (z. B. Dimetindenmaleat, Clemastinhydrogenfumarat)
  - bakterielle Superinfektion: Staphylokokken-wirksames Betalaktam-Antibiotikum (z. B. Cefadroxil)
  - Eczema herpeticatum: Aciclovir i.v. über mindestens 7 Tage
  - schweres, therapieresistentes AE: Ciclosporin p. o. (off-label)
  - Therapiedauer i. d. R. <12 Monate

! Cave zahlreiche mögliche Nebenwirkungen → schriftliche Aufklärung, regelmäßige Laborkontrollen, Blutdruckmessungen;

Allergisches Kontaktekzem

- T-Zell-vermittelte allergische Spättypreaktion auf kleinmolekulare Substanzen
- Epidemiologie alters- und geschlechtsabhängig: im Säuglings- und Kleinkindalter selten, Punktprävalenz im Jugendalter 10 % (Jungen) bis 20 % (Mädchen)

> Memo wichtige Kontaktallergene im Kindes- und Jugendalter: Nickelsulfat, Duftstoffe, Bufexamac.

Klinik

- Akutphase (Stunden bis Tage nach Allergenkontakt):
  - juckendes, scharf begrenztes, z. T. bizarr konfiguriertes Erythem
  - Vesikel- und Blasenbildung, Erosionen, Exsudation, Krustenbildung
  - ektope Reaktionen mit ekzematösen Streuherden und Angioödemen möglich
- chronisches Kontaktekzem (über Monate oder Jahre):
  - Xerosis cutis, Hyperkeratosen, groblamelläre Schuppung, Rhaghadenbildung
  - unscharfe Begrenzung, häufig palmoplantare Lokalisation

Diagnostik

- ausführliche allergologische Anamnese
  - Hobby- und Freizeit (Feuchtarbeiten, Tierkontakt, Werkstoffe)
  - Kosmetika (Haarfärbemittel, Duftstoffe, Konservierungsmittel)
  - Ausbildung, Praktika (Gesundheitsberufe, Friseurberuf etc.)
- Epikutantest
  - Auswahl der Testsubstanzen gemäß Anamnese, routinemäßig Testung mit „Kinder-Standardreihe“ der Deutschen Kontaktallergie Gruppe (DKG)
  - epikutane Pflasterfixierung der Testsubstanzen auf dem Rücken, Entfernung nach 24 h
  - Testablesung 30 min und 48 h nach Entfernung der Testpflaster

> Memo Durchführung nur im erscheinungsfreien Intervall und nach Absetzen immunsuppressiver Medikamente (v. a. systemischer Kortikosteroide)!

! Cave akute Ekzemreaktion im gesamten Rückenbereich („angry back“) bei hochgradig sensibilisierten Patienten möglich → Testung nicht auswertbar.

> Memo strikte Allergenkarenz!

- **Therapie**
- topische Glukokortikoide der Wirkstärke II an Stamm und Extremitäten, im Gesichtsbereich sowie bei Säuglingen maximal Wirkstärke I, ggf. Pimecrolimus
- in der Akutphase bei starker Ekzemreaktion ± Angioödem, ggf. kurzzeitig orales Kortikosteroid (z. B. Methylprednisolon 1 mg/kg KG über 3–5 Tage)
- Hautschutz (rehydrierende Basistherapie, Meidung von Irritanzien, Handschuhe etc.)

Windeldermatitis

- nicht-allergische Entzündung der Genitoanalregion bei bis zu 1/3 aller Säuglinge
- multifaktorielle Ätiologie:
  - Windelokklusion („feuchte Kammer"), Hautkontakt mit Urin/Stuhl → Störung der epidermalen Hautbarriere durch pH-Erhöhung und Stuhl-Proteasen → Mazeration und Irritation
  - sekundäre Kolonisation mit Candida albicans v. a. nach systemischer Antibiotikatherapie

> Memo bei Windelsoor auch die Mundschleimhaut auf Mundsoor prüfen.

> Memo bei „therapieresistenter" Windeldermatitis an Differenzialdiagnosen denken: Psoriasis vulgaris, allergisches Kontaktekzem, perianale Streptokokkendermatitis, Granuloma glutaeale infantum.

- **Klinik**
- genitoanale Papulovesikel auf erythematösem Grund, Erosionen/Ulzerationen möglich
- bei Candida-Superinfektion typischerweise randständiger Schuppensaum („Collerette"), weiße Beläge und bis münzgroße Satellitenherde

13

- **Diagnostik**
- klinische Untersuchung
- Abklatschpräparat (Mykologie: Nativmikroskopie, Kultur),
- Hautabstrich: Streptococcus pyogenes?
- nur in Ausnahmefällen: Hautbiopsie (Granulome? Psoriasis?), Epikutantestung (Kontaktallergie?)

- **Therapie**
- ABCD-Regel:
  - „**A**ir": nach Möglichkeit längere „Windelpausen" → keine Okklusion, Mazeration
  - „**B**arrier": Hautbarriere durch topische Behandlung stärken (z. B. Zinkpaste)
  - „**C**leansing": häufiges Windelwechseln → kürzerer Hautkontakt mit Urin, Fäzes
  - „**D**iapers": Flüssigkeit-absorbierende Windeln bevorzugen
- gerbend z. B. Schwarztee-Umschläge
- bei Candida-Infektion Nystatin- oder Azol-haltige Pasten, ggf. orale Therapie mit z. B. Nystatin

13.3.2 Psoriasis

Psoriasis vulgaris

- genetisch determinierte, chronische oder chronisch-rezidivierende, entzündliche Hauterkrankung
- wichtige Triggerfaktoren im Kindesalter:
  - Streptokokkeninfektionen (v. a. Angina tonsillaris, perianale Dermatitis)
  - physikalische Reize (Kratzen, Hitze etc.) → isomorpher Reizeffekt (Köbner-Phänomen) = neue Psoriasis-Herde im „gereizten" Hautareal

> Memo 2–3 % Prävalenz in der Gesamtbevölkerung, hiervon ca. 1/3 vor dem 20. Lebensjahr.

Klinik

- Plaquetyp-Psoriasis:
  - häufigste klinische Verlaufsform (60 %)
  - scharf begrenzte, erythematöse Plaques mit silbriger, groblamellärer Schuppung
  - Prädilektionsstellen: Capillitium, Streckseiten der Extremitäten
- Psoriasis guttata:
  - zweithäufigster klinischer Subtyp (bis zu 40 %)
  - bis 1 cm große, fein- bis mittellamellär schuppende, erythematöse Papeln betont an Rumpf und proximalen Extremitäten
  - häufig Erstmanifestation bei Streptokokkeninfektion (Angina tonsillaris)
- typische Psoriasisphänomene bei beiden Subtypen
  - Schaben an Psoriasis-Plaque → „Kerzenwachsphänomen" (groblamelläre Schuppung), weiteres Kratzen → „Phänomen des letzten Häutchens" (Basalmembran sichtbar), weiteres Kratzen → „Auspitzphänomen" (punktförmige Blutung des dermalen Papillarkörpers)
- 15–30 % typische Nagelbeteiligung mit bräunlicher Dyschromie („Ölflecke"), veränderter Nagelstruktur („Tüpfelnägel"), Parakeratose („Krümelnägel")
- extrakutane Komplikationen und Sonderformen mit schwerem Krankheitsverlauf
  - Psoriasis-Arthropathie
    - im Kindesalter sehr selten (ca. 1 % aller Patienten), Auftreten vor Beginn der Hautsymptomatik möglich
    - meist asymmetrisch, mono-/oligoartikulär, häufig Befall der Interphalangealgelenke
  - Erythrodermie
    - Erythem mit Beteiligung > 90 % Körperoberfläche

! Cave im Säuglings- und Kleinkindesalter häufig Erstmanifestation im Umbilikal-/Windelbereich (Differenzialdiagnosen Windeldermatitis, Candidiasis).

! Cave Hypothermie- und Dehydratationsgefahr, stationäre Aufnahme obligat!

Diagnostik

- Anamnese (betroffene Verwandte ersten Grades? Triggerfaktoren?)

- klinische Untersuchung inkl. Racheninspektion (Angina tonsillaris?), Messung der Körpertemperatur
- bei schweren Verlaufsformen Routinelabor (Blutbild, Elektrolyte, Blutgasanalyse etc.)
- zum Ausschluss möglicher Differenzialdiagnosen:
  - mykologische Kultur (v. a. bei Nagel- und Kopfhautbeteiligung)
  - Hautabstrich (v. a. bei pustulösen Verlaufsformen)
  - Hautbiopsie nur bei atypischem klinischen Verlauf erforderlich

Therapie

- sehr komplexe Lokal- und Systemtherapie unter Berücksichtigung von Schweregrad, Patientenalter und Chronizität mit u. U. über Jahrzehnte erforderlicher Behandlung
- Lokaltherapie (bei leichter und mittelschwerer Psoriasis)
  - Schuppenlösung z. B. mit 2–5 % Salicylsäure (cave: wg. Resorptionsgefahr keine großflächige Anwendung, Kontraindikation bei Säuglingen und Kleinkindern) oder Dicaprylyl Carbonat-/Dimeticon-Mischung
  - topische Vitamin D_3-Analoga (z. B. Calcipotriol, Tacalcitol), <30 % Körperoberfläche (KOF) zur Vermeidung einer systemischen Resorption und konsekutiver Hyperkalzämie
  - kurzfristig und ausschleichend topische Glukokortikoide alleine oder in Kombination mit topischen Vitamin D_3-Analoga

! Cave Langzeittherapie mit topischen Glukokortikoiden ist obsolet (hohes Nebenwirkungsrisiko, Rebound-Gefahr).

  - Cignolin (Dithranol) in vorsichtig aufsteigender Konzentration zur Vermeidung von Hautirritationen, Behandlung initial unter medizinischer Aufsicht
- systemische Therapie (bei schwerer, therapieresistenter Psoriasis)
  - nur unter regelmäßiger ärztlicher Aufsicht und ggf. laborchemischer Verlaufskontrolle!
  - **Methotrexat** p. o. oder s. c.
    - Nebenwirkungen: u. a. Übelkeit, Hepatopathie, Nephropathie, Knochenmarkdepression

> Memo vor Therapiebeginn und im Verlauf Lebersonographie und bei Auffälligkeiten Bestimmung von Prokollagen-III-Peptid im Serum (= Fibrosemarker) zum Ausschluss einer Hepatopathie.

  - **Ciclosporin** p. o. ▶ Abschn. 13.3.1
  - **orale Retinoide** (z. B. Acitretin)
    - häufige Nebenwirkungen: Xerosis cutis, Hypercholesterinämie, Transaminasen-Erhöhung, seltener Hyperostosen und Wachstumsretardierung → keine Langzeittherapie <7. Lebensjahr!

! Cave bei Adoleszentinnen aufgrund hohen teratogenen Potenzials kontraindiziert!

  - **Biologika:**
    - Etanercept (TNFα-Antagonist) 1-mal wöchentlich s.c., zugelassen ab 8. Lebensjahr bei Versagen der konventionellen Therapie
    - Adalimumab (TNFα-Blocker) 2x 1-wöchentlich, dann 2 wöchentlich s.c., zugelassen ab 4. Lebensjahr bei schwerer, anders nicht beherrschbarer Plaque-Psoriasis

! Cave vor Therapiebeginn Ausschluss einer Tuberkulose und anderer schwerwiegender Infektionserkrankungen erforderlich.

- Nebenwirkungen: Immunsuppression, Reaktivierung systemischer Infektionen (v. a. Tuberkulose, Hepatitis B/C), Anaphylaxie, Autoantikörperbildung etc.

13.4 Akne

13.4.1 Acne vulgaris

- bei >90 % der Adoleszenten in unterschiedlicher Ausprägung auftretende, in ca. 30 % therapiebedürftige Hauterkrankung des Haarfollikel-Talgdrüsen-Komplexes
- höchste Inzidenz 15.–18. Lebensjahr, Persistenz >20. Lebensjahr möglich (Acne tarda)
- neben genetischer Prädisposition 4 pathogenetische Hauptfaktoren:
  - follikuläre Hyperkeratose (verstärkte Verhornung des Haarfollikelepithels)
  - androgenbedingte Talgdrüsenhyperplasie → verstärkte Lipidproduktion („Seborrhö")
  - mikrobielle Kolonisation insbesondere mit Propionibacterium acnes
  - kutane Entzündungsreaktion

Klinik

- Prädilektionsstellen: Gesichtsbereich, Schultern, Brust- und proximale Rückenregion
- klinische Klassifikation (fließende Übergänge möglich):
  - Acne comedonica
    - Seborrhö, multiple offene (schwarz hyperpigmentierte) und geschlossene (hautfarbene) Papeln (= Komedonen, „Mitesser") an o. g. Prädilektionsstellen
  - Acne papulopustulosa
    - durch Entzündungsreaktion und bakterielle Kolonisation bedingter Übergang der Komedonen in Papulopusteln auf erythematösem Grund
  - Acne conglobata
    - männliche Patienten deutlich häufiger betroffen
    - starke Seborrhö, Ausbildung entzündlicher, konfluierender Knoten mit Gefahr der Abszedierung und subkutanen Fistelbildung
- Sonderformen:
  - Acne neonatorum/Acne infantum
    - durch maternale Androgene induzierte, innerhalb der ersten 2–3 Lebensmonate spontan abklingende „Neugeborenen-Akne"
    - bei Persistenz (Acne infantum) ist ein adrenogenitales Syndrom auszuschließen!

- Acne medicamentosa
  - medikamentös induzierte, akneiforme Effloreszenzen
  - mögliche Auslöser im Kindesalter: Glukokortikoide, Antikonvulsiva, Isoniazid u.v.a.
- Acne fulminans
  - fast ausschließlich bei männlichen Adoleszenten
  - foudroyant verlaufende Akne mit starken lokalen (hämorrhagische Nekrosen, konfluierende Knoten) und systemischen (Fieber, Myalgien, Arthralgien, Hepatosplenomegalie) Symptomen

! Cave narbige Abheilung bei schweren Akne-Formen wahrscheinlich → frühzeitige, stringente Therapie und maximale Aufklärung des Patienten sowie seiner Eltern!

Diagnostik

- zumeist klinische Diagnose
- ausführliche Anamnese: Grad der psychischen Belastung, Kosmetika, Begleitmedikation etc.
- Ganzköperuntersuchung: Virilisierung? Inguinale, axilläre, glutaeale Beteiligung?
- bei Verdacht auf Sonderformen weiterführende Diagnostik erwägen (Nebennierensonographie, Hormonstatus, laborchemische Entzündungsparameter etc.)
- Abstriche aus Papulopusteln: Resistenzbestimmung Propionibacterium acnes, Ausschluss Superinfektion mit gramnegativen Erregern oder Staphylococcus aureus

Therapie

- stadien- und altersadaptierte Auswahl topischer und/oder systemischer Aknetherapeutika
- Acne comedonica/papulopustulosa
  - Lokaltherapie mit Benzoylperoxid, Azelainsäure, Vitamin A-Säure (Isotretinoin, Adapalen)
  - bei Persistenz Kombination mit topischem Antibiotikum (Erythromycin, Clindamycin)
  - bei ausbleibender Besserung systemisches Antibiotikum (Erythromycin, ab 9. Lebensjahr Doxycylin) über mindestens 3 Monate
  - Nebenwirkungen:
    - reversible Knochenwachstumsverzögerung und irreversible Zahnschmelschädigung und Zahnverfärbung → keine Anwendung vor 8. Lebensjahr!
    - erhöhte Photosensibilität → Sonnenschutz empfehlen!
    - intrakranielle Druckerhöhung („Pseudotumor cerebri") bei gleichzeitiger Anwendung mit Isotretinoin → mindestens 14 Tage Pause zwischen beiden Präparaten!

! Cave Doxycyclin-Nebenwirkungen!

- Acne conglobata
  - männliche Patienten: Isotretinoin 0,1 bis maximal 0,5 mg/kg KG täglich über 4–6 Monate. Nebenwirkungen wie bei Acitretin (► Abschn. 13.3.2), keine Kombination mit Doxycyclin (s. o.)!

  - Adoleszentinnen: intensivierte Lokaltherapie + systemisches Antibiotikum + ggf. antiandrogenes Kontrazeptivum
- Acne fulminans
  - hochdosiert systemische Antibiotika (Clindamycin, Erythromycin, Doxycyclin)
  - kurzzeitig und ausschleichend systemische Kortikosteroide (z. B. Prednison 1 mg/kg KG)
  - nach 7–14 Tagen Beginn Isotretinoin-Therapie

Tag 5: Notfälle

K. Heimann

B. Karges, N. Wagner (Hrsg.), *Pädiatrie in 5 Tagen*, Springer-Lehrbuch,
DOI 10.1007/978-3-662-52813-6_14

14.1 Verbrennungen

- in ca. 90 % der Fälle Verbrühungen mit heißen Flüssigkeiten (z. B. Wasser, Tee), restliche 10 % Verbrennungen (z. B. Grill), Stromunfälle (z. B. Steckdose) und Verätzungen (z. B. Säuren, Chemikalien)
- bei Verbrühungen 75 % der Patienten Kinder 1–3 Jahre
- Verbrennungen häufig Kinder ab 10 Jahren durch Brandbeschleuniger (z. B. Spiritus) mit Verpuffungen v. a. im Gesichtsbereich

Klinik

- Hautrötung, Blasenbildung, weiß oder braun-schwarze Verfärbung der Haut je nach Verbrennungstiefe
- bei Verbrühungen von Kleinkindern typisches Verletzungsmuster: sog. „Latzverbrühung" → Gesicht, Rumpf und Oberschenkel betroffen, bedingt durch Ziehen am Stromkabel von Wasserkochern/Tassen heißen Kaffees oder Tees vom Tisch

Diagnostik

- entscheidend ist Erfassung des Ausmaßes (betroffene Körperoberfläche (KÖF) und Verbrennungstiefe)
- immer Tetanusschutz prüfen
- prozentuale Berechnung geschädigter Haut bezogen auf gesamte KÖF → „Neuner-Regel" (Tab. 14.1)
- Einschätzung der Verbrennungstiefe (Tab. 14.2)

Therapie

! Cave Kühlung maximal 10 innerhalb der ersten 30 Minuten nach dem Ereignis nur auf betroffene Areale → Gefahr der Hypothermie mit erhöhter Letalität v.a. bei Patienten mit großflächigen Verletzungen >15 % KÖF.

- Kühlung
- Wunden keimarm und trocken abdecken (z. B. Metalline-Folien)
- Analgesie und Sedierung z. B. mit Ketamin (Phencyclidinderivat) und/oder Midazolam (Benzodiazepin) in Kombination mit Fentanyl (Opiat); Opiat niedrig dosieren wegen potenzieller Atemdepression
- Infusion entsprechend der Parkland-Formel:
  - 6 ml Ringer-Acetat-Lösung × % verbrannte KÖF × kg KG über 24 h → 1. Hälfte innerhalb 8 h, 2. Hälfte innerhalb 16 h
  - Beispiel: 20 kg schweres Kind mit 25 % KÖF Verbrennung: 6 ml × 25 × 20 = 3.000 ml; 1.500 ml innerhalb 8 h, 1.500 ml innerhalb 16 h
- Antibiotika nur bei Infektionszeichen, kolloidale Lösungen nur in Ausnahmefällen

14.2 Ertrinkungsunfall

- betrifft am häufigsten Kleinkinder, die noch nicht schwimmen können

Tab. 14.1 Abschätzung der betroffenen Körperoberfläche (KÖF) nach der Neuner-Regel

Körperteil	KÖF (%)
Arm	9
Kopf und Hals	18
Bein	14
Vorderer Rumpf	18
Hinterer Rumpf	18

Tab. 14.2 Tiefengrade des thermischen Traumas

Tiefengrad	Klinik
Grad I	Schmerzhaftes Erythem durch Ödem Epidermis, Hyperämie Korium → narbenlose Ausheilung
Grad IIa	Blasenbildung durch unvollständige Nekrose Epidermis, Exsudat zw. Korium/Epidermis → narbenlose Ausheilung
Grad IIb	Tiefe dermale Verbrennung mit Schädigung Korium, Sensibilitätsstörung → Ausheilung mit Narbenbildung je nach Tiefenausdehnung
Grad III	Subdermale Verbrennung aller Hautschichten/Hautanhangsgebilde, weiß-braunschwarze Verfärbung, Analgesie der Haut → hypertrophe Narbenbildung, ganz selten Spontanheilung
Grad IV	Subkutane Verbrennung, verkohlte Oberfläche

- Ertrinken schon in Pfützen oder im flachen Wasser (z. B. Gartenteich) möglich
- bei Unfall in der Badewanne immer an Vernachlässigung oder Kindesmisshandlung denken
- entscheidender prognostischer Faktor ist Länge der zerebralen Hypoxie → Einfluss der Wassertemperatur ist nicht sicher geklärt, wobei Normo- und leichte Hypothermie des Patienten sich als prognostisch günstig auf das Outcome auswirken

> Memo Nichtschwimmer (Säuglinge, Kleinkinder, ggf. ältere Kinder) müssen in Nähe von Wasser und Schwimmbädern unter Aufsicht sein → Arzt kann wertvolle Aufklärungsarbeit leisten!

Klinik

- hypoxiebedingter Kreislaufstillstand
- Hypothermie
- Hypervolämie durch Verschlucken von Wasser
- Aspiration von Wasser (zerstört Pneumozyten und Surfactant)

Diagnostik und Therapie

- nach Bergung muss unmittelbar kardiopulmonale Reanimation einsetzten (▶ Abschn. 14.8) → Laien-Reanimation vor Ort beeinflusst entscheidend Prognose

- neben Fortführung der Reanimation zunächst Korrektur Blutgas- und Elektrolytimbalance, dann Anheben der Körpertemperatur:
  - <28°C schwerste Herzrhythmusstörungen möglich
  - Temperatur <32°C interne und externe Erwärmung
  - >32°C nur externe Erwärmung bis >35°C
- Reanimation auch bei fehlender Herzaktion, bis Körpertemperatur mindestens >28°C liegt
- Beurteilung einer ZNS-Beteiligung (z. B. Hirnödem) oder der zerebralen Funktion (z. B. Pupillen- oder Hirnstammreflexe) nur bei Temperatur >35°C möglich
- Resorption von Süßwasser mit konsekutiver Hypoosmolarität und Gefahr des Hirnödems → Förderung der Diurese (z. B. Furosemid) und gleichzeitige Salzzufuhr
- Resorption von Salzwasser bedingt umgekehrten Vorgang
- Gefahr der sekundären Pneumonie durch Bakterien (Gartenteich, Regentonne), Algen → Zusatz eines Anaerobier-wirksamen Antibiotikums (z. B. Metronidazol) erwägen
- Verstärkung der pulmonalen Komplikationen durch Surfactant-Mangel
- nicht-komatöse Kinder haben gute Prognose
- prognostische Indizes für komatöse Kinder (je mehr, desto ungünstiger):
  - Koma plus
  - initiale Hyperglykämie plus
  - nicht lichtreagible Pupillen plus
  - männliches Geschlecht

14.3 Vergiftungen und Verätzungen

14.3.1 Vergiftungen

- in der BRD ca. 100.000 Ingestionsfälle/Jahr, davon jeweils ca. 10.000 mit Vergiftungserscheinungen, ca. 500 gefährliche Intoxikationen und ca. 20–40 Todesfälle

Klinik

- Bewusstseinsänderung (Somnolenz, Verwirrung, Koma etc.)
- Puls: Brady-, Tachykardie
- Blutdruck: Hypo-, Hypertonie
- Atmung: Brady-, Tachypnoe
- Körpertemperatur: Hypo-, Hyperthermie
- Augenveränderungen: Nystagmus, Visusverlust, Miosis, Mydriasis
- Nervensystem: Faszikulationen, Rigor, Tremor, Sprachveränderungen (z. B. kloßig), Krampfanfälle

- Haut: Schwitzen, Blasen, Akne, Flush, Zyanose
- Symptomenkomplexe auch in Toxidrome einteilbar
- Toxidrome:
  - narkotisches Syndrom: Koma, Hypoventilation, Hypotonie z. B. bei Ethanol-, Sedativa-, oder Opioidintoxikation
  - anticholinerges Syndrom: trockene Haut, Fieber, Mydriasis, Tachykardie, Krämpfe, Rhythmusstörungen z. B. bei Atropin,- Antidepressiva-, oder Pflanzenvergiftung
  - cholinerges Syndrom: Miosis, Erbrechen, Tränenfluss, Rhythmusstörungen z. B. Alkylphosphat-, Physiostigmin- oder Neostigminvergiftung (Pilze)
  - sympathomimetisches Syndrom: Tachykardie, Hypertonie, Erregungszustände, Hyperthermie z. B. bei Amphetamin- oder Koffeinvergiftung
  - extrapyramidales Syndrom: Veitstanz, Verkrampfungen, Schmatzen, Sprachstörungen z. B. bei Neuroleptika- oder Metoclopramidvergiftungen
- Ablauf nach Intoxikation:
  - monophasischer Ablauf (häufig): Symptome stellen sich ein, nehmen zu, später kontinuierliche Besserung
  - biphasischer Ablauf (selten, z. B. durch Paracetamol): nach symptomarmer oder -freier Latenz kommt es zu mehr/weniger schweren Organschäden und ggf. Tod

> Memo Medikamente, Haushaltsreiniger, Säuren/Laugen etc. für Kinder unzugänglich aufbewahren → Arzt kann wertvolle Aufklärungsarbeit leisten!

Diagnostik

- möglichst genaue Information über Menge der eingenommenen Substanz, Zeitpunkt der Einnahme, auslösendes Agens verifizieren (Originalpackung, Pflanze oder Beere etc.)
- Medikamentenspiegelbestimmung im Serum
- bei unklarer Intoxikation: Drogenscreening (Urin)

Therapie

- bewusstlose Kinder: stabile Seitenlage, Sicherung der Vitalfunktionen, Maßnahmen gegen Aspiration, bei Ateminsuffizienz Intubation und Beatmung, antikonvulsive Therapie bei Krampfanfällen
- Kinder bei Bewusstsein: stilles Wasser, Saft oder Tee (keine Milch), v. a. bei Verätzungen, trinken lassen
- Kontaktaufnahme mit Giftnotrufzentrale
- primäre Giftentfernung mit Aktivkohle (1 g/kg KG) in Abhängigkeit von der Magenfüllung → je leerer, desto weniger Kohle wird benötigt
- Magenentleerung:
  - Erbrechen mit Ipecac, Apomorphin; Magenspülung) nur innerhalb der ersten 60 min nach Ingestion

! Cave kein Erbrechen auslösen oder Salzwasser trinken lassen!

> Memo Gabe von Aktivkohle ist bis auf wenige Ausnahmen der Induktion von Erbrechen oder einer Magenspülung vorzuziehen.

  - Magenspülung bei Retardpräparaten, Carbamazepin (verklumpt im Magen) oder schockbedingter Magen-Darm-Atonie
  - Kontraindikationen: Bewusstlosigkeit, Einnahme ätzender Substanzen, organischer Lösungsmittel
- sekundäre Giftentfernung mittels Hämodialyse, -perfusion, Plasmapherese in Kenntnis der Eigenschaften der Substanz bei kritischen Serumspiegeln, rapider Verschlechterung des Allgemeinzustandes etc. möglich
- Antidotbehandlung nach strenger Indikation (z. B. ACC bei Paracetamolintoxikation)

14.3.2 Verätzungen

> Memo häufige Substanzen/Mittel: Haushaltsreiniger (Geschirrspülmaschine, WC, Abfluss, Backofen, Bleichlaugen), Chemikalien (Abbeizmittel, Laugen, flüssiger Grillanzünder, Unkrautvernichtungsmittel, Kalk).

- Ingestion von Haushaltsmitteln oder Chemikalien sehr häufig bei Kleinkindern (1–4 Jahre)
- schwerwiegende Komplikation ausgeprägte Strikturen v. a. im Ösophagus mit Gefahr der Karzinombildung im Narbenbereich
- Entstehung durch Einwirkung von Säuren, Laugen, kolliquativ wirkenden Chemikalien
- besonders gefährdet sind Schleimhäute des oberen Gastrointestinaltraktes, Augen

Klinik
- Läsionen an Mundschleimhaut, Zunge, Lippe, Gaumen
- evtl. Kornealläsion
- Schmerzen beim Schlucken

Diagnostik
- Ösophagogastroskopie (Schleimhautläsionen, Strikturen)
- ggf. augenärztliche Untersuchung

Therapie

! Cave Induktion von Erbrechen und Magenspülung sind kontraindiziert!

- Hautkontakt: Entfernung der Kleidung, benetzte Stellen mit Wasser (ggf. Schutzhandschuhe) abspülen
- Augenbeteiligung: 10-minütige Spülung des offenen Auges (Ektropium) mit Wasser → Vorstellung beim Augenarzt
- orale Aufnahme: rasches Trinken von Wasser oder von Alkohol und Kohlensäure-freier Flüssigkeit
- Maßnahmen bei gesicherter oder fraglicher Ingestion mit klinischen Hinweisen (Ätzspuren, Erbrechen etc.):
  - Schmerzbekämpfung, Kreislaufunterstützung
  - Sicherung der Vitalparameter (ggf. Intubation, Tracheotomie)
  - Vorbeugung Luftwegsstenose, Fortschreiten der lokalen Entzündungsreaktion mit Steroid i.v. (z. B. Prednison)
  - Ösophago-/Gastroskopie auch bei fehlenden Ätzspuren im Mundbereich (Diagnostik!)

  - parenterale, später flüssige/breiige Nahrung
  - Antibiotika bei Mediastinitis, sekundär infizierten Ulzera
- Verätzungen in suizidaler Absicht können zusätzlich:
  - systemische Wirkung haben (Azidose, Hämolyse, Hypokalziämie)
  - durch Verdünnung nicht ausreichend neutralisiert werden
  - schwere Magen- und Duadenalschädigungen hervorrufen → Perforationen, narbige Deformationen/Stenosen

14.4 Schädel-Hirn-Trauma

- Trauma allgemein weltweit häufigste Ursache für die Aufnahme eines Kindes in Krankenhaus
- 75 % dieser Kinder haben assoziiertes Schädel-Hirn-Trauma
- häufigste Ursache für Morbidität und Mortalität bei Kindern >1 Jahr
- Sonderform bei Säuglingen/Kleinkindern Kindesmisshandlung (nicht-akzidentelle Verletzungen, „battered child")

> Memo Bei Säuglingen/Kleinkindern mit Schädel-Hirn-Trauma immer auch an Kindesmisshandlung denken!

Klinik
- Bewusstseinsstörung
- Kopfschmerzen
- Übelkeit/Erbrechen
- Amnesie
- Prellmarke/Schwellung/Frakturspalt tastbar
- Erfassung des Ausmaßes mittels Glasgow Coma Scale

Diagnostik
- Überwachung mittels altersadaptierter Glasgow Coma Scale, Summe 3–15, bei <8 meist Intubationsindikation wegen fehlender Schutzreflexe → beinhaltet Pupillomotorik als wichtigen Kontrollmechanismus (■ Tab. 14.3)
- Sonographie des Schädels durch Fontanelle (bei jungen Säuglingen)
- kraniale Computertomographie (Diagnostik der Wahl zum Ausschluss intrakranieller Blutung); bei Kinder <2 Jahren aufgrund der schwierigeren neurologischen Beurteilbarkeit großzügigere Indikation

Therapie
- Grad I
  - stationäre Überwachung für 24–48 h
  - Kontrollen der Vitalparameter, Vigilanz, Pupillomotorik
  - Nativröntgen nicht notwendig, nur bei Verdacht auf Fraktur mit Impression des Schädels Bildgebung erforderlich, dann CT mit Knochenfenster (Beurteilung Schädelbasis, Scheitelfrakturen)

Tab. 14.3 Einteilung des Schädel-Hirn-Traumas nach der Glasgow Coma Scale

Grad	Kriterien	Glasgow Coma Scale
Leicht (I)	– Bewusstseinstrübung ≤1 h – Vollständige Restitution – kein fokales neurologisches Defizit	14–15
Mittelschwer (II)	– Bewusstlosigkeit/Bewusstseinstrübung ≤24 h – - Fokales neurologisches Defizit möglich	9–13
Schwer (III)	– Bewusstlosigkeit/Bewusstseinstrübung <24 h mit Hirnstammdysfunktion – Bewusstlosigkeit/Bewusstseinstrübung >24 h ohne Hirnstammdysfunktion – Hirnorganisches Psychosyndrom >24 h	3–8

  - Analgesie mit nichtsteroidalen Analgetika (Paracetamol, Ibuprofen)
- Grad II/III
  - Aufrechterhaltung der Perfusion/optimalen Sauerstoffversorgung des Gehirns mit Normothermie, -glykämie, -volämie
  - Sicherung der Vitalparameter mit 30° Oberkörperhochlagerung in gerader Körperachse → freier venöser Abstrom aus Kopf als Kompensationsmechanismus
  - Erkennung und Behandlung von akuter Hirndrucksteigerung (Ödem, Blutung)
  - operative Versorgung von intrazerebralen Blutungen, Frakturen Schädel/Wirbelsäule in Kooperation Neurochirurgen, Traumatologen
  - pharmakotherapeutische Optionen (jeweils Beispiel) zur Behandlung von Hirnödem (Diuretika), psychomotorischer Unruhe (Benzodiazepine), posttraumatischer Anfälle (Barbiturate), Schmerzen (Opiate), Temperaturregulationsstörungen (Cyclooxygenasehemmer)

14.5 Kindesmisshandlung und Vernachlässigung

> Memo Größte klinische Bedeutung hat das Schütteltrauma (heftiges Schütteln des Säuglings führt aufgrund erheblicher Scherkräfte zum Einriss intrakranieller Gefäße) bei Säuglingen/Kleinkindern mit ca. 100 Fällen/Jahr in Deutschland und einer Mortalität 12–27 %.

- Diskrepanz zwischen angegeben Vorfall und klinischem Verletzungsmuster ist Kardinalhinweis
- Verletzungen des ZNS als Folge von Misshandlung haben höchste Morbidität und Mortalität bei misshandelten Kindern
- sehr genaue Anamnese neben klinischer Untersuchung und Diagnostik von entscheidender Bedeutung
- in ca. 40 % fehlt eine nachvollziehbare Erklärung des Unfallgeschehens
- wechselnde, sich widersprechende Angaben mit inadäquater Besorgnis

- fehlende Plausibilität bezogen auf Entwicklungsstand und Fähigkeiten des Kindes
- verzögerter Arztbesuch, Aufsuchen mehrerer Ärzte/Kliniken inkl. wiederholter Aufenthalte wegen Verletzungen, unspezifischer Störungen (Nahrungsverweigerung)
- angebliche Verursachung schwerer Verletzungen durch Patient, Geschwister
- auffällige Sozialanamnese (häusliche Gewalt, stattgehabte Misshandlungen)
- früher ernsthafte Verletzungen (Frakturen), Apnoeereignisse, Krampfanfälle
- bei Vorliegen von verdächtigen Hämatomen/Frakturen: Ausschluss von Gerinnungsstörung inkl. Vitamin K-Mangel, Blutungsneigung in der Familie, Knochenerkrankungen
- bei Schütteltrauma häufig fehlende äußere Verletzungen, inadäquate Anamnese bezogen auf klinische Symptomatik
- bei Vernachlässigung zusätzlich perinatale Komplikationen, Dokumentationsstand U-Untersuchungen, Gedeihen, psychomotorische Entwicklung (jeweils Gelbes Untersuchungsheft), erhöhte Infektanfälligkeit, chronische Erkrankungen

Klinik

- Hämatome unterschiedlichen Alters
- Frakturen
- Schürfungen
- Somnolenz/Koma bei schwerer Misshandlung
- in Abhängigkeit vom klinischen Zustandsbild:
  - Ganzkörperuntersuchung auf akute/frühere Verletzungen → Prädilektionsstellen: Innenseite/Frenulum Lippen, Zunge, Mundschleimhaut, Retroaurikularbereich, behaarte Kopfhaut, Gesäß, Anogenitalbereich zum Ausschluss koexistenten sexuellen Missbrauches
  - gezielte Palpation Skelettsystem
  - psychomotorischer Entwicklungsstand, psychischer Befund
  - bei Vernachlässigung zusätzlich Pflegezustand, Länge, Kopfumfang, Gewicht (Perzentilenkurven)
- bei Schütteltrauma breites Spektrum mit Irritabilität, Trinkschwierigkeit, Somnolenz, Lethargie, Verlust des Muskeltonus, Opisthotonus, Apathie, zerebrale Krampfanfälle, Tachypnoe, Bradykardie, Apnoen, Koma

Diagnostik

- Röntgen-Skelettscreening (Extremitäten, Thorax, Becken, Schädel, Wirbelsäule), kein Babygramm → Kontrolle Röntgen-Thorax nach 14 Tagen erhöht Rate an gefundenen Frakturen
- Skelettszintigraphie ergänzend (Rippenfrakturen innerhalb 24–48 h diagnostizierbar)

- bei neurologischen Auffälligkeiten: kraniale Computer-, Kernspintomographie; CT in Akutsituation, Kernspintomographie im Verlauf zur Festlegung Ausmaß zerebraler Schädigung
- Schädelsonographie bei kleinen Säuglingen mit Doppleruntersuchung zur Beurteilung der zerebralen Perfusion
- Abdomensonographie bei Verdacht auf abdominelle Verletzungen, ggf. Erweiterung CT (Organläsionen), Röntgen (freie Luft)
- Fundoskopie: retinale Blutungen (Schütteltrauma beidseitig, stumpfe Gewalt einseitig)
- Labordiagnostik inklusive detaillierterer Gerinnungsanalyse (Blutbild, Transaminasen, γ-GT, Lipase, alkalische Phosphatase, Kalzium, Phosphor, CK, CK-MB, Troponin, Quick, pTT, von-Willebrand-Antigen, Ristocetin-Kofaktor, Blutungszeit)
- bei Vernachlässigung zusätzlich Labor gezielt Gedeihstörung, radiologisch Röntgen Hand (Knochenalter), kraniale Kernspintomographie (Hirnatrophie)
- interdisziplinäre Betreuung mit Gerichtsmedizin, Polizei, Jugendamt (im Krankenhaus zusammen mit Sozialdienst)

> Memo Bei Kindern <1 Jahr mit subduralem Hämatom, retinalen Blutungen, schweren diffusen Hirnschädigungen und fehlenden äußeren Verletzungszeichen an Schütteltrauma denken!

▪ **Therapie**

- symptomatisch
- Krisenintervention: Schutz des Kindes durch Klinikeinweisung
- Erstellen eines Hilfeplans durch interdisziplinäres Team (Psychologe, Sozialpädagoge, Erzieher, Ärzte, Kinder- und Jugendpsychiater)
- Inobhutnahme des Kindes bei akuter Bedrohung des Kindeswohls kann durch Jugendamt veranlasst werden, Einschaltung des Familiengerichts
- ggf. Sorgerechtsentzug der Eltern

14.6 Plötzlicher Kindstod und ALTE

14.6.1 Plötzlicher Kindstod

- unerwartetes, nicht erklärliches Versterben eines Säuglings (<1 Jahr) im Schlaf ohne Ursache (Autopsie; Beurteilung Krankengeschichte, Todesumstände)
- in Industrienationen häufigste Todesursache jenseits der Neonatalperiode (>28 Tage), in Deutschland aktuell 334 Kinder/Jahr (Inzidenz 0,46/1.000 Lebendgeborene)
- 75 % versterben zwischen 2.–4., 95 % vor dem 10. Lebensmonat
- Ereignis tritt überwiegend unbeobachtet auf
- Pathogenese unklar; Risikofaktoren: u. a. Bauchlage, Nikotin-, Drogenabusus (Schwangerschaft, häusliche Umgebung), Frühgeburtlichkeit, Überwärmung (Zimmertemperatur, Decke), plötzlicher Kindstod bei Geschwisterkind

- **Klinik**
- Schnappatmung (häufiger), prolongierte Apnoe (selten)
- bei vorhandenen sicheren Todeszeichen (Leichenstarre, Totenflecke, ausgeprägte Hypothermie) genaue Dokumentation von Anamnese, Untersuchung, Auffindesituation, Körpertemperatur

- **Diagnostik**
- Autopsie zur Diagnosesicherung (Ausschluss anderer Ursachen) unabdingbar:
  - 85–99 % intrathorakal petechiale Blutungen
  - histopathologisch Gewebsveränderungen (hypoxische Gewebemarker)
  - obere/untere Atemwegsobstruktion
  - prolongierte/rezidivierende Hypoxie

- **Therapie**
- bei fehlenden sicheren Todeszeichen Beginn der Reanimation, Transport in Kinderklinik
- Präventionsmaßnahmen:
  - Rückenlage im Schlaf
  - rauchfreie Umgebung
  - Stillen
  - Raumtemperatur 16–18°C
  - Schlafsack
  - Schnullern im Schlaf
  - bis 6 Monate im elterlichen Zimmer im eigenen Bett
  - keine Medikamente mit Beruhigungsmitteln
- Prävention konnte Säuglingssterblichkeit deutlich senken
- spezielle Risikogruppen zusätzliche Heimmonitorversorgung: Zustand nach lebensbedrohlichem Ereignis (▶ Abschn. 14.6.2), häusliche Sauerstoffversorgung (z. B. chronische Lungenerkrankung), Frühgeborene mit Apnoen

- **Differenzialdiagnose**
- Infektionen (Sepsis, Pneumonie, Meningitis, Myokarditis)
- Stoffwechselerkrankungen (Fettsäureoxidationsdefekte, Pyruvatdehydrogenase-Mangel, Hyperinsulinismus, Biotinidase-Mangel, Thiaminstoffwechselstörungen)
- Fehlbildungen (Herzvitien, Kardiomyopathie, Gefäßmissbildungen, Endokardfibroelastose
- Pierre-Robin-Sequenz
- Reye-Syndrom
- bronchopulmonale Dysplasie
- Ersticken/Schütteltrauma/stumpfes Bauchtrauma nach Gewalteinwirkung/Münchhausen-by-proxy-Syndrom/Vernachlässigung
- Intoxikationen

Tab. 14.4 Basismaßnahmen der Reanimation

A	Atemwege	Thoraxexkursion → ausreichende Eigenatmung? – Ja: keine Reanimation – Nein: Vorziehen des Kinns, nach Möglichkeit Absaugen
B	Beatmung	Mund-zu-Mund und Nase (<1 Jahr), Mund-zu-Mund (>1 Jahr), Beatmungsbeutel (Maske) 5 Atemzüge Überprüfung Kreislauf (maximal 10 s): Säugling Brachialispuls, sonst Karotis-/Femoralispuls
C	Kreislauf	Kein Puls: Thoraxkompressionen – Verhältnis Atemzüge zu Thoraxkompression 2:15 – Lautes Zählen zur Koordination bis zur Intubation Monitoring: EKG-Monitor, Sauerstoffsättigung sobald verfügbar

Tab. 14.5 ERC Leitlinien Lebensrettende Maßnahmen bei Kindern („paediatric life support", 2015 European Resuscitation Council, Maconochie et al.)

Reaktion?	→	Hilferuf
		↓
		Atemwege öffnen
		↓
Keine normale Atmung?	→	5 initiale Beatmungen
		↓
Lebenszeichen?	→	15 Thoraxkompressionen
		↓
		2 Beatmungen
		↓
Verständigung des Notfallteams nach 1 min CPR		

- Hyperthermie aus äußerer Ursache (z. B. durch Decke, zu warme Umgebung)

14.6.2 ALTE („apparent life threatening event")

- Episode mit Apnoe, Zyanose, Blässe, Muskeltonusveränderung, die Beobachter sehr erschreckt und in der Regel bei Eintreffen medizinischer Hilfe beendet ist

Klinik

- plötzliches/unerwartetes Auftreten von:
  - Apnoe
  - Leblosigkeit und dadurch bedingte
  - Blässe/Zyanose

Tab. 14.6 Erweiterte Maßnahmen der Reanimation

Intubation	– Nasotracheal (<6 Jahre), orotracheal (>6 Jahre) mit anschließender auskultatorischer Kontrolle – Magenablaufsonde nach Intubation
Rhythmusanalyse	– Bei Asystolie weiter Kompression und Adrenalin i.v.
Defibrillation	– <10 kg Kinderelektroden; >10 kg Erwachsenenelektroden – Einzelschock mit 4 J/kg, bei Erfolglosigkeit wiederholen – Reanimation für 2 min fortführen, dann Rhythmuskontrolle
Medikamente	– Intratracheal Adrenalin 1:1.000 (10-fache Konzentration i.v. Lösung) bei Asystolie – Intravenös Adrenalin 1:10.000 bei Asystolie – Amiodaron, Lidocain bei Kammerflimmern/pulsloser ventrikulärer Tachykardie – Kalziumbikarbonat, Magnesium nur bei besonderer Indikation (Hyperkaliämie, anhaltende Azidose, Torsades-de-pointes-Tachykardie)
Volumen	– 20(–40) ml/kg i.v. (NaCl 0,9 %, Ringer-Lösung) – beim septischen Schock bis 150 ml/kg in Etappen notwendig
Diagnostik	– Basislabor (Hb, BGA, Elektrolyte, Blutzucker, Kreuzprobe) – arterielle Blutdruckmessung – EKG – Röntgen-Thorax – Pupillomotorik – Echokardiographie

- Symptomatik kann durch Stimulation des Kindes durchbrochen/behoben werden

Diagnostik

- sofortige Vorstellung Kinderarzt oder Krankenhaus
- stationäre Überwachung (Monitoring)
- Infektionssausschluss
- Sonographie des Schädels
- kinderkardiologische Untersuchung
- ggf. EEG/Polysomnographie

Prävention

- da Risiko für plötzlichen Kindstod durch Ereignis erhöht, Heimmonitorversorgung in Erwägung ziehen

14.7 Reanimation

- >90 % außerhalb von Kliniken reanimierter Kinder versterben
- im Gegensatz zum Erwachsenen (häufig kardiale Genese wie Herzrhythmusstörung z. B. bei Herzinfarkt) Reanimationssituation im Kindesalter sehr häufig infolge Ateminsuffizienz mit: Gewebshypoxie → Bradykardie → Herz-Kreislauf-Stillstand (Tab. 14.4–14.6)

! Cave häufigste Fehler: zu später Reanimationsbeginn, zu häufige Unterbrechung der Thoraxkompressionen, fehlende Kommandoübernahme (Desorganisation), Kompression Halsweichteile mit Fingern bei Maskenbeatmung.

> Memo Reanimation für Gefäßzugang nur kurz unterbrechen, nach 2–3 min unter Fortführung der Reanimation Intraossärnadel Tibiavorderkante ! Cave Epiphysenfuge, Beckenkamm.

! Cave Niemals Verzögerung der Reanimationsmaßnahmen durch Diagnostik!

- 1-Helfer-Methode: „phone fast" → Atemspende, dann Hilferuf
- 2-Helfer-Methode: einer Reanimationsbeginn, zweiter holt Hilfe
- Thoraxkompressionen
  - stets auf harter Unterlage
  - Kompressionstiefe 1/3 des Thoraxdurchmessers
  - Kompressions-/Reexpansionsphase 1:1, Thorax bewusst loslassen, um Koronarperfusion in Diastole zu ermöglichen (Kreislauffunktion hängt vom koronaren Perfusionsdruck ab)
  - bei Säuglingen 2-Finger-Methode (1 Helfer), thoraxumfassende Methode (2 Helfer)
- Beendigung der Reanimation nach 20–25 min ohne spontane EKG-Aktivität und Kreislauf gerechtfertigt (Ausnahme Hypothermie: Reanimation bis Erwärmung!)

Serviceteil

B. Karges, N. Wagner (Hrsg.), *Pädiatrie in 5 Tagen*, Springer-Lehrbuch,
DOI 10.1007/978-3-662-52813-6

Stichwortverzeichnis

A

B

C

D

E

F

G

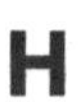

I

J

K

L

M

N

O

P

R

S

T

U

V

W

X

Z

Printed in the United States
By Bookmasters

Printed in the United States
By Bookmasters